U0273652

旴江医学丛书

旴江医学研究

主编 何晓晖 陈明人 简晖

中国中医药出版社

·北京·

图书在版编目（CIP）数据

盱江医学研究 / 何晓晖，陈明人，简晖主编 . —北京：中国中医药出版社，2018.3

（盱江医学丛书）

ISBN 978-7-5132-4602-6

Ⅰ . ①盱… Ⅱ . ①何… ②陈… ③简… Ⅲ . ①中国医药学—研究—抚州 Ⅳ . ① R2

中国版本图书馆 CIP 数据核字（2017）第 284047 号

中国中医药出版社出版

北京市朝阳区北三环东路 28 号易亨大厦 16 层

邮政编码 100013

传真 010-64405750

山东临沂新华印刷物流集团印刷

各地新华书店经销

开本 787×1092 1/16 印张 26 字数 492 千字

2018 年 3 月第 1 版 2018 年 3 月第 1 次印刷

书号 ISBN 978 – 7 – 5132 – 4602 – 6

定价 198.00 元

网址 www.cptcm.com

社 长 热 线 010-64405720

购 书 热 线 010-89535836

维 权 打 假 010-64405753

微信服务号 zgzyycbs

微商城网址 https://kdt.im/LIdUGr

官 方 微 博 http://e.weibo.com/cptcm

天猫旗舰店网址 https://zgzyycbs.tmall.com

如有印装质量问题请与本社出版部联系（010-64405510）

内容提要

　　旴江医学是我国重要的地方医学流派之一，其人物众多，名家辈出，著作宏富，学术繁荣，药业发达，蕴藏的学术思想和治疗经验对后世中医药学的发展产生了深远的影响。《旴江医学丛书》共5本，包括《旴江医学研究》《旴江历代医家考》《旴江医籍考》《旴江中药炮制技术》《旴江医学与文化》，全面介绍旴江医学的学术成就。

　　《旴江医学研究》是此套丛书的总论部分，全方位概述旴江医学的地域分布、医家医籍、发展历史、形成因素、文化背景、学术特点及其在中医基础理论和临床各科中的学术成就。本书资料详实，内容丰富，考证周密，致力于提炼旴江医学学术特色，传承旴江医药技术经验，弘扬旴江医家学术精华，彰显地方医学灿烂文化。该书可为从事中医中药的研究工作者和临床医生提供有益参考。

总 序

　　盱江，又名抚河，贯穿江西抚州南北，下南昌入赣江，进鄱湖汇长江，源远而流长。浩浩盱江水，奔腾于赣抚平原十六个县市，浇灌着方圆数百里的辽阔沃野，养育着两岸上千万的聪慧儿女。盱江流域，土地肥沃，物产丰盛，素有"赣抚粮仓"之美称，广昌白莲、南丰蜜橘、麻姑大米、崇仁麻鸡、抚州西瓜、丰城荸荠，物产丰富，各具特色。沿河一带，城镇星罗棋布，人口密集，既有建昌、抚州、南昌等历史名城，曾为中国历史书写过辉煌篇章，又有南丰、浒湾、李渡、文港、樟树等特色名镇，曾有泥炉、印刷、毛笔、制药、酿酒等手工业兴旺发达的历程。这里自古交通便利，经济繁荣，百姓富庶，天华物宝。

　　千百年来，盱江之水哺养了两岸一代又一代勤劳聪明的儿女，也养育了古今一批又一批的文人墨客和英雄豪杰。在盱江流域这片钟灵毓秀的神奇土地上，自古以来人杰地灵，文风鼎盛，名贤辈出，彪炳史册的思想家、政治家、文学家、艺术家竞相涌现，灿若群星。抚河下游名城南昌，自古人文荟萃，王勃、徐孺子、谢灵运、朱耷等文学艺术巨匠曾在这里创造过不朽的文化辉煌。抚州市位于抚河中游，素有"才子之乡""文化之邦"之美誉。北宋大政治家、思想家王安石改革政治，推行新法，政绩斐然，在文学上与南丰的曾巩同被誉为"唐宋八大家"。明朝著名戏剧家汤显祖，以"临川四梦"而闻名中外，被称为"东方的莎士比亚"。晏殊、晏几道父子开一代词风，为"江西词派"的杰出代表。思想家陆九渊、李觏、陆九韶、吴澄、吴与弼、罗汝芳、李绂，历史学家危素，地理学家乐史，音韵学家陈彭年，算学家李如漳、纪大奎、吴家善，水利专家侯叔献，抗倭名将谭伦都是中国历史上赫赫有名的杰出人物。

文化的昌盛推动了科学技术的发展，良好的社会、人文环境促进医学人物的成长。"仕人达医"，儒医相通，促使许多优秀青年"不为良相，便为良医"，弃儒从医，以济世救人为己任，献身医学，奋斗终生。盱江流域，数以百计闻名于世的岐黄翘楚在这里诞生，在这里成长，形成了一支人物众多、影响深远、光耀夺目的医学群体，曾为中华医学史写下了许多可圈可点、光辉灿烂的篇章。据医学史和地方志记载，盱江流域各县市有传略可考的医学人物有 1006 人，医学著作 695 部。江西历史十大名医中，陈自明、危亦林、龚廷贤、龚居中、李梴、喻嘉言、黄宫绣、谢星焕等 8 人均为盱江医家，在全国历代 62 家针灸学派中，盱江医家占其 8 家。他们的学术思想和治疗经验，对我国中医药的发展产生了重要的推动作用，也对日本、朝鲜及东南亚国家医药学发展产生过深刻的影响。

20 世纪 80 年代，江西中医学院（现更名为"江西中医药大学"）已故著名医史学家杨卓寅教授将盱江流域医学群体命名为"盱江医学"，开盱江医学研究之先河。盱江医学与新安医学、孟河医学、岭南医学并称为我国四大地方医学流派，其思想理论和治疗经验，极大地丰富了中国医学的宝库，成为历代中医取之不尽、用之不竭的知识营养和智慧源泉。

盱江医学是我国地方医学中一支绚丽夺目的奇葩。全面挖掘整理盱江医家的临床经验，系统总结盱江医学的学术思想，继承弘扬盱江医学的特色和优势，对推动中医药事业发展，造福人类健康事业具有十分重要的意义。盱江医学研究将充实赣鄱文化研究的内容，对于弘扬江西本土文化，促进江西省的社会与经济发展，必然会起到积极的推动作用。

近年来，我校党委和行政高度重视旴江医学的发掘、传承和弘扬，一大批老中青中医药学者积极投身于旴江医学的研究工作中，取得了许多可喜的成绩。其中，《旴江医学丛书》五部著作，较系统而全面地总结了旴江医学的发展历史、形成因素、医家医籍、学术思想、医疗技术、治疗经验、方药成就等，内容丰富，融古达今，汇集了旴江医学研究的最新成果，是传承和发扬江西地方医学的学术力作，此书即将出版，可喜可贺！

应该看到，全面系统地研究旴江医学，我们还处于起步阶段，接下来要走的路很长，要做的事很多。概括起来，研究的任务至少应包括以下几个方面：

首先，要继续加强旴江医学文献的搜集整理工作。要从目录调查入手，尤其需要在海内外广泛收集久已失传或散在的旴江医学著作，同时，还要做好旴江医学文物、事迹或遗迹的调查收集工作。只有把文献基础做扎实了，才有可能为学术思想的研究提供强有力的支撑。

其次，对于旴江医学临床经验、学术思想的总结，要有新的方法、新的思路，不仅要从内、外、妇、儿、针灸、骨伤等临床各科的角度全面总结各个医家的经验，更要从养生"治未病"、健康维护的大场景去总结旴江医学的总体成就，从思想理论的深度揭示旴江医家的学术水平。

再次，要深入分析旴江医学的整体特色和突出优势，并注意与新安、孟河、岭南等地域医学流派的比较，寻找旴江医学的历史本色与现实价值。

此外，还要深入研究旴江医学群体的形成发展历史，尤其要揭示旴江医家的成才规律，为旴江医学的现代传承和弘扬提供经验借鉴。注意从中医药文化发展的整体环境背景去探寻旴江医学形成发展的社会政治、经济环境及思想文化背景与科学技术基础，揭示旴江医学的文化特点。

最后，在研究中要充分利用现代信息技术、多媒体，全方位地展现旴江医学的历史风貌和现代研究成果，扩大旴江医学的影响。

2016年2月3日，习近平总书记视察江中药业集团时深情嘱咐我们："中医药是中华民族的瑰宝，一定要保护好，发掘好，发展好，传承好。"总书记的重托，是历史赋予我们的使命，坚信在党的中医政策指引下，经过我们的共同努力，旴江医学一定会发扬光大，中医药事业一定会大放异彩！

江西中医药大学党委书记

刘红宁

2017年6月

前言

　　盱江流域，历代名医辈出，数以百计闻名于世的杰出医学人物，在江西境内形成了一支光耀夺目的医学群体。20 世纪 80 年代，著名医史学家杨卓寅教授将其命名为"盱江医学"。盱江医学是我国重要的地方医学流派，堪与安徽省"新安医学"、江苏省"孟河医学"、广东省"岭南医学"相媲美。

　　盱江医学人物众多，名家辈出，著作宏富，学术繁荣，药业兴旺，是我国地方医学中重要组成部分，也是江西赣鄱文化中的一朵奇葩。盱江医学蕴藏的学术思想和治疗经验，极大地丰富了中医药学的宝库，成为历代中医取之不尽、用之不竭的知识营养和智慧源泉。江西中医药大学党委和行政领导都十分重视盱江医学的传承与发扬，2013 年成立了"盱江医学研究会"，凝聚了一大批老中青中医药工作者投身于盱江医学的研究。四年来，学者们从不同角度对盱江医学进行了深入发掘和整理，较系统地总结了盱江医学的发展历史、形成因素、医家医籍、学术思想、医疗技术、治疗经验、方药成就等，取得了一批研究成绩和应用成果，将盱江医学的研究推向了一个新的阶段。为此，盱江医学研究会组织编写了《盱江医学丛书》，包括《盱江医学研究》《盱江历代医家考》《盱江医籍考》《盱江中药炮制技术》《盱江医学与文化》，较全面地介绍了盱江医学的历史概况和学术成就。

　　《盱江医学研究》一书是此套丛书的总论部分，全方位概述盱江医学的地域分布、医家医籍、发展历史、形成因素、文化背景、学术特点及其在基础理论和临床各科中的学术成就。抚河（古称盱江）流经江西省东中部的广昌、南丰、南城、黎川、资溪、金溪、乐安、宜黄、崇仁、抚州、东乡、丰城、樟树、进贤、南昌（县、市）、新建等16个县市，抚河流域有史料记载的医学人物达1006人（包括本土医家、曾在旴江流域长时间行医的外籍医家及少数著名旴江籍外地医家），有史料可考的医籍695部（包括历代刊印、当代重印、流传海外及其遗失存目的著作）。这一区域历代的医家、医籍、药业，以及相关的政治、文化、宗教等均属于《旴江医学研究》所研究的范畴。本书研究资料来源于历代旴江医家著作、中国医学史、江西通史、江西省志、江西卫生志、旴江流域16个县市的县志府志及其相关的政治、文化、科技、宗教、地理等史料，并参考了新中国成立以来有关旴江医家和医籍的研究论文850篇。

由于许多旴江医家的著作失传，我们收集的资料不够完全，加上我们的知识水平有限，致使研究的深度和广度均有缺陷，尤其是一些学术论点、医疗技术和方剂的最早出处可能有所争议，因此书中可能存在不少错误，敬请读者宽容，并提出宝贵意见以利纠正。杨卓寅教授等老一辈专家开启了旴江医学研究，并为我们的研究打下了坚实的学术基础，在此表示深切怀念和崇高敬意。本书编写和出版过程中得到江西中医药大学党委和行政领导、江西文化研究会同仁的大力支持，得到中国中医药出版社编辑的热心指导和帮助，在此表示衷心感谢。本书写作过程得到诸多专家的帮助，书中引用了许多学者的学术资料，在此一并致谢！

《旴江医学研究》编委会

2017年10月

目 录

附　录   351

第一章　旴江医学概述

XUJIANG

一、旴江医学地域分布

旴江医学，分布于江西省旴江（今名抚河）流域，古往今来，名医代出，医著宏富，医学繁盛，形成了一支绚丽夺目的地方医学群体，成为江西医学昌盛的标志。笔者以《中国历史地名辞典》《江西省自然地理志》《中国历史地图集》《江西省水利志》《江西省地图册》等文献，对旴江流域及旴江医学地域分布略作考证。

（一）旴江古今名

《中国古今地名大辞典》载："旴江古称旴水……亦名抚河。"《中国历史地名辞典》载："旴江，又名汝水、旴水、武阳水、建昌水、临川江、抚河。"《江西省自然地理志》载："（旴江）古名汝水，隋开皇九年（589）置抚州后遂称抚河。"旴江，在源头所出的广昌县名旴江，至上游的南丰县和南城县名盱江，旴江出南城县以下始名抚河，乃至中、下游皆名抚河。

旴江和盱江，本名旴水，后为盱水，明代称江，但常旴、盱混用，或因地而异。广昌县作旴江，南丰县和南城县作盱江。明正德《建昌府志》载："城外东南与黎水合为大江，清明可见，故名盱江。盱，大也，江面自南丰后逐渐宽阔，故名（盱江）。"清同治的《广昌府志》又载："广昌，旴水发源之处

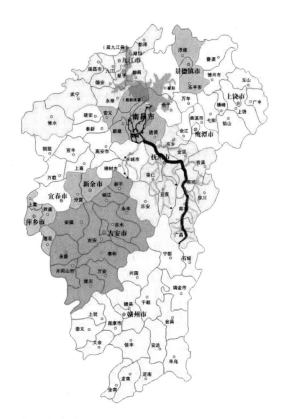

抚河水系图

也。……《说文》曰：'日始出为旰，且气清明之意也。'"可见，广昌称旴水是取水气清明之义；南丰和南城称旴江是取江水宽阔之义，都有道理。

（二）旴江流域考

流域，是指一个水系的干流和支流所流过的整个地区。干流的流域，是由所属各级支流的流域所组成；流域里大大小小的河流，构成脉络相通的系统，称为河系或水系。

旴江，源远流长，属长江流域鄱阳湖水系的主要河流之一，是江西省第二大河流，水系丰富，始于抚州市，涉及樟树市和丰城市（宜春市所辖），终于南昌市及余干县（上饶市所辖）的东鄱阳湖处。历史上，旴江有时与信江（上饶市余干县处）的支流沟通。旴江流域水系，河长30公里以上的干、支流有30余条，30公里以下的支流无数；干流总长349公里，流域面积17186平方公里。

1. 源头

旴江干流，发源于武夷山脉西麓江西省抚州市广昌县驿前镇血木岭灵华峰东侧的里木庄山谷，此处位于广昌县和赣州市石城县、宁都县之三县交界，自南北流，汇集五条小支流，过驿前镇姚西村之后，形成龙井河，成为旴江的源头。旴江，以龙井河—驿前港—旴江—旴江为源河，是赣抚平原的重要水源地。

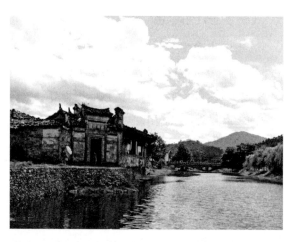

广昌旴江源头

2. 上游

旴江，自广昌县至南城县城之间为上游，河长158公里，河宽200～400米，干、支流遍及广昌县、南丰县、南城县、黎川县、资溪县及福建省光泽县等。在广昌县名"旴江"，南丰县和南城县名"旴江"。

旴江源头龙井河，从血木岭流经驿前镇，称"驿前港"；经赤水镇与塘坊河（源出广昌县武夷山西麓牛牯崠）汇合，始称"旴江"。

旴江干流，过广昌县城，至巴口纳尖峰港（源出广昌县打鼓寨）；至棋盘潭，纳头陂港（源出广昌县秀岭）；至中坊桥，纳长桥水（源出武夷山西侧广昌县凉伞崠）；至长生桥，纳洽港水（源出广昌县翠雷山）；过甘竹，纳洽村水（源出南丰县军峰山南侧），遂进入南丰县。盱江，进入南丰县境内后称"盱江"。

盱江干流，进入南丰县至白舍纳密港水（源出南丰县军峰山南侧）；至章坑，纳石咀水（源出南丰县溪岭）；至石壁头，纳九剧水（源出南丰县罕坛）；过南丰县城，至杨家港洽湾，纳沧浪水（源出南丰县鸡公山）；至田螺石，纳上唐水（源出南丰县千头峰），进入南城县。

盱江干流，进入南城县境内纳黎滩河。黎滩河，源出黎川县黄土关，于下游纳茶亭水、桐埠水、竺油水、龙安河、下村水。茶亭水，源出福建省光泽县南山西麓，经暖水入江西省境，过黎川县入黎滩河。桐埠水，源出资溪县演坪，至黎川县入黎滩河。竺油水，源出南城县桃木坞。龙安河，源出闽赣边境黎川县牛寨北坡上堡，至宋家洲纳下村水；下村水，源出黎川县张家。

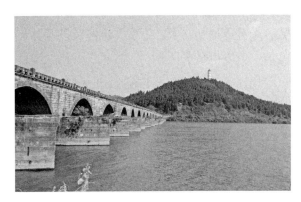

南城万年桥

盱江干流，过南城县城至万年桥，即进入中游，名"抚河"。

3. 中游

抚河，自南城县万年桥至抚州市城区为中游，河长77公里，河谷渐宽，河宽400～600米，干、支流遍及资溪县、金溪县、乐安县、宜黄县、崇仁县、临川区、抚州市、东乡县等。

抚河干流，自南城县流经金溪县里詹，纳入汝水（源出资溪县大旭山北麓石峡河）；至金溪县，纳金溪水（源出金溪县城东清华庵）；至临川区，纳梦港水（源出临川区雷公岭南坑）；出抚州市城区以下7公里许，于临水口纳临水。

临水，亦名临川，源出乐安县大盆山，由崇仁水与宜黄水二源流汇合而成。崇仁水，源出乐安县，由相水与西宁水于崇仁县城以上汇合形成；西宁水，源出乐安县大盆山，流经崇仁县；相水，源出乐安县鸭公嶂东麓，经崇仁县与西宁水相会，过崇仁县纳孤岭水；孤

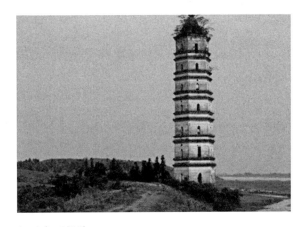

抚州市万魁塔

岭水，源出崇仁县南大坑岭北侧，至西廨渡与宜黄水相合。宜黄水，源出宜黄县西华山，由宜水与黄水于宜黄县城汇合而成；黄水，源出宜黄县西华山，至鱼山纳黄陂水；黄陂水，源出宜黄县大龙山，于二都纳兰水；兰水，源出宜黄县洪岭，至宜黄县城纳宜水；宜水，源出宜黄县西华山。宜黄水，于卢家纳黎溪；黎溪，源出宜黄县芙蓉山；至上顿渡后与崇仁水汇合，汇合后称临水，于临水口注入抚河。

抚河干流，过抚州市临水口后为下游。

4. 下游

抚河，过抚州市临水口后直至赣江及东鄱阳湖为下游。河长114公里，河宽增大，最宽可达900米，干、支流遍及进贤县、丰城市、樟树市、南昌县、新建县、南昌市、上饶市余干县等。

抚河干流，过抚州市临水口，于云山纳云山河（源出金溪县秀谷镇附近的金窟山，过临川区入东乡县纳东乡水，再流转入临川区注入抚河）；至云山寺西，纳东乡水（源出金溪县金钱岭，至东乡县城，纳北港水；北港水，源出东乡县雄岚峰）；进入进贤县及丰城市，在丰城市王家洲以下，分支甚多，旋合旋分，沿丰城市、南昌县边界西流，于丰城市境内纳源自樟树市的清丰山溪。

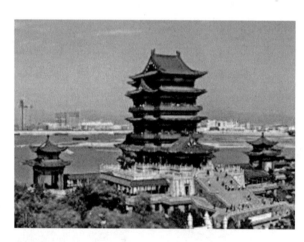

南昌滕王阁

清丰山溪流域，属于赣抚平原范围，因为位于清江县（今樟树市）和丰城市范围内，故称清丰山溪。它主要由发源于樟树市境内的玉华山芗水形成源河；芗水（又名芗溪，芗溪河），向北穿越樟树市东部到丰城市的黄墓圩后形成清丰山溪，流经南昌县注入抚河。历史上，抚河下游分支较多，过丰城市王家洲后，一部分水西行，沿丰城市、南昌县边界与丰城市境内的清丰山溪水流相串通，经南昌市城区桃花村、抚河桥下、滕王阁畔，注入赣江，与南昌市的新建县隔江相系，汇入东鄱阳湖。

抚河干流，过丰城市王家洲后，分汊甚多，分别经南昌县、新建县、南昌市汇入赣江及东鄱阳湖，主要有东、西两支。清代穆彰阿、潘锡恩等纂修的《大清一统志·南昌府》记载："武阳水在南昌县东，自抚州府临川县流入；又在北经新建县界入东鄱阳湖，亦名抚河，即古盱水也。汉书地理志：南城县盱水，西北至南昌入湖汉（今赣江）。"

西支，是抚河下游的主支，经进贤县温家圳和南昌县的武阳、泾口、新联，经金溪湖入余干县，汇入东鄱阳湖；历史上抚河自北宋时期就流经余干县，曾多次与余干县的河道相通，如曾与北宋时期的余干水、南宋时期的余干溪、清时期的锦江、现今的信江的分支相通。余干水、余干溪、锦江为现今信江的古名或支流名。

1958年整治赣抚平原水利工程时，在丰城市王家洲箭江口建闸控制进入南昌市的支流，并将抚河主支改道，缩短抚河水道50公里。

东支，沿进贤县与南昌县的县界向北，至进贤县架桥西边之后，再向北折回南昌县，注入鄱阳湖南部的卫星湖——青岚湖，汇入东鄱阳湖。

（三）盱江医学地域分布

地域，通常是指一定的地域空间，也叫区域。其内涵包括：地域具有一定的界限；地域内部表现出明显的相似性和连续性，地域之间则具有明显的差异性；地域具有一定的优势、特色和功能。地域医学也称地方医学，有着明显的区域性。我国的地域医学划分，大致有"行政医学区域"和"地理医学区域"两种，如"新安医学"主要是以行政区域划分的，而"岭南医学"是以地理区域划分的。"盱江医学"具有明显的"地理医学区域"属性。

20世纪80年代，江西中医学院杨卓寅教授发现并命名"盱江医学"，他在《地灵人杰的盱江医学》中指出："《中国古今地名大辞典》载：'盱江古称盱水……亦名抚河，出江西广昌之血木岭，东北流经广昌、南丰二县东，至南城县东北会黎水，折西北流至临川县东南为汝水，至县西北临水，合宜黄水、西宁水平会，又西北流至进贤县西，南昌县东南，下流分数派，西入赣江，北入鄱阳湖。'据此，我将这一地带的医学群体，名之曰'盱江医学'。"根据杨教授对盱江医学的定义，盱江的干、支流所遍及的广昌、南丰、南城、黎川、资溪、金溪、乐安、宜黄、崇仁、抚州（含临川区）、东乡、丰城、樟树、进贤、南昌（含南昌县）、新建16个县市均属于盱江医学分布之地域，这16个县市的历代医家和医籍属于"盱江医学"的研究范畴。

（谢强　撰稿）

二、盱江历代医家与医籍

依据《中国分省医籍考》《中医人名辞典》《大清一统志》《江西通史》《江西省科学技术志》《江西省卫生志》《江西杏林人物》《江西省当代中医名人志》《赣东名医》以及部分府县志和有关学术论文等文献，并访问部分史志办公室、医家后裔和传人，对盱江干、支流所涉及的县市自西汉迄民国的医家、医籍及地域分布状况略作考证（医家的历史时期划分，以医家有医事活动的最早时期为准；医家为外籍，但历史文献中有记载曾在盱江流域有长时期医事活动者，则收入该地方医家）。经初步考证，有史料可考的盱江医家有 1006 人，医籍 695 种。

（一）西汉（前 206- 公元 25）

医家 4 人。

1. 南城县

医家 3 人。浮丘公、王方平、郭族，擅方术，汉昭帝时曾隐居南城麻姑山修行，炼丹、制药。

2. 南昌

医家 1 人。梅福，安徽寿县人，擅丹术，曾补南昌县尉，后弃官隐居南昌青云谱及梅岭修行，采药、炼丹。

（二）东汉（25-220）

医家 5 人，医籍 4 种。

1. 南城县

医家 1 人，医籍 3 种。葛玄（164-244），江苏丹阳人，擅医道、丹术，曾隐居南城麻姑山和清江阁皂山修行，筑坛、创药苑、采药、制药、炼丹、行医、传医、传授中药炮制法，撰《葛氏杂方》《广陵吴普杂方》《神仙服食经》。

2. 清江县

医家 3 人，医籍 1 种。张陵（34-156），江苏丰县人，曾隐居清江阁皂山西峰之西坑挂壁峰修行，筑"天师坛"，炼丹、制药、治病，撰《神仙得道灵药经》。丁令威，江西武宁人，擅方术，曾隐居清江阁皂山丁仙峰修行，采药、炼丹。张盛，江苏丰县人，张陵后裔，从四川返江西曾隐居清江阁皂山修行，炼丹、行医、传道，后入江西龙虎山创道教正一道。

3. 南昌市

医家 1 人。董奉，福建福州人，曾在南昌行医多年，后隐居庐山修真及行医，遗留"杏林"千年佳话。

（三）三国－晋代（220-420）

医家 7 人，医籍 12 种。

1. 南城县、清江县、新建县

医家 2 人，医籍 10 种。郑隐（？-302），广东循阳人，曾隐居南城麻姑山和清江阁皂山、洪州西山（今新建县境内）修行，筑坛、采药、炼丹、授徒、治病。葛洪（284-364），江苏丹阳人，曾隐居洪州西山、南城麻姑山及清江阁皂山修行，筑坛、采药、炼丹、传医、治病，擅丹法、针灸，撰《抱朴子内篇》《抱朴子外篇》《肘后救卒方》《服食方》《太清神仙服食经》《玉函煎方》《金匮要方》《还丹肘后诀》《抱朴子养生论》《胎息术》。

2. 清江县

医家 1 人。葛灿，江苏丹阳人，葛玄后裔，擅医道、丹术，曾隐居清江阁皂山修行，炼丹、行医、传道，后将《灵宝经符》授予陆修静。

3. 南昌

医家 4 人，医籍 1 种。张道龄，精丹术，撰《辨灵药经》。丁义，南昌人，精丹术，擅医道，授徒吴猛。吴猛，南昌人，精丹术，擅医道，曾为许逊师。许逊（239-374），南昌人，精丹术，擅医道，隐居洪州西山修行，筑坛、采药、炼丹、治病，曾在丰城河西炼丹、制药、济民及在四川旌阳治瘟疫，药到病除，创道教净明道。

（四）南北朝（420-589）

医家 3 人。

1. 清江县

医家 2 人。陆修静（406-477），浙江湖州人，擅医道，南朝梁时周游四方，曾隐居清江阁皂山整理葛玄、葛洪之灵宝派教义经典，促使灵宝派大行于世。陶弘景（456-536），江苏南京人，精医药，擅丹术，南朝梁时周游四方，曾隐居樟树阁皂山整理葛玄、葛洪之灵宝派教义经典，促使灵宝派大行于世。

2. 抚州市（临川）

医家1人。姚僧垣，南朝梁时宫廷御医，曾在江西临川及庐陵居官为医。

（五）隋唐（581-907）

医家15人，医籍13种。

1. 南城县

医家2人。邓思瓘（650-739），号紫阳，临川人，隐居南城麻姑山修行，精丹术，传道、炼丹、制药。邓延康（774-859），临川人，隐居南城麻姑山修行，精丹术，传道、炼丹、制药。

2. 清江县

医家2人。孙智谅，清江人，精丹术，传道、炼丹、制药。孙思邈，陕西铜川人，曾来清江樟树隐居，行医采药，收集民间验方、秘方进行整理，又对阁皂山的药源进行了调查、分类，开创了樟树药源普查和方剂整理的先河。

3. 宜黄县

医家1人，乐史（930-1007），宜黄县人，以儒通医，宋真宗咸平元年仲夏，赴浙江省江山县治蝗灾，曾掐人中穴，用指甲刺十宣、涌泉、合谷穴救治一晕厥儿童，还用草药"羊角扭"治蝗虫。

4. 南昌

医家7人，医籍10种。释道一（709-788），又名马祖，四川什邡县人，精医道，唐大历八年始居钟陵开元寺修行，弘法施医，达数十年。崇一，南昌龙兴寺高僧，以佛通医。崔隐士，豫章（今南昌）人，精内丹术，曾治大疫，撰《入药镜》。甘伯宗，豫章（今南昌）人，精医术，撰《名医传》《历代名医姓氏》。喻义，豫章（今南昌）人，善治痈疽疮肿，撰《疗痈疽要诀》《疗肿论》。胡慧超，又名胡超僧，南昌人，擅丹术，精医术，整理许逊教义宗旨及拯疾救厄之术，撰《晋洪州西山十二真君传》《许逊修行传》《神仙内传》。施肩吾，南昌人，精方术及内丹，隐居洪都西山修行，撰《西山群仙会真记》《华阳真人秘诀》。

5. 新建县

医家3人，医籍3种。沈应善，新建人，精医术，撰《素问笺释》《医贯集补》。沈长庚，新建人，世业医，注释《本草》。张氲，号洪崖子，精医道，隐居洪州西山修行，玄宗开元十六年洪州大疫，张氲施药市中，病者立愈。

（六）宋代（960-1279）

医家 28 人，医籍 29 种。

1. 南丰县

医家 1 人。危云仙，抚州临川人，迁南丰，精内科，下传五代。

2. 南城县

医家 2 人，医籍 6 种。黎民寿，南城人，精医术，撰《简易方论》《决脉精要》《断病提纲》《广成先生玉函经解》《辑方》。傅常，南城人，撰《产乳备要》。

3. 金溪县

医家 1 人，医籍 1 种。黄彦远，金溪人，以儒通医，撰《运气要览》。

4. 崇仁县

医家 1 人，医籍 1 种。吴曾，崇仁人，以儒通医，撰《医学方书》。

5. 抚州市（临川）

医家 11 人，医籍 16 种。陈自明（1190-1270），临川人，三世业医，医学教授，江西古代十大名医之一，精妇、外、儿、喉科及针灸，撰《妇人大全良方》《外科精要》《管见大全良方》《诊脉要诀》。王安石（1021-1085），临川人，以儒通医，改革太医局医学教育。席弘，临川人，世业针灸，开创江西针灸学派，下传至明代有 12 代，以针灸治感冒、中暑、风湿、麻痹、偏瘫、高热、喉症效如神，撰《席弘赋》《席弘家针灸书》。席灵阳，临川人，世业针灸。席玄虚，临川人，世业针灸。席洞玄，临川人，世业针灸。李骃，临川人，撰《黄帝八十一难经纂图句解》《难经辨证释疑》《难经句解》《脉诀集解》《脉髓》《脉歌》。李浩，临川人，撰《伤寒钤法》。晏传正，撰《明效方》。周与权，临川人，撰《难经辨证释疑》。陆游，绍兴人，曾为官江西抚州，在抚州任上撰成并刊刻《陆氏续集验方》（1180）。

6. 丰城县

医家 1 人，医籍 1 种。揭伯徽，丰城人，通药学，撰《喝药说》。

7. 清江县

医家 3 人，医籍 1 种。徐梦莘（1123-1205），清江人，原籍河南，随父迁清江，兼精医学，撰《集医录》。侯逢丙（1216-1290），原籍开封，迁江西庐陵、清江，精中药炮制，创樟树"侯逢丙药店"，奠樟树"设肆制药"之基。

8. 进贤县

医家 3 人，医籍 1 种。胡霆桂，进贤人，以儒通医，擅医药。程炯，应天府宁陵人，曾知隆兴府进贤县，在进贤任上撰有《医经正本书》（1176）。罗必元，进贤县人，以儒通医。

9. 南昌

医家5人，医籍2种。严三点，豫章人，善医，撰《脉法撮要》。袁燮（1144–1224），宁波人，曾为官江西隆兴（今南昌），撰《建昌军药局记》（短文）。姚谷清（1151–1217），江西富州（今丰城）灵源人，后迁南昌县，擅医药，为南昌姚氏姚湾医门始祖，传承至今。姚鑑溪（1230–1307），又名姚澄，南昌县人，姚谷清侄孙，从姚谷清习医，为南昌姚氏斗门医门始祖，传承至今。王仔昔，洪州（今南昌）人，道医相通。

（七）元代（1206–1368）

医家35人，医籍16种。

1. 南丰县

医家5人，医籍1种。危子美，祖籍抚州临川，迁南丰，危云仙之子，世业医，擅妇、骨伤科。危碧崖，祖籍抚州临川，迁南丰，世业医，擅儿科。危熙载，祖籍抚州临川，迁南丰，世业医，精眼科，擅治肺痨。江东山，南丰人，擅疮肿科。危亦林（1277–1347），祖籍抚州临川，迁南丰，江西古代十大名医之一，五世为医，南丰州医学教授，曾从我国最早的喉科医家抚州临川范叔清学习喉科，精骨伤、喉、内、外、妇、儿、眼科，撰《世医得效方》。

2. 南城县

医家6人，医籍4种。严寿逸，南城人，医学教授，撰《医说》。余明可，南城人，医学正，精医药。周后游，南城人，擅治肺痨。汤尧，南城人，业医。萨谦斋，蒙古人，建昌府（今南城）太守，通医术，撰《瑞竹堂经验方》。姚宜仲，南城人，世业医，精脉理，撰《脉诊指要》，增补《断病提纲》。

3. 黎川县

医家1人。周伯熙，黎川人，擅儿科。

4. 金溪县

医家2人，医籍2种。邓元彪，金溪人，撰《医书集成》。危永吉，金溪人，撰《医说》。

5. 乐安县

医家3人。董超僧，乐安人，精医理。王元直，乐安人，五世业医。董起潜，乐安人，业医，精脉理。

6.崇仁县

医家 4 人，医籍 2 种。杨用安，崇仁人，医学教授。熊景先，崇仁人，世业医，精脉理，撰《伤寒生意》。邓自然，崇仁人，擅治风疾。李季安，崇仁人，儒医，撰《内经指要》。

7.抚州市（临川区）

医家 8 人，医籍 5 种。范叔清，临川人，我国最早的喉科医生，危亦林从其学习喉科。游东之，又名黄东之、黄大明，临川人，撰《保婴玉鉴》《伤寒总要》《集验良方》《脉法》。章晋，抚州人，业医。葛仲穆，临川人，撰《刘河间直格论方》。席松隐，临川人，世业针灸。席云谷，临川人，世业针灸。席素轩，临川人，世业针灸。席雪轩，临川人，世业针灸。黄大明，临川人。

8.丰城县

医家 1 人，医籍 1 种。徐俊，富洲（今丰城市）人，业医，撰《易简归一》。

9.清江县

医家 3 人，医籍 1 种。杜本（1276-1350）清江人，撰《敖氏伤寒金镜录》。刘三点，临江（今樟树市）人，擅妇科。范椁，归隐清江，养花，驯种野生药用植物。

10.南昌

医家 2 人。黄子厚，豫章人，擅用灸。范文儒，豫章人，擅治痔疮。

（八）明代（1368-1644）

医家 128 人，医籍 138 种。

1.广昌县

医家 2 人，医籍 1 种。揭暄（1613-1695），广昌人，以儒通医，著述丰富，其中多有涉及丹药和方术等养性、修身及却病之书，撰《道书》。罗棨，广昌人，熟谙岐黄，以儒通医。

2.南丰县

医家 5 人，医籍 5 种。谢廷高，南丰人，业医。李梴，南丰人，江西古代十大名医之一，儒医，精针灸、内、外、妇、儿、喉科，撰《医学入门》。刘廷点，撰《脉症约解》。谭浚，南丰人，以儒通医，撰《医宗》。李熙，南丰人，业医，撰《瘢瘕集》。叶云龙，南城人，以儒通医，撰《士林余业医学全书》。

3.南城县

医家 10 人，医籍 8 种。陈善道，南城人，世代精医。赵瑄，南城人，御医。程式，南城人，精医术，撰《医彀》《脉症约解》。樊胡，南城人，益府良医正。王杏林，南城人，业医。王云泉，南城人，业医。王文谟，南城人，世业医，撰《医学钩玄》《碎金方》。吴文柄，南城人，撰《医家赤帜益辨全书》《食物本草》《神医秘诀尊经奥旨针灸大成》。朱祐槟（1478-1539），益端王，封地建昌府（今南城），通医术，辨医方，刊印丹溪学派医书《玉机微义》，设"医学（校）"，建"良医所"，聘"良医正"和"医学教授"，设"惠民和剂局"，征收药材，精制丸散，使药材加工炮制步入手工作坊式生产模式，使药材集散交易兴隆，使以医药出营四方者与日俱增。张三锡，南城籍，世业医，撰《医学六要》。

4. 黎川县（新城）

医家15人，医籍5种。张福兴，新城人，精儿科，太医院使。张荣，新城人，世业儿科。鲁论，新城人，撰《医约》。曲伸，新城人，工医术。曲彦贞，新城人，世业医。上官榜，新城人，擅儿科。上官顺，新城人，擅儿科。于谦，业医新城。方模，新城人，世业医，精医术。余绍宁，南城人，迁新城，业医，撰《元宗司命》《道书全集》《金丹秘旨》《天时运气》。余景汤，新城人，世业医。余景立，新城人，世业医。刘文开，新城人，擅外科。刘嘉谟，精医术。毕荩臣，太医院吏目。

5. 资溪县

医家1人。孙奎，资溪人，以儒通医。

6. 金溪县

医家25人，医籍38种。严仁泉，金溪人，精脉理，擅儿科。严苏泉，金溪人，精医术。何心仁，金溪人，精医术。释心斋，金溪人，精外科，善疗毒。周僧，金溪人，擅外科，善疗毒。李僧，金溪人，擅外科，善疗毒。冯遐斋，金溪人，精医术。吴煌，金溪人，精医术。张东，金溪人，精医术。龚信，金溪人，御医，擅内、外、妇、儿、耳、鼻、喉、眼科，撰《古今医鉴》《医学源流肯綮大成》《云林医彀》。胡朝凤（1521-1592），金溪人，精针术。龚廷贤（1522-1619），金溪人，御医，世业医，江西古代十大名医之一，精儿、内、外、妇、喉科及针灸，撰《济世全书》《寿世保元》《万病回春》《小儿推拿秘旨》《药性歌括四百味》《药性歌》《种杏仙方》《鲁府禁方》《医学入门万病衡要》《复明眼方外科神验全书》《云林神彀》《痘疹辨疑全幼录》《痘疹金镜录》《秘授眼科百效全书》《云林医圣普渡慈航》《医学准绳》《本草炮制药性赋定衡》《诊断治要》《救急神方》《医彀金丹》《杏苑生春》。龚廷器，金溪人，世业医，医官。龚守国，金溪人，世业医，太医院医官。龚守宁，金溪人，世业医，太医院医官。龚懋升，金溪人，世业医，医官。龚懋官，金溪人，世业医，医官。龚定国，金溪人，世业医，撰《云林女科秘方》。龚安国，金溪人，世业医。龚居中，金溪人，江西古代十大名医之一，太医院医官，精内、外、妇、儿、喉科及灸法、导引，擅治痨瘵（肺、咽喉结核），撰《红炉点雪》《外科活人定本》《外科百效全书》《幼科百效全书》《女科百效全书》《小儿痘疹医镜》《福寿丹书》《经验百效内科全书》《养生两种》《经验良方寿世仙丹》。王宣，金溪人，以儒通医，撰《张长沙伤寒论注》。江道源，金溪人，以儒通医，撰《尊生世业》。吴少垣，金溪人，三世业儿科。吴继轩，金溪人，三世业儿科。徐绅，金溪人，撰《百代医宗》。

7. 乐安县

医家3人。康叔达，本县龙仪里人，任南昌府仓，以儒通医，为席弘医门十一世传人陈会之徒，擅针灸。董君知，乐安流坑人，御医。董师汝，乐安人，精医术，太医院御医。董祖奇，乐安流坑人，贡士，御医。

8. 宜黄县

医家1人。罗宪顺，宜黄人，精医术，后移居新城（今黎川），曾任太医院吏目，年八十二卒。

9. 崇仁县

医家1人。吴与弼（1391-1469），崇仁人，以儒通医，主张静时涵养动时省察作为修养的基本功。

10. 抚州市（临川）

医家14人，医籍6种。饶鹏，抚州人，精医术。易大艮，临川人，业医，撰《易思兰医案》。刘钟运，临川人，益王府医官。傅白岑，临川人，撰《善读伤寒论》《善读丹溪书》。陈钟盛，临川人，撰《奚囊便方》。陈朝璋，撰《扶生堂医书》。姚鹏，精医术，撰《节略医林正宗》。席秋轩，临川人，世业针灸。席顺轩，临川人，世业针灸。席肖轩，临川人，世业针灸。席天章，临川人，擅针灸。席伯珍，临川人，世业针灸。祝汝享，临川人，以儒通医，精岐黄术，益王府良医正。汤显祖，临川人，以儒通医，首创"道地药材"一词，擅丹术。

11. 东乡县

医家1人，医籍1种。吴三极，东乡人，崇道通医，究修身却病之术，撰《心法大要》。

12. 丰城县

医家6人，医籍8种。万育玹，丰城人，御医。喻化鹏，丰城人，精医术，撰《医经翼》。杨廉，丰城人，撰《医学举要》《名医录》。杨孜，业医，撰《证治类方》。陈会，丰城人，精针灸，撰《广爱书》《广爱书括》。李舒芳，丰城人，以儒通医，撰《治胎须知》《医方摘要》。

13.清江县

医家7人，医籍17种。王显达（1533-1612），泰和人，迁清江，太医院医官，下传17代。李汉仪，清江人，精医理，撰《医略正误》。陈恩，清江人，精医术。王龙溪，清江人，业医。王荆石，清江人，业医。聂尚恒（1572-？），清江人，精儿、妇、喉科，下传11代，撰《痘科慈航》《活幼心法》《痘疹活幼心法附说》《痘疹惊悸合刻》《奇效医述》《医学汇函》《八十一难经图解》《医学源流》《历代医学姓氏》《运气》《导引》《本草总括分类》。聂杏园，清江人，聂尚恒之子，精外、喉科，撰《咽喉说》《医学集义》《卫生一助》《疔疮论》。

14.进贤县

医家11人。支乔望，进贤人，以医名世。支兰嵋，进贤人，业医。支乔楚，进贤人，医名著。车国瑞，进贤人，太医院吏目。李应龙，进贤人，太医院吏目。饶士奇，进贤人，精医术。章益振，进贤人，以医名世。雷时震，进贤人，太医院御医。雷应远，进贤人，世业医，太医院御医。姜宸，进贤人，精医术。熊元会，进贤人，以医名世。

15.南昌

医家21人，医籍47种。万杏坡，豫章人，精儿科。万筐，豫章人，世业医，精儿科。万全（1495-1585），豫章籍，三世儿科，精儿科、针灸，撰《保命歌括》《养生四要》《育婴家秘》《育婴秘诀》《片玉心书》《广嗣纪要》《痘疹心法》《痘疹启微》《痘疹世医心法》《幼科发挥》《片玉痘疹》《万氏家传妇女科》《万氏家传伤寒摘锦》《万氏秘传外科心法》《万氏家传点点经》《万氏家传幼科指南心法》。李材，撰《博济良方》。李秋，南昌人，以医名世。熊谦夫，南昌人，善医。王大国，南昌人，精医术，擅外科。王开，南昌人，业医。喻政，南昌县人，撰《虺后方》。刘一诚，南昌人，精医术。朱权，安徽凤阳人，宁王，封南昌，尚方术，好针灸，撰《寿域神方》《乾坤生意》《肘后神应大全》《臞仙活人心法》《庚申玉册》。鲍山，豫章人，撰《野菜博录》。吴球，豫章人，撰《诸症辨疑》。符观，豫章人，撰《医家纂要》。王文洁，豫章人，业医，撰《太素张神仙脉诀玄微纲领统宗》《王氏秘传叔和图注释义脉诀评林》《合并脉诀难经太素评林》《太乙仙制本草药性大全》《（锲王氏秘传图注）八十一难经评林捷径统宗》。钟大延，豫章人，业医。陈一升，豫章人，业医。刘瑜，南昌人，擅针灸。刘瑾，南昌人，精针灸，撰《神应经》。张遂辰（1589-1668），豫章人，精伤寒，撰《张卿子伤寒论》《心远堂要点》《医易合参》《张卿子经验方》《杂证纂要》《简验良方集要》《集注伤寒论》《仲景全书》《金匮要略方论》。马秉元，南昌县人，精医术，擅治伤寒。胡俨（1361-1443），以儒通医，拜为国子监祭酒掌管国学。

伍守阳（1565-1644），著名道教内丹家，医道相通，以医弘道，撰《金丹要诀》《丹道九篇》《天仙正理》《仙佛合宗》。

16.新建县

医家 5 人，医籍 2 种。朱谋玮，撰《医诠》。张仁美，新建人（祖籍开封），精医学。张泰，新建人，业医。张粲，新建人，宁府良医。刘渊然，江西赣县人，以道通医，曾隐居新建西山道院修真传道，为新建西山净明道旌阳公（许逊）六传，以医弘道，撰《济急仙方》。

（九）清代（1616-1911）

医家 519 人，医籍 282 种。

1.广昌县

医家 16 人，医籍 2 种。王应试，广昌人，五代业医，精伤科。刘大肇，广昌人，以儒通医，兼工医脉，救人之厄。李荫槐，广昌人，精医术。李汝逊，广昌人，精医术，擅儿科。陈学礼，广昌人，精医术。魏国仪，广昌人，精医术，撰《医统》《式唐集验良方》。张云会，广昌人，精内、外科。郑元箬，广昌人，精医术。骆仁山，广昌人，精医术。毕恒兴，广昌人，擅外科。谢表，广昌人，以儒通医，精医术。张春林，南城人，迁广昌，创"大和春"诊所。吴贻谦，广昌人，业医。何运珍，广昌人，擅医术。谢用仪，广昌人，以儒通医。谢世觉，广昌人，以儒通医。

2.南丰县

医家 44 人，医籍 25 种。徐怡谷，南丰人，精医术。刘执持，南丰人，精脉理，撰《苏医备要》。邓达五，南丰人，精医术。朱佩芬，南丰人，精医学，撰《携囊集》。朱云凤，南丰人，精医术。李铎，南丰人，精医术，擅治杂病及咽喉、口齿等病，撰《医案偶存》。黄明生，南丰人（祖籍福建，迁居南丰），精喉科，撰《喉风三十六种》。谢子实，南丰人，精医术。李子操，南丰人，精医术。吴廷璟（1644-1721），南丰人，精医术。罗俊彦，南丰人，精医术，擅针灸。周芳筠，南丰人，精医术，撰《脉证通治》《医书辑要》。周联辉，南丰人，世业喉科。李祥麟，南丰人，世业喉科。刘式宋，南丰人，精喉、妇、儿科，撰《白喉治法要言》《妇科生化新编》《儿科急慢辨症》《痘疹会通》《内外症治医案》。周杜之，南丰人，精儿科。姜璜，南丰人，世业妇科，撰《本草经注》。赵黎村，南丰人，精医术。徐亮，南丰人，业医。丁化，南丰人，业医。章松云，南丰人，精医术。黄其荣，南丰人，以儒通医，撰《内经微言》。刘错，南丰人，撰《脉论》。曾秉豫，南丰人，撰《伤寒辑要》。邓观，南丰人，撰《济生易简》。邓兆汉，南丰人，世业医，工医。吴鼎，南丰人，以儒通医，撰《周易图说》《医学辑要》。赵宜桂，南丰人，通医术。张效京，南丰人，以儒通医，撰《百病勿药抄》《良方备览》。熊攸福，南丰人，以儒通医。黄一匡，南丰人，撰《医案》。彭应连，南丰人，精医术。饶嘉湖，南丰人，精内、外科。黄千祥，南丰人，以儒通医。邓逢宸，南丰人，以儒通医。彭德龄，南丰人，业医。刘赋芝，南丰人，以儒通医。包钧台（1877–1957），南丰人，擅时病、喉科，撰《医理大全》《新编时病指南》《红白喉症要诀录》。黄淦，南丰人，精医术。谭寅生（1852–1931），南丰人，业医。曾用甫（1873–1948），南丰人，精妇、儿科，撰《应验良方》。周世倬，南丰人，业医。谢琼芝，南丰人，精外科。赵稻村，南丰人，精喉科。

3. 南城县

医家30人，医籍21种。邓生，南城人，精针灸。邓生世，南城人，擅针灸。严式祖，南城人，设南丰"恒发美"国药店，精内、儿、喉科。严绳祖，南城人，设南丰"恒发美"国药店，精内、儿、喉科。吴霖，南城人，擅儿科，撰《小儿秘要》。邹岳，南城人，精内、外科，撰《外科真诠》《医医说》。张尘生，南城人，世业医，精针灸、外、喉、眼科，擅按、抚、毒、熨、针、割等外治法，撰《论喉科三十六种》《眼科》《杂科》。张如鳌，南城人，世业医，精针灸、喉、眼、外科。谢士骏，南城人，精医术，下传六代，撰《医学数学说》。谢职夫，世业医，谢士骏之子，世业医，撰《医卜同源论》。谢启明，南城人，世业医。谢星焕（1791–1857），谢职夫之子，江西古代十大名医之一，儒医，精内、外、妇、儿、喉科，撰《得心集》；下传子侄谢甘霖、谢甘棠、谢甘澍，谢甘澍撰《一得集》《谢映庐医案》《医学集要》《寓意草注释》。谢佩贤，南城人，世业医，以儒通医。潘秉道，南城人，精医术，撰《医方保和》。傅天锦，南城人，撰《内经微言》《医家捷录》。邓学礼，南城人，撰《目科正宗》。周应驸，南城人，以儒通医。王廷寅，南城人，擅内、妇、儿科。张水芹，南城人，擅内、儿科。张育才，南城人，通医术，擅中药炮制。黄六峰，南城人，世业医，擅妇、儿科，撰《仙授秘传瘰病全书》《幼科解难》。章远孙，南城人，业医。刘祝三，南城人，开药栈，精中药炮制。王岐山（1874–1954），南城人，世业医，擅儿科，撰《伤寒表格》。谢清舫，南城人，精医术。

4. 黎川县

医家18人，医籍16种。孔毓礼，新城人，业医，撰《医门普渡》《瘟疫论》《痢疾论》。杨居耀，新城人，以儒通医，撰方书《杨氏家藏》。杨居义，新城人，业医。张名弼，新城人，擅儿科。黄文炳，新城人，以儒通医，校勘《醒斋六书》。吴省庵，新城人，撰《医阐》。鲁学舆，新城人，以儒通医。杨希闵（1806–1882），新城人，以儒通医，撰《盱客医谭》《伤寒论百十三方解略》《金匮百七十五方解略》。杨寿康（1878-1959），黎川人，创"杨寿康诊所"，精脉理，撰《单验方七十首》《详审病因细察病情论》。郭慎初，黎川人，业医。张惠农，黎川人，业医。郭梅峰（1879-1970），黎川人，世业医，撰《郭梅峰医案选》《梅峰医学》《论产后发热》。黄虎臣，黎川人，精儿科。邓平生，黎川人，擅治杂病、怪病。涂益三，黎川人，业医。萧焦山，南城人，业医黎川，撰《医案》。邓裴（1669-1748），黎川人，以儒通医，精医学，撰《药房诗抄》。何致培，黎川人，以儒通医，为黄宫绣《太史医案初编》作序。

5. 资溪县

医家4人，医籍5种。李梦月，资溪人，以儒通医，订《经验良方》。邓天阶，资溪人，业医，撰《保幼汇纂》《顺德堂医案》《从心录》。于琬，资溪人，擅眼科。黄石安（1885-1960），资溪人，擅内、妇科，撰《妇科临证心得》。

6. 金溪县

医家23人，医籍11种。张希周，金溪人，擅针灸，撰《脉诀》。王岩，金溪人，世业医。危焕章，金溪人，擅针灸。张继皋，金溪人，擅针灸治眼病。周朗，金溪人，以儒通医，撰《奇方》。陈栋，金溪人，精医术。郑昭，通医术，撰《医学寻源》《姜附赞》。李相，金溪人，以儒通医，撰《灵枢经注释》。杨士恒，撰《脉经汇贯》。胡惺夫，金溪人，以儒通医。赵省庵，金溪人，以儒通医。姜真吾，金溪人，以儒通医。刘绍基，金溪人，业医。汪士珩，金溪人，业医。唐见，金溪人，撰《医学心镜录》。李和清，金溪人，业医药，识药性。傅金铨，金溪人，擅丹术，撰《炉火心笺》。吴仕龙，金溪人，业医药，识药性。蔡益三（1878-1951），金溪人，世业医，擅儿科，撰《医学三字诀》《痘科三字经》《痘证七言诀》。胡锡光，金溪人，精医术。王剑秋（1887-1961），金溪人，创"存仁堂药店"，精医术。祝竟成（1888-1963），余干人，业医金溪，精医术，擅针灸。黄梦菊，金溪人，撰《急用要方》。

7. 乐安县

医家15人，医籍7种。郭英寿（1760-1813），乐安人，精骨伤科。董演四（1879-1951），乐安人，世业医，擅骨伤、外、喉、针灸科，撰《医论》《验方》。邹祥，乐安人，精儿科。黄涛公，乐安人，以儒通医，擅妇科。吴志卿，乐安人，世业喉科，撰《牙疳疔疮咽喉秘传》。徐夫人，乐安人，精妇科，曾愈皇后疾。徐海兴，乐安人，世业医。徐海珠，乐安人，世业医。罗文藻，乐安人，精医术。李文谟，乐安人，以医名世，精喉、儿科、推拿，擅治喉风。方中诚，乐安人，业医。宋桂著，乐安人，撰《女科真传》。前人，乐安人，撰《疯症集要》。前人，乐安人，撰《痘疹集要》。隋志先，乐安人，世业喉科，撰《白喉丹痧述要》。

8.宜黄县

医家10人，医籍15种。罗宪顺，宜黄人，业医。张宣，宜黄人，精医术。廖琛，宜黄人，业医。邹大麟（1692-1764），宜黄人，以儒通医，撰《伤寒汇集》《男妇脉诀》。黄宫绣（1730-1817），宜黄人，御医，江西古代十大名医之一，精脉理，撰《脉理求真》《本草求真》《本草求真主治》《医案求真初编》《脉要简便须知》《新增脉要简易便知》《医学求真录》，注释《新增四言脉要》《十二经脉歌》《奇经八脉歌》。廖璟，宜黄人，业医。邹梦莲，宜黄人，以儒通医，撰《痘科集成》。熊兆麟，宜黄人，撰《检验集证》。黄省吾，宜黄人，黄宫绣之子，以儒通医，整理及刊刻父亲《太史医案初编》。王光燮，晋陵人，曾官宜黄县事，以儒通医，考诸《本草》为黄宫绣《本草求真》作叙。

9.崇仁县

医家27人，医籍5种。陈鉴，崇仁人，以儒通医，撰《医方本草考辨》。陈伯适，崇仁人，以儒通医，撰《诊家索隐》。游光斗，崇仁人，撰《简便良方》。杨伟才，崇仁人，撰《医方纂要》。陈元琯，崇仁人，以儒通医。陈立，崇仁人，以儒通医，精医术，撰《各家医论辨疑》。肖金标（1862-1939），崇仁人，精武术及骨伤、内、外、妇、儿科。冯友明（1874-1958），崇仁人，擅骨伤科。李老八，崇仁人，擅骨伤科。刘中和，崇仁人，业医。陈再田，崇仁人，业医。陈秋山，崇仁人，业医。陈锡之，崇仁人，业医。江彩云，崇仁人，业医。陈子端，崇仁人，业医。袁磐石，崇仁人，业医。刘筱园，崇仁人，业医。刘吉斋，崇仁人，业医。刘诚斋，崇仁人，业医。冯映轩，崇仁人，业医。龚子芳，崇仁人，业医。甘水保，崇仁人，业医。陈任卿，崇仁人，业医。吴仰山，崇仁人，业医。陈修庭，崇仁人，业医。陈书麟，崇仁人，业医。陈世珍，崇仁人，擅骨伤科。

10.抚州市（临川区）

医家20人，医籍8种。陈当务，临川人，精医药，约于乾隆二十八年（1763）撰成《证治要义》十卷，刊于乾隆四十年（1775），是书首提"辨证论治"一词，纵论辨证之精要，阐发论治之微义，具体而深刻论述"辨证论治"的基本内涵，对后世中医学术发展有着深远的影响和巨大贡献。陈清远，临川人，精医术，撰《青囊余锦》。席谨，临川人，世医，精针术。谢怀翎（1821-1894），临川人，以儒通医，擅针灸、内、外科，下传五代。祝星霞，临川人，儒医，撰《锦囊诀要》。谢用章（1840-1907），谢怀翎之子，擅外、眼、喉科，撰《喉症十九种临证手录》《眼喉药方录》。李圃孙（？-1923），临川人，精内、妇、儿科。李行清（1876-1932），抚州人，精医术。谢灵孙（1879-1940），谢用章之子，通晓喉科，善识喉症。杨鉴尘（1879-

1957），临川人，精医术，撰《伤寒六经定律·诊断篇》。姚学瑛，临川人，撰《奇效丹书》。吴桃林，临川人，擅内科。吴寿生，吴桃林之子，擅内科。戴旭斋，临川人，业医，撰《伤寒正解》。付辉祥，临川人，擅妇科。刘德星，临川人，业医。李致新，临川人，擅妇科。吴明仙（1886-1956），临川人，世业喉科。邹筱兰，宜黄人，在抚州开药铺，坐堂行医售药。

11. 东乡县

医家1人。徐新祥，东乡人，擅外科。

12. 丰城县

医家40人，医籍17种。陈瀚琇（1818-1884），丰城人，撰《十二时辰血脉歌》《三十六桩》《小儿叩拿点穴》《医方封血止痛秘诀》。万启至，丰城人，擅治时疫。万启坚，丰城人，业医。万启型，丰城人，精丹法，撰《方壶外史序》《盛世危言后编》。万兆声，丰城人，擅治疫病。刘孔书，丰城人，世业喉科。刘茂林，丰城人，世业喉科。刘茂兰，丰城人，世业喉科。刘久和，丰城人，八代业喉科，擅以刀、针、火、烙治喉、口、鼻疾病。刘范卿，丰城人，世业喉科，创仁寿堂。孙祖望，丰城人，撰《证治辑略》《六经本草问答》。李之实，丰城人，擅治疫病。杨行遥，丰城人，擅治疫病。金舒翘，丰城人，精医术，擅内科。陆树勋，丰城人，业医。徐映台，四川人，世居丰城，业医。谢养源，丰城人，业医，撰《伤寒三字诀》《金匮指南》。游方震，撰《养生丹诀》《治生要旨》。朱文承，丰城人，世业医。朱日清，丰城人，世业医。胡启宗，丰城人，擅内科。徐文机（1851-1913），丰城人，世业眼科。徐仁行，丰城人，世业眼科。徐义行，丰城人，世业眼科。黄清甫（1856-1931），丰城人，世业医，擅妇科。陈世凯，丰城人，业医，重订熊应熊《小儿推拿广义》。徐文弼，丰城人，业医，撰《寿世传真》《洗心篇》《攒花易简良方》《新编救急良方》。黄玉书（1876-1924），丰城人，世业医，擅治温病、小儿杂病。张听，丰城人，业医。鄢福岐，丰城人，业医。谢思忠，丰城人，业医。王槐恒，丰城人，业医。周善长，丰城人，善内科。周化南，丰城人，善内科。丁海群，丰城人，善外科。曾福隆，丰城人，善外科。李永邻，丰城人，擅骨伤科。曾兴隆，丰城人，擅骨伤科。胡金标，丰城人，擅骨伤科。管善修，丰城人，以儒通医，教书行医乡里。

13. 清江县

医家147人，医籍31种。方以智（1611-1671），入阁皂山为僧，开药圃，种药养花，撰《药地炮庄》《医学汇通》《明堂图学》《内经经络》《删补本草》《古方解》《脉考》。何本立（1778-？）清江人，业医，精药性，撰《务中药性》。王振兴（1801-1858），清江人，世业外科，创王振兴膏药店，下传数代。余文藻（1808-？），清江人，撰《医方录验》。甘天保，清江人，在新淦、吉安、泰和、遂川设甘氏药店，如在遂川设甘天保药铺。甘俊源（1830-1882），甘天保五世孙，改樟树的甘氏药店为药行。关耀南（1835-1918），清江人，精医道，撰《伤寒补注》《伤寒类脉》《伤寒论类证》《伤寒类方》《伤寒会归》《伤寒续编》《杂病续笺》《医案备要》《澄园医案》《澄园琐录》。王槐恒（1845-1908），清江人，世业医，擅外科。黄石屏（1856-1917），清江人，以金针闻世，擅用金针治内、外科疑难病症，撰《针灸铨述》《黄氏金针》。何晴皋，清江人，业医。刘定垣（1872-1965），清江人，精伤寒。余治甫（1876-1932），清江人，业医。陈祥可（1876-1943），清江人，业医药，医德好，擅中药炮制。杜炳文（1876-1955），清江人，业医。何财瑞，清江人，精中药炮制。徐清璋（1880-1945），世业医，擅治疗儿科麻痘。王丽涛（1885-1970），清江人，世业外科。黄岁松（1886-1964），清江人，世业针灸，撰《黄氏家传针灸》。毛博斋，清江人，撰《无底编》《伤寒赋》。敖云跃，清江人，世业医，撰《医案》。熊家骧，清江人，撰《痢疟论》《治痢慈航》。邓苑，清江人，精医理，撰《一草亭目科全书》。杨巨源，清江人，撰《洗冤录表》。杨越秋，清江人，业医。杨矞青，清江人，以儒通医。杨天纵，樟树人，业医。唐惠群，清江人，业医。王鸿献，清江人，世业外科。王钧秉，清江人，世业外科。曾开文，清江人，世业内科、妇科。蒋观涛，清江人，业医，撰《堆上医案》。聂丹山，清江人，走方行医，创设聂顺兴药店。金开继、金开素、金盛章，清江人，业医药，创金义生行药号，在郑州、天津、武汉、重庆设金氏药庄。张致和，清江人，业医药，设乐平张致和药店。范云溪，清江人，精喉科，撰《咽喉要诀》。甘为诏、甘兆庆、甘修训，清江人，业医药，创大源药行。江志华，安徽人，擅中药炮制，于清江经销中药50余年。朱学堃、朱芝庭，丰城人，业医药，在樟树创义新美药号。徐晴生，丰城人，聂省三、邓思卿，清江人，业医药，同创樟树咸宁药号。金永廊、金子为、金晋卿，清江人，业医药，创金卫士堂药号。谢之道，清江人，业医药，设泰隆行药号。范虞轩，清江人，业医药，设隆泰行药号。胡秉泉、胡惠周，高安人，危海珍、杜季良、谢子瑾，清江人，业医药，同创长春药号。刘元晞，清江人，业医药，曾经营樟树长春药号。黄金怀、黄长生，清江人，业医药，创黄庆昌饮片店、黄庆仁栈药号。李延川，河南人，业医药，创樟树协盛全栈药号。欧阳明性，行医布道，采药炼丹，擅骨伤科。杨敏斋，清江人，精骨伤科。金治甫，清江人，精内科、针灸。关琴梧，清江人，创蒸馏法制"枳壳精"，经久、色、香味不变。聂承宗，清江人，业医药，设聂振茂药店，传承八代。周文卿，清江人，擅骨伤科。陈荣茂，清江人，擅草药治疾。彭太衡，清江人，擅内科。金兆临、金羽临，清江人，业医药，设成都金一阁药店。杨育后，清江人，业医药，设武汉茂元药号。张海鲲，清江人，业医药，设湘潭金福堂。关幼甫，清江人，业医药，设湖北通城关全顺药号。何敬群，清江人，业医药，设赣州协记药号。杨寿祥，清江人，业医药，经营南昌黄庆仁栈药号。聂诚斋，清江人，业医药，设湘乡聂顺兴药号。胡祥阶，清江人，业医药，设常德吉春堂药号。杨少雄，清江人，业医药，设重庆药号。彭耀卿，清江人，业医药，设协源行药号。卢道隆，业医药，经营樟树永益行药号。何尧卿，业医药，经营樟树庆隆行药号。黄谦善，业医药，经营樟树德春行药号。沈临清，业医药，经营樟树珏记药号。沈宜苏，业医药，经营樟树元泰行药号。傅秋澄，业医药，经营樟树和记药号。杨斌臣，业医药，经营樟树信义生药号。饶舜阶，业医药，经营樟树舜记药号。周振声，业医药，经营樟树永源药号。杨桂轩，业医药，经营樟树同益药号。黄庆云，业医药，经营樟树黄庆仁栈药号。金平池，业医药，经营樟树义生行药号。徐杏林，业医药，经营樟树信丰祥药店。黄保贞，业医药，经营樟树同丰永行药号。杨桂生，业医药，经营樟树义昌药行。胡学云，业医药，经营樟树同仁庄药行。罗杏普，业医药，经营樟树义隆号药行。沈晴村，业医药，经营樟树广益行药号。傅洪龄，业医药，经营樟树协泰行药号。彭德荣，业医药，经营樟树安记行药号。杨维贤，业医药，经营樟树德和号药行。杨海苟，业医药，经营樟树同济行药号。皮海涛，业医药，经营樟树谦泰协号药行。聂韩章，业医药，经营樟树钧和号药行。董振民，业医药，经营樟树鹿江药店。王国藩，业医药，经营樟树裕源药店。谢顺普，业医药，经营顺记药号。吕敬卿，业医药，经营樟树济生堂药号。熊南山，业医药，经营樟树春记药行。陈茂卿，业医药，经营樟树裕隆行药号。袁干臣，业医药，经营樟树义昌合号药行。张瑜如，业医药，经营樟树福泰行药号。敖幼泉，业医药，经营樟树济春号药行。何芳萱，业医药，经营樟树永泰长号药行。张信园，业医药，经营樟树歧生堂药号。何满贤，业医药，经营樟树振记号药行。曾茂轩，业医药，经营樟树丰泰号药行。傅盛之，业医药，经营樟树同兴行药号。杨鹤轩，业医药，经营樟树普益行药号。金凤池，业医药，经营樟树凤记行药号。沈赞章，业医药，经营樟树隆盛行药号。饶杏村，业医药，经营樟树饶杏记药号。关仪勋，业医药，经营樟树鼎丰行药号。朱财祥，业医药，经营樟树和丰号药行。杨老大，业医药，经营樟树志诚号药行。杨鹤林，业医药，经营樟树杨春生堂药号。杨茂生，业医药，经营樟树杨茂生草药堂。傅泰昌，业医药，经营樟树傅成记庄药行。喻云卿，业医药，经营樟树老喻草药店。刘长顺，业医药，经营樟树刘长顺药号。刘汉清，业医药，经营樟树刘长发药号。陈椿年，业医药，经营樟树椿记药号。李晋康，业医药，经营樟树震隆号药行。徐青山，业医药，经营樟树庆丰和行药号。徐林泉，业医药，经营樟树永昌号药行。黄钧甫，业医药，经营樟树黄庆怡药店。杨澄荪，业医药，经营樟树金凤池药号。王丽泉、王学秉，清江人，业医药，经营王振兴膏药店。杨正桥，业医药，经营樟树杨仁和堂药号。杨殿林，业医药，经营樟树许石松膏药店。赵拐子，业医药，经营樟树厚世德堂药号。何俊群，清江人，创桂林樟树国药局。张伯麟，清江人，创武汉永康药号。徐卿生、胡惠冈、谢品纯，业医药，创樟树咀片药店。聂松园，清江人，系明代聂尚恒之十代传人，精内、儿、喉科。

14. 进贤县

医家 13 人，医籍 9 种。朱濂，进贤人，精医术。舒诏，进贤人，精伤寒，撰《伤寒集注》《再重订伤寒集注》《伤寒六经定法》《辨脉篇》《痢门挈纲》《痘疹真诠》《女科要诀》。熊天成（1883-1969），进贤人，世业医，擅各科，精骨伤科。赵亦藩（1885-1953），丰城人，业医进贤，撰《脉象辨症解读》《中药汤方组合配剂探析》。杨祝初，进贤人，擅妇科。周惟禧，进贤人，精医术。易矮子，进贤人，擅医术。周士燮，进贤人，精医术，擅治时疫、喉症。吴水英，进贤人，世业医，擅儿科。黄大眼，进贤人，擅针灸，精刮痧。易超尘，进贤人，以儒通医。易鸣珍，进贤人，世业医。易九如，进贤人，世业医。

15. 南昌

医家 96 人，医籍 94 种。舒时卿，南昌人，以儒通医，将家藏明代龚廷贤《小儿推拿秘旨》授藻文堂王大卿于 1711 年重刊。叶风，休宁人，曾参南昌郡幕，1717 年于南昌任上辑《呕斋急应奇方》《达生篇》。吴其濬（1789-1847），河南人，曾于豫章任江西学政，撰《植物名实图考长编》《植物名实图考》，其中收载江西植物标本 400 余种。万潜斋（1848-？），号方内散人，精丹法，撰《辑补温热诸方》《寿世新编》《南北合参法要》《新增温病歌括条辨》《通一斋道书四种》。江鸣玉（1853-1924），安徽旌德人，御医，五品诰授奉政大夫，世业医，晚年业医南昌，精内、妇、儿科。万名采，南昌人，擅儿科。孙定耀，南昌人，擅骨伤、儿科。孙馥堂（1856-1937），南昌人，世业医，精骨伤、儿科，撰《痘疹讲义录》《临床随笔》。张佩宜（1863-1937），江苏镇江人，世业医，业医南昌，南昌近代名医"四大金刚"之一，曾任江西最早的高等医学校江西医学堂堂长、江西中医专门学校校董，精伤寒、时病、内、妇科，撰《医学日记》《医案》《中医病理学》。张心源，江苏镇江人，世业医，曾业医南昌，精内、妇科。黄善卿（1864-1936），高安人，居南昌，世业医，精内、妇科，撰《中药学讲义》。刘文江（1865-1941），南丰人，以儒通医，业医南昌，南昌近代名医"四大金刚"之一，曾任神州医药会江西分会会长、江西中医专门学校校长，精内、妇、儿、喉科，撰《妇科学讲义》。徐佩庭（1870-1935），南京溧水人，世业医，曾业医南昌，精针灸及内、妇、喉科。曾芷青（1870-1946），南丰人，曾业医南昌，擅内科，江西中医专门学校事物主任。姚穉山（1870-1952），南昌县莲塘斗门人，世业医，江西中医专门学校校董，精妇科、杂病，撰《伤寒论补正》《临证心得医录》。吴琢之（1872-1942），永丰人，业医南昌，擅内、妇、儿科，撰《方论学讲义》《伤寒论方论》《金匮要略方论》《血证概论》《难经指谬》。谢佩玉（1873-1953），南城人，谢星焕之孙，五世业医，曾业医南昌，信佛好施，南昌近代名医"四大金刚一尊佛"之一尊佛，精内、妇科，撰《方论集腋》《素问节要集注》《医论》《药性分类》《内经省览》《伤寒摘要》《谢公佩玉医案》《医学摘要》《少阴病脉证治摘要》《儿科选用方》（附温病治疗）《厥阴病脉证治摘要》《杂证述治》《方脉述治》《疮毒门》《看痘辑要》。熊惠生（1873-1961），新建人，曾业医南昌，擅内、妇、儿科，撰《医学经验录》。万国恩（1879-1942），南昌人，擅内、妇、儿科。江镜清（1880-1928），安徽旌德人，世业医，业医南昌，南昌近代名医"四大金刚"之一，曾任神州医药会江西分会会长，精内、妇、儿科。徐瀛芳（1880-1941），修水人，擅内、妇科，曾业医南昌，撰《医学平论》《舒萼医案》《徐氏家传得效方》《脉理指南》《中医看护学》《内科规范》《论医笔谭》《抱一山人论医丛集》。吴爱棠（1880-1942），新建人，业医南昌，撰《中国医学史讲义》。廖幼民（1880-1950），石城人，曾业医南昌，精伤寒，撰《伤寒论新诠》《长沙约旨》《脉学》《医案》《疟疾论》《草药标本》。谢双湖（1880-1951），清江人，精伤寒，曾业医南昌，撰《伤寒论讲义》《伤寒论批注》。孙晓初（1882-1947），都昌人，业医南昌，擅内、妇、儿科，撰《儿科学讲义》《临床验方》《孙氏别业医案》。廖鼎新（1883-1953），石城人，曾业医南昌，撰《伤寒论新诠》《长沙类症约旨》《脉学》《医案》《疟疾论》《草药标本》《草药实用》《捷方种种》。何烯奎（1883-1960），进贤人，曾业医南昌，擅以中医药治疗外科病症，撰《外科急救学》。王士清（1884-1974），原名朱敖秋，南昌人，世业医，擅儿科。王绍福（1886-?），南昌人，擅儿科。熊吉之，祖籍南昌县，世业医，清末喉科名医，享誉四川。刘宏壁，南昌县人，撰《伤寒论注》《杂病症方》。肖道清，南昌县市汉人，世业医11代，擅儿、妇科。李际斯，南昌县人，精医术。唐于梅，南昌县罗家人，祖传七代业喉科。盛茂祥，南昌县人，业医。盛益生，南昌县人，业医。李长安，南昌县人，业医。李玄奇，南昌县人，业医。项芳明，南昌县人，业医。文宝莲，南昌县人，业医。章齐龙，南昌县人，业医。江棣堂，南昌县人，业医。蔡浴溟，南昌县人，业医。蔡秦屏，南昌县人，业医。蔡勉吾，南昌县人，业医药，设卫生堂药店。闵三杰，南昌县人，业医药，设保和堂药店。姚国贸，南昌人，世业医，业医平阴县。姚郎庭，南昌人，世业医，业医山东沂州。姚光庭，南昌人，世业医，业医山东沂州。姚春融，南昌人，世业医，业医山东沂州。姚紫垣，南昌人，世业医，业医江苏青口镇。姚武信、姚文宣，南昌人，世业医，业医邯郸，设万春堂。胡靖尘，业医，增订《六般暑证》。裘琅，豫章人，撰《万氏妇人科》。张亦仙，豫章人，撰《脉诀总赋》。帅念祖，豫章人，撰医书《亦存编》。曾鼎，南城人，精医术，业医南昌，撰《医宗备要》《痘疹会能》《医学入门》《妇科宗旨》《幼科宗旨》《妇科指归》《幼科指归》《外科宗旨》。朱中柳，南昌人，以医名世。刘子灿，南昌人，业医。何廷轲，南昌人，精医术。张元潆，南昌人，业医。肖文甫，南昌人，精医术。陈文敏，南昌人，良医。陈右尹，南昌人，世业医，良医。陈三洲，南昌人，世业医，精医术。罗亨平，南昌人，精医术，撰《医学采精》。罗子尚，南昌人，业医。龚应耀，南昌人，善医，擅治喉症。黄章寰，南昌人，擅治时疫，撰《临诊随笔》。谢承义，南昌人，擅治痈疽。谢宝树，南昌人，擅内、外科。雷秉辉，南昌人，以医闻名。熊昌梦，南昌人，晓静养法。彭恩龄，撰《思虑一得医术》。彭子惠，南昌人，精医术，撰《内经译释》《叔和脉经解》《伤寒论辨》。彭子岁，南昌人，精医术，撰《针灸图记》。彭姓后，南昌人，业医。罗中级，撰《难经通解》《折肱唾余》。万廷兰，南昌县人，以儒通医，撰《张仲景医学》。梅启照，南昌人，撰《梅氏验方新编》。龚国琦，南昌人，精岐黄，撰《本草汇编》。杨大敏，南昌人，世业医，擅针灸。姚盛杰，南昌人，业医。姚世培，南昌人，世业医。吴绳珮，南昌人，业医。周纪秋，豫章人，世业喉科，江西新余、萍乡及湖南醴陵的张氏喉科为其所传，张氏喉科已传七世。文霞浦，曾任神州医药会江西分会会长，精医术。张嘉穗，南昌人，擅内科。江仲孙，波阳人，业医南昌。罗瑞芝，业医南昌。罗砚生，业医南昌。陈作仁，业医南昌。韩子文，业医南昌。吴金山，南昌县人，精伤科。王益霖（？-1913），南昌人，精医学。

16. 新建县

医家15人，医籍16种。喻嘉言（1585-1664），新建人，江西古代十大名医之一，精伤寒、温病、杂病、妇、儿科，撰《寓意草》《尚论篇》《尚论后篇》《医门法律》。朱纯嘏（1634-1718），新建人，擅儿科，太医院御医，撰《痘疹定论》。熊权庸，新建人，太医院御医。裘鹤龄（1739-1839），新建人，精医术。熊廷诏（1880-1946），新建人，擅内、妇、儿科，撰《金门医实》《内痛治疗记》。李畴福（1881-1968），安福人，曾业医新建，擅治胃肠病，撰《中医概谈》。李雯华，新建人，太医院御医。钱以懋，新建人，精医术，撰《一提金》。曹必聘，新建人，医学正。熊立品，新建人，擅治瘟病，撰《治疫全书》《痢疟纂要》《痘麻绀珠》《瘟疫传症汇编》。曹绳彦，新建人，精方药，撰《本草纲目万方类编》《古今名医万方类编》。蔡鹏，精医术，撰《筠庄医案》。唐谦益，新建人，精医术。曹山，新建人，精医术。裘允钲，新建人，精医术，擅治时疫。

（十）民国（1912-1949）

医家262人，医籍202种。

1. 广昌县

医家7人，医籍2种。张厚生（1890-1965），南城人，迁广昌，世业医，擅针灸，撰《厚生医案纂集》《厚生临症日记》。张广生，南城人，迁广昌，世业医。罗燮茂（1923-），宜黄人，业医广昌，擅针灸、内科。陈慎初，广昌甘竹人，业医。陈学初，广昌甘竹人，业医。胡憬怀，广昌城关人，业医。陈为民，广昌赤水人，业医。

2. 南丰县

医家5人，医籍5种。包博如（1913-1984），南丰人，擅内、妇科，撰《常见病证治疗经验》《山人医案》。严振声（1916-1975），南城人，三世为医，业医南丰，精喉、儿科，撰《喉科验案验方》《儿科急症经验选萃》《乙脑诊疗工作笔记》。俞昌时，客居南丰，业医。汪澍棠，客居南丰，业医。赵以诚，客居南丰，业医。

3. 南城县

医家13人，医籍11种。封九余（1892-1962），南城人，十世业喉科，撰《喉科临证手札》。王法良（1902-1981），南城人，世业医，擅内、妇、儿科，撰《医案》《验方单方》《当归贝母苦参丸的运用》《麻黄汤在过敏性疾病中的应用》。罗火生（1906-1968），南城人，精骨伤科。谢备耕（1909-1977）、谢六韬、谢庄泉、谢厚祖，南城人，谢星焕之重孙，六世业医，擅内、妇、儿科，谢备耕、谢六韬业医金溪，谢备耕撰《素问节要集注》。王幼峰，南城人，世业医，擅儿科。萧熙（1913-1960），南城人，业医，撰《脉诊在临床运用上之经验》《中国姜片虫的文献溯源》《〈黎庇留医案〉评述》《脉诊学的宝藏》。傅君绍，南城人，精医术。张应生，南城人，业医药，擅中药炮制。严怡茂，南城人，擅外、骨伤科，撰《临证笔记》。徐全安，南城万坊人，擅妇、儿科。

4. 黎川县

医家3人，医籍1种。鲁之俊（1911-1999），黎川人，著名针灸学家，精针灸、外科，撰《新编针灸学》。孔繁煜（1912-），九江人，业医黎川。江约民，黎川人，业医。

5. 资溪县

医家1人。周道（1924-），临川人，业医资溪。

6. 金溪县

医家7人，医籍7种。乐嗣青（1894-1973），金溪人，撰《医案》《验方选》。章景辉（1917—1981），南城人，业医金溪，精内、妇、儿科，撰《中医内科临床治验》《章景辉妇科治疗经验》《章景辉儿科治疗经验》《河间医案选集》。饶绪镇，金溪人，通医术，撰《临床典型病案44则》。修祥徵，创金溪"杏春仁药店"，精医术。吴时中，设"时济堂药店"，精医术。许文元（1921—1988），金溪人，创"保元堂诊所"，擅内、妇科及中药炮制。蔡抗四，金溪人，业医。

7. 乐安县

医家10人。李少白，乐安县城人，业医。吴竹经，乐安咸口人，业医。丁孔彰，乐安水南人，业医。丁甘棠，乐安水南人，业医。游澄甫，乐安水南人，业医。董文祥，乐安招携人，业医。唐仙生，乐安招携人，业医。杨幼曾，乐安东堆人，业医。吕应和，乐安东堆人，业医。黄开林（1921—1986），乐安人，四世业医，擅妇科。

8. 宜黄县

医家7人。钟风歧，宜黄人，擅内科。黄经泳，宜黄人，擅外科。黄连发，宜黄人，业医。黄文卿，宜黄人，业医。郑焕成，宜黄人，业医。熊景堂，宜黄人，业医。吴允伯，宜黄人，业医。

9. 抚州市（临川）

医家27人，医籍9种。李时敏（1887—1948），临川人，以儒通医，擅内、外科，善针灸。黄植基（1890—1976），临川人，业医，撰《黄植基医案》《黄植基医话》。李元馨（1893—1984），临川人，世业医，精内、妇、儿、五官科，撰《李元馨医案》《李元馨学术经验选》《临床治验漫谈》。章绍方（1894—1973），临川人，擅内、妇科。黄观德（1897—1959）临川人，弃儒从医，钻研岐黄。傅思义（1908—1977），清江人，世业医，业医临川，精内、妇、儿科，撰《思义斋医话集》。戴济人（1911—1965），临川人，世业外科，撰《单方验方》。杨满金（1911—1996），临川人，谢灵孙之儿媳，晓喉科，善识喉症。李元芳（1913—1988），临川人，世业医，擅内、妇科。李稚圃，抚州人，业医。王泽芳，抚州人，业医。车源卿，抚州人，业医。李诗才，抚州人，业医。李寿林（1890—1973），抚州人，精儿科。周济仁（1895—1959），临川人，擅外科。王子瑜，抚州人，业医。饶建，抚州人，业医。李绍泉（1910—1989），抚州人，世业儿科。吴景芳，抚州人，业医。吴少芳，抚州人，业医。吴其昌，临川人，世业医，擅喉科。张慧玲，临川人，世业医，擅喉科。付觉性（1925—），临川人，擅妇科。吴光国（1925—1997），临川人，三世业医，擅内、妇、儿、针灸科及治小儿麻痹症、不孕症、中风及后遗症，撰《气血论》《光国医案》。潘有光，临川人，擅儿科。

10. 东乡县

医家2人，医籍6种。释觉音（1903—1982），东乡人，擅内、妇、儿科，撰《中医内科诊断及治疗》《癌症概论》《医话》《医案》《单方》《验方》。万亮华，东乡人，业医。

11. 丰城县

医家9人，医籍5种。胡金彪（1881-1974），丰城人，擅骨伤科。杨开元（1897-1986），丰城人，擅骨伤、针灸。金秉华（1900-1954），丰城人，擅内科。黄笃庵（1901-1963），高安人，曾业医丰城，撰《中医临床学指南》。李克蕙（1905-1945），丰城人，业医，撰《国医的科学·药理篇》《中国发明之科学药方》《疗养食谱》《中华医药验方辑要》。黄存勋（1907-），丰城人，擅妇科。胡秉章（1913-1986），丰城人，擅内科。徐森（1916-）丰城人，业医。李崇善（1925-），丰城人，业医。

12. 清江县

医家25人，医籍7种。刘仲农（1894-1964），清江人，世业医，擅内、妇、儿科，撰《医案》。黄邦彦（1899-1981），清江人，世业医，开药店，坐堂行医，精妇科。杨伯勤（1902-1966），清江人，世业医，擅内、妇、儿科，撰《培承堂医案医话》《杨伯勤治疗麻疹经验》。吴拯民（1904-1971），清江人，擅儿科。傅少霖（1905-1982），清江人，业医。谢建明（1907-1937），清江人，世业医，曾任无锡中国针灸专科学校教务长，精针灸，撰《针灸学讲义》《伤寒与针灸》《中国铜人针灸穴位歌》。沈敬涵（？-1956），清江人，业医药，精中药炮制、针灸。熊玉荣（1909-1961），清江人，擅针灸、内、妇、儿科。赵海明（1912-1985），清江人，精中药，擅内、儿科。彭大衡（1913-1985），清江人，擅内科。刘安（1915-1984），清江人，业医。蒋师中（1917-），清江人，业医。谢胜臣（1920-？），清江人，擅内科。谢恩友，清江人，业医。余寿祥，清江人，业医药，精中药炮制，撰《樟树中药炮制法》。陈文珍，清江人，擅中药炮制。陈福美（？-1974），清江人，擅骨伤科。徐松林（1920-），清江人，业医。黄少华（1924-），清江人，业医。朱景云，清江人，业医药，经营咸宁药号。傅金林，清江人，业医药。黄元生，清江人，业医药。孙荣邦，清江人，业医药。

13. 进贤县

医家16人，医籍1种。雷若虚（1921-），进贤人，擅内、妇科。颜容，进贤人，擅骨伤科。焦远亮，进贤人，擅骨伤科。胡孝慈，进贤人，业医。胡新如，进贤人，业医。陈济清，进贤人，业医。李祖超，进贤人，业医。易嵩令，进贤人，业医。夏清午，进贤人，业医。涂毛古，进贤人，业医。万学友，进贤人，业医药，设"永寿堂药店"。傅荣贯，进贤人，业医药，设"仁和堂药店"。何厚和（1892-1939），进贤人，擅治脉管炎。聂达然（1901-1974），清江人，业医。许叔伦，进贤人，业医。徐叔仁（1891-1954），进贤人，擅内、外、妇、儿科，撰《温热例案》。

14. 南昌

医家114人，医籍148种。杨季衡（1889-1970），南昌人，擅内、妇、儿科，撰《治验存瑜》。徐少廷（1892-1959），九江人，世业医，业医南昌，精针灸及内、妇、喉科，撰《中医针灸学》《徐少廷针灸经验》。姚介卿，南昌县富山姚湾人，世业医，精医术。姚国美（1893-1952），南昌县富山姚湾人，世业医，南昌近代名医"四大金刚"之一，曾任神州医药会江西分会会长、江西中医专门学校教务主任，精内、妇、儿科，撰《病理学讲义》《诊断治疗学讲义》《姚氏四诊》。潘希璜（1893-1983），婺源人，业医，曾任中国科学院江西分院（南昌）研究员，撰《妇儿科经验录》《潘希璜学术经验选》。雷水镜（1896-1978），进贤人，业医南昌，擅用经方，注释《伤寒论》、注释《金匮要略》。赵惕蒙（1896-1958），南昌人，业医，精温病，撰《伤寒论浅注》《金匮要略讲义》。赖良蒲（1897-1966），萍乡人，业医南昌，精内、妇、儿科，撰《蒲园医案》《赖良蒲学术经验》。高凌云（1898-1966），九江人，业医南昌，精内、妇、儿、外科，擅治肝病，撰《黄疸的分类和治疗》《高凌云医案选》。江公铁（1899-1966），安徽旌德人，世业医，业医南昌，曾任南昌神州国医学会会长、江西中医专门学校秘书，精内、妇、儿科，撰《江公铁医案》。傅再希（1899-1984），临川人，业医南昌，精内、妇、儿科，撰《阴阳五行学说的研究》《祖国医学中"神"的初步探讨》《农村常见病中医简易疗法》《傅再希医话》《关于＜内经知要＞的几个问题》《子午流注与灵龟飞腾》《略谈祖国医学在各个发展阶段中的特点》《黄帝外经与伤寒论》《麻疹治疗经验》《熊笏与中风论》《阻塞性黄疸》《水肿治疗经验谈》《伤寒医家的尊古与疑古》《慢性肾炎的不药疗法》《小儿疳积的不药疗法》《多寐症》《小便失禁》。刘芝生（1900-1965），宜丰人，世业医，业医南昌，擅内、妇、儿科及治麻痘。孙仲樵，南昌人，擅儿科麻痘。孙书玉（1900-1968），南昌人，擅儿科麻痘。沈波涵（1900-1989），清江人，业医南昌，精妇科，撰《中医内科学》《方剂学》《医古文》《中医妇科学》等教材。吴镜明（1902-1977），南昌县人，撰《临证随笔》《临证心得》。徐雪岩（1903-1964），南昌县人，擅骨伤科。吴公陶（1904-1964），新建人，业医南昌，擅儿科，撰《中医儿科临床选辑》。许寿仁（1904-1970），安徽歙县人，业医南昌，精妇、儿科，撰《时病论歌诀》《许氏验方》《许寿仁医疗经验集》《许寿仁学术经验》。杨志一（1905-1966），吉安人，业医南昌，精内、妇、儿科，擅治肺炎、肠伤寒、血吸虫病，撰《胃病研究》《吐血与肺痨》《四季传染病》《儿病须知》《妇科经验良方》《食物疗病常识》《血防医话》《青年病》《性欲与肺痨》《家庭小药囊》《实用验方》《生育问题》《补品研究》《怪病奇治》《家庭医药宝库》《杨志一医论医案集》《杨志一临床经验选》《中医临床百家——杨志一》。周定扬（1905-1969），新建人，业医南昌，擅外科，撰《中医外科临床选辑》。熊梦（1905-1977），清江人，业医南昌，擅治厥逆证，撰《实用中药学》《有效民间药方》《厥逆论》。缪安之（1905-2009），新建人，业医南昌，擅内科及治臌胀、疟疾。蒋去病（1906-1983），九江人，曾业医南昌，撰《蒋去病学术经验》。郑兆麟（1906-1990），天津人，业医南昌，撰《肿瘤的中西医治疗》《冠心病》《高血压》。罗瓒（1907-1949），吉安人，曾业医南昌，撰《伤寒六经表解》《伤寒药性录》《病理学表解》《诊断学表解》《六暑歌诀讲解》《脏腑构造与生理功能》《罗瓒学术经验》。龚鹤鸣（1907-1985），南昌人，世业医，擅外科，撰《江西民间草药验方》《中医方剂手册》。程定远（1907-？），安徽休宁人，业医南昌，擅骨伤科及内家武功。王寿松（1908-1988），新余人，业医南昌，擅以中药治疗高血脂病。熊来苏（1909-1970），南昌人，擅内、妇、儿科。徐克明（1910-1987），南昌人，擅妇科，撰《十二种常见病的辨证论治纲要》《简明针灸讲义》《诊余琐语》。郭伯涵（1911-1988），九江人，业医南昌，精内、妇、儿科，撰《月季花玫瑰花治疗月经不调》。姚荷生（1911-1997），南昌人，世业医，精伤寒、脉理及内、妇、儿科，撰《藏象学说与诊断应用的文献探讨》《辨证杂说》《三年来的中医实验研究》《新医药学》。熊雨田，祖籍南昌县，世业医，重庆名医，曾任重庆市中医学校筹备委员会主任委员，精内、喉科及针灸。王家瑞（1912-1988），南昌县人，擅内科。邓泽材（1912-？），业医南昌，擅耳鼻喉科及针灸、针麻术。万贤伯（1913-1966），南昌人，擅内、妇、儿科，撰《万贤伯医案》《血证的治疗经验》。潘佛岩（1913-1999），九江人，世业医，业医南昌，撰《崩漏论》《新编中医方剂手册》。胡献可（1913-），南昌县人，精眼科，撰《新眼科学》《祖国医学遗传集锦》《中国眼科发展史料》。熊梦飞（1914-1959），南昌人，擅妇、儿科，撰《麻疹捷要》。李如里（1914-1985），新建人，业医南昌，精骨伤科。杨怀荣（1914-？），业医南昌，擅内科，撰《医话治验录》。杨汝骥（1915-1981），南昌人，世业妇科，亦擅针灸。袁学农（1915-1985），南昌人，擅内科。朱楚帆（1915-1987），赣县人，业医南昌，擅内科及治肿瘤，撰《中医治疗基本知识》《喻嘉言历史文献选编》。张海峰（1915-1988），江苏镇江人，世业医，业医南昌，精脾胃学说及内、妇科，撰《脾胃学说临证心得》《中医护理学》《张海峰医话》《中医临床百家——张海峰》。杨卓寅（1915-1998），进贤县人，世业医，业医南昌，精医学史及内科，撰《伤寒论六经证治歌括》《医门十二法》《江西杏林人物》《江西十大名医谱》《中医内科讲义》《农村家常便药》。金大勇（1915-？），天津人，业医药于南昌，擅研制治疗宫颈癌中药。丁楷荣（1916-1983），丰城人，业医南昌，精内、妇科。单乐贤（1916-1984），高安人，业医南昌，擅针灸、内科，撰《针灸基本知识》《"六合穴"的临床应用》。夏本经（1916-？）安徽人，业医南昌，擅内科，撰《千家妙方》。姚奇蔚（1916-2003），南昌人，精内科，撰《全国中医院校统一教材方剂学歌诀》《用药十八法》《疏肝达肺的理论与临床》《脾胃疾病常用治法和方药》《中医治疗学概要》。孙书伟（1917-？），南昌人，擅内、儿科，撰《内经知要语释》《中医基础知识汇编》《麻疹论治》。汤邦杰（1917-1993），永新人，业医南昌，精骨伤科。万友生（1917-2003），新建人，世业医，业医南昌，精伤寒、温病、寒温统一学说及内科，撰《伤寒知要》《热病学》《寒温统一论》《伤寒论讲义》《温病讲义》《壶中吟》《万友生论医》《中医临床百家——万友生》。杨学志（1917-？），辽宁人，南昌业医，擅中药治疗宫颈癌。冯高闳（1917-？），业医药于南昌，精中药药理研究，撰《实用药物手册》。江俊清，业医南昌。廖家兴（1918-1982），龙南人，曾业医南昌，擅针灸、内科，撰《蒲园医案》《中医方剂手册》《矽肺的中医治疗》《廖家兴医话》。刘思明（1919-？），萍乡人，业医南昌，擅外科。许明才（1919-？），万载人，业医南昌，擅儿科。符式珪（1919-），业医南昌，擅妇科病中医药治疗。唐福圃（1919-），福州人，业医药于南昌，精中药栽培，撰《药用植物栽培学》《中国药用植物栽培学》《中药材》《江西省植物志》。罗碧涛（1920-1996），吉安人，业医南昌，擅耳鼻喉科及针灸、针麻术。熊文淑（1921-？），南昌人，业医药，精中药植物化学研究，撰《中药茶荮有效成分的研究》《中药分析》。唐国宝（1922-1999），南昌县富山人，擅内科。熊昌华（1923-1997），清江人，业医南昌，擅内科，撰《中药方剂学》。郭世江（1923-），辽宁人，业医药于南昌，精中药药剂研究。李衡友（1924-），遂川人，业医南昌，擅妇科。章真如（1924-2010），南昌人，精内科，撰《章真如医学十论》《滋阴论》。张佩蓉（1925-？），南昌人，擅内、儿科。徐东初，江苏人，业医南昌。查国科（1925-1986），婺源人，业医南昌，擅内、妇科，撰《妇科实践录》。江声瑞（1925-1995），安徽旌德人，业医南昌，擅内科。李雪梅（1925-），杭州人，业医药于南昌，精中药研究。姚绍祥，南昌人，业医。姚世浚，南昌人，业医徐州利国镇，设万春堂。熊瑞庭，业医南昌。刘德远，安义人，曾业医南昌。杨永辉，南昌人，业医。熊鼎成，清江人，业医南昌，擅内科，撰《鹤膝风医案》。王绍基，德兴人，曾业医南昌。程幼庵，南昌人，精医术。刘芸生，业医南昌。陈鸿儒，南昌人，业医。罗文清，精医术，曾业医南昌。徐宝卿，精医术，曾业医南昌。黄信臣，精医术，曾业医南昌。陈艮山，精医术，曾业医南昌。万济民，南昌人，世业医，参撰《中国医学大辞典》。毛友梧，浙江人，业医南昌。余公英，奉新人，世业医，曾业医南昌。汪绍宜，安徽人，业医南昌。周务本，都昌人，业医南昌。廖文澜，南昌人，擅内科。张家宽，业医南昌，擅内科。胡继恒，业医南昌。卢荫曾，业医南昌。黄国祥，南城人，业医南昌，擅内、妇科。蔡安平，业医南昌。张秀辉，业医南昌，擅儿科。杨广甫，业医南昌。杨赓甫，业医药于南昌，经营南昌黄庆仁栈药店，任江西中医专门学校主席校董。杨度普，业医南昌，任江西中医专门学校训育主任。沈叔樵，精伤寒，曾业医南昌，任江西中医专门学校教师。田官成，山东人，业医南昌，擅骨伤科。田好仁，山东人，业医南昌，擅骨伤科。聂文德，清江人，业医南昌，精内、妇科。余仲甫，乐平人，业医南昌，擅喉科。丁景和，业医药于南昌，精中药植物学，撰《药用植物学》。刘孔芝，业医南昌，擅骨伤科及小夹板固定术，撰《骨科诊疗手册》。王少清，南昌人，擅儿科。徐金福，南昌县人，擅骨伤科。徐宝莲，南昌县人，擅骨伤科。徐青莲，南昌县人，擅骨伤科。

15. 新建县

医家16人。唐老用，新建人，擅内科。裘鼎臣，新建人，擅内、妇科。熊全注，新建人，擅内、妇科。熊振基，新建人，擅内、妇科。陈子为，新建人，擅内、妇科。陈芸生，新建人，擅内、妇科。刘尚昆，新建人，擅妇、儿科。欧阳忠相，新建人，擅妇、儿科。杨季衡，新建蛟桥人，业医蛟桥，擅内、妇、儿科。喻言孙，新建人，擅内、妇、儿科。唐韵芝，新建人，擅内、妇、儿科。周日新，新建人，擅外科。夏歧山，新建人，擅外科。龚延龄，新建人，擅外科。罗时偶，新建人，擅外科。熊振敏（1923–），新建人，擅内科。

（谢强　撰稿）

三、旴江医学发展简史

旴江医学源远流长，从秦迄今上下两千余年，名医代出，学术繁荣，对中国医药学的发展影响深远。下面以《江西通史》《江西省志》和江西的市县地方志以及《旴江医家医籍及地域分布略考》《旴江医学发展纪年》等文献为依据，对旴江医学发展史作一阐述。

（一）先秦方士修真炼丹而萌芽

先秦之时，旴江流域偏居一隅，安定少战乱，特有幽僻的山水形胜吸引了诸多道教早期的方士们来此隐居修真，追求神仙不老，探寻方术，采药炼丹，施药行善，由此旴江医学开始萌芽。

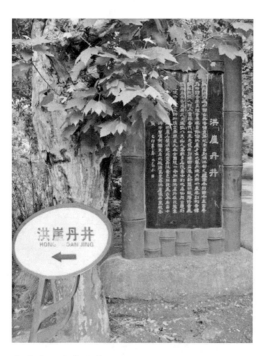

南昌湾里洪崖丹井

1. 伶伦洪崖山修真炼丹

据《江西通史》记载，早在黄帝时（公元前 2717– 公元前 2599），轩辕黄帝管理家庙主持祭祀的乐官伶伦（又称洪崖先生），隐居旴江流域洪州（今南昌）洪崖山修真，采药炼丹，为民治病消灾。至今南昌湾里梅山尚存洪崖洞、洪崖丹井、洪崖石刻遗迹。

2. 萧史西山修真炼丹

东周春秋时期，周朝的史官萧史与秦国国君秦穆公女弄玉，隐居旴江流域洪州（今南昌）西山萧峰顶修真，采药炼丹，祛病延年。

3. 姬子乔青云谱修真炼丹

东周末期，周灵王太子姬子乔，隐

居盱江流域洪州（今南昌）青云谱修真，采药炼丹3年余。他的隐居处"黍居"二字被清初八大山人朱耷仿效留存至今。

方士们在盱江流域的修真，不仅采药炼丹，而且为民治病消灾，留下了千古赞颂，因为纪念洪崖先生伶伦在南昌的修行和为民消灾治病，故南昌又称洪州。如此，来盱江流域修炼者众多，催促了盱江医学的孕育和萌发。

（二）秦代黄老修行施医而起源

秦时，盱江流域已是道教先驱黄老道们的重要修行场所，他们纷聚于此采药炼丹、祛病延年，施医济众，由此盱江医学而起源。

1. 华子期麻姑山修行炼丹

秦时，华子期隐居盱江流域南城（建昌）麻姑山华子岗修道，采药炼丹，为民消灾除病，至今该处尚存华子期藏书石室遗迹。

2. 秦宫廷武士南昌修行炼丹

秦时，秦宫廷十三武士，辞官往南方寻觅长生术，其中三人驻庐山，十人隐居南昌修行，采药炼丹，为民祛病。

3. 麻姑女麻姑山修行炼丹

秦时，著名寿仙麻姑女在家乡盱江流域南城（建昌）麻姑山修行，采药治病，消灾济众，得道成仙。传说她至汉时还活着，后世称其为寿仙。西晋葛洪将麻姑在麻姑山炼丹修行事迹载入《神仙传》，留芳后世；唐朝颜真卿为追忆麻姑，特撰有"南城县麻姑山仙坛记"，为后世敬仰。北宋张君房《云笈七签》亦记载麻姑隐居麻姑山修行，功德圆满，后世企慕追寻者众。至今麻姑山尚有麻姑栖息修行的"丹霞洞"遗迹存留。

由此，黄老道在盱江流域逐渐兴盛，方兴未艾，促进了盱江医学群体的诞生。

（三）汉晋高道创教传医而兴起

汉晋时期，盱江流域已是道教的兴盛之地。道医同源，道家以医弘道，以长生和助人为最大成功，而中医以"道学为体"。道士把行医济世作为传道的一种有效工具，遵循

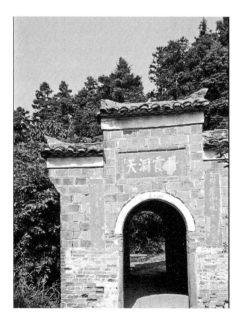

南城麻姑山丹霞洞

"简、便、廉"的治疗原则，疗疾度人。术士道家纷聚于此，创教传医、采药炼丹、治病救人。由此盱江医学而兴起。

1. 高道创教施医，开医药学之先河

西汉昭帝时有浮丘公携其王、郭二弟子以及道士丁令威，东汉有梅福、张陵、张衡、张鲁、张盛、葛玄、董奉等著名道医术士曾隐居盱江流域的洪都西山、建昌麻姑山、樟树阁皂山以及金溪周边的龙虎山修行创教，炼丹制药，传医治病。至今麻姑山尚有浮丘公"浮丘公丹井"、阁皂山尚有丁令威"丁仙峰"及"真人坛"、张陵"天师坛"、葛玄"洗药池"等遗址存留。由于诸多道教先驱们在盱江流域及周边修行兴盛，中国的首个道教组织"天师道"由张陵在江西创建，"天师道"后来称"正一道"，俗称五斗米道，张陵在江西布道传医长达30年。继后葛玄创阁皂宗灵宝派，俗称葛家道，葛玄在江西布道传医长达42年。张陵所撰《神仙得道灵药经》、葛玄所撰《葛氏杂方》及《广陵吴普杂方》等为我国早期方剂专著，促进了我国本草学和方剂学的形成和发展。更为可贵的是，葛玄及其侄孙葛洪在南城麻姑山和樟树阁皂山创建葛家道和葛家医，布道传医及传中药炮制法，开盱江流域医药学之先河，受其影响，业医药者纷起，由此盱江医学兴起。

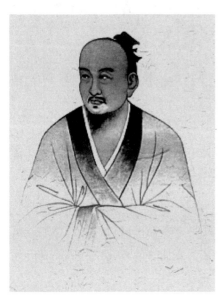

葛洪画像

2. 二葛创立葛家道葛家医，奠基盱江医学及药帮

葛玄、葛洪前赴后继，在盱江流域阁皂山创立葛家道和葛家医。葛玄，自汉末迄晋在盱江流域创教传医42年，"筑坛立坛，修炼金丹，摆摊授技，悬壶应诊"，临终嘱弟子郑隐将其一生所学悉传家门弟子，世世篆传。葛玄侄孙葛洪承其衣钵，亦在盱江流域及其周边创教行医10年之久，阁皂山成为葛家道和葛家医的祖山圣地。受之影响，汉后还有丁义、吴猛、许逊、葛巢甫、张道龄、崔隐士、施肩吾、胡超僧、邓思瓘、邓延康、孙智谅、曾昭莹、谢仲初、葛长根、杨介如、杜行正、何真公、刘玉、黄元吉、徐慧、赵宜真、刘渊然、饶洞天、全自明、骆时中、邓有功、廖守真、雷时中、欧阳明性等数十位著名道士曾隐居或云游于盱江流域布道传医，治病救众，仁德仁术传扬四方。张陵、葛玄、葛洪在盱江流域的采药炼丹开盱江中药炮制加工规范之先河，促进了盱江医学及建昌、樟树两大药帮的形成。据《樟树中医药发展简

史》记载："南朝梁时的陶弘景……与葛玄、葛洪同乡。因慕二葛之名，前来樟树阁皂山采药、行医、布道，强调药材采集季节……药材真伪鉴别……开创了樟树药材鉴别之先河。""孙思邈曾到樟树阁皂山采药，对阁皂山的药源进行了调查、分类，后到樟树定居行医，收集民间验方、秘方进行整理。……开创了樟树药源普查和方剂整理的先河。"所以樟树药帮始终尊张陵为第一代药王，葛玄为第二代药王，葛洪为第三代药王，陶弘景为第四代药王，最后一位药王为孙思邈，供奉至今，香火不断。樟树市药王庙始建于宋代，成为樟树医药界缅怀药王并进行药材交易的民间行会，并将孙思邈诞生日4月28日定为四方药商聚会日。

3.葛洪觅药寻方著书传世，广惠后人

葛洪传承葛玄之学，弘扬葛氏道门及医门，整理道教理论及医药方术，写成《神仙传》《肘后备急方》《抱朴子内篇》《抱朴子外篇》《服食方》《太清神仙服食经》《玉函煎方》《金匮要方》等著作。葛洪曾在盱江流域的南城麻姑山、清江阁皂山、南昌西山修行炼丹、寻药觅方、行医救人十年，所以盱江流域曾是他著书立说的资料收集和医疗实践的主要基地之一，其所撰《神仙传》收入了盱江麻姑山麻姑女事迹以及麻姑山和阁皂山存留的"葛洪丹井""葛洪炼丹室""葛仙祠""洗药池"等活动遗迹可以为证。葛洪在盱江流域的布道传医、采药制药、整理医药方术，不仅促进了盱江医学的发展，亦对我国中医学及制药业的发展产生了深远的影响。如葛洪擅长灸疗，《肘后备急方》中所列述的72种病症中，有近一半采用了艾灸治疗，列举的灸方有99条。后世盱江名医陈自明、危亦林、李梴、龚廷贤、龚居中等继承了葛洪的重灸思想，将灸法广泛地应用于内、外、妇、儿、眼、喉、口齿等各科，且世代相传流传至今，盱江流域成了"灸疗之乡"。我国药学家屠呦呦深受葛洪《肘后备急方》中"治疟病方……青蒿一握，以水二升渍，绞取汁，尽服之"的启迪，创制出青蒿素和双氢青蒿素高效抗疟新药，拯救了数百万人的生命，为人类健康事业做出了杰出的贡献，由此荣获2015年诺贝尔生理学和医学奖。

（四）唐代高僧传教施医而弘扬

有唐以来，江西是佛教的重要发源地和传播地，禅宗的中国化在江西得以完成。自古盱江流域佛事鼎盛，正如佛家所说"求官去长安，求佛到洪州（今南昌）"。佛家以医弘教，把"看护病人"视"第一福田"，而中医以"释学为用"，故医佛相济，佛以扬医，由此盱江医学得以弘扬。

1.马祖创丛林，以医弘法

禅宗法门的重要创始人马祖，在天宝年间（742-746）率门徒数十人在盱江流域的抚州西里山、洪州钟陵、新建西山禅悟院等地修习，讲经弘法，施医济众；最后于唐大历八年（768）移居钟陵开元寺（即今南昌佑民寺），直至圆寂前一二年。他广建庵寺，素有"四十八道场"之誉。他以开元寺所在洪州（今南昌）为中心，跋涉赣域全境，弘法传教，课徒诲众达40余年。追随其左右弟子有西堂智藏、百丈怀海、南泉普愿、梅山法常等139人。马祖率百丈等众弟子广建庵寺，创立"丛林"，以安禅众，在盱江流域先后肇建或修复宜黄义泉寺和石门寺、金溪东岩寺、丰城海会寺等。嗣后，马祖弟子百丈承其衣钵，发扬光大，制定丛林清规。丛林的建立和清规的设立，这是世界佛教史上的创举，推进了佛教中国化的进程，故佛界有"马祖建丛林、百丈立清规"赞誉。

2. 佛医仁慈，弘扬中医美德

马祖一生，弘法施医，救苦济困，仁心惠众。有记载他曾至靖安县法药寺弘法，"适逢当地疫病流行，于是卓锡凿井，施药井中，饮水者即愈，民皆称颂。"由于马祖的传化，唐以后有慈济、释心斋、方以智、喻嘉言、释觉音、付觉性等20余位高僧佛医，在盱江流域新建、南城、抚州、樟树、金溪、南昌、东乡等地弘法度人，传医治病，闻名遐迩。如唐代新建名医沈应善，好佛心慈，在宅旁建"来安堂"，储放药饵食物以施救疫病流行时危难之人，撰《素问笺释》《医贯集补》。

（五）宋元崇儒尚学重医而发展

宋政府崇儒尚医，仕人以通医为荣，医学被认为是实现儒家理想的重要途径。盱江流域，儒学昌盛，宋元时期有书院近百所，是儒家新学和理学的重要发源地和传播地。

盱江流域崇儒尚医之风沛然，人们竞相习医，施医济众，宋元时期曾出现了60余位医术精湛的儒医，学养深厚，著书蔚然，学说纷呈，撰有医籍50余种，济世活人，医名远扬，构成了蔚为壮观的儒医群体。故南宋江西饶州著名文学家洪迈在《夷坚甲志》中首先出现"儒医"的赞谓。中医以"儒学为魂"，儒者以医为荣，正所谓"唯有大儒，方有大医"。盱江流域，因儒学昌盛，崇儒尚医，促进了盱江医学的大发展。

1. 儒而通医大家辈出

盱江中游抚州，素有"才子之乡"和"文化之邦"美誉，大哲继起，理学肇兴，曾是宋元时期我国儒学的传播中心之一。临川的王安石和金溪的陆九渊，是"荆公新学""陆王心学"的创始人。临川王安石的临川学派和荆公新学、金溪陆九渊兄弟的三陆子心学和象山学派、南城李觏的盱江学派、崇仁吴澄的草庐学派等引领着中国学术的潮流，从史家所赞"江南人才之盛甲于天下，而饶（江西）人又甲于江南"可见一斑。仕人以通医为荣，崇尚"不为良相，当为良医"，以儒通医、弃儒从医、先儒后医，涌现出众多儒医大家，谱写了一幅璀璨的"儒人达医"的群芳谱，光耀中华。

以儒通医大家，著名者有北宋丞相临川王安石，精研岐黄经典，提倡"儒人达医"推行新法，改革太医局和医学教育，亦促进了家乡医学的发展。南宋理学大师金溪陆九渊，熟读岐黄，善以疗疾之理阐修身治学之道，在他的著作中反映了其浓厚的医药情怀，他也常常协助二哥陆九叙经营自家药肆以维持全家生计。

宋元诸多医学大家，先儒后医学养深厚。如临川陈自明和南丰危亦林，先习举子业，后继承家学从医，所撰《妇人大全良方》《世医得效方》等在明代时已流传日本、朝鲜及东南亚国家，影响深远。著名儒医宫廷太医后裔临川席弘，针效如神，撰《席横家针灸书》，后世有"学者潜心宜熟读，席弘治病名最高"之赞誉。脉学大家豫章严三点医儒相通，精于脉诊，撰《脉法撮要》，《古今图书集成·医部全录》赞曰："江西严三点，善医，撰《脉法撮要》以三点指间知六脉之受病，即能诉受病之源，世以为奇，以此得名。"再如金溪儒医黄彦远，撰《运气要览》；南城儒医傅常，撰《产乳备要》；临川儒医李浩，撰《伤寒钤法》；临川儒医晏传正，撰《明效方》。

医学大家南城黎民寿，初习儒业未能得志科第，慨然叹曰："既未能得志科第以光世，则医亦济人也，与仕而济人者同。"故弃儒从医，治病多良效，患者争造其门，撰《辑方》《决脉精要》《注广成先生玉函经解》等流传日本。翰林侍制清江杜本，医儒相通，精舌诊，撰《敖氏伤寒金镜录》，对我国舌诊的发展有着承前启后的贡献。名医崇仁李季安，早年习举子业，中年弃儒从医，撰《内经指要》，治病不择贫富，其贫困不能自存者，必拯其危急，世称儒医。医学教授南城严寿逸，先儒后医，著《医说》，治病多奇效。建昌路医学正余明可，先儒后医，精通医理，为一时医中之最。

2. 宋代儒医的学术成就

临川陈自明，首撰我国现存最早的妇科和产科兼备的大型专著《妇人大全良方》，成为中医妇产科学的奠基之作；撰有我国现存最早以"外科"命名的专著《外科精要》，开创了外科疾病辨证论治之先河，提出"大凡疮疽，当调脾胃"的治疗新思路，首创体虚背疽忌攻而改用患部针刺泄毒，使"肿痛顿退，背重顿去"之治疗新途径，后世朱丹溪《外科精要发挥》、熊宗立《外科精要附遗》、薛己校注《外科精要》、汪机《外科理例》等皆私淑其学，促进了我国外科学的发展。临川李駉，撰《黄帝八十一难经纂图句解》，以句解注释法，一句一解，注释精当，异于诸家，别具一格。临川周与权，撰《难经辨证释疑》，注释深入浅出，辞达理明，析其精微，探其隐匿，钩其大要，辨疑正误，异于诸家，见解独特。南城黎民寿，撰《黎居士简易方论》，是书内容广博，创新颖独特的方剂功能分类法，设方论，重治法，方简而效著。崇仁吴曾，著《医学方书》500卷，博采宋以前各种古书方药，无不录存，为当时一部大型医学方书。崇仁熊景先，世业医，精脉理，撰《伤寒生意》，所论颇有见地。崇仁李晞范，精岐黄，谙脉理，撰《难经注解》《脉髓》，见识独到。崇仁李季安，撰《内经指要》词旨明爽，阐述精妙。临川席弘，精针术，传承12代，门徒遍及海内，是我国历史上传承最久远的最大家族针灸派系，其《席弘赋》流传广泛，后世徐凤《针灸大全》、杨继洲《针灸大成》、高武《针灸聚英》、朱权《乾坤生意》、李梴《医学入门》、郑梅涧《重楼玉钥》等皆私淑席弘针学，对后世针灸学的发展影响深远。

3. 元代儒医的学术成就

南丰危亦林，撰《世医得效方》，是我国最早以"正骨科""喉科"冠名的医学家，所创"悬吊复位法"为世界之最早，所用"麻药草乌散"做正骨手术是世界麻醉史上已知的最早全身麻醉的医学文献记载。建昌太守萨谦斋，精医术，考订名家方书，搜集盱江流域民间效验方药，编撰成《瑞竹堂经验方》，是书选方精要，切合临床，沿用至今。元代理学大家吴澄赞曰："噫世之医方甚繁，用之辄效者盖鲜，今之所辑悉己经验，则非其他方书所可同也。"南城姚宜仲，世医出身，精于诊脉，著有《脉诊指要》，所论精当，切合临床。清江杜本，善于传承，勇于创新，增订敖继翁《金镜录》一书，将原十二舌苔图增为三十六图，并详列治法方药，撰成国内现存第一部文图并用的验舌专书《敖氏伤寒金镜录》，对后世舌诊的发展影响深远。吴澄对盱江医家之精妙医术赞叹："盱江名医黎民寿，著论《辑方》，至今盛行于世，医学教授严寿逸，亦盱江人，用药去疾，随试辄效，何盱江独多工巧医欤？"

可见，宋元时期仕人以通医为荣，医学被认为是实现儒家理想的重要途径，儒医大家辈出，由此极大地推动了盱江医学的大发展。这一时期，盱江医学专科发展迅速，专科名家层出不穷，专科著作显赫，如妇科与外科大家陈自明，骨伤科大家危亦林，针灸大家席弘，喉科大家范叔清等。专科的发展，大大地扩大了盱江医学在国内外的学术影响。

（六）明清经济文化发达而繁盛

明清两代，盱江流域经济发展、文化发达、医学繁盛。明代朱元璋定都于南京，我国的政治文化南移，盱江流域经济与文化随之繁荣昌盛。文化高度发达，王府重视医学，中药业迅速兴起，印书业兴旺发达，由此促进了盱江医学的蓬勃发展，翘楚辈出。明清时期有史料可考的医家有700余人，医籍有400余种，发明创新，引领学术，由此盱江医学进入繁盛时期。

1. 发明创新引领学术进步

明代盱江流域相继涌现了龚信、龚廷贤、李梴、龚居中、万全、张三锡、易大艮、胡朝凤、聂尚恒、王文谟等一大批学术成就卓著的医学家，他们传承前人的学术思想和临证经验，又大胆探索，发明创新，引领中医学术进步。金溪龚廷贤，著有《万病回春》等医书十八种，是从先秦至明代我国著述最多的医学家之一，其《小儿推拿秘旨》是我国现存最早的一部儿科推拿专著，《万病回春》中雄黄败毒散、杨梅疮秘方及十全丹为世界上率先应用砷剂治疗梅毒的文献记载。他因屡起沉疴，成为我国医学史上首位被宫廷赐以"医林状元"的医家。金溪龚居中，擅治痨瘵，所撰《红炉点雪》为一部治疗痨瘵病的专著，首次记载了咽喉结核病。南丰李梴，所撰《医学入门》分类明晰，易学易诵，是初学中医者入门的最佳教科书，他首创"异穴补泻""上补下泻"独特针刺补泻法，丰富和发展了针学理论和针法，对后世针灸发展产生了重要的学术影响。金溪涂绅，撰《百代医宗》由太医院颁行，是书悉涉各科，有论有方，方论兼重，极富实用，在明代即誉为"医学之指南，百代之宗主"。南昌籍名医万全，传承家学，精通妇科儿科，提出小儿"肝常有余，脾常不足，肾常亏虚，心火有余，肺脏娇嫩"新说，对后世儿科临证辨治具有重要的指导意义，因医术精湛被御封"医圣"。南城籍名医张三锡苦心钻研 30 年，博览群书，著成《医学六要》十九卷，王肯堂曾校订此书，给予了高度评价。金溪儒医胡朝凤，用针治愈楚王风痹顽疾，楚王赠"国医神针"匾额。清江陈恩，对疫症颇有研究，上书为朝廷征云南大军献除瘴方药，用之效，诏赐冠服。清江聂尚恒，儿科颇有建树，所撰《活幼心法》刊出后，改变了此前各家痘疹不分和痘详而疹略的状况，从此治疗痘疹才有了"标准途辙可循"；其子聂杏元，著有我国第一部喉科专籍《咽喉说》。南城王文谟，撰《济世碎金方》，于 1594 年刊行，是书载方千余首，以小方奇术为主，是我国存世罕见而富有特色反映民间走方医的方书，早于清代赵学敏的走方医方书《串雅》166 年，为考察古代走方医发展史提供了重要的史料。

清代盱江流域更是名医层出不穷。新建喻嘉言，创立"大气论""三纲鼎立""秋燥论"等学说，首开温病营卫辨证之先河，创名方清燥救肺汤沿用至今疗效不衰，为我国"清初三大名医"之一。南城谢星焕，撰《谢映庐医案》，识病议证详密，透悟经旨，医文并茂，是古今极佳中医病案教材。宜黄黄宫绣注重求真，所著《本草求真》，开创中药功效分类法，为我国第一部药物功效分类法临床中药学专著；主张临证必先明脉理，治病必先识药性，所撰《本草求真》《脉理求真》《医学求真录》是研究中药和脉理的重要典籍。南丰李铎，撰《医案偶存》12 卷，医案丰富，所涉诸科医案 300 余例，临证必究本清源，所治之病多能中的，擅治奇疾重症，善纠失治误治，颇多独到己见。南昌梅启照，撰《梅氏验方新编》，这是一部博载民间奇验良方为主而兼收医家精论治验的方书，详论验治，见解独到，是书倍受后世医家学者推崇，有

"亦精亦博，即简即便，病者可按部稽症，按症投剂，犹如磁石取铁"的赞誉。临川陈当务著《证治要义》，首创"辨证论治"一词，继承和发展了张仲景"辨证"思想，促进了后世临床辨证论治理论的系统完善和广泛应用。正如当代学者陈永灿指出："陈当务……首倡并论述'辨证论治'要义，正是其对中医学术发展的巨大贡献。"

2.药业兴旺促进医学发展

明清时期，盱江流域的樟树帮药业和建昌帮药业进入繁盛时期。汉晋时葛玄、葛洪之葛氏医门隐居清江阁皂山和南城麻姑山，采药炼丹，传道行医，孕育了两大药帮，促进了医药兴起，逐渐形成了后世全国著名的樟树药帮和建昌药帮，樟树药帮和建昌药帮合称"江西帮"，在清代已经进入全国三大药帮之列。紧邻阁皂山和麻姑山的清江、丰城和南城、南丰四地即是药帮的形成区域，也是名医层出不穷的地方，医药相济，药业的繁荣促进了四地医学的昌盛，也推动了整个盱江流域医学蓬勃向前发展。

盱江药业四地，有着千百年的种药、采药、识药、制药、用药历史，尤其是盱江药业的鲜明特色为业药者医药兼行、前店后堂，既治病又卖药，既是郎中又是药工，利用医术经验更能把握好识药、制药、销药各个环节，有利于扩大药市的影响。如樟树王振兴，善于加工制作中成药，又擅长外科，为一方名医，开设"王振兴膏药店"兴隆400余年。又如南城名医谢星焕，既在老家南城开店售药行医，并且利用家乡南城道地药材的优势又在金溪开设赞育堂和泰山堂，前店后堂后坊，坐堂看病、售药、制药，业务兴盛延续6代之久。盱江药业的药材齐全，炮制精良，逢每年4月两帮的药王庙会，药墟开市，至期药商云集，南北药材应有尽有，如县志记述"百里环至，肩摩于途""盱江码头上，船船是药，路上有肩挑车推运送药材的，常常百余人一队，热闹非凡"，药市繁荣，购销两旺，成为南北药材加工和运转的"药都"。

两帮药业全盛时期，有药行300余家，医药名家100余人，药业从业人员近万人，药业遍及大江南北以及东南亚。盱江药业的繁荣，吸引着外域药商纷聚于此，逐渐汇成帮派，在樟树、南城兴建会馆，如在樟树建有山西会馆、陕西会馆、安徽会馆等；医药学家们亦纷纷来此寻药会友交流经验，甚至定居于此。如清代安徽新安喉科名医郑梅涧之父郑于丰，客商盱江南丰，遇喉科名医黄明生，遂拜其为师，回故里后专业喉科，从此郑氏喉科流传至今。安徽著名药商江志华，18岁即随父亲来樟树学习和经营药材，直到73岁，都是每年年末来樟树次年春日返家乡，坐庄樟树销购药材。明末清初安徽桐城哲人方以智定居樟树，入阁皂山为僧，开药圃，栽培药草，养鹿驯虎，开创樟树药材种植和驯养先河。

3.戏曲繁盛推动喉科进步

盱江抚州素有"医学之乡"美誉，医学昌盛，喉科发达，是我国喉科的最早发祥地。我国最早的喉科专卷——元代危亦林《世医得效方·卷第十七·口齿兼咽喉科》和专著明代聂杏元《咽喉说》均出现在旴江流域。宋代擅长治疗喉病的席弘、陈自明和我国最早的喉科专科医生元代的范叔清皆诞生在旴江流域。喉科的高度发展与旴江流域是江南地方戏曲兴盛之地有关。

抚州是我国著名的"戏剧之乡"。"戏曲"一词最早由宋代旴江南丰人刘埙提出。南丰"傩舞"为戏曲摇篮，广昌"旴河戏"别具一格，宜黄"宜黄腔"传唱南北，三县都有"戏窝子"之称。临川是"东方莎士比亚"汤显祖的故乡，名扬四海的"临川四梦"即诞生于此，戏曲极受当地人民的青睐。由于戏曲的传唱很容易损伤咽喉而发生各种咽喉嗓音病症，所以旴江医家在行医过程中逐渐摸索总结出许多独具特色的诊疗方法和经验，逐步形成了具有诊疗特色的旴江喉科流派和医门。擅长喉科的医门有聂杏元、席肖轩、张慧玲等9门，流传最长的聂氏医门至今已有15代。便利的交通有利于学术经验的交流，来此学医习医或外出行医传医者络绎不绝，如清代著名新安郑氏喉科，受业于旴江喉科名医黄明生，由此世代专业喉科，相传12代；湖南张氏喉科，受业于旴江豫章喉科名医周纪秋，因此专业喉科，相传至今已历7代。清末四川喉科名医熊吉之，祖籍旴江南昌，相传至今已历数代。由此旴江喉科流派兴盛发达，流传八方，促进了我国后世喉科的发展。

4. 书业发达推进学术传播

旴江医学繁盛至今，与明清时抚州金溪县文风鼎盛、雕版印书业发达亦密切相关。自古江西流传"临川才子金溪书"之谚语，金溪是旴江文化重要发源地之一，被誉为"百世大儒"、中国"十大思想家"之一的南宋著名教育家、思想家陆九渊就出生于金溪。金溪县浒湾镇，明清时曾是全国雕版印刷业的中心之一，有60余家印书堂号，其中善成堂、旧学山房、大文堂、渔古山房、三让堂、二仪堂等皆以刊刻医籍为主。凡在金溪浒湾刊刻的经、史、子、集各类书目称之"江西版"，销往全国，海内称善，并流经海外。据李文藻所撰《琉璃厂书肆记》记载："数年前，予房师纪晓岚先生买其书，亦费数千金，书肆中……其余

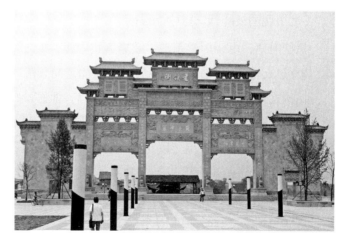

金溪浒湾镇书铺街门楼

不著何许人者，皆江西金溪人也。正阳门东打磨厂，亦有书肆数家，尽金溪人卖新书者也。"可见乾隆中期金溪人在北京书市已形成很大规模。盱江流域雕版印书业发达，印书便利促进了本地医家著书立说，如仅金溪一县，自明清以来有著名医家50余人，刊刻金溪本地医籍50余种，如谢星焕医籍6种、龚居中医籍10种、龚廷贤医籍20余种，由此亦促进了医学授受和医家成才，也极大地扩展了盱江医家学术思想的对外影响，促进了盱江医学的对外交流。

5. 王府重视促进学术传承

南昌、南城、抚州历史悠久，一直是道、州、府治所重地，南昌、南城又为王府重地。三府皆是江西古代重要的政治、经济、文化和医学的中心，亦是盱江医学人才聚集传衍和学术传承中心。

明太祖朱元璋第十七子宁王朱权封藩南昌，他崇尚方术，爱好针灸，热衷养生，著述颇丰，从师席弘医门传人刘瑾学习针灸，支持刘瑾将其师陈会的《广爱书》重校缩编刊出，并赐其书名为《神应经》，使席氏医术得以远扬。光绪二十八年（1902）南昌官办江西医学堂，这是江西省最早开办的高等医学校，"培养中西医汇通的医生"，隶属于江西大学堂，校址设在南昌市高桥；著名中医张佩宜、文霞甫曾任医学堂堂长，学堂开设中西医学课程。这些医学传承，皆促进了盱江医学的人才传衍和学术传播。

明代的建昌（今南城）府，有两位王侯封藩于此。王府十分重视医药，如益端王朱祐槟大力开办医校（"医学"）培养合格医生，设立医院（"良医所"）接诊病人，聘任名医（良医正）为民治病，聘任"医学教授"传授医药知识和管理医药，设立"药署"规范药物炮制、精制丸散、管理及征收药材，刊印医药书籍，极大地促进了当地医药人才的培养、学术的传承以及学术的交流。

（七）民国战乱崇洋排中而衰落

民国时期，由于西学东渐、政府废止中医，加之国民党军队对苏区军事封锁及日军侵略战争，国势日趋式微，盱江医学开始走向衰落，发展停滞。

民国初期，随着西方医药的传入与传播，西医诊疗及西药应用日益广泛，西医诊所及西药店日趋增多，甚至南城、樟树、南昌、抚州的中药店有的也兼营西药。1914年，北洋军阀袁世凯提出"废止中医，不用中药"，江西警察厅颁布取缔中医章程32条。1929年，国民政府第一次中央卫生委员会通过了"废止旧医以扫除医事卫生之障碍案"，推崇西医西药，排斥中医中药。从此盱江流域的中医药事业受到沉重打击，盱江医学也渐入低谷时期。

1927-1937年第二次国内革命战争时期，国民党军队封锁苏区，致使南城、樟树两大药帮的药源枯竭，销路受阻，药市更趋萧条。国民政府在盱江各地设局坐镇，以药材、夏布等为主要对象，征收所谓特种药品产销清匪善后捐，规定药材精者按值征百分之十，粗者按值征百分之五，致使省外药商为对抗征捐而避开南城、樟树，转到湖南湘潭、湖北汉口集散药材，南城和樟树的药源因此而更为匮乏，盱江流域本地药材也滞销，许多行号因资金周转不灵而纷纷倒闭，药业的崩溃亦导致了医业的衰退。

1938 年 1 月 2 日至 1939 年 3 月 15 日，日军共轰炸南昌 49 次；1939 年 3 月 26 日，日军开始进攻南昌郊区，3 月 27 日南昌沦陷。1939 年 4 月 25 日，日军开始轰炸抚州，1942 年 6 月 5 日抚州沦陷。1939 年 3 月 30 日，日军开始轰炸樟树，1942 年日军侵入清江（今樟树市）境内。1941 年 3 月 3 日，日军开始轰炸南城，1942 年 6 月南城沦陷。日军的入侵及轰炸，致使盱江流域医药资源摧毁殆尽，诊所和药店炸毁，医药人员背井离乡远走四散，众多经营了数个朝代或数辈的药店、医馆消失了，由此盱江流域的医药业一蹶不振。

民国时期，盱江医学虽遭受多方摧残，但医药界有志之士仍毅然奋起努力，1913年文霞甫组织创立了神州医药会江西分会（先后由文霞甫、刘文江、江镜清、姚国美担任各届会长），1925 年南昌名医姚国美发起组织的南昌神州医学会成立（1936 年易名为南昌神州国医学会），1929 年姚国美带头捐资修建南昌佑民寺，在寺中开设中医诊所。1931 年名医吴琢之在南昌创办中央国医馆江西分馆（吴琢之任馆长、曾芷青任副馆长），1933 年姚国美以学会名义发起成立江西国医专修院（1936 年更名为江西中医专门学校，学制 4 年，杨广甫任主席校董、刘文江任校董兼校长、江公铁任校董兼秘书、姚国美任校董兼教务主任、杨度普任校董兼训育主任、曾芷青任校董兼事务主任、张佩宜、姚穉山、谢双湖等为校董）。1948 年初许寿仁在南昌成立江西中医学校，1948 年 12 月医药界在南昌豫章公园中山纪念堂举办了规模宏大的江西省中药展览会展示中医药风采，这些皆为江西及盱江流域培养中医人才和传承中医药做出了积极的贡献。但大势所趋，盱江医学仍然日益衰落，发展停滞。

综上所述，盱江医学因方士修真炼丹而萌芽于先秦，因黄老修行施医而起源于秦代，因高道创教施医而兴起于汉晋，因高僧传教施医而弘扬于唐代，因崇儒尚学重医而发展于宋元，因文化药业兴旺而繁盛于明清，因战乱崇洋排中而衰落于民国。从秦迄今，上下两千余年，盱江流域名医代出，医著宏富，学术繁荣，流传域外，远播寰宇，在中国医学史上占有重要地位，对中医学的发展、创新、走向世界产生过深远的影响。

（谢强　撰稿）

四、旴江医学研究的历程回顾

旴江医学的研究始于 20 世纪 80 年代，发起人是江西中医学院教授杨卓寅先生。杨卓寅（1915–1998），字亮琴，江西进贤县罗溪乡人，出身世医之家，于 1934 年考入江西国医专修院（后改称江西中医专门学校），直接受教于姚国美、刘文江、张佩宜、江公铁等江西著名医家，1937 年离校回原籍开业，誉满乡里。1952 年起先后任进贤县人民医院、南昌专区人民医院、江西省中医院中医师，宜春医学专科学校讲师，江西中医学院各家学说及医学史教研室主任、教授，深受全省中医同道的爱戴。1986 年当选为中华全国中医学会江西分会副会长，1992 年被评为"国家有突出贡献的专家"，荣获国务院颁发的特殊津贴。

杨老晚年潜心于江西地方医学研究，广泛收集江西历代医学人物资料和医学著作，1983–1987 年，撰写发表《解放前江西省的中医教育》《江西十大名医谱》《江西历代医家著作存佚考》等系列论文，1988 年编印《江西杏林人物》一书，填补了江西地方医学史研究领域的空白。杨老在研究过程中发现，抚州地区为历代名医集中之地，江西十大名医中陈自明、危亦林、龚廷贤、李梴、龚居中、黄宫绣、谢星焕等均诞生于此，其人物之多、著作之富堪与安徽省的新安医学、江苏省的孟河医学、广东省的岭南医学等地方医学流派相媲美。这激起了杨卓寅教授的极大兴趣，并开始着手对这一现象进行深入探索。他根据掌握的资料，在进行大量研究的基础上，首次提出了"旴江医学"的概念。杨老根据《中国古今地名大辞典》的记述："旴江古称旴水，亦名抚河。出江西广昌之血木岭，东北流经广昌、南丰二县东，至南城县东北会黎水，折西北流至临川县东南为汝水，至县西北临水，合宜黄水、西宁水来会，又西北流至进贤县西，南昌县东南，下流分数派，西入赣江，北入鄱阳湖。"将这一地带的医学群体取名为"旴江医学"，以抚河源头旴江命名，意味着源远流长，同时"旴"字有日出清明之义。

1988 年，杨卓寅先生在《江西中医学院学报》第一期发表《地灵人杰的"旴江医学"》一文，对抚河流域各县较有影响的医家及其代表著作进行梳理，对旴江医家的成材因素进行探讨，并提出盱江医学具有人物众多、医学理论渊博、实践经验丰富、著作卷帙浩繁等特点。1989年11月，杨老编印完成《地灵人杰的盱江医学——人物简介》一书，提出从地理位置来看，盱江流域似可包括抚州地区所辖的临川、南城、南丰、黎川、广昌、金溪、资溪、崇仁、宜黄、乐安和进贤等11个县。根据当时所能查阅到的资料，杨老统计自宋至当时已

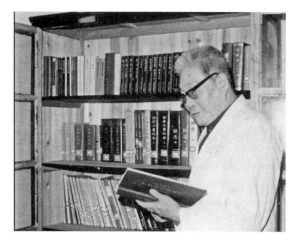

杨卓寅教授

逝的盱江医家有193人，医著158种（现存75种）。1990年3月30日《中国中医药报》头版刊登了曹达真"盱江医学在中医学中占重要位置"一文，在全国中医界产生了重大的反响，从此"盱江医学"这一重要中医地方学术流派得到了医学史界的认定。1990年，江西省卫生厅将盱江医学研究列为厅级科研课题，组成了以江西中医学院、江西中医研究所、抚州中医学校为主体的盱江医学研究课题组，杨卓寅教授为课题组负责人，课题组成员有刘晓庄、何晓晖、罗会林、洪畴九、胡大中、黄调钧、黄素英、章天生、肖振辉、傅幼荣、傅淑清、虞胜清、蔡金波、濮正琪等。课题组工作任务包括四个方面：一是调查盱江历代医家的生平，编写《盱江名医考》；二是调查历代盱江医家的著作，编写《盱江医籍考》；三是重点研究盱江著名医家龚廷贤、陈自明、危亦林、李梴、龚居中、易大艮、黄宫绣、谢星焕、李铎、舒诏、李元馨、傅再希等12人的学术思想；四是点校舒诏的《再重订伤寒论集注》和李铎的《医案偶存》。1992年《盱江名医考》（1960–1991）完成初稿并编印成册。1995年3月编印了《盱江医学研究论文集》，收录已在正式刊物发表的研究论文14篇。杨卓寅《地灵人杰的盱江医学》为纲领，对盱江医学进行了总体介绍。刘晓庄、黄素英《盱江医学家初论》总结了盱江医学家的共同学术特点为尊崇经典著作博采众家之长、师古而不泥古刻意创

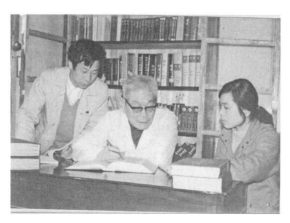

杨卓寅教授与青年教师刘晓庄、黄素英共研盱江医学

新发明、精晓临床诸科论病辨证严密，并介绍了陈自明、危亦林、龚廷贤、李梴、龚居中、黄宫绣、谢映庐等医家的学术成就。黄素英、刘晓庄《盱江医学形成因素初探》对盱江医学群体的形成因素进行初步分析。此外，黄素英、濮正琪、罗会林、刘晓庄、陈荣等还对龚廷贤、李梴、龚居中、舒诏、黄宫绣、谢映庐、李铎、杨希闵等医家的学术思想及代表著作进行了深入探讨。

魏稼教授是我国著名的针灸学家，长期潜心于历代针灸流派的研究。2007年主编《各家针灸学说》一书由中国中医药出版社出版，影响深远。书中所论的全国历代62家针灸流派中，葛洪、席弘、龚廷贤、龚居中、万全、李梴、黄石屏、鲁之俊等8人均为盱江医家。他对盱江医家的针灸学术思想进行了深入的研究，20年来发表了大量相关论文。盱江医学始自葛洪传道授医，《略论葛洪的针灸学成就》对葛洪在针灸医学方面的主要成就，尤其是灸疗学成就作了总结，提出葛氏《肘后备急方》为隔物灸的最早记载，葛氏重灸思想有力地推动和促进了后世盱江灸疗的发展。《古代江西针灸流派》一文中论述盱江针灸席弘一派的传承和学术特点，并指出李梴、龚廷贤、龚居中、席弘等盱江医家针灸学术思想的继承性。《龚廷贤的针灸学说》对龚廷贤熏脐、蒸脐、温脐以及诸病附灸说进行了分析总结。清末民初清江黄石屏被誉为"一代神针"，《黄石屏及其学术思想考略》《黄石屏的针灸学说》二文对其生平、学医行医经历作了详细介绍，并将其学术思想和临证特点进行了精辟的整理和总结。魏稼教授的研究成果，大大地提升了盱江针灸学派在全国的学术地位和影响。

中药学专家范崔生教授长期研究江西道地药材，亦热衷于盱江中药业的历史研究。他的论著《江西建昌药帮的历史考证》通过检索、整理有关的历史文献资料，调查建昌中药传统炮制方法，询访建昌药帮的后代等，考证江西建昌药帮的起源、发展、形成的历史。《"药不过樟树不齐"和"药不过樟树不灵"——我国古代药都樟树镇发展史的调查报告》一文对樟树镇药业发展史和药材生产培育、鉴别保管、炮制加工等特点进行详细阐述。他对盱江流域的道地药材研究精深，撰写的《21世纪江西中药资源开发和新药研究的展望》一文，对如何加大包括泽泻、枳壳等盱江道地药材在内的江西中药资源优势，积极开展新药研究进行了探讨，给政府和企业生产发展出谋献策，为当地中药资源的挖掘和利用作出过重要贡献。

抚州地区处于盱江医学核心区域，盱江医学研究引起抚州地区卫生局和中医界的积极响应，并在杨卓寅教授的指导下迅速开展了各项研究工作。1987年组成由傅少岩、何晓晖、黄调均为核心的研究团队，申请立项了抚州地区科委课题"赣东名医研究"，广泛收集抚州地区当代已故名医医论、医案等资料，并整理其学术思想与经验。1989年10月，何晓晖、黄调均主编的《赣东名医李元馨专辑》由江西省卫生厅中医处、抚州地区卫生局内部出版，该书全面总结了当代抚州名医李元馨的学术经验。1990年8月，章天生、何晓晖主编《赣东名医第二辑》，整理了抚州地区当代已故20位名中医的学术思想和治疗经验。南城县政府成立了以梅开丰、张祯祥为组长的"发掘整理建昌帮中药传统炮制技术科研小组"，对建昌帮中药传统炮制技术进行了系统的发掘整理，编写了《建昌帮中药传统炮制法》一书，使这一宝贵的中医药传统技术得以完整保留。抚州中医学校成立及更名江西中医药高等专科学校之后，学校党委和行政一直将盱江医学研究和建昌帮中药炮制传承列入重点科技工作，教师们围绕两大课题做了大量的研究工作。何晓晖、傅淑清对"盱江医学形成因素"进行了实地考察和深入研究后发现，盱江流域为才子之乡名贤辈出，影响着医学人物成长；盱江为繁荣之河交通便利，促进了医学信息交流；樟树、建昌为制药之都药精质良，提高了医家临床疗效；盱江流域为尚学之域籍著中华，鼓舞着医家著书立说；赣抚大地尊医之俗崇尚岐黄，激励着后生献身医学，这五大因素促进了盱江医学的形成与繁荣昌盛。此论文发表于1998年2期《中华医史杂志》，学术影响颇大，此项研究获2004年抚州市社会科学研究成果二等奖。随后，陈建章、周玉平、孟萍、邹来勇等中青年学者，积极投身于盱江医学的研究，发表了一批研究论文，不断扩大盱江医学在国内的学术影响。2006年学校扩建了建昌帮中药饮片厂，进一步开展建昌帮制药技术的发掘和传承，王小平、陈文等应用现代科技方法对建昌帮特色中药炮制技术进行研究，取得新的成果。2012年，胡志方、黄文贤等编辑的《盱江医学纵横》由人民卫生出版社出版。同

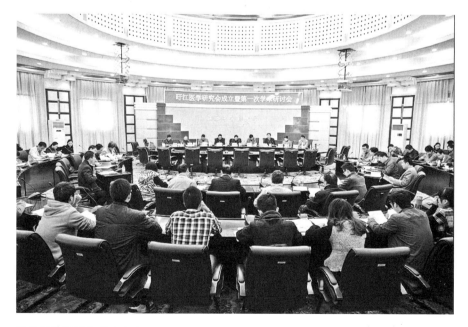

盱江医学研究会成立大会

年，傅淑清等获批建设"盱江医学流派传承工作室"（国家中医药管理局第一批全国中医学术流派传承工作室建设项目）。

2012年党的"十八大"发出了弘扬民族文化、发展中医药学的伟大号召，盱江医学研究得到了江西省卫生厅和江西中医药大学党委的高度重视，也更加吸引众多学者的兴趣与关注，由此盱江医学研究掀起了又一个热潮。何晓晖、左铮云主持的课题"盱江医学整理和发掘技术研究"被列入2012年江西省科技计划项目，研究组开始对盱江医家、盱江医籍、盱江医方、盱江医术等进行系统的挖掘与整理。2013月11日江西中医药大学成立"盱江医学研究会"，由党委书记刘红宁任名誉会长，校长陈明人任会长，一百多名老、中、青学者踊跃入会并积极投身于研究工作之中。杨世林、朱卫丰、杨明等中药学专家热情支持盱江医学研究，科研处每年拨给专项经费资助课题研究和专著出版。研究会每年定期举办学术研讨会，已编印5期《盱江医学研究论文集》，刊载了论文215篇。2013年校园网专设盱江医学网页，为广大研究者和网友提供了信息平台。2014年《江西中医药大学学报》和《江西中医药》创办"盱江医学专栏"，江西省政协副主席刘晓庄为该栏目写了首篇论文《盱江医学的精气神》，气势磅礴，医文并茂，高度评价了盱江医学的学术成就，近三年中两刊共选登了盱江医学研究相关论文80篇。2014-2015年何晓晖、谢强、徐春娟、叶明花、曹征等在《中国中医药报》连续发表盱江医学的宣传文章16篇，全面介绍盱江医学的学术成就，大大地扩大盱江医学在全国的影响。据不完全统计，在2013-2016年的4年内共正式发表论文130余篇，数量及质量逐年上升，盱江医学研究开始进入蓬勃发展阶段。

盱江医学研究的近阶段，谢强教授在继承杨卓寅先生研究成果的基础上，通过深入调研和仔细考证，有了许多新发现，拓宽了盱江医学的时间与空间，使盱江医学研究有了较大的进展。谢强教授为江西临川人，出身于世医之家，对家乡医学怀有深厚感情。20世纪80年代，杨卓寅教授发起盱江医学研究之时，曾向其亲赠《江西杏林人物》一书，并勉励其在盱江医学方面多做贡献。自此，谢强教授开始收集包括盱江流域在内的江西省各县市地方志以及《江西省科技志》《江西省人物志》《江西省宗教志》《江西省水利志》等相关研究资料400余种，潜心于盱江医学发展史和盱江喉科的研究。他二十年磨一剑，厚积薄发，2012-2015年的四年中公开发表盱江医学研究论文41篇。2012年发表论文2篇，《我国最早的喉科医生——盱江医家范叔清、危亦林考》提出我国最早的喉科医生为盱江医家;《盱江流域及盱江医学地域分布今考》创造性地提出盱江干、支流涉及之区域就是盱江医学分布之地域。2013年发表论文5篇，《盱江医家医籍及地域分布略考》系列论文论证了盱江医学的地域范围包括广昌、南丰、南城、黎川、资溪、金溪、乐安、宜黄、崇仁、抚州、东乡、丰城、清江、进贤、南昌、新建等 16 县市，发现早在汉代盱江流域已有医家医事活动，自汉代迄民国，盱江医学共有医家 1006 人，医籍 695 种。《盱江医学发展纪年》以史志、医籍等文献为证，自公元前西汉下至民国，记述盱江（盱江）干、支流主要涉及的 16 县、市在医药领域发生的重要事件，纵观盱江医学两千余年的发展，呈现盱江流域具有鲜明地方特色的医学流派和药帮技术前后相袭传承之历史源流。《盱江医学喉科"喉针"流派溯源》探讨盱江医学喉科"喉针"流派流传渊源。2014 年发表论文 12 篇，其中《源远流长的盱江医学——盱江医学发展探寻》认为盱江医学因道教传道行医而兴起于汉唐，因尊儒重医而发展于宋元，因政治文化中心南移而繁盛于明清以降。《盱江支流清丰山溪考——兼论清江丰城的盱江医学地域属性》考证发现，清丰山溪发源于清江县（今樟树市）阁皂山下之芗溪，经丰城县（今丰城市）汇入抚河下游，是盱江下游的主要支流，因此清江、丰城分布于盱江流域，归属于盱江医学之地理医学区域。2015 年他带领研究生们对盱江喉科进行全方位的挖掘、整理和总结，发表研究论文 22 篇，其中《盱江喉科流派对艺术声病的分类辨识及分证辨治》系列发掘和传承盱江医学喉科流派诊治艺人声病经验。他主编的《盱医谢强五官针灸传珍》已由中国医药科技出版社出版。"盱江谢氏喉科针刀刺营微创疗法治疗肥厚性咽炎伴鼾症的临床研究"被国家中医药管理局立项，获资助经费 120 万元。

何晓晖教授曾是杨卓寅先生领导的盱江医学研究组最早的成员之一。他不忘杨先生之重托，在抚州和南昌工作期间，积极投入并推动盱江医学的研究。2012 年后他具体负责盱江医学研究会工作，在前期研究的基础上，着力于盱江医家学术思想的整体研究，发表了多篇长篇连载论文。《传承创新是盱江医学最鲜明的特征》进一步总结指出传承与创新是盱江医学最突出、最鲜明的学术特征，从中医理论、临床学科、治疗技术、中药方剂、中药炮制、医德医风等六个方面总结盱江医学的新理论、新技术、新方法。另一篇连载论文《盱江名医成长规律探讨》通过研究盱江医著、查阅文史资料、民间采访等方法，探讨盱江医家成才规律。将其总结为笃志医学、天资颖慧、心存仁义、秉承家传、以儒通医、深究经典、兼学博采、勤于临证、起死挽危、广拜名师、勇于探索、著书立说等 12 个方面，为当代中医药人才培养提供了经验和思路。何教授还对盱江医家的传承进行了深入思考，发表论文《盱江医家医学教育思想探析》从书院文化、人文修养、医德培育、习医途径、传授技巧、精编教材、学术交流、病人教育等方面探讨盱江医家的医学教育思想。他从自身专业特长出发较全面地挖掘总结历代主要盱江医家的脾胃学术思想，所撰论文《盱江医家脾胃学术思想述略》对盱江医家在脾胃理论和临床证治等方面学术成就进行了系统总结分析。

龚千锋教授是我国著名的中药炮制学专家，毕生致力于盱江樟树帮、建昌帮的中药炮制技术的研究和传承，取得丰硕成果。在建昌帮研究方面，《建昌帮炮制技术传承与发展初探》对建昌帮从炮制技术特色、存在问题、传承发展现状等方面进行分析总结，为建昌帮传统炮制特色技术的传承发展提供研究思路。《"建昌帮"中药传统炮制特色》将"建昌帮"的传统炮制风格总结为工具齐全、特色工具多，辅料选料独特、遵古道地制备考究、一物多用，工艺多取法烹饪技术、讲究形色气味，毒性低疗效高等四个方面。炆法为江西建昌帮独有的传统炮制方法，《江西建昌帮炆法特色炮制及其现代研究思路》对炆法的传统特色炮制工艺进行了总结，并探讨了炆法特色炮制原理的研究思路，并借鉴江西民间瓦罐煨汤改进的煨汤炉设备的基础上，提出了炆法新工艺改进的研究思路。在樟树帮研究方面，《"樟树帮"中药炮制特色及现代研究》对"樟树帮"炮制技术的特色与机理进行深入的研究，探讨了樟树帮炮制技术的传承和发扬等现存问题，提出了弘扬、发展樟树帮制药工艺的新思路。《"樟树帮"中药传统炮制特色》对樟树帮中药加工技术进行了全面而精辟的分析，对别具一格的炮制工具、辅料和工艺进行高度的总结。龚教授还深入樟树市中药加工企业，担任技术顾问，指导厂家改进生产工艺以提高产品质量，为药都樟树的中药业发展作出了积极贡献。江西中医药大学药学院在杨明教授、龚千锋教授、钟凌云教授的领导下，建设了樟树帮、建昌帮中药炮制博物馆和实训室，现已成为国内一流的传统中药炮制技术传承及国际文化交流的基地。

蒋力生教授为养生学专家，尤其精通于道教养生。自 2007 年开始对明代南昌宁王朱权养生思想进行系统性研究。朱权是明太祖朱元璋第十七子，初封大宁，永乐初改封南昌后，退求黄老，以医药养生为务，其著作颇丰，是盱江医学道教养生的重要文献。蒋教授对朱权的养生思想进行了系统深入的研究，发表了一批研究论文。《朱权医药养生著作考述》对朱权所著 14 种医药养生著作的成书年代、主要内容、版本流传及存世情况进行了初步考辨。《朱权神隐养生观阐论》总结了朱权的神隐养生智慧。《朱权救命索内丹思想初探》对其所撰内丹学入门著作救命索的版本情况、主要内容和思想特点作了深入探讨。《朱权中和养生观阐论》对朱权代表著作《活人心法》中创立的人生修养处方"中和汤"进行深入剖析。他的门生叶明花博士编著的《朱权医学全书》，较全面地整理了朱权的医学成就和学术思想。近十年来蒋教授及其学生们对盱江名医喻嘉言代表作《医门法律》《寓意草》《尚论篇》进行了进一步的深入研究，成果突出，在喻昌研究界具有颇大的学术影响。近三年蒋教授又与门人开展对宋代盱江名医黎民寿的学术研究，对《玉函经注》进行注释，所撰写的《黎民寿脉神论及其学术影响阐要》一文，阐述了黎民寿"脉神"理论和学术思想。

2012 年以来，在江西中医药大学党委与行政的大力推动和几位老教授的带领下，一批中青年学者也开始热心于盱江医学的研究，后浪推前浪的学术氛围正在形成，涌现了一批盱江医学研究的后起之秀，也取得了一批研究新成果。李丛博士进行广泛的文献调研及实地考察，从政治、宗教、教育、风俗等多个角度探讨了盱江医学形成的文化背景，获得多个新发现，发表了相关研究论文 18 篇。徐春娟副教授潜心于盱江医学的研究已十年，对主要盱江医家和医籍的学术思想做了较全面的挖掘和整理，对盱江医著中的医方、医案等作了深入的探讨，在包括《中医杂志》《中华中医药杂志》《中国实验方剂学杂志》等核心刊物在内的杂志上发表研究论文 42 篇，为传播盱江医学做出了显著的成绩。付勇博士的学术团队，对盱江灸疗进行了专题研究，深入挖掘盱江医家的灸疗技术，传承并加以提高，应用于临床治疗已取得了初步的成效。钟凌云教授、张金莲教授、叶喜德博士等除积极对樟树帮、建昌帮中药炮制工艺进行全面总结整理外，还拜老药工为师学艺，创建中药炮制实训车间，在实践中传承盱江传统中药加工技术。刘端勇博士带领的学术团队着力于盱江医家的肿瘤学术思想的研究，成效突出，发表了论文 10 篇。胡素敏教授、王萍博士、张国福博士、曹征副教授等结合自身的专业，分别探析总结盱江医学妇科、外科、骨伤科、养生学的学术思想。中青年学者们充分发挥其科研能力强的优势，积极申报各级课题，近 3 年中获省级题 5 项，厅级题 9 项。近年来许多教授和学者在国家级和省级学术会上以盱江医学为题作专题报告，传播盱江医学的学术成就。江西中医药大学已在本科和研究生中开设盱江医学选修课程，进而招收盱江医学方向硕士研究生，已涌现了一批热衷于盱江医学的青年学生，近三年中在读研究生已在杂志上发表盱江医学研究论文 30 多篇。2015 年盱江医学研究会初步建成了"盱江医学数据库"和"盱江医学电子博物馆"，盱江医学研究将与现代信息技术紧密结合，与时俱进，继往开来。

2016 年 2 月 3 日，习近平总书记视察江中集团江中药谷制造基地时指出："中医药是中华民族的瑰宝，一定要保护好，发掘好，发展好，传承好。"深情嘱咐我们要传承弘扬好中医药学。盱江医学是前人留下的一座医药宝库，我们有责任努力传承与弘扬，相信通过一代代人的不懈奋斗，盱江医学一定会发扬光大，将为人类的健康事业做出新的贡献。

（李丛　撰稿）

第二章 ｜ 盱江医学的学术特点

XUJIANG

一、盱江医学的主要特征

盱江流域，历代名医辈出，有"名医之乡"之美誉，数以百计闻名于世的杰出医学人物，在江西境内形成了一支光耀夺目的医学群体，20世纪80年代已故著名医史学家杨卓寅教授将之命名为"盱江医学"。盱江医学在中国医学史上占有重要地位，对我国中医药学发展以及对日本、朝鲜等国医药发展均产生了深远的影响。现将盱江医学的主要特征概述如下。

（一）名医辈出　人物众多

"盱江医学"人物众多，据医学史和地方志记载，自西汉迄民国，盱江流域各县市可考的医学人物达 1006 人。江西历史十大名医中，陈自明、危亦林、龚廷贤、龚居中、李梴、喻嘉言、黄宫绣、谢星焕等 8 人均为盱江流域的医家，他们的学术思想和治疗经验对后世中医药的发展产生了重要的影响。在被针灸史界公认的全国历代 62 家针灸学派中，盱江医家占其 8 家，葛洪、席弘、龚居中、龚廷贤、李梴、万全、黄石屏、鲁之俊等是其杰出的代表人物。现代盱江流域更是名医层出不穷，如姚国美、张佩宜、江镜清、谢双湖、谢佩玉、江公铁、李如里、许寿仁、杨志一、姚荷生、万友生、张海峰、傅再希、李元馨、姚奇蔚、杨卓寅、徐少廷、陈瑞春等积累的学术经验是中医药学的宝贵财富。

（二）著作宏富　卷帙浩繁

盱江流域的许多杰出医学人物，在临证治疗方面有着丰富的经验，在医学理论上也有着高深的造诣，且文学素养深厚，学识渊博，能深究医理，通晓各家，博采众长，推陈出新，著书立说，流传后世。据不完全统计，现存的或有史料可考的盱江医学著作达 695 种。在卷帙浩繁的医著中，上至《内经》《难经》《伤寒》《金匮》《神农本草》等经典著作的研究，下及内、外、妇、儿、骨伤及五官等临床各科的论述。其中不少著作流传海内外，对医药学发展产生了深远的影响。如被誉为"医林状元"的龚廷贤，一生著有《济世全书》《寿世保元》《万病回春》《小儿推拿秘旨》《药性歌括四百味》《药性歌》《种杏仙方》《鲁府禁方》《医学入门万病衡要》《复明眼方外科神验全书》《云林神彀》《痘疹辨疑全幼录》《痘疹金镜录》《秘授眼科百效全书》《云林医圣普渡慈航》《医学准绳》《本草炮制药性赋定衡》《诊断治要》《救急神方》《医彀金丹》《杏苑生春》等著作二十余种，著述之丰，在我国医学史上实属罕见，他所著《万病回春》一书，于 17 世纪中叶传入日本，在日曾刊行多版，成为汉方成药制剂的主要处方来源之一。

（三）承前启后 学有渊源

旴江医学的杰出人物多数出生在世医家庭，幼承庭训，继承先业，因学有渊源，得天独厚，故医技日进，业绩卓著。如危亦林五代名医，其高祖云神精于大方脉科（内科），伯祖子美以妇人科、骨伤科闻名，祖父碧崖精通小方脉科（儿科），伯父熙载善治目疾和肺痨，亦林家学渊源，勤奋好学，综先辈之长，精研内、外、妇、儿、骨伤、五官等科，成为了一位学识渊博、技术全面的医学家。龚廷贤出身世医之家，父龚信精于医术，曾供职太医院；弟廷器，子懋陞，侄懋官，均为医官。陈自明三代为医，谢星焕六世业医，故能承前启后，医学有成。万全祖父万杏坡、父万菊轩均是豫章（南昌）儿科名医，故能传承家学，发挥创新，成为一代儿科大家。席弘十二代均以针灸为业，代代相传，而形成了著名的江西针灸学派。当代著名医家，亦是世代相传，如南昌以姚国美为代表的"姚门医派"，世代相传十三代，名医辈出，故南昌曾有"无姚不成医"之民谚；抚州以李圃孙为代表的"李门医派"，医术代代相承，名医层出不穷。

（四）精于临证 工于专科

旴江医家勤于临证，精于辨证论治，故疗效显著而名传于世。龚廷贤行医六十载。学验俱丰，不仅著述丰厚，且医术高超，屡起沉疴，被明鲁王赐予"医林状元"匾额。喻嘉言的《医门法律》是一本综合性临床医书，全而阐述了辨证论治的基本法则，以法和律的形式确定临证诊疗规范；他另一部著作《寓意草》是个人临床医案集，详细记录了疑难医案 60 例，提出"先议病，后用药"的诊疗程序，并自订议病格式，为后世医家所推崇。谢星焕深谙仲景之道，临证诊察精心细微，论病议病切中肯綮，处方立法匠心独运，屡起沉疴，活人无数，继喻氏《寓意草》之遗风，著《得心集医案》，记述大量疑难危重病症治验，乃值今人借鉴。李铎的《医案偶存》、易大艮的《易氏医案》中起死回生的案例，是其高超医疗技术的见证。黄宫绣注重医疗实践，勇于探索真理，在综合各家脉学之长的基础上，结合自身脉诊经验著成《脉理求真》一书，详尽介绍了切脉的要领及各种脉的脉象和主病。陈自明、危亦林、龚廷贤、龚居中等医家的大量著作都是其丰富临床治疗经验的总结。当代名医姚国美、江公铁、李元馨等均是以疗效而闻名，"请了姚国美，死了也无悔""见了江公铁，死了也抵得""有病不要惊，去请李元馨"等民间谚语就是对他们临床高超医术的高度评价。

专科是中医的重要特色之一，许多旴江医家具有杰出的专科之长，且能潜心专科的理论研究，从而以专科著作驰名于中外。如陈自明潜心钻研妇产专科，遍览群书，博采众长，结合家传验方及自身的丰富临证经验，编成我国历史上最早的一部大型妇产科专著《妇人大全良方》，为后世妇产科的发展奠定了基础。危亦林的《世医得效方》是一部不朽的骨伤科著作，该书系统地整理了当时骨伤科的成就，全面继承和发扬了祖传医术，推动了我国骨伤科的发展，并在国际医学交流中产生了重要影响。据考证范叔清是我国最早的专业喉科医生，从宋元至民国，旴江流域擅喉科医家有97人。龚居中著"痨瘵"专著《痰火点雪》，成为中国医学史上杰出的治痨专家。席弘精于针灸学的研究，成为江西针灸流派的创始人。据不完全统计，旴江医家的妇科学专著有陈自明的《妇人在全良方》、万全的《万氏家传妇女科》、龚定国的《内府秘传经验女科》、曾鼎的《妇科指归》、舒诏的《妇科要诀》、傅常的《乳产备要》、龚居中的《妇科百效全书》、刘文江的《妇科学讲义》等；外科学专著有陈自明的《外科精要》、邹岳的《外科真诠》、万全的《万氏秘传外科心法》、龚居中的《外科百效全书》《外科活人定本》、龚廷贤的《复明眼方外科神验全书》等。

（五）擅长针灸　新法层出

在旴江医家中，不仅有席弘、陈会、刘谨、黄石屏等针灸专家，也有像陈自明、危亦林、龚廷贤、龚居中、李梴、万全等擅长针灸治疗的医学名家。席弘家传针灸十二代，从宋至明，历久不衰，成为我国医学史上影响深远的家族针灸流派。他注重针灸手法，特别是捻转补泻手法特色鲜明，所著《席弘赋》流传甚广，对整个针灸学发展起到了一定推动作用。民国"金针大师"黄石屏，针技精湛，不用药石，只以针灸治疗内外科、疑难病症，屡起沉疴，驰名海内外。龚廷贤在其多本临床著作中涉及针灸内容，而论述灸法则占十之八九，尤其在熏脐、蒸脐、温脐等治法上具有独到之处。李梴的《医学入门》对针灸术有颇多的独特认识，所独创的"南丰李氏补泻"法流传甚广，在国内外颇有影响。他发明的"炼脐"灸法，不仅用于多种疾病治疗，也用于养生保健，扩展了灸法的临床应用。龚居中突破前人"热证禁灸"的禁忌，应用灸法治疗瘰疬，丰富了灸法治疗热病的经验。危亦林也精于针灸治疗，《世医得效方》全书大、小、风、产、眼、口齿、咽喉、正骨、疮肿等九科276症，其中有56个病症采用针灸疗法，灸法占十分之八。陈自明治疗痈疽，主张针药兼施，外内合治，"外施针灸以泄毒气"，也广泛应用针灸治疗妇科和产科疾病。当代江西中医传承了历代旴江医家的针灸学术经验，并加以发扬与创新，如无创痛针灸术、热敏灸、五官飞针术等开创了针灸学术新局面，在国内外产生了重大影响。

（六）方书显耀　名方灿烂

旴江医家的著述以方书最为著名，如危亦林的《世医得效方》、陈自明《妇人大全良方》《新编备急管见大全良方》、龚廷贤的《种杏仙方》《鲁府禁方》、萨谦斋的《瑞竹堂经验方》、朱权的《寿域神方》、王文谟的《济世碎金方》等。由于封建社会私有制观念的影响，许多持有秘验方者抱有"宁可失传，不能泄密"的习俗，致使大量具有特殊疗效的方药不传于世。而危亦林的《世医得效方》载方3 300余首，既保存了许多濒于失传的古代验方，又收载了危氏自高祖以下五世所积累的名医验方，也毫无保留地公布了自己制订的有效方剂，如治疗水肿的秘传八方（芫花丸、牵牛汤、苁蓉散、乌鲤鱼汤、郁李仁散、川活散、红豆散、紫金丸），治疗痈疽的秘传十方（前锋正将、引兵先锋、固垒元帅、护壁都尉、四面楚歌、水师晶明、替针丁香丸、生肉神异膏、止痛拔毒膏、敛疮口黄丹）；书中著名方剂参附汤、天王补心丹、玉屏风散、苍术散（二妙丸）、五仁丸等被后世在临床上广泛应用。陈自明创立的著名方剂仙方活命饮、缩泉丸、四生丸等沿用至今，疗效确切；以活血破瘀立法的夺命丸、夺命丹、夺命散等三夺命方分治产后诸病，特色鲜明。《瑞竹堂经验方》中的八珍汤，成为临床气血双补的经典之方。喻嘉言的秋燥救肺汤，是当今公认治疗秋燥证的代表之方。李梴《医学入门》的固经丸仍常被临床用于固崩止带。龚廷贤的名方乌鸡白凤丸、清温饮、清上蠲痛汤被广泛应用于临床，他的老年养生验方阳春白雪糕、延寿丹、八仙长寿丸等至今仍有重要的研究价值，他所著《万病回春》一书，于17世纪传入日本后经多次刊行，影响颇大，所记述的方剂成为汉方成药制剂的主要处方来源之一，据统计龚廷贤的处方占现代汉方制剂的9.25%，仅次于张仲景的经方。

（七）推陈出新　创新发明

中医药学在学术争鸣与创新中得以不断向前发展，旴江医家在中医学术发展中做出了杰出的贡献。他们在精研经典和博览群书基础上推陈出新，创立自己的新学说，不断丰富中医学理论体系和治疗体系。如喻嘉言精研《伤寒论》而提出伤寒三纲学说，阐发《内经》理论而创立"秋燥论""大气论"，首创的"逆流挽舟法"开辟了治疗外邪内陷痢疾的新途径。陈自明提出"治风先治血，血行风自灭"的著名学术论点，对后世医家治疗风证起着重要的指导作用；他是我国倡导晚婚、优育、胎教的先行者，其思想对现今优生优育仍有一定的借鉴意义；他的《外科精要》开创了痈疽局部辨证与全身症状辨证相结合的先河。李梴首先提出"血肉之心"和"神明之心"的概念，使人们对"心主神明"的认识有了一次新的飞跃；他在《医学入门》中最早提出"脏腑别通"新观点，即心与胆相通，肝与大肠相通，脾与小肠相通，肺与膀胱相通，肾与三焦相通，拓展了对脏与腑之间联系的认识，在临床治疗中具有指导作用。龚廷贤以先后天立论的衰老理论，对指导养生保健及老年病防治具有现实意义。

旴江历代医家重视医疗技术的创新和发明，为中国医学史写下了光辉篇章。危亦林是我国古代杰出的医学发明家，他是世界上第一个采用悬吊复位法治疗脊柱骨折的医学家，比英国医生达维斯采用这一同样方法早了600年；危氏创造的架梯（立凳）复位法整复肩关节脱位，也被认为较现代外科奠基人之一的巴累1572年采用的类似方法早了200多年；《世医得效方》记述应用草乌散全身麻醉进行金疮和正骨手术，是世界麻醉史上已知的最早医学文献记载，危氏应用曼陀罗、草乌等进行全身麻醉，比日本外科医生华冈青洲1805年使用曼陀罗做手术麻醉早了460多年。陈自明《妇人大全良方》记述的臀位助产法，亦是世界之最早的记述。另外，李梴的"南丰针灸补泻"和"炼脐"灸法，龚廷贤的"熏脐、蒸脐、温脐"灸法，席弘的"席弘针法"均是针灸技术的发明与创新。

（八）重视保健　养生有道

中医药在养生保健方面具有独特的优势，许多旴江医家崇尚"不治已病治未病"，重视养生保健，并形成了特色鲜明的养生思想和方法，龚廷贤享年97岁，是中国古代养生大家，所著《寿世保元》记述了丰富的延年益寿思想和方法，认为人衰老的主要机理是"真阳元精内乏"和"脾胃气弱"，抗衰老多以补益立论，独专脾肾，尤重肾阳，并创立了一系列养生保健方剂，至今仍具有重要的开发价值；他的另一部著作《鲁府禁方》中福集、寿集、康集、宁集4卷，涉及丰富的美容养生内容。朱权是明太祖朱元璋第十七子，初封大宁，永乐初改封南昌后，退求黄老，以医药养生为务，创立了独到的养生理论和方法，所著14种医药养生著作是道教养生的重要文献。明万全（字密斋），祖籍南昌，著《养生四要》，认为养生之法有四要，曰寡欲、慎动、法时、却病，强调静心寡欲在养生中的重要作用，主张养生之道在于"不思声色，不思胜负，不思得失，不思荣辱，心无烦恼，形无劳倦，而兼之以导引，助之以服饵。"

龚居中的《红炉点雪》除重点论述痰火证治外，在《卷四》记述了大量却病养生、延年抗老的内容，如"却病延年一十六句之术"，至今仍被气功爱好者采用以强身抗老。他的另一部养生学专著《福寿丹书》，载有大量药物养生和外治法，如贴敷法、脐疗法、艾灸法、梳发法、点孔法、鼻嗅法、淋洗法、纳药法、口含法、擦牙法等，形式多样，富有特色。

（九）昌明医德　仁风济世

医为仁术，救死扶伤，医生应德医双馨，以德为先。旴江医家十分重视医德的修养和教育，在他们的著作中有大量关于医德的论述。龚信的代表著作《古今医鉴》，书中设《明医箴》和《庸医箴》专篇，用对比的方法提出对医生的道德规范，他要求明医要做到"心存仁义、博览群书、精通道艺、惟期博济、不炫虚名、不计其功、不谋其利、不论贫富"等等，尖锐批评庸医"妄自矜夸、以欺当世、炫奇立异、模糊处治、希图微利、误人性命"等不良行为。龚廷贤在《万病回春》中设《医家十要》和《病家十要》专论，较全面地论述了医生的医德和医患关系，要求医家要"当存仁心，博施济众，贫富虽殊，施药无二"等，同时也希望病家尊重医生，不得任意刁难。龚氏父子对医德的精辟论述仍是当前医德教育的好教材。陈自明说："至灵者人，最重者命。"并严厉批评"有医家贪利以贱代贵"之陋习。危亦林说："夫病者悬命医师"，故要怀"活人济世之心"。喻嘉言说："医之为道大矣，医之为任重矣……医为人之司命，不精则杀人。"他们都视病人为至亲，怀有深厚的慈悲仁爱之心。李梴的《医学入门》是一本古代中医教科书，切合初学医者入门之用，他十分重视对初学者的医德教育，专门撰写了一篇关于医德的论述《习医规格》附于卷末，文中着重论述医生的业务学习和品德修养，提出较完整的医生职业道德要求，为昌明医德树立了楷模。

（十）药业兴旺　医药相济

医与药息息相关，即"医药相济"。全国有十三大药帮，旴江流域有两帮。"建昌帮"药业发祥地南城镇（古为建昌府）位于旴江上游，建昌帮药业积历代经验，博采各家之长，形成了自己一套独特的传统炮制技术，其工艺特色是"工具、辅料独特，工艺取法烹饪，讲究形色气味，擅长武火急速快炒，工于煨、炆、炙、熬，饮片色艳、气香、味厚，毒低、效高"。建昌药界以严格的行业约束、精湛的炮制工艺、雄厚的药业资本聚而成帮，在江西、福建、广东及东南亚国家有较大的影响。"樟树帮"药业发祥地樟树镇位于旴江下游，自古有"南国药都"之称。樟树帮药业始于东汉时期，至明代逐渐形成完整的制药工艺，炒、浸、泡、炙或烘、晒、切、藏均十分考究，独树一帜，成为南北药材集散和炮制中心。"樟树帮"和"建昌帮"药业均以精良的制药工艺、优质的中药质量而闻名于世，所以江西民间流传有"药不到樟树不灵""药不到建昌不行"的谚语。"樟树帮"和"建昌帮"的传统制药技术，提高了中药材质量，为旴江流域的医学家们创造了良好的从业条件。"建昌帮"中药业兴于宋元，发达于清代中叶；"樟树帮"中药业鼎盛时期为明末清初，而旴江流域的名医大多数为宋元明清时代人物。由此可见，旴江医学的发展与中药材业的兴旺发达密切相关。

综上所述，旴江医学的主要特征是名医众多、名著浩繁、名术璀璨、名方灿烂、名药精良。先贤们创立的旴江医学是我国宝贵的中医药文化遗产，应当大力挖掘传承和提高发扬。

（何晓晖　左铮云撰稿）

二、传承创新是旴江医学最鲜明的特征

　　旴江，出于广昌，流经抚州，西经南昌入赣江，北入鄱阳湖，进长江，汇大海，源远流长。旴江，聚合山涧涓涓细流，汇集成滔滔江水，流经 16 个县市，浇灌赣东数百里的辽阔沃野，造就了一代代杰出的思想家、政治家、文学家和艺术家，也哺养了数以百计闻名于世的杰出医学人物。临川王安石以"总把新桃换旧符"称赞新生事物的诞生，以大无畏气魄进行大刀阔斧的政治改革。"旴江先生"李觏反对虚伪道德观念，倡导思想革新，开创宋代哲学学派之先河。师古而不泥古，传承加以创新，是旴江文化的精髓，也是旴江医学最鲜明的特征。在宏富的旴江医籍的字里行间，既全面继承了四部经典和前人的宝贵医学遗产，又有所发现，有所发明，创造了许许多多的新理论、新技术、新方法，名说纷呈，名术璀璨，名方灿烂，为中医药学的发展做出了不可磨灭的伟大贡献。

　　中医药学数千年的发展历程，是一个不断创新不断发展的演进史，从岐黄问对剖析医理，到仲景创立辨证论治；从神农尝草辨识百药，到时珍编撰本草巨著，代有贤人，屡创新论新法，使得中医药学薪火相传，生生不息。但是医界也存在墨守成规、故步自封的陋习，如张仲景在《伤寒论自序》所批评的："观今之医，不念思求经旨，以演其所知，各承家技，终始顺旧。"旴江医家反对墨守成规。陈自明在《妇人大全良方序》中说："世之常用有效之方，虽曰通用，亦不可刻舟求剑、按图索骥而胶柱者也。"万全《幼科发挥》言："尽信书，不如无书。"喻嘉言《医门法律》中说："世之习医者，不过诵一家之成见，守一定之方，以幸病之偶中，不复深为探索，上求圣贤之意，以明夫阴阳造化之会归，又不能博极群书，采择众议，以资论治之权变。"谢星焕《得心集医案》也认为："景因时变，情随物迁，而不可胶柱鼓瑟，按图索骥。"龚信《古今医鉴》也说："妙法在心，活变不滞。"旴江医家反对拘泥守旧，倡导探索创新，他们精研经典，博览群书，融会贯通，推陈出新，创立新学说，发明新技术，不断丰富中医学理论体系和治疗体系，在中医学术发展史上留下了光辉灿烂的篇章。

（一）中医理论的传承创新

《黄帝内经》是中医学理论的渊源，历代医家汇有大成者，莫不对《黄帝内经》探索精研，奉为宝典。龚廷贤《寿世保元》说："《内经》其言深而要，其旨邃以宏，其考辩信而有征，实为医家之祖。"盱江医家多先儒后医，学养深厚，故能精研经典，如危亦林"凡《素问》诸书，靡不穷究"，喻嘉言"顾穷源千仞，进求《灵》《素》《难》《甲乙》诸书"，谢星焕"俎豆《内经》，鼓吹仲景"。他们在精研经典和博览群书的基础上勇于探索，标新立异，创立自己的新学说、新理论，不断地充实中医学理论宝库。

1. 藏象学说发挥

明代南丰医家李梃对《内经》藏象理论进行了深刻的研究，提出了诸多的新学说，《医学入门》将心分为血肉之心与神明之心，使心的两大生理功能清晰明确。血肉之心即现代解剖之心，主持血液运行；神明之心即现代解剖之脑，主宰精神意识，使人们对"心主神明"的认识有了一次新的飞跃。对于《内经》"凡十二脏取决于胆"的理解，李梃从"胆主火之游行""主荣卫之运行"立论，以阐发胆对其他十一脏腑的调节作用，具有独到的见解。李梃在《内经》脏腑表里相合的基础上提出"脏腑别通"新观点，即心与胆相通，肝与大肠相通，脾与小肠相通，肺与膀胱相通，肾与三焦相通，拓展了对脏与腑之间联系的认识，对临床治疗具有指导作用。《内经》是中医体质学说的渊源。对于小儿体质的认识，唐《颅囟经》称之为"纯阳之体"，宋钱乙《小儿药证直诀》总结为"脏腑柔弱""脾脏多弱"。明代南昌籍儿科专家万全通过长期的小儿医疗实践观察，深入地探索小儿脏腑的特点，在前人认识基础上对小儿体质做了更高度的概括："肝常有余，脾常不足，肾常亏虚，心火有余，肺脏娇嫩。"此理论对小儿脏腑疾病的治疗具有重要的指导意义。当代南昌中医学家姚荷生在《内经》《难经》三焦理论的基础上提出"膲膜学说"。他认为三焦又称"膲膜"，是人体躯廓之内遍布胸腔、腹腔的一大网膜，包括胸膜、肋膜、膈膜、腹膜等，所有的脏腑都被膲膜所包裹与保护。膲膜内与心包络互为表里，外与皮肤肌肉之间的腠理相应。最主要的功能是运行水液而为水火升降之道路。其病证的主要病机是火失气化，水饮内停。水饮病变总以膲膜为其基本病灶部位，进而根据饮邪流注停聚的地带不同，可以产生痰饮、悬饮、支饮与溢饮，治疗当"温药和之"，采用温化兼以补虚之法。

2. 气血理论出新

清初名医喻嘉言通晓诸子百家，才辩纵横，屡创新说。他在《医门法律》中发挥《内经》精气理论，"气聚则形存，气散则形亡"，深刻地揭示了气的运动变化规律。他创立"大气论"，认为大气充斥于周身上下内外，无处不到，环流不息，由于大气的作用，营卫之气得以统摄，五脏六腑、大小经络的功能得以发挥，生命活力旺盛。反之，"大气一衰，则出入废，升降息，神机化灭，气立孤危矣"。喻氏又提出"治气须分三源"说，即治肺气宜清，治胃气宜和，治膀胱气宜旺，立论独特，影响深远。宋代陈自明对气血理论有独特的学术见解，在《妇人大全良方》中指出"夫人之生，以气血为本；人之病，未有不先伤其气血者"，强调气血在生命中的重要作用。他在此书"妇人贼风偏枯方论"中提出"医风先医血，血行风自灭"的新论点，认为治疗风病时，都应配伍理血（养血、活血、凉血等）之品，对后世治疗风证起着重要的指导作用。当今学者仍推崇这一学术观点，临床应用已大大超过了陈氏所论的治疗范围。

3. 病机学说发明

燥为秋季之主令，然秋季主病自古有误，如《素问·阴阳应象大论》说"秋伤于湿，冬生咳嗽"，《素问·生气通天论》亦云"秋伤于湿，上逆而咳，发为痿厥"。金代刘完素补充了燥邪为病的病机，即"诸涩枯涸，干劲皴揭，皆属于燥"。喻昌深入研究《内经》后，在《医门法律·秋燥论》中大胆地提出自己的独特见解，认为"春伤于风，夏伤于暑，冬伤于寒"均伤于主时之气，而"秋伤于湿"，乃非其主时之气，这是违背常规的。"奈何《内经》病机十九条，独遗燥气，他凡秋伤于燥，皆谓秋伤于湿。"这种贻误必须得以纠正。"春伤于风，夏伤于暑，长夏伤于湿，秋伤于燥，冬伤于寒，觉六气配四时之旨，与五运不相背戾，而千古之大疑始一决也。"喻氏成功纠正了《内经》之误，创立"秋燥论"，为后世温病学有关秋燥的论治奠定了基础。喻嘉言深入学习研究《伤寒论》，探讨王叔和、林亿、方有执等学术思想，将经典条文与其他医家的见解有机地融合在一起，相互印证、互为补充，在继承批判的基础上提出自己的学术见解。他认为《伤寒论》有纲有目，四时外感，尤其是"冬伤于寒"是《伤寒论》的大纲，三阴、三阳是分辨伤寒病的大纲，太阳篇里风伤卫、寒伤营、风寒两伤营卫又是分析太阳病的大纲。喻氏将《伤寒论》按照三纲鼎立、以法统纲的原则进行重新编次，创立"三纲鼎立"之说。虽然他的《伤寒论》错简重订思想颇受争议，后世对此褒贬不一，但他所提出的《伤寒论》重新编次、归类的方法，从伤寒学史来看属创新之举，由此引发尊经派与错简派之争，促进了《伤寒论》研究的深入与发展。喻昌对伏气温病的病因病机、分型辨治做了深入的研究，并将《伤寒论》中有关温病的条文按照三纲鼎立的方法归类，将温病也分为三大类，他注重护阴治法，对后世温病学家的学术思想形成产生了重大的影响。

"阴火"之说肇始于李东垣《脾胃论》，李氏虽然明确了脾胃元气虚弱是阴火证产生的根源，但对阴火理论的阐述不够明晰，以致后世争论纷纭。当代南昌新建著名中医学家万友生，在深入研究前人学术观点的基础上，进一步阐明和发展了阴火学说。他对阴火做出了较明确的界定，"阴火病性属寒而治法宜温忌清""阴火病性为寒而部分病症为热，属标热本寒"。他认为阳火有实火、虚火之别，阴火也有阴火虚证和阴火实证之分。阴证虚火证包括脾虚阴火证和肾虚阴火证；而阴火实证常是由内伤饮食生冷所致的阳郁里证。此观点丰富了中医脾胃学说的内容。

4. 首提辨证论治

"辨证论治"是中医认识和治疗疾病的基本原则，也是中医学术的最主要特征。浙江中医药研究院陈永灿最新考证发现，"辨证论治"一词首见于清代江西抚州陈当务《证治要义》（1775），比以往认为是最早记载此词的章虚谷《医门棒喝》（1825）提前了50年。"辨证论治"这一中医学术特征，是历代医家经过漫长的临床实践和理论探索而提炼的学术精华。东汉张仲景《伤寒杂病论》"观其脉证，知犯何逆，随证治之"，开启了辨证论治学术思想体系形成的进程。宋代陈无择在《三因极一证方论》指出"因病以辨证，随证以施治"，元代朱丹溪将中医临床诊治过程概括为"脉因证治"，明代徐春甫在《古今医统大全》中提出"因病施治"，明代周之干在《慎斋遗书》中列有"辨证施治"一节，明代张景岳在《景岳全书》中有"诊病施治"一词，清代徐灵胎《伤寒类方》有"见证施治"之说。但是确定"辨证论治"一词，最早见于清代抚州医家陈当务的《证治要义》一书。《证治要义》纵论辨证之精要，阐发论治之微义。书中有两处提到"辨证论治"。一是卷七以仲景公之方列前，诸名医之方列后："凡集中辨证论治……"二是戴第元"叙"云："若喜惠民之学，辨证论治，妙义天开，能使不知医者，亦能知病之原委，诚有功于民生。"陈氏还对"辨证论治"的基本内涵有具体而深刻的论述，如在"辨证"卷中，分为"寒证辨""热证辨""虚证辨""实证辨""表证辨""里证辨""燥证辨""湿证辨"和"阴阳辨证"。在"论治"卷中，针对具体疾病进行辨证论治，每种疾病先辨证，再论治，既集古法，又增新方，"总要理路明白，药证相对"。陈当务首提的"辨证论治"一词，在20世纪50年代被中医学家任应秋先生确定为中医学的规范名词。

5. 治则治法创新

宋代陈自明根据"女子以血为本"生理特点，提出"男子调其气，女子调其血，论治女子之病，注重治血为主"的妇科病治疗法则，《妇人大全良方》设有"加减四物汤"专篇，"此方治妇人百疾"，临证通用四物汤化裁补血养血活血，以调治妇产科多种疾病。陈自明《外科精要》对痈疽的病因病机、诊断、治疗做了全面而精要的论述，开创了疮疡辨证论治之先河。他善从内脏论治痈疽，尤其重视通过调整脾胃功能来增强痈疽的治疗效果，提出"大凡疮疽，当调脾胃"的治疗新思路。该书"调节饮食当平胃气论"曰："《素问》云：'形不足者温之以气，精不足者补之以味。'大凡疮疽，当调脾胃，盖脾为仓廪之官，胃为水谷之海，主养四旁，促进饮食，以生气血。"这种"调脾胃、促饮食、生气血、愈疮疽"的学术观点，是《伤寒论》"胃气和则愈"思想在外科病治疗中的应用。喻嘉言《寓意草》提出先议病后用药的原则，"治病必先识病，识病然后议药"，"议病精详，病经议明，则有是病即有是药，病千变药亦千变"，强调医生治病必须先明确诊断何病何证，病因何起，病势缓急，病程长短及病性如何等，只要辨证明确，用药准确，自然药到病除。喻氏创立"秋燥论"，首创清燥救肺法，其研制的清燥救肺汤被后人广泛使用。喻氏临证善用取象比类，发前人所未发，创立的"逆流挽舟法""急开支流法""畜鱼置介法""决水转石法"等治法至今仍有临床指导意义。

张海峰是我国当代著名的脾胃学家，所著《脾胃病临证心得》广为流传于海内外。他认为脾胃生理功能不外纳与运、升与降、燥与湿的平衡协调，脾胃病理变化不外寒、热、虚、实四大纲，脾胃病治疗不外温、清、补、攻四大法。脾病多虚，胃病多实，胃纳方可脾运，故特别重视胃纳的变化，提出了"补脾必先开胃"的观点。张氏认为胃纳障碍多由胃气不降或胃气闭塞所致，大致可分为寒湿、阴虚两类。寒湿阻脾者应用芳香开胃法，胃阴不足者应用滋阴开胃法。当代南昌名医姚奇蔚擅长治疗慢性萎缩性胃炎，他在深入分析该病病因病机的基础上，认为其发生与肺肝胃三者关系密切。肺主一身之气，肝调畅气机，胃气宜通宜降，气有余便是火，津不足气亦滞，津、气、火息息相关。故欲开肺气，必先补肺；欲补肺气，必先养胃；欲和胃气，必先达肝；欲达肝气，必先舒肺。若肺舒肝达，胃气和调，胃络痹而复通，损伤的胃黏膜和组织可以再生修复。据此创立了"舒肺、达肝、益胃"法，用于慢性萎缩性胃炎的治疗效果明显。

6. 养生机理发微

宁王朱权是明代著名的养生家，少年封藩，戎马十年；中年韬晦，寓身学术；晚年学道，托志翀举，编纂了《活人心法》《神隐》《救命索》《运化玄枢》等8部医药养生著作。朱权在《活人心法》提出了著名的以道疗心治病养生的观点，倡导中和养生思想。他认为七情六欲生于心，人生在世，之所以疾患缠身，一切的原因都是由于因心而生。因此，欲治其疾，先治其心。要保持心神的宁静，就必须心如古井，水不扬波，"水之不挠，久而澄清，洞见其底"，即心无欲念，清虚静泰，就能超脱于物累人情之外，并提出了"中和汤"及"忍字方"等治心的具体方法，对后世精神养生的研究产生过重要学术影响。龚廷贤精于养生之道，在《寿世保元》中继承《内经》肾精和脾土理论，以先后天立论衰老机制和保元养生思想。如"元气者，肾间动气也。右肾为命门，精神之所合，爱惜保重，则荣卫周流，神气充足""两肾之间，白膜之内，一点动气，大如筋头，鼓舞变化，开阖遍身，熏蒸三焦，腐化水谷，外御六淫，内当万应""至哉坤元，万物资生，人之一元，三焦之气，五脏六腑之脉，统宗于胃，故人以胃气为本"。认为人体衰老的机理是元阳亏损，阳损及阴，因此提倡节育保精、养护脾胃、怡情养性的养生之道。治疗老年病多从脾肾入手，创立多种针对老年病的治法及方药，至今仍具实用价值。

（二）临床学科的传承创新

中医基础理论的进步促进了临床学科的发展，临床各科理论体系和诊疗手段的完善促进了治疗效果的不断提高。盱江医家在中医妇科、中医骨伤科、中医外科、中医喉科等方面做出了杰出的贡献。

1. 中医妇科

中医妇科作为一门专科，《史记》有"扁鹊过邯郸，闻贵妇人，即为带下医"的记载，魏晋南北朝时期医书对妇人病症多有涉及，至唐已有《产宝》等产科专著问世。但在陈自明之前，妇产科还没有系统化、专门化的著作，已有的一些论著只是一些零散的治疗经验，不成系统，妇产分离：陈自明评之为"纲领散漫而无统，节目谆略而未备。医者尽于简易，不能深求遍览"。有鉴于此，他"采撷诸家之善，附以家传经验方"，写成我国古代最大的一部综合性妇产科专著《妇人大全良方》。该书"采撷诸家，提高挈领"，从调经、众疾、求嗣、胎教、妊娠、坐月、产难、产后八门全面总结南宋以前妇产科学术经验与成就，系统介绍了妇女各个环节的生理、病理、疾病及治疗特点，为授胎、养胎、胎教、生产及产后护理等提供了丰富多彩的措施与方法。《妇人大全良方》承前启后，奠定了中医妇产科学发展的坚实基础，陈自明成为我国妇产科学的主要奠基人。

2. 中医骨伤科

元代医家危亦林"依按古方、参与家传，刻苦十稔"，著成《世医得效方》，专辟"正骨兼金镞科"，系统地整理了元代以前中医骨伤科学的成就，详细记叙了四肢骨折、脱位、跌打损伤的手术和整复手法，骨伤手术麻醉方法，骨伤外科手术器械及骨伤内服、外用方药等，使正骨科成为了一门独立的学科。特别对骨折脱位的诊断分类、整复固定以及手术麻醉等方面有诸多的创新发明，达到了当时的世界领先水平。《世医得效方》记载了骨伤内服药方35首，外用药方40首，剂型有汁剂、水剂、散剂、糊剂、药膏、膏药等数种，对后世骨伤用药产生了深刻的影响。危亦林为中国骨伤科学的学科发展做出了杰出的贡献，无愧是中华民族历史上伟大的骨科专家。

3. 中医外科

陈自明的另一部著作《外科精要》，倡导内外合用治疗痈疽，开创了外科辨证论治之先河，对中医外科学发展产生了重大影响。明代薛己校注此书时说："虽以疡科名其书，而其治法固多合外内之道，如作渴、泄泻、灸法等论，诚有以发《内经》之微旨，殆亘古今所未尝道及者，可传之万世而无弊也。"清代南城医家邹岳所著《外科真诠》，为明清外科全生派著作之一，继承与发扬了张景岳《外科钤》外证阴阳辨证，主张以消为贵，以托为畏，倡导宣开腠理排毒外出，以温通为主要大法，对后世外科学术发展产生一定的影响。

4. 中医儿科

明代万全，祖父万杏坡、父亲万筐均为豫章（南昌）儿科名医，他传承家学，深究经典，博采前人之长，并加以发挥，先著《育婴家秘》，流传颇广。继而著《幼科发挥》，在全面总结汉唐以来的中医儿科理论与实践经验的基础上，结合自身临证心得，对小儿生理病理特征、儿科病证诊法、儿科五脏辨证论治体系加以完善和提高，丰富和充实了儿科学内容，被后世奉为儿科临证之圭臬，为中医儿科学的进一步发展起到重要的推动作用。古代医家关于小儿生理病理特点有"阳常有余，阴常不足"，万全从临床实践出发进一步完善了对小儿生理病理特点的理论认识，提出"肝常有余""脾常不足""心常有余""肺常不足""肾常虚"的观点。他针对"小儿方术，号曰哑科，口不能言，脉无所视，唯形色以为凭"之特点，特别重视望诊的运用，其在"入门审候歌""小儿正诀指南赋"中对望诊的方法进行了系统总结，强调通过对小儿神气、五官、五色、形体、指纹、斑疹、二便的观察，确定病因、病位、病机，判断疾病的预后，经验独到，大大地丰富了儿科诊断学内容。万全在临证中深刻感悟到"人以脾胃为本，所当调理。小儿脾常不足，尤不可不调理也"，推崇"调理脾胃者，医中之王道"，强调"中和之道"是调理脾胃之要，反对偏补偏攻。他特别重视小儿的饮食调养，认为调理脾胃之法，"不专在医，唯调乳母，节饮食，慎医药，使脾胃无伤，则根本常固矣"。万全的小儿脾胃学术思想至今仍有重要的临床指导意义。

龚廷贤的《小儿推拿秘旨》，是我国现存最早以"推拿"命名的小儿推拿专著，也是一本儿科医籍。龚氏根据小儿脏腑娇嫩，易寒易热，汤药难施的特点，以推拿疗法运用于儿科，适应证广，疗效快，易被小儿所接受，为儿科疾病治疗提供了新的方法。该书以歌诀表述穴位与推拿手法，言简易明、易懂、易记、易于应用，且对手法论述最为详细，以方便后人学习。

5.中医喉科

元代临川人范叔清是我国有史料记载的最早临床喉科专业医生，曾收南丰危亦林为徒，传授喉科学术及医技。危亦林在继承老师的学术经验的基础上，推陈出新，发扬创新，在《世医得效方》中首设"口齿兼咽喉科"专卷，对前人有关咽喉口齿病的理论和经验做了一次删芜存精的大整理，纲目整然，辨证详明，立法严谨，内外兼治，针药并用。卷中有"秘传咽喉科一十八种喉风症"新论，创立了针灸及咽喉口腔的局部针刺（喉针）、用药（喉药）、小竹管吹药（喉枪）等特色治疗方法，实为中医喉科喉针、喉药、喉枪之肇始，受到后世推崇和沿用，对明、清、民国时期喉科的发展、兴盛、创新有着重大的影响，范叔清、危亦林是我国咽喉病学科的主要创始人。

（三）医疗技术的传承创新

医疗技术的不断创新与发明，推动着临床诊疗水平的进步与提高。盱江历代医家在传承前人经验的基础上，不断探索，勇于创新，创造了许多影响深远的诊疗新技术和新方法，为后世留下了一笔丰厚的医学财富。

1.骨伤技术

危亦林是我国古代杰出的骨伤科发明家，创造了诸多的骨伤治疗新技术。他所著《世医得效方》开创了正骨整复手法之先河，在"正骨兼金镞科"中详细介绍了肘、臂、腰、膝脱臼骨折的整复方法，其中悬吊复位法治疗脊柱骨折为世界之最早，比英国医生达维斯采用这一同样方法早了600年；架梯（立凳）复位法整复肩关节脱位，也被认为较现代外科奠基人之一的巴累1572年采用的类似方法早了200多年。《世医得效方》记述应用草乌散全身麻醉进行正骨手术，是世界麻醉史上已知的最早全身麻醉的医学文献记载，危氏应用曼陀罗、草乌等进行全身麻醉，比日本外科医生华冈青洲1805年使用曼陀罗做手术麻醉早了460多年。

2.产科技术

陈自明《妇人大全良方》总结了南宋前40余部医著中有关妇产科治疗经验，尤其在继承杨子建《十产》助产手法的基础上加以改进与创新，创立了对倒产、偏产、坐产、盘肠产等难产的有效处治方法。如所记述的臀位助产法是世界之最早的文献记载，"盘肠产"及其处治方法补充了《十产》之未备。陈氏在前人成就的基础上，结合自己临床经验以兔脑髓为主药佐以芳香药物制成"催生丹"，其催生效用冠于宋以前诸催生方之首。

3.舌诊技术

舌诊是中医独特的诊察手段，在临床辨证论治中具有不可替代的重要作用。元代清江医家杜清碧精于舌诊技术，在总结前人经验的基础上进行新探索、新发现，他增订敖继翁《金镜录》一书，将原12舌苔图增为36图，并列治法方药，于至正元年（1341）撰成《敖氏伤寒金镜录》，此书为我国现存最早的舌诊专著。

4.针刺技术

盱江针灸学源远流长，名家云集，全国中医药院校教材《针灸各家学说》记述的62家针灸流派代表人物中，有葛洪、席弘、龚居中、龚廷贤、李梴、万全、黄石屏、鲁之俊8家为盱江医家。宋代的"席弘针法"，捻转补泻手法特色鲜明，家传十二代历久不衰，针术广为传播，其门徒遍及江西各地，并扩大至江苏、安徽、四川、广东等省，成为我国历史上最有影响的地区针灸派系之一。明代李梴独创的"南丰李氏补泻"法，倡导取穴"尚精简"、刺分迎随、异穴补泻和多元开穴，丰富和发展了针学理论和方法，对后世产生了重要的学术影响。危亦林将针刺广泛应用于咽喉患部，创立了特色鲜明的"喉针"疗法。民国"金针大师"黄石屏，擅长运用金针，他经长期的勤学苦练，"运针贯于气功"，指力指法出神入化、炉火纯青，因针技精湛，疗效神奇，门庭若市，而驰名中外。当代江西中医传承了历代盱江医家的针刺经验，并加以发扬与创新，如无创痛针刺术、五官飞针术等开创了针刺疗法新局面。

5.灸疗技术

灸疗这门古老而神奇的中医治疗技术，自古至今在盱江流域世代相传，民间应用盛行，高手层出不穷。龚廷贤对灸法情有独钟，用灸所治病证多达60余种。龚氏在灸法上多有创新，尤其擅长脐疗，在熏脐、蒸脐、温脐等治法上具有独到之处。他首先提出"晕灸"一词及处理方法，对灸后护理和灸疮引发更有独特见解。陈自明《外科精要》一书开篇即论灸法，并有10篇灸疗专论，其应用的灸法有艾炷直接灸、隔蒜灸、隔药蒜饼灸、隔净土饼灸、隔豆豉饼灸、骑竹马灸法等，不仅"痈疽初起，均宜灼艾"，并根据痈疽发病的不同阶段、不同程度、不同类型选用不同的灸法，为外科用灸积累了十分丰富的治疗经验。龚居中为治痨专家，擅长用灸治疗痨瘵，在长期的治痨实践中大胆探索，突破前人"热证禁灸"的禁忌，应用灸法治疗痨瘵，为后世用灸治疗热病和扩展灸的治疗范围产生了积极的推动作用。

当代盱江医家在继承前人的灸疗学术思想和经验的基础上，加以发扬与创新，取得了世人瞩目的新成果。盱江医籍《妇人大全良方》与《世医得效方》都记载了艾灸至阴穴治疗横生逆产。20世纪80年代，江西中医研究所余鹤龄研究员等开展艾灸至阴穴矫正胎位的临床规律及原理研究。临床研究证实，艾灸至阴穴矫正胎位疗效确切；实验资料证明，促进垂体－肾上腺皮质系统是实现艾灸转胎的主要机制，该项研究获得 1987 年卫生部中医药重大科技成果甲级奖。江西中医药大学陈日新教授在继承《内经》腧穴敏化理论的基础上创立了辨敏定位、消敏定量的热敏灸新技术，大幅度提高了艾灸治疗难治病症的疗效，改观了全国灸疗萎缩的临床现状，原卫生部副部长余靖曾给予了高度评价："北看天津针，南看江西灸。"热敏灸新技术荣获 2007 年度江西省科技进步一等奖，2015 年国家科技进步二等奖，已在全国 27 个省市 28 家三甲医院、109 家二级医院推广应用，热敏灸科技成果已成为联合国开发计划署重点推广的国际合作项目。2010 年在上海世博会国际信息发展网馆举行了"中华热敏灸日暨中华热敏灸全球启航"仪式，热敏灸技术正传播于全世界。

（四）中药方剂的传承创新

中药是几千年来长期医疗实践的积累总结，方剂则为治疗经验的有效载体。盱江医家在继承前人的基础上总结创新，为中药方剂学发展做出了重要贡献。正如黄宫绣在《本草求真》凡例中说："余尚论药性，每从实处追求，既不泥古以薄今，复不厚今以废古，惟求理与病符，药与病对。"在方药运用上，盱江医学也体现了创造性。

1. 开创中药功效分类法

清代医药学家黄宫绣所著《本草求真》，感于往昔之本草书"道理不明，意不疏"，在前人的认识及理论成果基础上，开创近现代临床中药学以功效归类载录药物的编写形式，按药性气味分为补剂、收涩、散剂、泻剂、血剂、杂剂、食物七类，各类又分若干子目，如血剂中又分温血、凉血、下血，是第一部中药功效分类比较完善的临床中药学专著。全书非常注重中医基础理论，对脏腑学说尤为突出，书中专列《脏腑病证主药》一篇。如"肺"，有补肺气（人参、黄芪）、温肺（燕窝、饴糖、甘菊、胡桃肉）、润肺（葳蕤、人乳、阿胶等）、升肺气（桔梗）等，可以清楚地看到功效认识的成熟与完善。打破宋以前诸病通用药"病症—药物"框架，建立以"证（或功效）—药物"体系，标志着辨病或辨症模式向辨证模式转化的完成，而功效的成熟正是与辨证模式转化同步。

2. 璀璨耀目的盱江名方

自从《伤寒杂病论》为"方书之祖"以来，方书层出不穷。其中盱江医家的方药书独具特色，影响深远。如元代危亦林的《世医得效方》载方 3 300 余首，既保存了许多濒于失传的古代验方，又收载了危氏自高祖以下五世所积累的名医验方，也毫无保留地公布了自己制订的有效方剂。如治疗水肿的秘传八方（芫花丸、牵牛汤、苁蓉散、乌鲤鱼汤、郁李仁散、川活散、红豆散、紫金丸），治疗痈疽的秘传十方（前锋正将、引兵先锋、固垒元帅、护壁都尉、四面楚歌、水师晶明、替针丁香丸、生肉神异膏、止痛拔毒膏、黄丹散）等。书中名方参附汤、天王补心丹、玉屏风散、苍术散（二妙丸）、五仁丸等被后世在临床上广泛应用。危氏创制的"草乌散"是世界上医学文献所记载的最早全身手术麻醉处方。宋代陈自明总结南宋前妇科著作，结合当代医家经验及自己临证体会，著成我国现存最早具有系统性的妇产科专著——《妇人大全良方》，载方1383首。该书名方龙胆泻肝汤、缩泉丸、固经丸、良方温经汤等沿用至今，疗效确切；以活血破瘀立法的夺命丸、夺命丹、夺命散等三夺命方分治产后诸病，特色鲜明。以兔脑髓为主药佐以芳香药物制成"催生丹"，其催生效用突出。明代"医林状元"龚廷贤著书近20种，其中《种杏仙方》《鲁府禁方》《救急神方》为方书专著，所创的名方白凤丸、清温饮、清上蠲痛汤等被广泛应用于临床，老年养生验方阳春白雪糕、延寿丹、八仙长寿丸等至今仍有重要的研究价值。他所著《万病回春》在17世纪传入日本后颇受青睐，所记述的方剂成为汉方成药制剂的主要处方来源，据统计龚廷贤的处方占现代汉方制剂的9.25%，仅次于张仲景的经方。元代御史兼建昌（今江西南城）太守沙图穆苏著的《瑞竹堂经验方》，采方310余首。该书处方醇正，效验实多，调补不轻易用金石之药。"妇人门"中八珍散，至今应用尤广，为气血双补之代表方剂。清燥救肺汤为清初名医喻嘉言所创立，是秋燥证的代表方剂，主治"诸气郁，诸痿喘呕"之肺燥证。后世医家不断对其进行研究扩展，广泛应用于呼吸、消化、皮肤、五官系统的急性支气管炎、慢性咽炎、鼻衄、干燥综合征等30余种疾病。

3.盱江名方古为今用

盱江方书为现代新药开发做出了杰出的贡献，如危亦林献出的五代秘方参附汤，是温阳救逆的经典方剂，临床应用700年以来活人无数，现代已制成急救用药参附注射液，已成为临床抢救危重病人的重要药物。北京同仁堂乌鸡白凤丸是依据明代龚廷贤《寿世保元》白凤丸组方配制，有补气养血、止带的作用，是治疗妇女气血两亏的良药，临床又被应用于治疗肝炎，获得一定疗效，特别是降血清转氨酶、麝香草酚浊度作用较为明显。长春宝系明代龚廷贤《寿世保元》中"长春不老仙丹"化裁而成，对肝肾亏损所致的衰老症、精神疲乏、腰腿酸软、健忘失眠、心悸气短、夜多小便等有显著疗效。胃得安系福州梅峰制药厂根据明代龚廷贤《寿世保元》中"无价金丹"化裁，经研究选用20多味国产地道药材炼制而成。具有消炎解痉、和胃止痛、健脾消积、安神宁心、活血祛瘀等作用，对消化不良，胃肠功能紊乱等亦有较好的疗效。从20世纪70年代开始，国内对龚廷贤的温清饮开展了各科疾病的临床研究。经现代药理研究显示，本方具有免疫调节、抗炎、镇静及解热、抗溃疡、抗凝血等作用，已引申应用于血热蕴结引起的红斑狼疮、脑梗死、糖尿病、复发性口疮、皮肌炎、皮肤病、白塞病、女阴白斑等疾病的治疗，均收到满意疗效。

（五）中药炮制的传承创新

精良的中药是中医临床疗效的保证，盱江医学的兴起与发展依存于盱江流域中药业的繁荣昌盛。位于盱江上下游的南城、樟树镇，是驰名天下的两大药帮"建昌帮""樟树帮"的发祥地。民间"樟树个（的）路道，建昌个（的）制炒""药不到樟树不灵（齐），药不过建昌不行"的谚语，是对两帮药业制药特色和药品质量的赞誉。

1. 樟树帮

位于盱江下游流域的樟树镇，素有"南国药都"之美誉。樟树药业有 1 800 多年的历史，千百年来，樟树帮药业遵循中药炮制"术遵岐伯，法效雷公"之训，素守《雷公》之"十七法"和《蒙筌》之"三纲""九法"，其炮制技术，不论炒、浸、泡、炙或烘、晒、切、藏均十分考究，炮制工具、辅料和工艺别具一格。樟树帮饮片选料上乘，制作工艺精良，其刀工精细独特，饮片片型美观，花样众多，如"白芍飞上天，木通不见边，陈皮一条线，半夏鱼鳞片，肉桂薄肚片，黄柏骨牌片，甘草柳叶片，桂枝瓜子片，枳壳凤眼片，川芎蝴蝶双飞片，槟榔切 108 片，一粒马钱子切 206 片（腰子片）"。樟树药业创造了一套自己独特的传统加工炮制工具，如铡刀、片刀、刮刀、铁锚、碾槽、冲钵、蟹钳、鹿茸加工壶、压板和硫黄药柜等。精良的中药饮片疗效灵验，使樟树中药业名扬天下，成为中国南方中药加工和药品交易的中心。新中国成立以来，樟树药业得以不断发展，成为经国务院批准的三大药交会之一，自 1958 年迄今，全国药材药品交易会已经在樟树举办了 45 届，到会人数、成交金额及在全国药商中的影响力位于三大药交会之首，为江西省地方经济建设做出了重大的贡献。

2. 建昌帮

南城（古称建昌府），位于盱江上游，是盱江医学和"建昌帮"药业的发祥地。"建昌帮"药业起源于东晋，发展于宋元，鼎盛于明清，形成了自己一套独特的传统炮制技术。其传统特色为"工具、辅料独特，炮制方法考究，擅长饮片制作，片斜、薄、大，色艳，气香，味厚，毒低，效高"。其加工炮制工具，主要有琢刀、雷公刨、猪肝刀石、硫黄柜、斜锅灶、枳壳榨、槟榔榉等。炮制辅料，善用当地土特产，如灶心土、米泔水、谷壳、米酒、河沙、生姜、蜂蜜等。炮制过程注重浸、润、漱、腌的功夫，制法以煨、炒、炙、熏、蒸、炆等为拿手，其饮片"形、色、气、味"俱全。如煨法，煨附子保留了唐代"塘灰火中炮炙"的煨制法，在国内独具一格；又如炆法，既得陶坛砂罐忌铜铁之便，又以糠火烧四边，有文火慢煮之功，以增加饮片纯真滋补之力。建昌药业特色饮片有煨附片、阴附片、阳附片、淡附片、姜半夏、明天麻、贺茯苓、童便制马钱、山药片、泡南星、醋郁金、炒内金、炆熟地、酒白芍等。因建昌帮中药炮制工艺精湛，流传地域广泛，曾在江西、福建、香港、澳门、台湾等地区及东南亚国家产生过深远的影响。

（六）医德医风的传承创新

"仁人""仁心""仁术"，是医生至真、至善、至美的崇高追求。黄帝岐伯问对论医，"天覆地载，万物悉备，莫贵于人"，奉行以人为本。医圣张仲景发出警世之语："哀乎！趋世之士，驰竞浮华，不固根本，忘躯徇物，危若冰谷，至于是也！"呼吁重视生命。唐代孙思邈曾在"大医精诚"中说："凡大医治病，必当安神定志，先发大慈恻隐之心，誓愿普救含灵之苦"，召唤救苦度厄。仁者爱人，以"仁"为核心的中国医学道德观，激励着旴江医家治病救人、无私奉献，并承前启后，言教身传，代代相袭，发扬光大。旴江医家传承并发扬了中华民族优良美德，治病救人济世，修身养性积德，为后世树立了仁术仁心的光辉楷模。

1. 倡导医患和谐

旴江医籍中有大量关于医德的精辟论述，对后世医学道德和医学伦理学发展增添了丰富的新内容，其中以明代龚信、龚廷贤父子的贡献最为突出。他们的著作中有大量关于医学伦理道德的专篇论述，如龚信代表著作《古今医鉴》中设《明医箴》和《庸医箴》专篇，用对比的方法提出对医生的道德规范，要求明医做到"心存仁义、博览群书、精通道艺、惟期博济、不炫虚名、不计其功、不谋其利、不论贫富"等，尖锐批评庸医"妄自矜夸、以欺当世、炫奇立异、模糊处治、希图微利、误人性命"等不良行为。龚廷贤《万病回春》中的《医家十要》《病家十要》《人道至要》，《寿世保元》中《延年良箴》，《鲁府禁方》中的《延年廿箴》《劝世百箴》等，精辟地论述了医学伦理学、医学社会学的诸多问题，倡导和谐的医患关系，把对医生提出的医德要求和道德规范具体化、条理化，成为我国古代重要的医德文献。

2. 强调医德教化

李梴的《医学入门》是一本古代中医教科书，为了继承发扬优秀医德传统，特撰《习医规格》一文附于卷末，对习医者提出素质、品德、知识、技能等方面要求。认为"医司人命，非质实而无伪，性静而有恒，真知阴功之趣者，未可轻易以习医"。要求医生对待病人应敬重谨慎，诊病用药要潜心仔细，取索报酬应轻利仁廉，并列举了七种对患者"欺"的不道德行为，提出"不欺而已矣"的行业道德要求，认为"欺则良知日以蔽塞，而医道终失；不欺则良知日益发扬，而医道愈昌"。把医德和医术的兴衰紧密联系在一起。《习医规格》是一篇医德教化的好教材，直至当今仍有一定的教育意义。

3. 订立医门戒律

喻嘉言自儒而禅，自禅而医。他认为医之为道，生死攸关，"医为人之司命，先奉大戒而入门，后乃尽破微细诸惑，始具活人手眼，而成其为大医"，"医为人之司命，不精则杀人"，鉴于当世之医，有恃聪明者，有守门庭者，有工邪僻者，心之不明，术之不明，以人之身命为尝试，酿患无穷。喻氏别出心裁，创新方法，借鉴佛教戒律，著《医门法律》拟定戒律近百条，以告诫警示后人遵守行医准则，防患于未然，免为医之过失。书中戒律醒目，语言犀利，既是当头棒喝，又启人心智。喻氏指出临床上存在的种种弊端，直言不讳地怒斥庸医"心粗识劣""不遵圣训""以病试手""不学无术""急于求售""文过饰非""欺人欺天""鲁莽粗疏""草草诊过""用药无据""临证模糊""率意妄施""以人之身命为尝试""以无师之术笼人"等等恶劣作风，从医德、医理、医术方面对医者提出行医准则，倡导明律行医，以防止医疗过失发生。喻氏拟医门戒律来警示和告诫医者，防止医疗错误，这是盱江医家传承与弘扬医德的又一创举。

全面继承中医药的宝贵知识和经验是发展创新的源泉与基础，创新是推动中医药不断进步与发展的不竭动力。地方医学是我国中医药宝库的重要组成部分，盱江医家承前启后，推陈出新，发明创新，不仅为我们留下了丰厚的知识和技术财富，也为我们树立了师古而不泥古、继承加以发扬的治学楷模。传承创新是盱江医学的鲜明特征，也是我们当代中医人必须学习与发扬的学术精神。我们既要保持中医药传统优势，又要与时俱进发明创新，不断丰富和完善中医理论和技术体系，努力提高临床诊疗水平，为人类的健康事业做出更大的贡献。

（何晓晖　徐春娟撰稿）

第三章

盱江医学的学术影响

XUJIANG

一、旴江医学对中国医学发展的影响

中医药学历史悠久，博大精深，地方医学林立，学术流派纷呈，各具特色，极大地丰富了中医医学宝库。旴江流域名医之多，著作之富，堪与新安医学、孟河医学、岭南医学相互媲美。旴江历代医家致力于中医理论的创新和医疗技术的发明，在中医基础理论、中药方剂及内科、外科、妇科、儿科、骨科、喉科、针灸等领域，做出了杰出的学术成就，对后世中医药学发展产生了重要的影响，为中国医学史和世界医学史写下了光辉灿烂的篇章。

（一）中医妇科的奠基之作——《妇人大全良方》

宋代临川医家陈自明的《妇人大全良方》，是我国古代最大的一部综合性妇产科专著。该书成书之前虽有一些妇科和产科书籍，但"纲领散漫而无统，节目谆略而未备，医者尽于简易，不能深求遍览"，还没有系统化、专门化的著作，已有的一些论著只是一些零散的治疗经验，不成系统，且妇产分离。有鉴于此，陈自明"采摭诸家，提高挈领"，总结南宋前40余部医著及当时80多名医学官员、50多名普通儒医的经验，按调经、众疾、求嗣、胎教、妊娠、坐月、产难、产后八门对妇产科疾病做了全面、明了的分类，系统介绍妇人各阶段的生理、病理、疾病及治疗特点，为授胎、养胎、胎教、生产及产后护理等提供了丰富多彩的措施与方法，并提出了许多有重要影响的学术见解，使我国古代妇产科成为一门系统性的专科。如在产科技术方面创立了对倒产、偏产、坐产、盘肠产等难产的有效处治方法，其

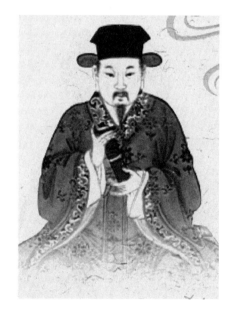

陈自明画像

中臀位助产法是世界之最早的文献记载，"盘肠产"及其处治方法补充了《十产》之未备；以兔脑髓为主药佐以芳香药物制成"催生丹"，催生效用冠于宋以前诸催生方之首。《中国医籍考》中评价道："良方出而闺阃之调，将大备矣。"鉴于陈氏对中医妇科的创造性贡献，现代学者中国中医研究院蔡景峰先生认为陈自明为我国妇产科的主要奠基人之一。《妇人大全良方》亦被公认为是中医妇产科学的奠基之作，在中医妇产科学发展上起到了承前启后的重要作用。明清时期的许多妇产科学著作，如王肯堂的《女科准绳》、萧赓六的《女科经纶》、武之望的《济阴纲目》、万全的《万氏女科》、傅青主的《傅青主女科》等有影响的著作均借鉴《妇人大全良方》的成果而成，可见其影响之大。此外，陈自明倡导晚婚优育，尤其注重胎养胎教，在《妇人大全良方》中首次专列"胎教门"，论述胎教的方法及妊娠各期胎儿发育情况与饮食起居、精神情志、身体状态、医药宜忌等关系，指出孕妇的视听言行等日常行为对胎儿生长发育产生的影响，其学术观点对现今优生优育仍有一定的借鉴意义。

（二）源远流长的针灸流派——席弘学派

宋代临川针灸名家席弘，是江西针灸学派鼻祖。席弘和他的传人席灵阳、席玄虚、席洞玄、席松隐、席云谷、席素轩、席雪轩、席秋轩、席顺轩、席肖轩、席天章、席伯珍等一脉相传，家传针灸十二代，从宋至明，历久不衰，针术广为传播。席弘第十代孙席肖轩除传子外，还传徒陈宏纲（名会，字善同，江西丰城人）。自此开

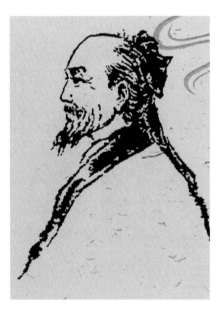

徐凤画像

始，席氏针灸由家传变为师传。陈会传徒曾思明、姜彦思、胡思文、卢庭芳、吴复谦、刘瑜、傅永哲、夏国宝、陈德华、董仕珉、刘瑾、尹思正、林惟固、邹尚友、王济方、袁绍安、康叔达、王玉庆、董谊、眷谷、徐洪、雷善、郑宗和、徐恭、邹用霖25人，门徒扩大至江苏、安徽、四川、广东等地，广为传播，成为了我国历史上影响颇大的地方针灸流派。席弘针灸学派针技特色鲜明，选穴精确，手法精细，捻转补泻独具一格，如"行针审穴""补泻迎随"等，穴位手法并重。南昌宁献王朱权崇尚方术和道教，爱好针灸，访得陈宏纲传人刘瑾，学习并倡导针灸，撰有《寿域神方》《乾坤生意》《臞仙活人心法》等医学著作，且对传播针灸医

学及使席弘一派针道远扬起到积极的推动作用。刘瑾受宁献王之命，辑录其师《广爱书》主要内容改成《神应经》，初刊后在明代影响很大，各针灸书竞相引用。还有些医家对席弘一派针灸著述进行改编，如徐凤《针灸大全》所载的《席弘赋》，高武《针灸聚英》的《天元太乙歌》，朱权《乾坤生意》中载有《长桑君天星秘诀歌》，李梴《医学入门》所载的《杂病穴法歌》等，可以看出席弘针派的学术经验在整个明代传播过程。以席弘为宗的江西针灸派系，始于南宋初期，经历时间长，传播广，在我国针灸史上有着重要的地位，对针灸学进步起到重要的推动作用。席弘学派的相关著作，体现了南宋江西针灸学家席弘的学术思想，其流传至今仍有强大的生命力。

（三）引领世界的正骨学家——危亦林

元代南丰危亦林是我国古代杰出的医学发明家，所著《世医得效方》专辟"正骨兼金镞科"，使正骨科成为了独立的学科，故此卷被称为"中国第一部正骨学专著"，危亦林也被称为"中国第一位正骨科学家"。《世医得效方》系统地整理了元代以前中医骨伤科学的成就，详细记叙了四肢骨折、脱位、跌打损伤的手术和整复手法，骨伤手术麻醉方法，骨伤外科手术器械及骨伤内服、外用方药等。特别对骨折脱位的诊断分类、整复固定以及手术麻醉等方面有诸多的创新发明，达到了当时的世界领先水平，开创了正骨整复手法之先河。如在"正骨兼金镞科"中详细介绍了肘、臂、腰、膝脱臼骨折的整复方法，其中悬吊复位法治疗脊柱骨折为

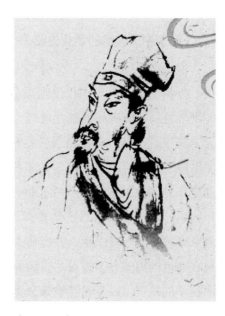

危亦林画像

世界之最早，比英国医生达维斯采用这一同样方法早了 600 年；架梯（立凳）复位法整复肩关节脱位，也被认为较现代外科奠基人之一的巴累 1572 年采用的类似方法早了 200 多年。危氏将清创疗法使用范围拓宽，用于骨折的治疗，还对针、剪、刀、钳、凿、麻线、桑白线等医疗手术器械进行了记载，特别是创制了缝合针——曲针，引丝线或桑白皮线，由内向外逐层缝合，堪称世界医学史上的重要发明。《世医得效方》记述应用草乌散全身麻醉进行金疮和正骨手术，是世界麻醉史上现存最早全身麻醉的医学文献记载。书中还详细地叙述内服麻醉剂和外用麻醉药的方法，并且提出服用麻醉剂的原则，为后世医家正确掌握中药麻醉方法提供了经验，从而为我国骨伤科

学的发展做出了重大贡献。危氏应用曼陀罗、草乌等进行全身麻醉，比日本外科医生华冈青洲 1805 年使用曼陀罗做手术麻醉早了 460 多年。《世医得效方》记载了骨伤内服药方 35 首，外用药方 40 首，剂型有汁剂、水剂、散剂、糊剂、药膏、膏药等数种，对后世骨伤用药产生了深刻的影响。危亦林为中国骨伤科学的学科发展做出了杰出的贡献，无愧是中华民族历史上伟大的骨科专家。

《世医得效方》不仅推动了我国骨伤科的发展，难能可贵的是在国际医学交流中也产生了影响。如危亦林的"脊椎骨折复位及固定术技术"在中世纪流传至西方。《世医得效方》传入日本之后成为构筑日本古代正骨术的重要基石之一；在对正骨药物内服全身麻醉法、十不治证、六出臼、四折骨理论等方面对古代日本接骨术的形成产生了很大的影响的事实是无可置疑的。危亦林可谓影响国际骨伤科第一人。

（四）中国喉科的专业先驱——范叔清与危亦林

喉科在我国古代医学分科中出现较晚，宋代以前未设有咽喉科，大多咽喉疾病由内、外科治疗，医籍中仅见咽喉病症。宋代太医局将医学分为 13 科，其中设有口齿兼咽喉科，才有喉科的独立成科。自元代始，旴江医学中就出现了喉科医家，如元代著名医家危亦林，不仅精通骨伤科，亦擅长喉科。《世医得效方·江西官医提举司牒太医院书》记有："亦林复进传本州斤竹江东山疮肿科，临川范叔清咽喉齿科。"《江西通史·元代卷》亦记载："危亦林……跟随南丰江东山习疮肿科，从临川范叔清习咽喉口齿科，后出任南丰州医学教授。"上述表明，元代临川范叔清是我国最早有史料记载从事喉科的专科医生，并有传人危亦林，开创了旴江医学喉科"喉针"流派。危亦林在《世医得效方》首设"口齿兼咽喉科"专卷，创立"喉风十八症"新论，对后世喉科学的发展，以及喉症临床分类、辨治的创新起着至为重要的作用。如清代旴江南城名医张尘生，精外、眼、喉科，撰有《论喉科三十六种》，其子如鳌世其业。旴江名医黄明生，传旴江喉科，擅用针灸，治验如神，撰有《喉风三十六种》。新安喉科名家郑于丰、郑于蕃兄弟二人，曾同受业于旴江南丰喉科名医黄明生，得其秘传而专业喉科，分别创立南园喉科与西园喉科而闻名于世。南园郑于丰之子郑梅涧继承家传衣钵，著《重楼玉钥》，开创了喉科学上的"养阴清润派"，郑梅涧长子郑承瀚又创制"养阴清肺汤"，对治疗当时流行的白喉病有奇效，比 1901 年西方获得首次诺贝尔医学和生理学奖的德国学者冯贝林发明抗毒血清治疗白喉病早 100 年。《重楼玉钥》研究专家郭君双认为："《重楼玉钥》……卷上的内容由三部分组成：一是黄明生传授的古本'喉风三十六种秘书'；二是郑梅涧的经验，如'梅涧医语'；三是郑承瀚与同里医生方成培整理后附人的内容。"可见，旴江医学对我国中医喉科的影响和发展至为深远。

范叔清、危亦林在喉科临床重针治，针药结合，开创了旴江医学喉科"喉针"流派。在《世医得效方·卷第十七·口齿兼咽喉科》论"喉病"中首论针治，次论药治，针药结合，重视针灸以及咽喉口腔的局部针刺（喉针）、用药（喉药）或小竹管吹药（喉枪）等特色治疗，实为中医喉科和旴江医学喉科"喉针"流派以及喉针、喉药、喉枪之肇始，受到后世的推崇和沿用，对明、清、民国时期喉科的发展、兴盛、创新有着重要的影响。后世喉科医家，多遵其法重针治，如明代薛己《口齿类要》，清代的张宗良《喉科指掌》、郑梅涧《重楼玉玥》、金德鉴《焦氏喉科枕秘》、李纪方《白喉全生集》、破头黄真人《喉科秘诀》、吴氏与张宗良《咽喉秘集》、封一愚《咽喉秘传》、夏云《疫喉浅论》等。

（五）现存最早的舌诊专书——《敖氏伤寒金镜录》

元代清江医家杜本增订敖继翁《金镜录》一书，将原12舌苔图增为36图，并列治法方药，于至正元年（1341）撰成《敖氏伤寒金镜录》，是书为我国现存最早的舌诊专著，也是世界上现存最早的舌诊专书。该书在察舌辨证上，以广义伤寒立论，补仲景《伤寒论》之未逮；又受刘河间火热论之影响，以火热学说论舌苔，补河间火热学说之缺遗，确立了一套比较系统的"辨舌用药"体系。全书内容以外感温热病为核心，所载36种舌苔中热证33种、寒证2种、不分寒热1种，治疗重在清热，所用方除了承气汤类外，其他的益元散、双解散、防风通圣散等清热方剂，均为刘完素所创。《敖氏伤寒金镜录》的成书，标志着外感病舌诊法的形成，不仅促进了中国舌诊学的发展，也为后世温病学说的形成与成长作出了重要贡献。该书问世之初，秘而不传，故流传不广，在当时没有充分发挥其学术影响。后被明代薛己发现，誉为"虽不期乎仲景之书，而自悉合乎仲景之道"之作，广为刊布。薛己将《敖氏伤寒金镜录》增补后的内容校刊编入《薛氏医案》中，更名为《外伤金镜录》。此后，如明代徐春甫的《古今医统大全》（1557）卷十四"伤寒门·附录"、张时彻的《摄身众妙方》（嘉靖刻本）卷四"附录"、王肯堂的《伤寒证治准绳》（1604）

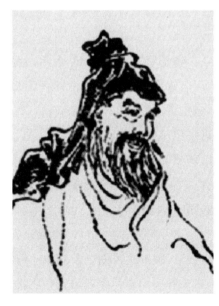

杜本画像

帙之六"附录"等都收录了该书，使《敖氏伤寒金镜录》的舌诊法得以在较短的时间内广泛地流传。

（六）德医双馨的杏林楷模——龚信龚廷贤父子

金溪医家龚信与龚廷贤父子均为明代御医，德医双馨。《古今医鉴》是龚信的代表作，龚廷贤续编，约成书于明万历四年（1576）。后经王肯堂订补，题署《王宇泰先生订补古今医鉴》，改为十六卷本刊行。全书首论脉诀、病机、药性、运气，而后

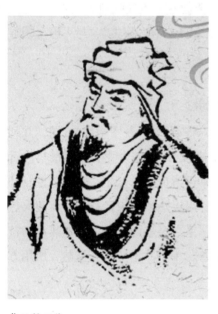

龚廷贤画像

分述内、外、妇、儿、五官等各科病症141门，汇集上自《黄帝内经》，下至金元各名家之论，博采众长，分门别类。凡论辨之精确、脉方之神妙者悉采而集纂，结合其临床经验互为参订，以昭医学之正传，示后学以成法。正如刘自强序曰："考古证今，察脉治病，如执鉴以照物。"复经王氏订补发明，"便后学知合宜之用"，是临床证治颇有参考价值的综合性医著。书中《明医箴》《庸医箴》《病家箴》《警医箴》四首箴言分别告知医生、病人应知晓的道德态度及行为。《明医箴》与《庸医箴》是采用对比的手法，提出对医生的道德、学识、技术等方面应达到的要求和需具备的条件，批评庸医的行为，体现了高尚的医德风范。

龚廷贤一生行医60余年，踪迹踏遍河南黄河流域一带，因医术超群，很快就"声名烨播京师，随被命拜官荣归"。1593年，治愈鲁王张妃鼓胀，被赞为"天下医之魁首"，并赠以"医林状元"的匾额，成为我国医学史上获得"状元"荣誉称号的第一位医生。龚廷贤除承家学外，还访贤名师，广其裘业，博综诸家，以制方萃味，用药易简，有"王道医"之称。他一生勤于笔耕，在地方医家中可谓拔头筹者，著有《万病回春》《寿世保元》《种杏仙方》《鲁府禁方》《云林神毅》等医书20种，共89卷，内容丰富，涉及面广，全面反映了龚氏在内、外、妇、儿各科的临床经验。其中以《万病回春》和《寿世保元》二书流传最广，甚有刻书商也谓"寿世保元，最能赚钱"，版本次数创纪录，如《寿世保元》现国内多达63种明清刻本被收藏，可谓第一。《万病回春》中的雄黄败毒散、杨梅疮秘方和《寿世保元》中的十全丹，是现存率先应用砷剂治疗梅毒的文献记载。龚廷贤的《小儿推拿秘旨》（又名《小儿推拿方

脉活婴秘旨全书》《小儿推拿活婴全书》《小儿推拿方脉全书》）成书于1604年，是我国现存最早以"推拿"命名的小儿推拿专著，也是一本儿科医籍。书中以歌诀表述穴位与推拿手法，言简易明、易懂、易记、易于应用，且对手法论述最为详晰，以方便后学者。龚氏根据小儿脏腑娇嫩，易寒易热，汤药难施的特点，以推拿疗法运用于儿科，适应证广，疗效快，易被小儿所接受，为儿科临床提供了新的途径。日本丹波元胤在《医籍考》中称为《活婴秘旨全书》，清代藻文堂刊本以《小儿推拿全书》为名重刊。该书作为现存最早的推拿单行本，其中有许多独有的特点，后世推拿专书多以此书为蓝本。被《中国医学大成》誉为"小儿推拿最善之本"。国内有16种明清刻本收藏，1958年出有铅印本。龚廷贤的医学造诣，也筑基于高尚的医德，他在《万病回春》一书中的《医家十要》《病家十要》两首箴言，对医生提出的要求和道德规范更加具体化、条理化、规范化，且明确认识到医学行为是医患双方的事，通过对正常与不正常的医患关系的分析，进而提出了对病家的合理要求，体现了一位医者的职业良心。他的"医家十要""病家十要"，已成为后世医者和患者含灵养正之守则。

（七）独树一帜的治痨专著——《红炉点雪》

明代金溪龚居中曾任太医，一生精研医学，对内、外、儿科均有所长，生平著作颇丰，如《红炉点雪》《福寿丹书》《小儿痘疹医镜》《幼科百效全书》《外科百效全书》等，其中流传至今对后世影响较大的当推《红炉点雪》。《红炉点雪》原名《痰火点雪》，是论述治疗痨瘵的一部专著。龚氏解释痰火的定义说："夫痨者劳也，以劳伤精气血液，遂致阳盛阴亏，火炎痰聚。因其有痰、有火，病名酷厉可畏者，故今人讳之曰痰火也。"痰火证是临床上常见的一种疾病，古之医家对本证论述较多，然论述最详、治疗效果最好者莫过于明代医家龚居中。他在《红炉点雪》一书中对痰火证的病因、病机、治疗及预后做了详细的论述，今观其一书，其论精当，不落窠臼，可资借鉴。痨瘵的病机为阴虚火炽为本质，法当滋阴降火，首推六味丸（谓其有"统治痰火诸证"之功）。此外，书中选用的38个治疗主方中，益水清金降火药占有相当大的比例，其中21方有麦冬，19方有天冬。然龚氏熟谙《内

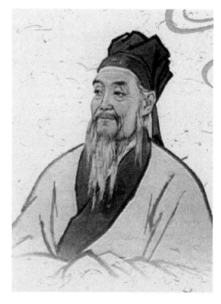

龚居中画像

经》"阳生阴长"之旨，遵朱丹溪"虚火可补，须用参芪"之训，在许多滋阴降火的主方中皆加入人参、黄芪补气生阴，以达阴长气敛之功。龚氏治瘵不囿于药物疗法，还常熔针灸疗法、气功疗法、饮食疗法、摄生调护于一炉，采用多途径的综合疗法。其中对灸法的临床运用及对瘵病的治疗方面做了详细的论述，也是最早记载用灸法治疗痨火的专著。认为："盖寒病得火而散者，犹烈日消冰，有寒随温解之义也。热病得火而解者，犹暑极反凉，犹火郁发之之义也。虚病得火而壮者，犹火迫水而气升，有温补热益之义也。实病得火而解者，犹火能消物，有实则泻之之义也。痰病得火而解者，以热则气行，津液流通故也。"此为灸法治疗热病的推行和对扩展灸法的治疗范围做出了重要贡献。

（八）影响深远的教育医家——李梴

明代南丰医家李梴，早年因病学医，博览群书，有丰富的临床经验，行医于江西、福建两省之间，疗效卓著，赢得了病家的高度赞誉。晚年，将其数十年积累起来的学术心得，撰成《医学入门》9卷，于万历三年（1575）刊行于世。《医学入门》是以刘纯《医经小学》为蓝本，将《内经》《伤寒》《本草》《妇人良方》《世医得效方》《脾胃论》《丹溪心法》等多种前人著作重新整合分类，提取精华而成。撰写初衷为初学者入门，已成为明代以来一部颇具影响的医学入门之书。内容包括医学略论，医家传略，脏腑经络与内、外、妇、儿、针灸各科及本草等，用歌赋形式写作，但又以大量注文进行补充说明，不仅汇集各家学说，而且也阐明自己独特的见解，通俗易懂便于初学者阅读，在中外具有重要影响。书后附有"习医规格"一篇，文中着重论述习医者的业务学习和品德修养等等问题，为昌明医德树立了楷模，在今天看来，仍有一定的教育意义。

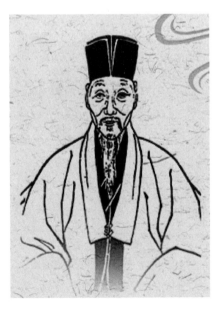

李梴画像

该书集医学基础、临床为一体，可以用全、细、深、简四字概括之。书中非常重视藏象学说，提出了诸多的新论。如《脏腑分条》曰："心，君脏也，神明居焉。"认识到解剖之心与神明之心的区别使心的两大生理功能清晰明确。书中明确指出："命门下寄肾右，而丝系曲透膀胱之间；上为心包，而膈膜横连脂漫之外；配左肾以藏真精，男女阴阳攸分；相君火以系元气，疾病死生是赖。"认为命门具有主生殖、藏精、主持元气之功，同时还包含了古人所称"心包络"的功能。这一认识不仅继承了《难经》左肾右命门之说，而且有了较多发挥，赋予了命门以新的含义，丰富命门学说的内容。对于《内经》"凡十二脏取决于胆"的理解，李梴从"胆主火与荣卫之行"立论，以阐发胆对其他十一脏腑的调节作用，具有独到的见解。故曰："凡十一脏皆取决于胆。盖风寒在下，燥热在上，湿气居中，火独游行其间，以主荣卫而不息，火衰则为寒湿，火盛则为燥热，故曰中正之官，决断出焉。"李梴在《内经》脏腑表里相合的基础上提出"脏腑别通"新观点："心与胆相通（心病怔忡，宜温胆为主；胆病战栗癫狂，宜补心为主），肝与大肠相通（肝病宜疏通大肠，大肠病宜平肝经为主），脾与小肠相通（脾病宜泻小肠火，小肠病宜润脾土为主），肺与膀胱相通（肺病宜清利膀胱水，后用分利清浊；膀胱病宜清肺气为主，兼用吐法），肾与三焦相通（肾病宜调和三焦，三焦病宜补肾为主），肾与命门相通（津液胃虚，宜大补右肾），此合一之妙也。"基于"脏腑别通"理论提出了具体的治疗方法，在临证时具有一定的指导意义。如怔忡因惊悸日久而成者用温胆汤加黄连、山栀、当归、贝母，肝病用陈皮、肉豆蔻、槟榔等药理气导滞，小便不利治宜宣肺利水之"提壶揭盖"法等均源于脏腑相通论的指导，对认识和掌握脏腑之间关系，扩大临证思路，均具有很高的学术价值。

　　该书专列针灸门，对针灸学术颇多独特见解，特别是其"杂病穴法歌"及专论刺法补泻的"南丰李氏补泻"，流传甚广，影响颇大。书中倡导的取穴应精简，列出"治病要穴"与"治病奇穴"两节，并对107个常用穴位的主治病症作论述。其《杂病穴法歌》中，载述的89个病症，88则配穴处方，用穴81个，其中属头面部胸腹的腧穴仅7个，大量应用了本部、根部穴、下合穴和十六郄穴。在歌诀中明确注明下部穴用泻法的有18处之多，均反映了李氏"上补下泻"刺法经验。李梴营卫补泻法是在营卫深浅取气的基础上，融入迎随经脉的针尖方向而构成。书中称："补则从卫取气，宜轻浅而针，从其卫气随之于后，而济益其虚也；泻则从营弃置其气，宜重深而刺，取其营气迎之于前，而泻夺其实也。然补之不可使太实，泻之不可使反虚，皆欲以平为期耳。又男子轻按其穴而浅刺之，以候卫气之分；女子重按其穴而深刺之，以候荣气之分。"这种刺分迎随、异穴补泻和多元开穴说，丰富和发展了针灸学的理论和方法。书中提到"每日一身周流注六十六穴，每时周流五穴"（除六原穴过经）的开穴方法。呼吸补泻法强调患者自然呼吸与刻意呼吸相结合，在进针、出针时，令病者着意呼吸；在转针时，根据病人的呼吸细致地捻转针体。对于灸法则认为："病药之不及，针之不到，必须灸之。"明确艾灸的功效为："虚者灸之，使火气以助元阳也；实者灸之，使实邪随火气而发散也；寒者灸之，使其气复温也；热者灸之，引郁热之气外发，火就燥之义也。"李梴的针灸学说对后世也具有重大的学术影响。

（九）别具一格的学术创新——喻昌学说

喻昌与张璐、吴谦并称为我国清初三大名医，融儒、佛、医文化于一炉，医理多承《内经》《伤寒论》之学，胆识超人，敢于创新，形成了独特的学术思想，所创的秋燥论、大气论、议病式和逆流挽舟法及所主张的医学观点，影响后世绵延数代直至今日。晚年的喻昌潜心著述，并开堂讲授医学，著有《医门法律》《寓意草》《尚病篇》，在中国医学史上具有重要影响。《清史稿》高度评价《寓意草》："所载治验，反覆推论，务阐审证用药之所以然，异于诸家医案但泛言某病用某药愈者，并为世所取法。"喻昌在《寓意草》提出"议病式"的观点，如开篇是《先议病后用药》和《与门人定议病式》二节，对医案的书写内容做了详细的规定，是最早建立规范病案记录格式的文献记载。强调："故治病必先识病，识病然后议药。""某年、某月、某地、某人、年纪若……以何汤名为加减和合，其效验定于何时？——详明，务令纤毫不爽，起众信从，允为医门矜式。"内容包括病人一般情况、病人病情的总体表现病程、主要症状、判断疾病的性质、治疗原则、治疗药物及预后

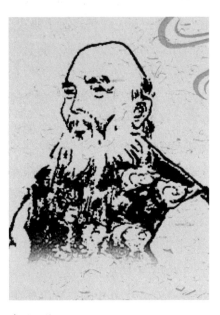

喻昌画像

等，已具备现代病历的框架，具有标准化、规范化的特征，体现出现代医学中循证医学的思想，将中医基础理论与临床治疗结合起来。"议病式"是中医历史上医案书写的典范，更体现着中医整体观念和辨证论治的基本法则，有助于中医医案的规程化，对后世医案辨证部分的撰写有启发和示范作用。

喻昌是伤寒学派中错简重订派主要代表医家，著有《尚论篇》，提出对《伤寒论》重新编次、归类的方法，首开伤寒学术争鸣之端，引发的尊经派与错简派之争，促进了《伤寒论》研究的深入与发展，后世以方类证、以法类证等诸多归类法的问世，就方法论而言，是受其影响。喻昌推崇方有执三纲之说，将《伤寒论》按照三纲鼎立、以法统纲的原则进行重新编次，认为《伤寒论》有纲有目，三阴、三阳是分辨伤寒病的大纲，六经为分析伤寒病的大纲，六经中又以太阳为纲，提出风伤卫、寒伤营、风

寒两伤营卫的辨证大纲，确立"三纲鼎立"之说，将桂枝汤、麻黄汤、青龙汤作为鼎足三纲的治法。《尚论篇》将伤寒六经各自为篇，每一经之前，都叙述证治大意，再以法为目，法下分列条文，加以注释，并将合病、并病、坏病、痰病四类附于三阳经末，以过经不解、瘥后劳复阴阳易病等附于三阴经末，这样使得条理清晰，求理法方药于一统。

明末清初时期，瘟病多次流行。喻昌结合实际情况指出："触冒寒邪之病少，感发温气之病多；寒病之伤人十之三，温病之伤人十之七。"他根据《内经》之旨，提出"温病三纲"，以冬伤于寒、冬不藏精、冬伤于寒又冬不藏精，春必病温各为一大类展开分析，从温病之因、温病病机、温病治法三方面对温病进行补充。对温病的治疗，喻氏反对用辛温发表之麻、桂，且特别注重阴津的调养，认为春温病由于热邪久伏体内，"真阴为热邪久耗，无以制亢阳而燎原不熄也。以故病温之人，邪退而阴气犹存一线者，方可得生"。喻氏对温疫的病机认识、辨证治疗主要从三焦立论，指出"伤寒之邪，先行身之背，次行身之侧，緣外廓而入，温疫之邪则直行中道，留布三焦"。从而认为疫病由三焦相溷、内外不通所引起。提出"未病前，先饮芳香正气药，则邪不能入；邪既入，急以逐秽为第一义。上焦如雾，升而逐之，兼以解毒；中焦如沤，疏而逐之，兼以解毒；下焦如渎，决而逐之，兼以解毒"。为后世温病学家用芳香化湿、逐秽解毒治疗温疫奠定了理论基础。

《医门法律》中发挥《内经》精气理论基础上提出"大气论"，强调有形势之物对无形之气的依赖作用，指出"惟气以成形，气聚则形存，气散则形亡"，深刻地揭示了气的运动变化规律。喻氏认为大气是诸气之主，抟聚于胸中，包举于心肺周围，充斥于周身上下内外，无处不到，环流不息，使营卫之气得以统摄，五脏六腑、大小经络的功能得以发挥，生命活力旺盛。反之则"大气一衰，则出入废，升降息，神机化灭，气立孤危矣"。强调大气为主持人身整体活动之气，对后世影响颇大。如清末张锡纯对"大气论"进一步阐发，把大气具体为"以元气为根本，以水谷为养料，以胸中为宅窟者也"。喻氏在应用大气理论辨证论治时主要强调：一是用通阳散寒的方法调畅大气，驱除蔽塞大气的阴邪，如寒、水、痰、瘀等，常用瓜蒌薤白白酒汤、桂枝去芍药加麻黄附子细辛汤等辛温之品，以达到"大气一转，其气乃散"的效果；二是"胸中为生死之关"，慎用损伤胸中阳气之药，"凡治病，伤其胸中正气，致令痞塞痹痛者，此为医咎"。提出"治气须分三源"说，即治肺气宜清、治胃气宜和、治膀胱气宜旺，立论独特，影响深远。

喻昌认为《素问·阴阳应象大论》所述"秋伤于湿"当为"秋伤于燥"讹误，提出"秋燥论"创秋燥之先河，对后世影响深远。如《尚论篇·详论瘟疫以破大惑》

曰："奈何《内经》病机十九条，独遗燥气，他凡秋伤于燥，皆谓秋伤于湿。"喻氏在《医门法律》中专设"秋燥论"篇，完整地论述了秋燥致病，对内伤之燥与外感之燥进行比较系统的论述，指明秋燥为感受秋季燥热之邪而致，多犯上焦肺系，确立治疗大法及创制治燥专方清燥救肺汤，主要用于秋燥病的治疗。喻昌区分凉燥和温燥，强调燥气终属于热，重点叙述温燥之气，对后世温病学派的形成和发展影响巨大，为后世温病学有关秋燥的论治奠定了基础。

喻氏非常重视胃中津液在全身中的作用，认为胃津与肾中阴精并重，认识到许多疾病的发生、发展与胃中津液盈亏息息相关，故临床上重视养护胃中津液。如在外感后期邪热未尽，津液已伤时，当补虚清热，药用麦冬、生地黄、牡丹皮、梨汁等甘凉濡润之品，认为"伤寒后胃中津液久耗"，宜用"甘寒药清之"。他提倡阳明热盛宜急下存津，对后世温病学家，特别是吴瑭温病急下存阴法的运用影响甚大。认为"热邪传入阳明，必先耗其津液"，见有"一汗多津越于外；一腹满津枯于内；一目睛不慧，津枯于中"三证时，当急下以救津液。他在治疗秋燥证时，亦以生胃津以润肺为法则，认为"肺金之生水，精华四布者，全借胃土津液之富，上供罔缺"，若"胃中津液不输于肺，肺失所养，转枯转燥"形成肺痿、肺燥等证，创制清燥救肺汤，即以护胃为先。方中甘草"和胃生金"，人参"生胃之津，养肺之气"。故自评曰："今拟此方名清燥救肺汤，大约以胃气为主，胃土为肺金之母也……盖肺金自至于燥，所存阴气不过一线耳，倘更以苦寒下其，伤其胃，其人当有生理乎？"喻嘉言的养护胃津思想，为后世叶天士的胃阴学说奠定了基础。

（十）辨证论治的最早记述——《证治要义》

"辨证论治"是中医学的基本特点之一，是指导中医诊治疾病的基本原则，也是使中医药学得以延续两千多年长盛不衰的根本法宝。据浙江中医药研究院陈永灿考证发现，"辨证论治"一词首见于清代江西抚州医家陈当务著的《证治要义》（1775），比已知最早记载此词的章虚谷《医门棒喝》（1825）向前推进了50年，距今已有240年。20世纪50年代，任应秋教授将"辨证论治"确定为中医规范名词。

中医基本学术特征"辨证论治"的形成，是历代医家经过反复而漫长的临床实践和理论探索总结出来的。早在东汉时期，张仲景《伤寒卒病论集》中云："撰用《素问》《九卷》《八十一难》《阴阳大论》《胎胪药录》并《平脉》《辨证》，为《伤寒杂病论》合十六卷。"这是"辨证"一词的最早记载，并开启了辨证论治学术思想体系形成的进程。宋代陈无择在《三因极一证方论》指出"因病以辨证，随证以施治"；元代朱丹溪将中医临床诊治过程概括为"脉因证治"；明代徐春甫在《古今医统大全》中提出"因病施治";明代周之干在《慎斋遗书》中列有"辨证施治"一节;明代张景岳在《景岳全书》中有"诊病施治"一词;清代徐灵胎"伤寒类方"有"见证施治"之称。但"辨证论治"一词,最早见于陈当务的《证治要义》。书中有两处提及"辨证论治"。一在卷七"药方":"本集前后共计三百八十七方。因古人一方可治数十病,而一病又兼数方,难以重复,故另汇于此。以仲景公之方列前,诸名医之方列后。凡集中辨证论治,旁边有厶角圈者,即是药方,细心查之自见。"一在戴第元"叙":"若喜惠民之学,辨证论治,妙义天开,能使不知医者,亦能知病之原委,诚有功于民生。"书中还对"辨证论治"的基本内涵做了具体而

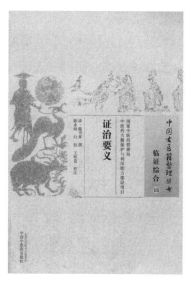

《证治要义》书影

深刻的论述。如"凡例"所言:"是集分为十卷,首二卷辨明证候虚实,以为医学提纲。"在"辨证"卷中归纳出"寒证辨""热证辨""虚证辨""实证辨""表证辨""里证辨""燥证辨""湿证辨"和"阴阳辨证",即寒热、虚实、表里、燥湿八个分纲和阴阳两个总纲。在"论治"卷中,针对具体疾病进行辨证论治,每种疾病先辨证,再论治,"叙明致病缘由,及病成而变之理",既集古法,又增新方。《证治要义》凡例曰:"采辑一百八十七家精义,凡例一证,先以己意论其端次,集古人证治,再次集今人新方。其中皆属紧要之言,人家常有之事。"如治疗腹痛,若遇妇人腹痛有辨血者,轻用桃仁承气汤,重则抵当汤;外感沙瘅者,用藿香正气散;饮食所伤,用六和汤;湿邪所伤,用涤痰汤;寒邪所伤,用小青龙汤热邪所伤,用凉膈散等。陈氏在论治疾病时只列方,略去药,将方剂汇编在"药方"卷,且载方药又不载分量,目的是"在医者活泼取用"。这样既方便临床圆机活法,"集中辨证论治",也反映出"同病异治""异病同治"的精神实质。

《证治要义》是一部综合性中医学著作,理法方药完备,学术经验丰厚。陈当务重视实践,博采众长,治学严谨,强调实践对理论的验证作用,注重对仲景学说的传承和运用,并有所发挥,主张辨证施治,善于变通。陈氏除对《伤寒论》《金匮要略》中辨证思想进行理论广义,还运用仲景方药于临床各科,或原方原药,或略有增减。陈氏融入自身临床经验,将仲景学说解释得通俗易懂,并在加以发挥,扩充了仲景学说的内容,值得我们借鉴学习。全书展示了妇科、儿科、外科、急诊等专科证治方面的丰富经验,内病外治和饮食疗法更是琳琅满目,且简廉方便,切合实用。对温病

的防治亦有独到见解，有专门论述温病的病因病机、治法方药，并指出温病非热病，"温即瘟也，又名疫疠"。温病为内外合邪所致，内为冬不藏精致精神外泄，或饮食不调致脾胃受伤，使得"人元气本虚"；外因"水土不正之气"，有水毒、气毒、热毒和湿毒。对温病的治疗除辨证内服药物外，还重视饮食疗法、针刺疗法、中药外敷、熨法等诸多解疫法，药用保灵丹、救苦散、白犀丹、苏合丸、屠苏酒等，采取多种疗法的综合措施。在预防方面，陈氏针对外邪不同而采用不同的措施，如辟水毒，投贯众、百部于井水中；辟气毒，纳雄黄、朱砂于鼻内；辟热毒、湿毒，早焚安息香，夜烧醋弹石；探望病人则要"精神完固，腹内充饱，嚼大蒜，饮烧酒，手握保灵丹"等。可见，《证治要义》是一部学术内容丰富的盱江医著，深入挖掘整理其学术思想及临证经验，具有重要的现实意义。

（十一）创新分类的本草名著——《本草求真》

清代著名医药学家、乾隆时代宫廷御医黄宫绣，出身儒医世家，天资聪敏，潜心钻研，结合自己临床经验，追求真谛，著书立说，著有《本草求真》《脉理求真》及《锦芳太史医案求真初编五卷》，其中《本草求真》《脉理求真》影响最大。1998年张瑞贤、常章富主编《本草名著集成》，收集金、元以降的重要本草专著11部，其中就以修正、补遗《本草纲目》为特色的本草是《本草求真》与《本草纲目拾遗》。《本草求真》在我国中药学史上具有重要地位，体现江西医家求真务实宗旨。对于药物的

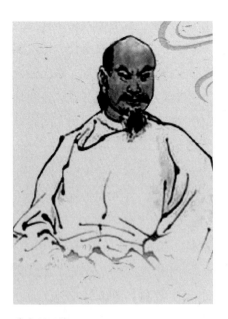

黄宫绣画像

分类，颇具独到之处。黄宫绣未采用历代本草书籍延用的部属分类法，即将药物以草木谷菜金石等为编次方法，而是根据药物功效异同的分类法。是书凡例开宗明义："本草一书。首宜分其形质气味。次宜辨其经络脏腑。终宜表其证治功能……是编开列药品，总以气味相类共为一处，如补火等药，则以补火为类，滋补等药，则以滋补为类。"按药性气味分为补剂、收涩、散剂、泻剂、血剂、杂剂、食物七类；各类又分若干子目，如收涩中又分温涩、寒涩、收敛、镇虚，是现存第一部中药功效分类比较完善的临床中药学专著。《本草求真》开创了以功效归类载录药物的编写形式，与现行中医药高校《中药学》教材的编写体例，虽有精粗之

别，却无本质差异，奠定了现代临床中药学以功效分类的基础并开创编写体例，功不可没。此外，为读者查阅方便，特地编写两套目录。第一套是按药物功能相近的归类，把520种药物按照补、涩、散、泻、血、杂、食物七类排列的次序，标以自然号码；第二套目录，药物排列次序是按照自然来源编排的，即按草、木、果、谷、菜、金、石、水、土、禽、兽、鳞、鱼、介、虫、人分十六部，立篇附于书后，并于各药之下注立序号，以便照号检对。这种于每味药下面注明该药的部属与卷首目录序号，是本草著作中创造性的索引形式，不仅便于查阅，且有利于后学者更好地辨析药物之异同，以便更好地指导临床组方遣药。

《本草求真》与许多转抄前人之言的本草大不相同，从辨析药物功效、主治着手，颇有现实意义和参考价值。最突出的特点在于详细阐明药物的比较鉴别使用，如白术味苦性燥，入脾气；山药味甘气平，入脾补阴。人参、黄芪味甘性温，入肺补气；葳蕤、蜂蜜甘平甘温，入肺补阴。这样互相对比，对于临床选药，具有重要的指导意义。药多有形质相同、气味相等者如白豆蔻、砂仁共为燥胃之类，猪苓、泽泻共为利湿之类，枳壳、枳实共为破气之类，如果仅将类似药物各自注释而不进行鉴别比较，则容易混淆。而一般本草书分论多、合论少，黄宫绣一反常规，有所创新。他论药凡遇气味相同者，都先于篇首共同阐发，再于各味之中取相类似者进行鉴别。如对枳壳、枳实的注释比较："是以气在胸中，则用枳壳，气在胸下，则用枳实；气滞则用枳壳，气坚则用枳实。"又如："半夏兼治脾肺，贝母独清肺金；半夏用其辛，贝母用其苦；半夏用其温，贝母用其凉；半夏性速，贝母性缓；半夏散寒，贝母清热；气味阴阳，大有不同，彼此误投，为害不浅。"从归经、性味区别半夏与贝母的功用之异同。再如："羌有发表之功，独有助表之力；羌行上焦而上理，则游风头痛、风湿骨节疼痛可治；独行下焦而下理，则伏风头痛、两足湿痹可治。二活虽属治风，而用各有别，不可不细审耳。"黄宫绣《本草求真》将功效单列，并放在突出位置，或置于药名之下，或作为眉批处理，将中药主要功效独立出来的特殊形式，可见对功效认识之深入。

《本草求真》虽为中药学专著，但由于黄氏以医见长，所以全书非常注重中医基础理论，对脏腑学说尤为突出，书中专列《脏腑病证主药》一篇。如对命门部位、实质进行了探讨，认为"命门火居两肾之中，为人生命生物之源"。重视后天脾胃，提出"土有长养万物之能，脾有安和脏腑之德……盖谓脾气安和，则百病不生；脾土缺陷，则诸病丛起"。在用药上，亦强调先明脏腑，如治疗"命门火衰"之虚寒证当选补阳助火之品，寓"益火之源，以消阴翳"之意。书中记载可选用鹿茸、附子、肉桂、补骨脂、益智、淫羊藿、仙茅、蛤蚧、川椒、丁香、远志、胡芦巴、硫黄、阳起石、蛇床子、雄蚕蛾等。《本草求真》将"诸病通用药"分为"脏腑病证主药"及

"六淫病证主药"。除"六淫病证主药"中痰、气、血、痛、消渴以病机统属药物外，其余均以功效展开分述。如"肺"，有补肺气（人参、黄芪）、温肺（燕窝、饴糖、甘菊、胡桃肉）、润肺（葳蕤、人乳、阿胶等）、升肺气（桔梗）等，可见其对功效认识的成熟与完善。打破原有的"病症—药物"框架，建立以"证／功效—药物"理论体系，标志着"辨病／辨症模式—辨证模式"的转化。

（十二）外科全生派代表之作——《外科真诠》

明清时期中医外科学已发展较为成熟，名家辈出，学术活跃，专著如林，并形成了正宗派、全生派和心得派三大学术流派。正宗派以明代陈实功《外科正宗》为代表，注重全面掌握传统外科理论和技能，临证每以脏腑经络为辨证纲领，治疗内外并重，内治长于消托补，外治讲究刀针手法。心得派以清代高秉钧《疡科心得集》为代表，吸取了清代温病学说内容，强调温病与外疡在病因病机、治法上一致性。全生派是继承与发扬了张景岳《外科钤》外证阴阳辨证，主张以消为贵，以托为畏，反对滥用刀针和丹药，倡导宣开腠理排毒外出，以温通法为主要大法。代表著作有《外科证治全生集》《外科证治全书》和《外科真诠》。其中《外科真诠》系清代旴江（今江西南城）医家邹岳所著，成书于1838年。后世对其评价有"虽《肘后》奇书，不是之过""每婴小疾，屡试屡验"。近代中医学家秦伯未赞曰："分析之细，罗列之富，为

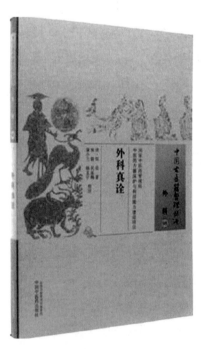

《外科真诠》书影

外科书籍所仅有；而处处以经验为依归，辅以相当之理论，使学者得收切实效果，尤觉难能而可贵。"该书分上下两卷，上卷载有疮疡总论、治疮疡要诀、膏散丹方和痈毒之发有定位之各部疮疡，共计271种外科病证；下卷囊括痈毒之发无定位部、小儿诸疮部及怪症外科疾病；书末附经络图注、内景图说、脉学提要、疮疡杂症揭要、十二经补泻温凉药品大略和其师胡俊心、吴锦堂的外科医案，共计95种外科疾病，是学习和研究清朝中晚期中医外科学的重要文献，对当今皮肤科临床具有重要指导价值。邹氏外科学术思想以全生派观点为主，但又兼收正宗派和心得派的学术观点经验。如《外科真诠》曰："医者能分阴阳调理，大症化小，小症化无，以图消散，斯为上工之技。若不辨症之阴阳，纯用苦寒攻逐，名为清

火消毒，实则败胃戕生也。"他在辨阴阳时，不仅有纯阴纯阳之分，更有半阴半阳之分。提出："大抵疮毒，纯阳固多，纯阴原少，惟半阴半阳之毒居多。"全书共载352首方剂，虽寒凉药多于温热之品，但使用次数明显少于温热药。如"头为诸阳之首，巅乃髓海所居，此处患毒，不可轻敷凉药，逼毒入脑"；骨槽风虽为风热所致，亦不可过用寒凉之药，否则"肌肉坚凝腐臭，非理中汤佐以附子不能回阳"：这些都与"全生派"学术思想相一致。此外，还吸收了"正宗派"的"消、托、补"思想，提出"凡毒用药，当分初、中、末之异"。如治疗半阴半阳症时，以和营解毒为法，内服加减活命饮，外敷乌龙膏，溃后仍宜托里。同时，还强调正确使用刀针和丹药。

邹氏对疮疡辨证提出："医学难明，皆由纲领不清。"因此开篇即列五条，挈其要领，以阴阳、善恶、气血、经络、脉息为外科疾病辨证之纲。全书注重阴阳辨证，继承并发扬五善七恶学说，明确指出各种恶候的病机、治法与方药，以局部皮损症状和十二经络循行部位来判断疮疡气血之盛衰。认为"外科经络最关紧要"，以经络气血之盛衰来判断预后，多血少气者易愈，多气少血者难疗，明确指出百会疽、心漏、对心发、肾俞发、脐痈、鹤口发、悬痈和伏兔疽为诸经"危险之毒"，必须补养气血。邹氏倡导四诊合参，通过望局部皮损的部位、形态和颜色等，以判断阴阳气血寒热虚实。同时，他认为脉诊在外科疾病诊治中占有重要地位，尤其是"久病之人及妇女不便观看处，又当以脉定其虚实"。提出外科之脉，以浮沉迟数虚实大缓为纲，而以其他脉附之。在《外科真诠》中还注重鉴别诊断，详载骨槽风与发颐、石疽与失营、百会疽与小儿积暑热疖等异同，有助于提高临床诊疗水平。

《外科真诠》记载的治疗方法十分丰富，除药物外，还有手术、砭镰法、针灸等。全书共载方352首（其中内服方224首，9种剂型，以汤剂、散剂和丸剂为主；外用方128首，12种剂型，以散剂、油剂和膏剂为主），用药343种（其中寒凉药149种，使用715次；温热药124种，使用1058次；平性药58种，使用432次；药性不详12种；含毒性药33种；动物药44种；引经药20种和药引12种），药味数以4～8味最多，占40.63%。邹氏不仅擅长使用毒性药、动物药和引经药，还有许多独到的用药心得。如消阳毒坚肿用蒲公英，消阴毒坚肿用续断；暖药中用荆芥必须炒黑，取其和腠理之血；用太极黑铅膏须避灯火，敷之更验；咬骨疽不论阴阳，必用穿山甲和皂角刺；形成窦道瘘管的疮口用金蟾化管丸等。此外，还有不同的药物外治法，如吹嚏药法、鲜药捣敷、腔内塞药、药条、熏法、醋磨或酒磨外涂等。对于手术疗法，邹氏严格掌握手法和适应证，认为过早开刀可致泄气反痛，砭镰法禁用于婴儿丹毒，唇疔只宜钳破疔头，不可用针深刺等。对于梅毒导致鼻部溃烂者采用"补鼻还原法"，可谓开创整形美容外科之先河。邹氏治疗外科疾病中还十分注重生活调摄，如腰间肉带须戒房事 3 个月，汤火疮不可用冷水井泥浸渍，席疮当用软衬，漆疮当忌浴热水等。在调养中尤其注重饮食宜忌，如痔疮宜空腹热服汤药，然后以美膳压之，以免犯胃，并忌生冷、五辛、火酒、硬物、大料、湿面之类；血风疮须忌椒、酒、鸡、鹅等动风之品；猫眼疮宜多食鱼、鸡、葱、蒜，忌食鲇、鲤、虾、蟹等。

可见邹岳医理论述精湛，诊断方法丰富，诊断技巧独特，重视鉴别诊断；不仅擅长使用毒性药、动物药和引经药，而且用药见解独到；补鼻还原法、取铁汗法、烫法、熏法、吊法等治法新颖独特；注重生活调摄，尤重饮食宜忌，并将治未病思想运用到外科疾病中，且认识到环境对发病的影响和心理疏导在治疗中的作用，体现了朴素的"生物－心理－社会"医学模式理念。

此外，还有不少盱江医学精英人物如张三锡、万全、易大艮、王文洁、黎民寿、程式、曾鼎、谢星焕、李铎、谢甘澍、舒诏、杨希闵、郑昭等，以及近代众多医家留有大量的医学著作，蕴藏着丰富的学术思想和诊疗经验，为中国医药学的发展也做出了不可磨灭的贡献。

（徐春娟　撰稿）

二、盱江医学对国外医学的影响

不同地域医学流派的崛起、争鸣与交融，是构成中医学术研究可持续发展不可缺少的重要环节，其中有些还具有重大国际性影响，为中外医学交流做出了贡献。著作流传国外之多，影响之广，引用、翻刻次数之频繁，盱江医学均独占鳌头。盱江医学之所以在海外影响深远，有其历史原因和学术原因。明代万历年间，经济繁荣，对外贸易和文化交流日益频繁。由于航海术的进步，中国医学书籍出版后，很快通过浙江、福建等沿海地区直接海运至日本，或从陆路经朝鲜的对马海峡渡海至日本。加之日本引进了活字印刷术，许多汉籍医学书在日本得以广泛的传播。元禄时代，印刷出版的医药书籍面向大众化后，有关中医药学书籍的注释书随之大量出现，使日本出版的医学书籍数量远超同时期中国出版量。在此环境下，日本医家来华学习亦较频繁，如日本名医吉田宗桂两次入明学医，其子吉田宗恂编写《万病回春钞》对原著中重要术语予注释，对《万病回春》在日本流传有很大的促进作用。此外，盱江医学传人东渡，促进盱江医学在海外扎根，如明代名医龚廷贤晚年弟子戴曼公，名笠，浙江钱塘人，东渡日本传学，在日本曾传授医术于北山道长与深见玄岱，二人后皆成为日本名医。明代福建名医王宁宇，号五云子，因事经朝鲜至日本，自庆安年间（1648-1651）起在长崎及江户行医，临证处方专主龚廷贤及皇甫中《明医指掌》。戴、王二人在日本医界的声望，扩大了龚廷贤在日本的影响。盱江名医危亦林、李梴、龚廷贤等医家的著作在日本、朝鲜、越南等国均有翻刻，有的多达数十版，对日本汉方医学、朝鲜医学、越南医学的形成发展起到一定影响。

（一）对汉方医学的影响

日本汉方医学溯源于中国传统医学，是东方医学的重要组成部分，与中医学关系密切。在其本土发展过程中形成了后世派、古方派、折衷派、考证派4个重要的学术流派，其中后世派与古方派受到盱江医学深刻的影响。如盱江龚廷贤被公认为是对日本江户时代的汉方医学有重大影响的人物。他的著作《万病回春》被奉为后世派的经典，同时也被古方派、折衷派、考证派所推荐。故医史学家大塚敬节曾评论曰："《万病回春》是江户时代最常用常读的书。"如江户时期后世派第一人曲直濑玄朔极重视《万病回春》，所著作《众方规矩》（江户时代医师必备书）及其弟子甲贺通元的著作《古今方汇》、女婿兼弟子冈本玄冶的著作《玄冶方考》《玄冶药方口解》中，均大量引载了《万病回春》的处方，并应用于临床实际。《众方规矩》共收载120首基本处方，引自《万病回春》约60%，包括《寿世保元》及《济世全书》，共引龚廷贤处方达73%，加减部分1060例中亦以《万病回春》为主，引自龚廷贤著作约达60%以上。《古今方汇》收录1263首基本处方，至《重订古今方汇》增加至1800余首，引自《万病回春》的内容占引文一半，合计《寿世保元》《济世全书》等内容，可达约80%。此外，长泽道寿在京都学医期间，曾刻苦攻读过《万病回春》；冈本玄冶在他的处方解说和治验例中，也用到很多该书的处方。香月牛山在治疗中也多采用《万病回春》。古方派四大家之一的山胁东洋之子山胁东门认为《万病回春》是后世派的经典著作，并指出龚廷贤不是只用补益方法的医生，也用大黄、巴豆攻下之法，但后世派仅偏于用补益之品治疗，岂不与《万病回春》原意相悖。山胁东门的弟子原南阳与吉益南涯的弟子中川修亭等古方派大家也认为《万病回春》是临床实用的参考书。折衷派医师和田东郭与幕末考证派的巨梁山田业广都是江户时代第一流临床医师，均把《万病回春》作为必读书。近年日本对汉方医学即传统医学引起重视，纳入保险的汉方成药有128种。汉方成药制剂处方来源，除《伤寒论》《金匮要略》经方外，有约11%来源于龚廷贤《万病回春》。可见该书在日本是唯一与《伤寒杂病论》相提并论的中国医书，影响非比一般。

危亦林的《世医得效方》传入日本，对日本古典骨伤学产生了重大的影响，是构筑其古代正骨术的重要基石之一。如日本古代用于整骨术的麻醉基本方，据考证应首先来自《世医得效方》中草乌散等方；书中正骨药物内服全身麻醉法、六出臼、四折骨理论、十不治证、关节脱臼复位法等学术思想，均对古代日本接骨术的形成产生了重大影响。《骨继疗治重宝记》刊行于延享三年（1746），被称为日本最古的正骨专门著作。该书非常重视《世医得效方·卷十八》，全面继承和实践了《世医得效方》的"六出臼、四折骨"理论，将上肢和下肢的脱臼和骨折分别论述。《骨继疗治重宝记》对髋关节脱位及复位手法，载有"脚大腿根臼前方脱位治法之图"的说明文，则完全是抄录于《世医得效方》内容："此处身上骨是臼，腿根是杵，或出前，或出后，须用一人手把住患人身，一人拽脚，用手尽力搦归窠；或是锉开。又可用软棉绳从脚缚倒吊起，用手整骨节，从上坠下，自然归窠。"杜本的《敖氏伤寒金镜录》传入日本后，于1654年被刊刻出版，并在刻本的基础上形成多种抄本。该书在日本的流传，不但对日本江户时代的汉方医学之诊法产生了深刻的影响，也为形成汉方医学的舌诊流派奠定了基础。李梴《医学入门》于江户时期传入日本，受到汉方医学道三学派古林见宜等的高度重视，认为"学医不可无规格（规格即李梴《医学入门》）"。他后来在大阪设学舍，对学医的弟子一律以《医学入门》为教材，从而使《医学入门》在日本广泛流传，影响深远。

喻昌的著作《尚论篇》《医门法律》很早就东渡扶桑，对日本医家有很大的影响。如古方派代表人物名古屋玄医早年学习后世方派学术，40岁后，得到喻昌《尚论篇》《医门法律》后，遂刻意复古，开始力排李朱医学，脱离曲直濑道三学派，重视对《伤寒论》的研究，并大力阐述仲景学说的重要性，产生和形成了新的医学思想。当代中国学者廖育群提出："始创其说（古方派）的名古屋玄医，在儒学复古风兴起之前，依然因为读清代喻昌的《尚论篇》而发奋研究古代医经。"许多当代汉方医名家也都认为名古屋氏的思想深受中国医家的影响，如大塚敬节、矢数道明认为："名古屋玄医的思想基于喻昌，后期则受张景岳、薛己、程应旄的影响是毫无疑问的。"特别是"贵阳"思想的形成不同程度地受到喻昌《尚论篇》《医门法律》等的影响；而其所创的逆挽汤与喻昌首倡"逆流挽舟法"同出一辙。后藤艮山师从名古屋玄医，晚期致力于整理名古屋医学思想经验。其学术思想亦源于喻昌，曾在著作中多次提及。他提出"一气留滞论"的病因病机思想，与喻昌的"大气论"的认识一致。

（二）对朝鲜医学的影响

中朝两国一衣带水，自古以来友好和睦，传统医学之间亦交流频繁，互相渗透促进。朝鲜医学的形成与发展受中医学的影响颇深，如《乡药集成方》《医方类聚》《东医宝鉴》三大古典著作均参考和引用了大量的中医书籍，其中《医学入门》《世医得效方》《万病回春》等盱江医籍对古代朝鲜医学影响较大。《医方类聚》由当时朝鲜王朝的统治者监督御修，经过朝鲜成宗、世祖、世宗三代国王和众多朝鲜医家的共同努力完成，于1443年始编修，直至1477年修讫正式刊行，共收方5万余首，是历代中医聚方著作之最，在朝鲜历史上产生过巨大影响。其主要引用书中有盱江医家葛洪的《葛氏肘后方》，危亦林的《世医得效方》，陈自明的《管见大全良方》《妇人大全良方》《外科精要》，黎民寿的《黎居士简易方》，朱权的《寿域神方》等。《医林撮要》是一部朝鲜医学名著，亦是一部综合性方书，成书于16～17世纪期间，原书引用了大量的中国医学资料，其中引用的《妇人大全良方》《世医得效方》《医学入门》《古今医鉴》《万病回春》等为盱江医学著作，如卷1前有"历代医学姓氏"，主要节引自明代盱江医家李梴的《医学入门》，是研究历代医学人物的重要参考资料。《东医宝鉴》为朝鲜著名医学家许浚编撰，成书 1613 年，是朝鲜的综合性传统医籍，其初刊本在 2009 年被联合国教科文组织列入世界记忆遗产名录。全书主要纂辑自中国明万历以前流传到朝鲜的医药书籍 80 多种，引用频率前十的中医书籍中《医学入门》《世医得效方》《古今医鉴》《万病回春》为旴江医家所撰。此外，还引用了葛洪《葛仙翁清净经》《抱朴子》，陈自明《妇人大全良方》《外科精要》，黎民寿《简易方论》，沙图穆苏《瑞竹堂经验方》，朱权《寿域神方》，朱权《臞仙活人也方》，龚廷贤《种杏仙方》等旴江医籍。许浚《东医宝鉴》的定名，亦为慕旴江龚信、龚廷贤《古今医鉴》之意。

《万病回春》《医学入门》传入李朝后，被朝鲜医家奉为临证圭臬，形成盛极一时的"回春派"和"入门派"。朝鲜名医许浚在《东医宝鉴》中说："惟近来《古今医鉴》《万病回春》之药一贴七八钱，或至一两，药味全而多寡适中，合于今人之气禀。故今者悉从此法，皆折作一贴，庶使剂用之便易去。"当代韩国学者车雄硕研究发现，高度概括了中医精髓及丰富医疗信息的明代李梴《医学入门》，在朝鲜时期韩医学的乡药化进程中起着举足轻重的作用，并且成为被当时知识分子所喜爱的书籍，被认为是对韩医学影响最大的中国医书。如在《东医宝鉴》中已经充分活用，引用数据 2714 条，占杂病引条数的 46%；以后朝鲜出版的《及幼方》或是《方药合编》等医书当中亦引用较多内容。特别是 1831 年《医学入门》被选为医科取才考试科目，在朝鲜医者心中，《医学入门》与被誉为朝鲜经典医著的《东医宝鉴》是具有同等重要性的医学书籍。

（三）对越南医学的影响

中国与越南山水相连，两国人民友好往来的历史悠久，文化背景相似。在东南亚各国中，越南受中国文化的影响最深。由于汉字曾在越南长期通行，因而有条件全面吸收中国文化，包括传统医药交流，故其本土医学的形成与发展深受中医学的影响，直到现在还保留着使用中药治病的习惯。但由于历代文献对此方面记载比较罕见，给当代研究带来了困难。经查有限的文献中有不少旴江医家、医籍的记载，如晋朝名医葛洪曾向人表示要到交趾（交趾为越南古称）去炼丹药，则反映出交趾地区的医药在内地的影响下亦已经得到提高。据当代日本学者真柳诚研究发现，1886 年以前越南翻刻他国医书，包括推断为据刻本的抄写本在内，仅有汉籍 15 种。推测可能与越南气温高而多湿，加之战乱等因素有关，使书籍难以传存。并且，现存的汉籍医书虽成书较早，但翻刻时间均为 19 世纪，可见应该有更早的越南版存在。现存的 15 种汉籍医书皆为明清时期，且以明代的医学全书为主，特别是明代旴江医家龚廷贤的著述较多，有《万病回春》《云林神彀》《寿世保元》；内容涉及临床各科及医学全书，但是小儿科、妇产科、养生（面向老人）的书籍颇多。在这15种汉籍医书中有6种为盱江医著：李梴《（编注）医学入门》，1859年前和1859年2版；龚廷贤《万病回春》8卷（1588年初版），19世纪1版；龚廷贤《（新刊）云林神彀》4卷（1591年），19世纪1版；龚廷贤《（医林状元）寿世保元》10卷（1615年初版），19世纪1版；聂尚恒《活幼心法大全》9卷（1616年初版），19世纪1版；万全《万氏妇人科》1卷（《万氏女科》3卷（1712年初版之拔粹），19世纪后叶1版。

李梴《医学入门》、龚廷贤《寿世保元》等盱江医籍传入越南后，对越南医学产生深远的影响。如集越南之医药学大成的《（海上懒翁）医宗心领》作者黎有卓，在书中卷14"外感通治集"记载研习《医学入门》逾五年的心得，且引用内容较多。此外，主要引书目中还有陈自明《妇人大全良方》，龚信《古今医鉴》，龚廷贤《寿世保元》，万全《万氏家藏》《痘疹心法》等为盱江医著。由此可见，盱江医学对越南医学的形成与发展有着密切的渊源。

（四）盱江医籍的海外传播

1.《世医得效方》

危亦林《世医得效方》是元代著名的方书，内容包括内、外、妇、儿等临床各科病证及其治疗方法、方药，但最为突出的是对骨伤科的贡献，不但推动了中医骨伤科学的发展，还对国际医学交流产生了重要作用。他的脊椎骨折复位及固定技术，于中世纪便流传到西方，并被采用。据学者考评，《世医得效方》于1363年之前就传入日本，先后多次印刷刊行，在日本现存的《世医得效方》中有不少为珍善本，据考证最早版本是明洪熙元年（1425年）朝鲜春川府印刷刊行的内阁文库本，系丰後国佐伯藩主毛利高标所藏的朝鲜本；还有出版于明正德元年（1506）完本，即存于日本宫内厅书陵部的明本；明初书林魏家覆元至正五年建宁路官医提领陈志刊本，今存东京大学总合图书馆。《世医得效方》传入日本后，对日本古典骨伤学产生了重大的影响。书中正骨药物内服全身麻醉法、六出臼、四折骨理论、正骨十不治证、关节脱臼复位法等学术思想，均对古代日本接骨术的形成产生了重大影响。据考证日本古代用于整骨术的麻醉基本方通仙散（又称"华冈麻沸散"），受到《世医得效方》的草乌散中曼陀罗花的启示而创立。此外，日本最古的正骨专门著作《骨继疗治重宝记》，全面继承和实践了《世医得效方》的"六出臼、四折骨"理论，将上肢和下肢的脱臼和骨折分别论述，其中对髋关节脱位及复位手法的"脚大腿根臼前方脱位治法之图"的说明文，则完全是抄录于《世医得效方》内容。

《世医得效方》传入朝鲜后，流传广泛，影响深远，于世宗十二年（1430）定为政府选拔医学人员考试用书，且在朝鲜的经典医学著作中高频次引用。如朝鲜的大型综合方书《医方类聚》，引用《世医得效方》155次，位居全书引用频次第5位，也是另一部方书《医林撮要》主要引书。对朝鲜传统医学影响最大的"宝鉴派"代表作《东医宝鉴》，共引《世医得效方》1 092条（次），位居全部引用频次第4位。引文基本涵盖了《东医宝鉴》的所有篇章，充分反映了危亦林医学的特点，方剂学方面特点最为突出，引用频次达550次。

2.《敖氏伤寒金镜录》

旴江清江医家杜本所著的《敖氏伤寒金镜录》，是我国现存最早的舌诊专著，传入日本的具体年代不详。现有记载该书的日本最初刊刻本时间为承应三年（1654），此外还有不少抄本流传，但大多未能保持原著书名及抄录时间；除了流传的中国版本外，还有由日本人刊刻和抄写的《敖氏伤寒金镜录》版本有《敖氏伤寒金镜录》承应三年（1654）武村市兵卫刻本、《薛氏医案十六种》之《外伤金镜录》承应三年（1654）武村市兵卫刻本、《舌诊书》彩图抄本、《金镜录伤寒验证古法图说》抄本、《经验舌证明鉴》彩图抄本、《病相舌之传》彩图抄本；尚有一些以《敖氏伤寒金镜录》为核心的增加或删节本有安政三年（1856）《舌诊考》彩色抄本与《舌考》抄本等。《敖氏伤寒金镜录》在日本的广泛流传，不但对汉方医学之诊法产生了深刻的影响，也为日后汉方医学的舌诊流派，如痘疹派舌诊的形成奠定了基础。

3.《医学入门》

早在我国明代期间，日本对中国医学非常重视，其中以《医书大全》《南北经验医方大成》《玉机微义》《医学正传》《医学入门》《万病回春》等临床书籍的传播速度较快，影响为大。李梴《医学入门》于江户时期传入日本，受到汉方医学道三学派古林见宜的重视，经常研读《医学入门》，并为门下讲解。弟子松下见林在《古林见宜传》曰："先生尝阅《医学入门》，以为医学广大宏博，无有津涯，故慷不知李梴《医学入门》，取其急切需要者编纂之。初学者得此如无玩心，足以得入其门，庶几可得尽其医道，先生亲自纂集，要谷口正求大字缮写上梓，以便习诵。"在日本流传甚广，评价很高，并日本掀起了近百年的"《医学入门》热"，时人谓"不读一遍不足以为俗医，读一遍始可为小医，太医应以此为阶梯而登《素问》《难经》《本草》大雅之堂"。据当代日本学者中泉信行统计，江户时期至少翻刻有16种版本。《医学入门》的现存中国馆藏和刻本有六种，即元和三年（1617）刻本、庆安四年（1651）刻本、万治三年（1660）刻本、宽文六年（1666）刻本、延宝五年（1677）村上平乐寿刻本、享保七年（1722）村上勘兵卫等刻本。日藏善本有明万历年间（1573–1620）刊本藏于内阁文库及龙谷大学大宫图书馆，明崇祯九年（1636）古吴书林传递长公敦古齐刊本藏于内阁文库、东京大学综合图书馆、东北大学附属图书馆。

《医学入门》初刊后不久便传入朝鲜，许浚和李氏王朝的喜爱和推崇，被《东医宝鉴》《医林撮要》《及幼方》《方药合编》等朝鲜医籍中大量引录，还被李氏王朝政府定为医科取材考试教材，一再翻刻，广为流布，影响较大。据日本真柳诚考证，韩国刊行汉籍医书，始于高丽时代的1059年，曾翻刻5次以上的5种书籍中含有李梴《（编注）医学入门》6版。李梴《医学入门》是《东医宝鉴》实际引用最高的中医古籍，被引用2820次，共引13.89万余字，占全书篇幅的16.01%，其中以基础理论知识和针灸篇引用频率较高，针灸篇的引用仅次于《铜人腧穴针灸图经》，奠定了《东医宝鉴》的基础。

真柳诚等还指出，1886年以前，越南翻刻他国医书，包括抄写本在内15种汉籍书中，即有李梴《（编注）医学入门》至少2版。集越南医药学大成的医学全书《（海上懒翁）医宗心领》，主要由引用汉籍医书内容构成，其中《医学入门》是最重要的引用书籍，还有作者黎有卓研习《医学入门》逾五年的记载。

4.《万病回春》

龚廷贤《万病回春》在中国初版于1588年，刊行后不到十年，吉田宗恂就已经在日本看到该书，可见当时书籍向日本流传之快。日本汉医后世派创建人曲直濑道三得到由朝鲜传入的《万病回春》，川濑一马于1611年为其重新翻刻校正，活字印刷刊行，至1693年《万病回春》先后在日本刊行了18次。《万病回春》的日本刻本国内现有收藏有庆长十六年（1611）活字本、元和六年（1616）刻本、正保四年（1647）刻本、万治三年（1660）林传左卫门尉刻本、宽文八年（1668）中野氏市右卫门刻本、贞享一年（1684）刻本、元禄五年（1692）刻本、日本元和活字本；日藏善本有明万历三十年（1602）周文惠刊本、明万历三十三年（1605）余氏书林萃庆堂刊本、明崇祯七年（1634）萃庆堂刊本。《万病回春》在江户时代不仅为后世派的经典用书，也为考古学派、古方派、折衷派所推崇。1597年，吉田宗恂在《历代名医传略》已载有龚廷贤传，内容摘自《万病回春》卷末《叙云林志行记》。1603年对《万病回春》进行注释，出版《万病回春抄》，广为流传。力推龚氏著作的日本后世派大家曲直濑玄朔，曾于庆长十六年（1611）组织多人校对，刊刻古活字版《万病回春》并作跋曰："《万病回春》之书先是本朝即有刊行，回详审视，升斗疸疸之误掇矣，今洛涯久德重镂梓仍，通知于医家之书者数人考订之。"在此之前，他还曾把从朝鲜传来的《万病回春》，推荐给最得意的弟子冈本玄冶（1587-1645）作为研读的重点书籍。在《玄冶方考》《玄冶药方口解》中多有引用，僧铁牛题玄冶像赞有："医道贤哲，医门神圣，验灵济世，万病回春，奥彦修术，继龚生尘。"曲直濑玄朔的另一得意门生长泽道寿（？～1645）也深研过《万病回春》，《皇国名医传·长泽道寿传》载道："长泽道寿，土佐人，受业于曲直濑正绍、吉田宗恂，记诵汛滥，颇以自负。近邻有一老医，人推其术，道寿遇沉痼难疗，辄遣乞治，老医措方，无不中者，于是始知己技未至，折节执贽于其门，老医弗受。曰：余非有他能，独自少读《万病回春》，未曾释手以至今日，自顾少所得，安堪为人师乎！乃出示《回春》八本，皆编绝纸烂，不可收拾，道寿大惭，退而专心钻究，其术大成。世称曰：土佐道寿。当时名流如田代三喜称古河三喜，永田德本称甲斐德本，皆以国称，而道寿亦与焉，其盛可知矣。"曲直濑玄朔三传弟子、日本汉方普及著作大家冈本一抱所著《万病回春指南》，是对《万病回春》的要点予以日译，并谓："《万病回春》为云林龚廷贤之才编辑，起废愈滴之术不可胜举，本邦医工，专以此为据。"此外，许多日本方书引用大量《万病回春》方。如曲直濑玄朔编纂《众方规矩》，是江户时代医师手册性质的医籍；冈本玄冶弟子甲贺通元《古今方汇》；17世纪末至18世纪初被称为后世派中兴人物香月牛山的《牛山方考》《牛山活套》等。据学者统计，近年日本纳入保险的汉方成药有128种，有约11%来源于《万病回春》，可见该书在日本的影响之大。首载《万病回春》的名方温清散，日本应用时称为温清饮。日本有报道对于难治性贝赫切特病的治疗，寄希望于此方。且对温清饮药物方义、性能及临床各科的应用等情况在日本均有不少研究报道。在拓展应用方面，日本远先于国内开展，广泛运用于各科，为多种疾病的首选方剂。首载于《万病回春·折伤》的通导散，是森道伯之常用方剂；日本现代汉方医家矢数道明所著《临床应用汉方处方解说》指出，通导散为日本后世方中唯一的逐瘀剂；矢数格在《汉方一贯堂医学》中，详细记载了森道伯使用通导散治疗月经不调、动脉硬化、脑中风、肝胆疾患等患者，改善其瘀血证体质的经验。此外，该书对朝鲜、越南传统医学形成亦产生显著影响，在《东医宝鉴》中，被引用530次（位居引用次数之第8），引文字数达3.17万余字，占全书的3.66%。为越南现存15种汉籍医著之一。

5.《古今医鉴》

龚廷贤为其父龚信续编的《古今医鉴》，原书最大的特色是记载了大量的民间验方、外治法及针灸疗法等简便实用的方法，刚好契合许浚编撰《东医宝鉴》的原则，故对《古今医鉴》的引录多以验方和外治法为主，位居引用次数之第6位。被《东医宝鉴》共引用671次，含引用方剂414首，占全书引文的61.79%。作者还提及《东医宝鉴》的定名是慕盱江龚信、龚廷贤《古今医鉴》之意："我国僻在东方，医药之道不绝如钱，则我国之医，亦可谓之东医也。鉴者，明照万物，莫逃其形。是以元时罗谦甫有《卫生宝鉴》，本朝龚信有《古今医鉴》，皆以鉴为名，意存乎此也。今是书，披卷一览，吉凶轻重，皎如明镜，故遂以《东医宝鉴》名之者，慕古人之遗意云。"该书亦为越南医学全书《医宗心领》主要参考书之一。中国中医科学院图书馆藏有日本明历二年丙申（1656）刻本；日本内阁文库藏有明万历年间（1573–1620）周氏万卷楼刊本与明刊本等明代善本。

6.《寿世保元》

龚廷贤《寿世保元》一书，亦为南医黎有卓所推崇，被列为其著的越南医学全书《医宗心领》主要参考书之一。据马继兴先生考证："按此书为明代中期龚廷贤撰，原书10卷。其初刊本年代未详，现存明刊本一种及多种清代以后重刊本。日本刊本的最早年代为正保二年（1645）。"现国内藏有日本正保二年乙酉（1645）风月宗知据明周氏光霁堂本影刻本；日本藏有明万历年间（1573–1620）善本。

7.其他书籍

陈自明《妇人大全良方》国内收藏有日本宽永十三年丙子（1636）太和田意闭刻本、日本承应二年（1653）风月庄左卫门刻本、日本文化二年乙丑（1805）丹波元坚抄本等6种版本，日本宫内厅书陵部藏有明万历年间（1573–1620）刊本、明天顺八年（1464）刊本、明人写本，内阁文库藏有明万历年间（1573–1620）刊本，早稻男大学图书馆藏有明余元长刊本；《外科精要》有宽政九年（1797）刻本、日本津轻氏刻本藏于中国中医科学院图书馆，日本内阁文库与龙谷大学大宫图书馆藏有明嘉靖年间（1522–1566）刊本。李駉《（新刊）晞范句解八十一难经》元刊本有静嘉堂文库藏本。黎民寿《（新刊黎居士）简易方论（残本）》日本内阁文库藏有元刊本。日本内阁文库藏有沙图穆苏《（瑞竹堂）经验方》明嘉靖年间（1522–1566）刊本；陈会原撰、刘瑾节编《神应经》正保二年（1645）田原仁左卫门刻本藏于中国医学科学院图书馆、大连市图书馆、上海市图书馆。日本内阁文库藏有朱权《乾坤生意》《乾坤生意秘蕴》明成化十四年（1478）序刊本，《延寿神方》明崇祯元年（1628）青阳阁刊本，《神隐》明刊本。王文洁《图注八十一难经评林捷径统宗》日本刻本藏于上海中医药大学图书馆，日本内阁文库藏有明万历二十七年（1599）刘氏安正堂刊本；《王氏秘传叔和图注释义脉诀评林捷径统宗》日本刻本藏于北京大学图书馆，日本龙谷大学大宫图书馆藏有明刘氏安正堂善本；《太素张神仙脉诀玄微纲领宗统》承应二年（1653）翻刻明安正堂刻本藏于上海市图书馆、宽文三年（1663）翻刻明安正堂刻本藏于上海中医药大学图书馆，日本内阁文库、蓬左文库、龙谷大学大宫图书馆藏有明万历二十七年（1599）刘雙松安正堂刊本；《合并脉诀难经太素评林》日本据双松刘朝琯安正堂刻本翻刻藏于中国中医科学院图书馆。龚信《太医院补遗学正传》日本据明万历十一年积善堂刻本翻刻本与《医学源流肯綮大成》日本刻本藏于上海中医药大学图书馆。龚廷贤《鲁府禁方》日本庆安元年戊子（1648）小鸠弥左卫门刻本收藏于北京大学图书馆、中国中医科学院图书馆及浙江省图书馆；《种杏仙方》四卷，日本庆安元年庚寅（1650）小鸠弥左卫门刻本，北京大学图书馆、中国医学科学院图书馆有入藏；《济世全书》有日本宽永十三年丙子（1636）村上平乐氏刻本收藏于北京图书馆、北京大学图书馆、首都图书馆；《云林神毂》为越南所存的 15 种汉籍医书之一，美国国会图书馆藏有全书，日本内阁文库藏有明代万历年间善本；日本尊经阁文库藏有《云林医圣增补医鉴回春》明崇祯年间（1628-1644）善本；《云林医圣普渡慈航》有日本刻本残本收藏于上海中医药大学图书馆，日本内阁文库藏有明崇祯五年（1632）善本；《医学入门万病衡要》，日本松下见林校，有日本延宝五年丁巳（1677）唐本屋喜右卫门刻本、日本天和三年癸亥（1863）伊藤五郎兵卫刻本收藏于中国中医科学院图书馆；《药性歌》（后辑入《万病回春》卷一），单行本现有朝鲜刻本、清抄本收藏于中国中医科学院图书馆；《（新锲鳌头）复明眼方外科神验全书》日本宫内厅书陵部藏有明万历十九年（1591）书林王祐刊本；《（新锲御院秘传补遗）痘疹辨疑录（残本）》日本宫内厅书陵部藏有明万历三十六年（1608）刊本；《（刻海上秘授杏林）尊生要览》日本内阁文库藏有明刊本。龚居中《（新刻）痰火点雪》日本内阁文库、尊经阁文库藏有明刊本；《（新锲）万寿丹书》日本内阁文库藏有明崇祯年间（1628-1644）刊本；《百效内科全书》日本内阁文库藏有明刊本；《外科百效全书》日本大阪天满宫御文库藏明刘氏乔山堂刊绘图本；《幼科百效全书》见载于日·丹波元胤《医籍考》及日·丹波元简《观聚方要》中，日本内阁文库藏有明刊清印本；《（新刻经验良方）寿世仙丹》日本内阁文库藏有明刊本。万全《广嗣纪要》日本内阁文库、东京大学综合图书馆藏有明万历元年（1573）余秀峰刊本，龙谷大学大宫图书馆藏有明万历年间（1573-1620）余氏怡庆堂刊本；《痘疹世医心法》享保十三年（1728）田边会英堂等合刻本 139、《痘疹心法》元禄五年（1692）洛阳书肆中村孙兵卫等刻本藏于中国中医科学院图书馆、南京市图书馆。聂尚恒《活幼心法》国内藏有宽文六年（1666）田原左卫门刻本、文政五年（1822）大阪伊丹屋善兵卫刻本、日本刻本；《奇效医述》万治四年（1616）刻本藏于中国中医科学院图书馆、北京中医药大学图书馆、上海中医药大学图书馆、苏州中医院图书馆，日本内阁文库藏有明万历四十四年（1616）序刊本；《（新刻聂久吾先生）医学汇函》明崇祯元年（1628）跃剑山房刊本藏于日本内阁文库与龙谷大学大宫图书馆；《（新刻增补）医术方旨》明刊本善本藏于日本内阁文库。程式《程氏医彀》明万历年间（1573-1620）建武集古堂刊本日本有宫厅书陵部、内阁文库、京都府立综合资料馆藏本；《程氏医彀医类》明刊本善本有日本内阁文藏本。王文谟《（王氏家传）济世碎金方》内阁文库藏有明万历二十二年（1594）陈氏积善堂刊本。张三锡《医学六要》日本刻本藏于湖南省图书馆，日本内阁文库、龙谷大学大宫图书馆藏有明崇祯十七年（1644）刊本；《病机部》日本内阁文库藏有明万历年间（1573–1566）刊本。喻昌《医门法律》宽文五年（1665）村上勘兵卫尉刻本藏于中国医学科学院图书馆、白求恩医科大学图书馆；《寓意草》享保十四年（1729）日本皇都书坊刻本西村载天堂植村玉枝轩藏版藏于北京市图书馆。

（徐春娟　撰稿）

第四章｜旴江医学的形成

XUJIANG

一、旴江医学形成因素

旴江流域有"名医之乡"之美誉，抚河两岸历代数以百计闻名于世的杰出医学家，形成了一支名扬四海的"旴江医学"群体，在中国医学史上占有重要地位。探讨这"名医之乡"的奥秘，研究"旴江医学"的形成因素，对于发扬前贤业绩，启迪后学思维，具有十分重要的意义。

（一）才子之乡　人文荟萃

江西"天华物宝，人杰地灵"，纵览古今，旴江流域名贤辈出，灿若群星，彪炳史册的著名人物数以千计。抚河下游名城南昌，自古人文荟萃，徐孺子、王勃、黄庭坚、朱耷等文学艺术巨匠曾在这里创造过不朽的文化辉煌。抚州位于抚河中游，素有"才子之乡"之美称。北宋大政治家、思想家王安石改革政治，推行新法，政绩斐然；在文学上，他与抚州南丰的曾巩同被誉为"唐宋八大家"。北宋南城李觏倡导思想革新，开创宋代哲学学派之先河。南宋金溪陆九渊以"发明本心"为宗旨，开创理学别派，与朱熹齐名，为南宋理学的代表人物。明朝著名戏剧家汤显祖，以"临川四梦"而闻名中外，被称为"东方的莎士比亚"。晏殊、晏几道父子开一代词风，为"江西词派"的杰出代表。思想家吴澄、陆九韶、吴与弼、罗汝芳、李绂，历史学家危素，地理学家乐史，音韵学家陈彭年，算学家李如漳、纪大奎、吴家善，水利专家侯叔献，抗倭名将谭纶都是中国历史上赫赫有名的历史人物。在历代的195次科举考试中，抚州市十一个县区共选进士2 821人，

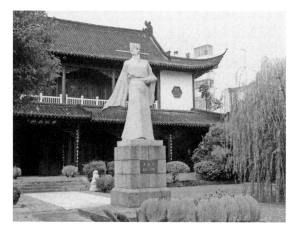

抚州市王安石纪念馆

举人9 082人，仅临川县就有进士720人，南丰县曾巩一门5人同登进士科，祖孙六代中有38人中进士。乐安县牛田流坑村，全村历代曾出文、武状元各1人，进士34人，举人78人，进入仕途者，上至参知政事、尚书，下至主簿、教谕，超过百人，有"一门五进士，两朝四尚书，文武两状元，秀才若繁星"之赞誉，被史学家称为"千古第一村"。抚州籍人士元德昭、晏殊、王安石、曾布、吴道南、蔡国用均行宰相之权。在这些杰出的政治和文化人物之中，不乏留心岐黄、热心医学之人，他们为医学的发展与传播起着积极的推动作用。如王安石是一个儒医兼通人才，他广泛阅读中医经典著作，对医学有过精深的研究，在《答曾子固书》曾提及："诸子百家之书，至于《难经》《素问》、本草、诸小说，无所不读，农夫女工，无所不问。"其对精气、阴阳、五行学说的研究独树一帜。他还非常推崇民间医生的医德医术，早年即为家乡德医双馨的道医全自明，写下短小精干的《抚州招仙观记》，以歌颂全道士"因医兴观"的事迹。另外，从他给名医陈景初的赠诗中，以歌颂陈景初医术入手，提出"安得斯人术，付之经国手"，体现其"论病以及国，原诊以知政"的以文寓情、以医寓政之情怀。曾巩学识渊博，曾编校了大量的古籍与史书，其中也涉及不少的医学内容。汤显祖对中医学也有过深入的了解和研究，在他的代表作《牡丹亭》中涉及许多医药词语，如"伤寒""往来寒热""急慢风惊""诘病""诊祟""调药"等。南宋理学家陆九渊与中医药学更具情缘，其二兄陆九叙经营药店，他念书求学及全家二百余口生活所需经费均依靠药店收入，故他自幼对中医药就有着深厚的情结。

文化的昌盛推动了科学技术的发展，良好的社会、人文环境有利于医学人物的成长。"仕人达医"，儒医相通，促使许多优秀青年"不为良相，便为良医"，弃儒从医，或先儒后医，以献身医学、济世救人为己任，且奋斗终生。如明南丰李梴，其兄李桥为明代进士，历任要职；李梴亦为邑庠生（秀才），虽负奇才，但不慕荣利，超然物外，致力研究医学，终写成医学巨著《医学入门》。喻嘉言自幼聪慧过人，诸子百家无不通览，诗文俱佳，才辩纵横，史料有关于他"明季副贡，学博才宏，隐于医"的记载，1630年擢为副榜贡生，就读皇都大学国子监，因向崇祯帝上万言书提出改革意见，未被采纳，鉴于朝廷日趋腐败，仍淡泊明志去长假而回故里，弃举子业转而从医，终成清初三大名医之一。又如明金溪王宣"六十弃举业，专事著述，撰《张长沙伤寒论注》"。清南城谢星焕少年攻读儒书，欲应科举，因家计困难，遂绝意进取，弃儒而专攻医学。清临川祝星霞"幼习举子业，屡试不售，乃究心岐黄之术，谓是亦足从济人"。清黄宫绣出身书香世家，幼承庭训，向习举子业，尤专心致志，钻究黄帝之术，成为清代名医。由此可见，在文化昌盛之邦，大量"儒医"的出现，必然使医学队伍得到扩充，医生文化素质得以提高，故能精究医理，著书立说，千古流传。

（二）繁荣之河　交通便利

抚河贯穿江西东中，入赣江，进鄱湖，汇长江，通天下。盱江流域水陆交通便利，沿河一带城镇星罗棋布，人口密集，更有建昌、抚州、南昌等历史名城，因而文化发达，信息流通，由于受荆楚、吴越、中原、闽粤等文化影响，形成了融兼容性、高尚性、务实性、开拓性为一体的盱江文化特征。历史上许多名人曾荟萃在这里，促进了当地文化的发展。南朝著名山水诗人谢灵运，晚年曾在临川任内史。东晋大书法家王羲之于晋成帝成康元年至六年，在临川任内史。唐代中期的大书法家颜真卿曾于公元 768 年至 773 年在临川任内史。南宋大诗人陆游于公元 1179 年在临川任职一年。他们对当地文化产生了深刻的影响。同样，便利的交通条件及发达的文化，也有利于医学的交流，外地名医可常来传播经验，当地的医生易去外地寻师访友，学习医技。如东晋著名道家、医药家葛洪曾在南城麻姑山、清江阁皂山、洪州西山（今南昌市新建县内）采药炼丹、治病授徒、著书立说。晋代郑隐也曾隐居于南城麻姑山、新建西山修练、炼丹、采药、治病，促进了当地医药的发展。当地的医生也便利外出学习，行医四方，如危亦林的高祖云仙游学东京（河南开封），伯祖子美从杭州田马骑学习正骨兼金镞科，伯父熙载从福建汀州路程光明学习眼科。陈白明曾遍游东南各地，每到一处，即寻师访友。龚廷贤曾到河南许昌、北京等地行医。李梴行医于江西、福建两省各地。喻嘉言少年时与临川才子陈际泰、艾南英等交往密切，中晚年时行医于江苏常熟等地，与江苏名流钱谦益友谊深厚。清代安徽新安喉科名医郑梅涧之父郑于丰，客商盱江南丰，遇喉科名医黄明生，遂拜其为师，回故里后专业喉科，从此郑氏喉科流传至今 12 代。盱江上游的建昌镇和下游的樟树镇是我国古代著名药材集散地，逢每年 4 月两帮的药王庙会，药墟开市，至期药商云集，市场繁荣。盱江药业的繁荣，吸引着全国四方药商纷聚于此，逐渐汇成帮派，在樟树、南城兴建会馆，如在樟树建有山西会馆、陕西会馆、安徽会馆等。医药学家们亦纷纷来此寻药会友交流经验，甚至定居于此。由于医学信息的频繁交流，促进了盱江流域的医学发展。

盱江沿江一带，土地肥沃，物产丰盛，有"赣抚粮仓"之称。广昌白莲、南丰蜜桔、南城麻姑大米、崇仁麻鸡、抚州西瓜、丰城荸荠各具特色，名扬天下。这里自古手工业也比较发达，如临川的夏布纺织业及毛笔生产业，南城的制药业及酿酒业，金溪的印刷业、樟树的药业和酒业十分著名。经济的发达为医药事业的发展提供了良好的经济基础，人们的生活较为富裕，对医药卫生也提出了较高的要求，从而推动着医疗水平的不断提高。

（三）尚学之域　籍著中华

中医医籍浩如烟海，理论博大精深，为医之道，必志虑渊微，机颖明发，精习《灵》《素》，问道长沙，通晓各种典籍，然后方能济世活人。抚河流域被誉为"文化之邦"，这里崇尚教育，自古教育发达。江西宋代以后兴建书院之风大盛，有书院 104 所，仅盱江流域宋元明清时期有书院 74 所。南昌豫章、东湖、友教、经训四大书院久负盛名，为江西古代学术思想传播的重要基地。抚州地区的乐安、临川、南城、崇仁等地所建书院数均位于江西省的前列，兴鲁、小陂、盱江、明德书院分别为曾巩、吴与弼、李觏、罗汝芳讲学之地，闻名远近。北宋景祐宝元年间，李觏在建昌军南城（今江西南城）创办盱江书院，成为盱江文化教育重要的策源地与传播地，是当时重要的学术活动中心与人才培育基地。"盱江学派"的领军人物、书院教育大师李觏在盱江书院讲学 20 余年，生徒众多，为盱江流域培养了一批又一批的杰出人才，其学术成就与教育功绩不仅得到包括范仲淹在内的名流之高度评价与鼎力推崇，而且得到了朝廷及全国最高学府的认同与采纳。南丰兴鲁书院是曾巩的讲学之地，他治学严谨，办学制度严格，并常常邀请欧阳修、王安石等著名学者莅临讲学，促进了文化的传播和交流，培养了一批批优秀人才。盱江流域民间办学也十分盛行，许多农户虽家境贫寒，但却节衣缩食，集资办学，送子入读。如乐安流坑村从宋初到清末，村中书塾、学馆，历朝不断，明万历时有 26 所，清道光时达 28 所。教育的普及，文化的昌盛，是盱江医学形成和发展的肥沃土壤。

盱江流域的人民不仅重视文化，重视教育，其杰出人物且能著书立说，著作之丰可谓是汗牛充栋。如临川二陈（陈郁、陈世崇），临川二危（危慎、危和），宜黄二乐（乐史、乐黄目），临川四王（王安石、王安国、王安礼、王雱），南丰七曾（曾巩、曾肇、曾布、曾纡、曾纮、曾协、曾惇），抚州八晏（晏殊、晏几道、晏颖、晏京、晏富、晏嵩、晏照、晏方），临川四才子（陈际泰、罗万藻、章世纯、艾南英）等数百位文化名人，均以其丰厚的著述丰富了我国文化艺术宝库。仅临川一县，自宋至清，学者著书达四百五十多种，计二千多卷，其中七百七十一卷被列入《四库全书》存目。其内容广博，涉及政治、文学、历史、地理、天文、工农业、医学诸方面。这种良好的读书及著书风尚也极大地影响着盱江流域的医学人物。许多医家是先儒后医，如陈自明、黎民寿、龚廷贤、李梴、万全、张三锡、喻嘉言、黄宫绣、谢星焕等均是先习举子业，攻读儒书，后转学医，他们的文学素养深厚，学识渊博，故能深究医理，通晓各家，博采众长，推陈出新，著书立说，流传后世。盱江流域有传略可考的医学家有一千余人，医学著作达七百余种之多，在卷帙浩繁的医著中，上至《内经》《难经》《伤寒》《金匮》《神农本草》等经典著作的研究，下及内、外、妇、儿、骨伤、五官等临床各科的论述。其中不少著作流传海内外，对中医学发展产生了深远的影响。如被誉为"医林状元"的龚廷贤，一生著有《种杏仙方》《万病回春》《云林神彀》《济世全书》《小儿推拿秘旨》《鲁府禁方》《寿世保元》《本草炮制药性赋定衡》《医学准绳》《秘授眼科百效全书》《复明眼方外科神验全书》《痘疹辨疑全录》《药性歌括四百味》《药性歌》《医学入门万病衡要》《痘疹辨疑全幼录》《云林圣普渡慈航》《救急神方》等医书 20 种，著述之夥，在我国医学史上实属罕见。龚居中著有《痰火点雪》《福寿丹书》《外科百效全书》《幼科百效全书》《小儿痘诊医镜》《外科活人定本》《妇科百效全书》《经验百效内科全书》《养生两种》《经验良方寿世仙丹》医书 10 种。万全著有《养生四要》《保命歌括》《育婴家秘》《育婴秘诀》《片玉心书》《广嗣纪要》《痘疹心法》《幼科发挥》《痘疹启微》《痘疹世医心法》《片玉痘疹》《万氏家传女科》《万氏家传伤寒摘锦》《万氏秘传外科心法》《万氏家传点点经》《万氏家传幼科指南心法》医书 16 种。喻嘉言著有《医门法律》《尚论篇》《尚论后篇》《寓意草》等著作，黄宫绣著有《脉理求真》《本草求真》《医学求真录》《本草求真主治》《医案求真初编》《脉学简便须知》等著作。盱江医家宏富的医学著作对后世的学术思想发展产生了深刻影响。

"临川才子金溪书"，这是当地流传的一句名言。古代的抚州不仅文风鼎盛，且印刷业也十分发达。金溪县浒湾镇明清两代木刻印书甚为著名，曾是江西最大的印书中心，也是全国木板印刷业的中心之一，其始于明代中期，盛于清代，当时北京、南京、南昌、长沙、安庆、芜湖等地书商都在浒湾镇设立书店分号，全盛时浒湾镇有 60 余家书店堂号，前后两街满布经营书籍业务的铺栈，前书铺街口有一石拱门楼，上面刻有"籍著中华"，在这里经、史、子、集各类书目都能刊刻，销往全国。旧版本《辞源》及民国初年出版的初中地理课本中均有"浒湾男女善于刻字印书"的记载。在浒湾所刊刻的书籍中医学书籍占有相当比重，从经典理论到临床各科，从诊断辨证到治疗心得，从医理探讨到方药用度，靡不悉备。如大文堂

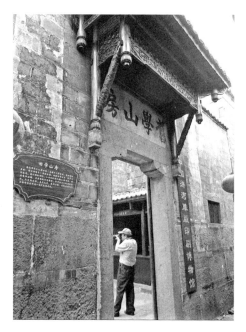

金溪浒湾书铺街"旧学山房"

刻《黄帝内经素问灵枢合编》《神农本草经读》《脉诀规正》《医宗必读》《疮疡经验全书》《眼科大全》《本草备要》《备用良方》《求偏琐言》；旧学山房刻《眼科秘旨》《得心集医案》；渔古山房刻《陈修园重订景岳新方砭》《时方妙用》；二仪堂刻《珍珠囊药性赋》《陈修园医书二十四种》《伤寒辨证录》《医学心悟》《本草三家合注》；三让堂刻《景岳全书》《三指禅》等。浒湾镇发达的印刷业促使当地医学家将毕生学术经验撰写成书并得以刊行，学术思想能得以流传后世，如明代金溪名医龚廷贤代表著作《寿世保元》《万病回春》即在浒湾多次刊刻。浒湾镇发达的印刷业为当地医学著作的刊行及传播提供了便利的条件，促进了盱江医学的发展。

（四）尊医之俗　崇尚岐黄

盱江流域人口密集，文化发达，经济繁荣，生活富足，人们对生命健康珍惜，故对医疗卫生有着较高的要求，从而形成了崇尚医学，尊重医生的风俗，医学被尊为"至高无上"的职业，医生被尊为"再生父母"，从南城"药王庙"和樟树的"药王庙"的历史盛况可见一斑。南城古称建昌，为历代府治所在地（统南城、南丰、黎川、广昌、资溪等县），元代所建"三皇宫"，坐落城内北街西，内立塑像祀伏羲、神农、轩辕，至清代嘉庆八年邑人增建后殿、客厅、僧室、戏台。咸丰十年（1860）改称"药王庙"，庙内加祀十大"药王"（孙思邈、韦讯慈藏道人、岐伯、扁鹊、华佗、雷公、葛洪、陶弘景、张仲景、李时珍），庙内香火不断，钟声萦绕。南国药都樟树市的药王庙始建于宋代，宋宝佐六年（1258），樟树药商为纪念历代神医，于药墟附近始建药师院，以祭祀药王和求神治病，元皇庆六年（1312）重修，明代中期再次改建，易名药师寺，清初又改名药王庙，成为樟树医药界缅怀药王并进行药材交易的民间行会，将孙思邈诞生日4月28日定为四方药商聚会日。由此可见当地人民群众对医学家是十分崇敬的。这里的人们崇尚医学，从而对医德高尚、医技精湛的医生无比敬仰，据县志史料记载，明南城叶云龙"习举子业，兼精医术，治病应手取效，有'神医'之称"；明南丰谢廷高精于接骨术，有"接骨谢神人"之称。由于医生具有较高的社会地位，使许许多多的有志青年献身于中医药事业。尤其是许多医家出生在世医家庭，幼承庭训，继承先业，因学有渊源，得天独厚，故医技日进，业绩卓著，后世传颂。如危亦林五代名医，高祖云仙精于大方脉科（内科），伯祖子美以妇人科、骨伤科闻名，祖父碧崖精通小方脉科（儿科），伯父熙载善治目疾及肺痨，亦林家学渊源，勤奋好学，综先辈之长，精研内、外、妇、儿、骨伤、眼目等科，成为一位学识渊博、技术全面的医学家。龚廷贤出身于世医家庭，父龚信精医术，曾供职太医院；弟廷器，子懋开，侄懋官，均为医官。席弘家传针灸十二代，陈自明三代为医。

谢星焕六世业医，其子谢甘澍、其孙谢佩玉、重孙谢庸耕均为一代名医。当代名医姚国美、张佩宜、李圃孙、姚荷生、李元馨、万友生、张海峰、姚奇蔚、杨卓寅等均是出身世医之家，家传授受，得天独厚。

南昌、南城、抚州历史悠久，一直是道、州、府治所重地，南昌、南城又为王府重地。盯江医学的发展，与当地的一些行政长官对中医药学的重视也存在着一定的关系。如元代泰定年间，建昌太守萨谦斋（又名萨德弥实），蒙古族人，精于岐黄之术，十分重视当地的医药事业的发展，亲掌医药，任职期间考证各家方书，深入里巷，搜集、验证当地民间内服外治验方，与本地名医共同订正，并编撰了脱疴起痼的著名经验方书《瑞竹堂经验方》。朱元璋第十七子朱权封藩南昌，为宁献王，宁献王崇尚方术，他热心于中医养生保健的研究，著述颇多，如《寿域神方》《肘后神应大全》《臞仙活人心法》等。朱权酷爱针灸，访得席弘医门传人陈会之徒刘瑾，从其学习并倡导席氏医术。朱权命刘瑾将其师的《广爱书》重校缩编刊出，并赐其书名为《神应经》。由于朱权的关注和倡导，使席氏医术得以远扬。建昌府（现南城）为朱元璋六世孙宪宗的四子、益王朱祐槟的藩封之地，益王为延年益寿，笼络人心，"习寻岐黄，博究玄妙，广罗方士"，府内设"医学"，授医学教授，建"良医所"，聘"益府良医"，立"惠民和剂局"，精制丸散，征集药材，对当地医学发展产生积极的作用。北宋政治家王安石在改革政治、经济、军事、教育的同时，也十分重视医药的改革，提倡发展医学教育，首创国药局，统一药物管理，重整古典医籍，新编医药方书。王安石的改革措施对家乡医药事业的发展产生了较大的影响和积极的推动作用。

（五）制药之邦　医药兴盛

全国有十三大药邦，其中"建昌帮"药业发祥地南城镇位于盯江上游，"樟树帮"药业发祥地樟树镇位于抚河下游的清丰水系。南城古称"建昌"，自古以擅长传统饮片加工炮制、药材集散交易著称。"建昌帮"中药业源于晋唐，兴于宋元，发达于清代中叶，积历代经验，博采众长，形成了自己一套独特的传统

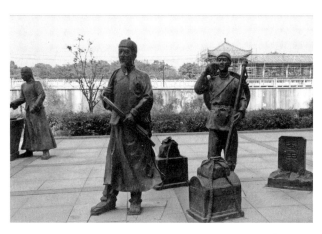

南城建昌药帮文化广场

炮制技术。其传统特色为"工具、辅料独特，炮制方法考究，擅长饮片制作，片斜、薄、大，色艳，气香，味厚，毒低，效高"。樟树镇是我国重要的中药材集散地，与河北省安国县并称南北两大药都。樟树帮中药选料上乘，炮制技术精良，且品种花色齐全，享有"药不过樟树不灵""药不到樟树不齐"的盛誉，自古以来被称为"南国药都"。

"药以医而灵，医以药而显"。在建昌药帮和樟树药帮的历史上，历来是医药一体，医药相济。据医史和南城县志记载，仅南城一县宋元明清四代就有名医 47 位，如黎民寿、严寿逸、萨谦斋、王文谟、张三锡、邹岳、谢星焕、谢甘澍、谢佩玉等，学术成就突出。明清五百年间，樟树镇出了三十多位在江西颇有名望的中医，他们之中，有的是由药而通医，有的是由医而业药。如明代陈恩，早年经营药业，渐成一代名医。又如清代何立本，原为一名药商，他在经商和行医用药中揣摩各种药物的性能、功用，以实践经验编撰成《务中药性》一书，成为著名的药物学家。民国年间的沈敬涵，则医药兼工，先从名师学医，后任药店经理。"建昌帮""樟树帮"的传统炮制技术，提高了中药材质量，为盱江流域的医家们创造了良好的医疗条件。"建昌帮"中药业兴于宋元，发达于清代中叶；"樟树帮"中药业鼎盛时期为明末清初，而盱江流域宋元明清四代有史料记载的名医达七百多位，由此可见盱江医学的发展与中药业的兴旺发达密切相关。

盱江流域，这肥沃而神灵的土地，物产丰富，经济发达，交通便利，信息流动，尚学重教盛行不衰，名贤辈出宛如繁星，制药之艺驰名中外，尊医之风流传古今。这"得天独厚"之邦，孕育着一代代杏林英杰，使"盱江医学"繁荣昌盛，光耀夺目。

（何晓晖　撰稿）

二、旴江医学形成的文化背景

中医药学是中国传统文化的重要组成部分，中国传统文化是中医药生长和发展的肥沃土壤。医学文化无不深深扎根于社会文化之中，旴江医学文化的形成与发展也离不开地方文化的孕育与滋养。旴江流域环境优越、物产丰富、人杰地灵，赣鄱文化、临川文化、豫章文化历史悠久，博大精深，是旴江医学生成和成长的甘泉与沃土。旴江两岸自古儒学盛行，道教兴旺，佛教发达，对旴江医家学术思想的形成产生过深刻的影响。抚州是著名的戏剧之乡，金溪浒湾印刷业名扬四海，樟树、南城、李渡酿酒业经久不衰，当地的戏文化、书文化、酒文化对旴江医学的发展也产生了一定的促进作用。现对旴江医学形成的文化背景进行初步的探析：

（一）江山如画　钟灵毓秀

旴江古名汝水，现称抚河。发源于武夷山脉西麓江西省抚州市广昌县驿前镇血木岭灵华峰东侧的里木庄山谷，其干、支流主要涉及广昌、南丰、南城、黎川、资溪、金溪、乐安、宜黄、崇仁、临川、东乡、丰城、清江、进贤、南昌、新建等16个县市。

江西古称"吴头楚尾，粤户闽庭"，而旴江流域地理位置十分优越，"山川融结，舟车云集，控带闽粤，襟领江湖"（《临川县志·形势志》），是进入福建广东沿海的交通要冲。整个流域地处丘陵地带，河流贯穿形成很多冲击平原，境内山环水贯，地势平广，土质肥沃，自然条件优越，资源丰富。气候上属亚热带季风气候区，温暖湿润，雨量充沛，日照充足，无霜期长，四季分明。寒冬日出则暖，盛夏雨过便凉。1月份平均气温5℃，7月份平均气温29℃。年平均气温17.6℃，年平均降雨量1735毫米，无霜期平均在270天左右，年平均日照1780小时，很适宜农作物生长。沿江各县盛产稻米以及棉花、花生、油菜、茶叶等经济作物。南丰蜜橘、抚州西瓜、南城麻姑酒、李渡高粱酒、金溪藕丝糖、黎川皮丝烟、浒湾油面、丰城荸荠、樟树白酒等特产各具特色，驰名远近。旴江流域也是本省主要产材地区之一，其中资溪、乐安、宜黄为主要产材县，崇仁、黎川、南丰、南城等县也有可观的蓄量。用材林以马尾松、杉树、阔叶树、茅竹等为主，也有油茶、油桐、板栗等经济林资源。

旴江流域境内山光水影景色秀美。武夷山脉蜿蜒东南，巍峨雄伟；旴江横贯，碧波荡漾，风帆如织；两岸沃野千里，村落棋布，可谓田园如画。南城麻姑山、资溪大觉山、樟树阁皂山、南昌梅岭和金溪周边的龙虎山，风景秀丽，既是天下名山、道教福地，又有名胜古迹，文人神往。这里既有山林竹木之利，舟楫水利之便，又有渔米、桑麻之养，通商贸易之惠。

（二）鱼米之乡 物产丰盛

早在近万年前的新石器时代早期，江西先民就已懂得用火，开始水稻种植，生活相对稳定。到新石器时代晚期，江西先民开始使用石制农业工具种植水稻，以原始农耕活动为主，兼营狩猎和捕捞，过着长期的定居生活。商、周时期，江西农业和手工业已有了明显分工，除石质、陶质农具外，出现了青铜农具，水稻种植规模及产量大幅度增加，已开始家禽家畜的饲养。清江吴城一带已进入了休闲耕作制阶段。春秋战国时期，铁器开始运用于江西农业生产中，到秦汉六朝时，铁农具在更大范围内得以使用，牛耕技术得以引入，农业生产进一步提高。江西在原来"火耕水耨""饭稻羹鱼"的基础上，逐渐形成了以稻作农业为主，兼及渔猎、家禽饲养和竹木、茶叶、蚕桑等种植业的多种经营的农业经济格局。隋唐时期，江西的农业生产迅速发展。农田水利工程得以广泛兴修；一批先进的农业生产工具已经开始使用，如灌溉工具水车、筒车，犁田工具曲辕犁等；稻麦复种和二季稻技术逐步推广；土地种植面积不断扩大，江西成为全国著名的稻米产区，开始享有"鱼米之乡"的美称。

五代十国时期，江西属吴及南唐的割据势力范围，少有战乱，加之统治者采取"与民休息"的政策，使得社会经济稳步发展。两宋建立后，由于北方时有兵燹，生产力遭受严重破坏，而江西地处南方，战乱较少，社会较为安定，社会生产力得到较好的发展。随着北方战乱的加剧和南宋政权中心的南移，大量北人纷纷南迁，尤其是"靖康之乱"后，"民皆渡河南奔，州县皆空"，"中原士民，扶携南渡，不知其几千万人"。北人南迁大大增加了江西的劳动力人口，而且也带来了中原地区先进的生产技术和优良的作物品种；同时，北人的饮食习惯，文化观念都对本地社会经济的发展注入了新的推动力量。在这些因素影响下，江西耕作技术进步明显，逐渐由广种薄收式的粗放经营向精耕细作式的集约经营转变，农作物的产量得到了较大提高，同时农田水利修筑技术也有了重大进步，经济作物品种繁多，栽培技术进一步提升。宋代江西种植的经济作物有茶叶、桔橘、芝麻、苎麻、桑叶、甘蔗、棉花等，其中以茶叶、柑橘为大宗。抚州、洪州、临川军柑橘栽培规模较大且品质优良。宋代农业的进步使得江西成为整个国家重要的粮食供应地，交纳的贡粮居全国第一。吴曾《能改斋渔录》记载："本朝东南岁漕米六百万石，江西属三分之一，天下漕米取于东南，东南之米多取于江西。"农业的进步也为当时的手工业、商业的发展提供了必要的物质基础和根本前提。

明清两代盱江抚州经济在宋元发展的基础上继续向前发展，无论是人口、耕地、还是税收均比以前呈递增趋势。由于重视米谷杂粮的生产，抚州府在人多地窄的情况下，仍然成为江西重要的商品粮基地，有大批米谷外运流通出境。如明末东乡人艾南英说抚州"本郡所屯之谷，大半私通车船"，出境贩卖，提出"岂能以一郡之谷，供数千里外之人"，为此提出了一整套严格的措施予以限制。清代随着水路的疏通，抚州的商品粮数比明代又有所增加。康熙时疏通临川梦港水后，"自是竹排通行，米粟之利被于数郡"。乾隆时崇仁县"北通府治，舟揖往来络绎，每年秋熟，沿河商贾贩卖可以朝发夕至"。以崇仁县这样一个山区的偏僻之县尚且如此，抚州其他县商品粮之多可以想见。清光绪年问，"抚州府除自食外，临川约余谷三、四十万石，金溪、崇仁约十万石，宜黄约十余万石，乐安、东乡约数万石，可接济邻境"。

明清时期抚州地区还种植了一些经济作物，商业性农业也有了初步的发展，尤其以临川、东乡等平原较多的地区最为突出。如临川柑橘远销至江浙一带；东乡的芋、甘蔗、蓝靛也出货他省；宜黄、乐安所产苎麻织成的苎布已有部分行销外地。此外，清代抚州还出现了其他一些商品性农作物。如东乡邑产小麦特佳，麦秋时，外商常来贩运。东乡的茶叶、草席、蔬菜等作物常作为商品行销至外地。

清代盱江流域农产品加工业也较明代发展，榨糖、造纸、织布及其他手工业均比明代有所进步。榨糖业，清代抚州发展较快，光绪时"金溪、东乡煎沙糖，东邑改煎白糖"榨糖获利较大以至清末东乡出现雇匠人煎蔗的现象，并自贵溪引种竹蔗以煎白糖。江西历来为传统手工造纸的主要产区，唐代临川便有产滑薄纸，宋时抚州的茶杉纸、牛舌纸都享有盛名，抚州捭纸常用以印刷书籍，元代金溪产的清江纸得到赵孟頫等书画家的喜爱，南丰的白简纸供不应求。明清时期，抚州府各县志也均有产纸的记载。直到清末明初，临川的草纸、乐安的花坯纸、宜黄嫩土纸等仍然声名远扬。造纸业的发展又带动了刻印业的进步。宋代全国主要的刻书中心有五处，即汴梁、浙江、四川、福建和江西。而江西的印刷业主要集中在饶州、抚州、吉州、江州等地。明清两代，金溪县浒湾镇以木刻印书著称于世，成为江西最大的印书中心。全镇有两仪堂、余大文堂、世德堂、文奎堂、文林堂、善成堂、可久堂、红杏山房、旧学山房等60余家书店堂号，刻字印书工匠上千人，经史子集、戏曲话本、书法碑帖都能刻印。

浒湾刻书校勘精讹误少，用墨讲究，遍销全国，有"籍著中华""藻丽娜嬛"之誉。夏布业在清代是抚州农民的一项重要家庭工业。史载"江西夏布亦著名，临川、崇仁、万载、宜黄、广昌均为重要，原料以苎麻为主，多销上海及扬子江流域"。此外，清代抚州还有制豆豉、酿酒、陶土等手工业。"仓廪实而知礼节，衣食足而知荣辱。"盱江流域富庶的经济为地方文化教育的发展进步提供了经济保障和社会基础。

（三）书院教育　经久不衰

盱江流域各县自古崇尚儒雅，重视教育。据清乾隆《临川县志》记载，临川"其俗风流儒雅，喜事而尚气，有晏文叔、王文公为之乡人，故其人乐读书而好文辞。"又云："地无城乡，家无贫富，其弟子无不学，诗书之声，尽室皆然。"《崇仁县志》说："山川壮丽，风气敦厚，民乐田畴，士尚文雅，弦诵之声，无间于井社；衣冠之家，联络相望，退让谦抑，习而成风。"（《古今图书集成·抚州府志》）而《古今图书集成·南城府志》在描述资溪时说："其地山川环耸，水洁而浅；故气高好胜而多情愫，质美好文而少财蓄。"可见抚州历来读书之风极盛。对于兴办书院，抚州士儒更是倾囊而出，不遗余力。

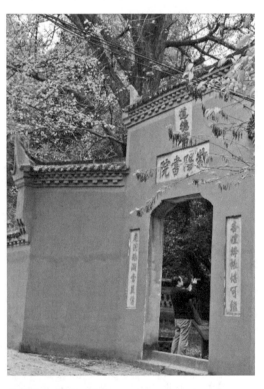

樟树閣皂山紫阳书院

抚州见诸于史志记载的最早的书院应为唐天祐年间（904-907），节度使罗坚、罗信赠田于宜黄棠阴创建的湖山书院和三湾书院。而在宋代，抚州地处江南腹地，社会安定，经济文化繁荣，书院建设的数量及质量都走在全省乃至全国的前列。北宋时期，抚州以一州一军之力，创建了占全国总数5%的书院，先后创建盱江书院、兴鲁书院、慈竹书院、南丰学舍、华林书院、鹿冈书院、进修书院等11所。南宋时期，朝廷采取了宽松的文化政策，允许学者自由讲学，建立理学宗庙，对有作为的地方书院或赐田或赐书或赐额或赐匾或题名褒扬。理学统治地位的确立和朝廷对书院发展的支持，使书院走上了蓬勃发展之道。吕祖谦、朱熹、陆九渊、叶适、陈亮等为首的一大批学者或创建书院，或主持讲学，或为书院作记，或置田置书，或订规约，他们大力倡导，并以书院为基地传播自己的思想主张，扩大其学术队伍，从而将书院与理学联系到一起，并将书院和理学同时推至发展的高峰。抚州新建或重修、重建了梭山老圃、槐堂书屋、曾潭书院、峨峰书院、渔野书院（文溪书院）、临汝书院、红泉精舍、汝水书院、道山书院、龙眼书院等 23 所。两宋时期，抚州书院占全国 6%，且主持书院的名师多、影响大。如主持主讲盱江书院的是北宋哲学家、思想家、教育家、改革家李觏，"东南闻风而至者尝数千人"；主持主讲兴鲁书院的是北宋散文家，被誉为"唐宋八大家"之一的曾巩，远近生徒聚而从之，名人学士济济一时；主持主讲槐堂书屋的是"百世大儒"陆九渊，从学之士，四方云集。另外，慈竹书院的主持主讲人为北宋文学家、地理学家乐史；曾潭讲堂的主持主讲人为槐堂学派创立人之一、陆门高弟傅梦泉。

明代是抚州书院发展史上一个承前启后的重要时期，也是抚州书院发展史的第二个高潮时期。有明一代，抚州书院发展虽历经多次禁毁的严重打击，但仍然保持了一种向前发展的态势，先后共创建（含重修、重建）书院 40 余所。这无论是在整个江西省，还是在全国都居于领先地位。抚州书院讲学空

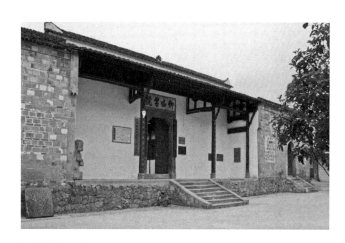

金溪仰山书院

气极为浓厚。明初，"崇仁学派"创始人吴与弼创小陂书院，竭力传播程朱之学，从学者甚众。陈献章、胡居仁、娄谅、胡九韶俱游学于此。稍后的王阳明、湛若水、余祐、夏尚朴、潘润等均为其再传弟子。南城罗汝芳中进士以前于南城建从姑山房，接纳四方学子，从事讲学活动。嘉靖四十四年（1565），因父丧回南城守制，再讲学于"从姑山房"，四方学者云集，名倾东南。时年 13 岁的汤显祖亦拜罗为师，学习其"百姓日用即道"的理学体系，对汤日后的思想和创作影响深远。泰州学派传人南丰王栋建南台书院，并讲学其中；罗洪先门生乐安流坑人董燧建心斋书院、园通书院，聚徒会讲。有明一代，抚州不仅书院讲学盛行，而且讲会制度也空前盛行。嘉靖年间，抚州建有"拟岘台会"，"岁时集郡邑弟子于拟岘台讲论邹鲁之业，化行俗美"。董燧于乐安流坑创"圆通会"，"每月逢初二、十六会同诸公霁于圆通阁"。王学门人

聂豹、邹守益、罗汝芳、罗洪先等都曾会讲于此。此外，乐安还建有"郁林会"、金溪创有"疏山会"。

清代抚州书院呈现出官办、民办、官民合办的多元化办学体制，先后兴建书院60余所。有文献资料明确记载为府县政府或现职官吏所创建的书院有19所，占清代抚州书院总数的30%左右，这些书院分布非常广，每个府县治所所在的城市都建有一二所。如临川有兴贤书院、青云书院、兴鲁书院、青城书院、刘公义学；崇仁有文昌书院、相山书院；宜黄有凤冈书院；乐安有鳌溪书院；南城有崇儒书院、盱江书院；南丰有水云书院、嘉禾书院、琴台书院；广昌有盱源书院；金溪有仰山书院；资溪有鹤城书院；黎川有黎川书院、崇正书院。民办书院是由民间集资，或由私人独资兴办的书院。清代抚州民众集资，或士绅独资兴办书院的热情更高。道光五年（1825），临川生员桂殿芳一人捐资创建汝阳书院，费银14 600两，并置买民田728亩，以供膏火之需；清嘉庆元年（1796），宜黄邑人罗位斋、罗以丰兄弟重建毁于明末战乱的崇文书院；康熙五十六年（1717），乐安邑人丁薄捐资兴建义云书院主体部分，其余为云盖、忠义两乡捐资修建，故又名"两乡书院"；清道光三年（1823），乐安邑人何文芳一人捐粮2800余石兴建安浦书院；道光二十六年（1846），崇仁进士陈开第等人向县民集资兴建了北城相山书院。乐安流坑董氏家族，人口不足5 000人，为了满足本族子弟读书识字、应试科考的需要，自北宋大中祥符年间始创桂林书院至清末，先后创办了西山书院、心斋书院、子男书院等书院、书屋、精舍40余所。有清一代，流坑董氏家族就新建了司马书院、亦简书院、焕文书院、凭山书院、培风书院、卧云书院、孕达书院等近10所，这些书院遍及村庄每个角落，并培养出文武状元各1人，进士34人，举人200多名。官民合办书院也就成为清代书院办学的一种重要形式。抚州自古就有广教、兴学的优良传统，每当面对政府及其官吏兴办书院的倡导时，民众总是慷慨解囊，积极捐助。道光三年（1823），东乡知县吴名凤根据举人吴士杭的建议，请各绅富户捐建汝东书院。乾隆二十四年（1759），黎川知县卢崧偕邑绅黄祐、陈道等集资创建黎川书院；乾隆十八年（1753），资溪知县杨焯见始建于康熙三年（1644）的鹤城书院规制太狭，修廪不给，因此合七绅移建于县西南儒学左，并劝捐田亩，以资月廪。

这些为数众多、分布广泛的书院使盱江流域平日难以触及文化知识的一般民众有了更多接受教育的机会，使民众的文化素质得到提升。书院的发展更为当地培养了一批批出类拔萃的知名学者。如"东方莎士比亚"汤显祖，13岁时曾就读罗汝芳创办的从姑山房，而罗汝芳少时也曾读于其父创建的前峰书屋。盱江历代进士不乏是从书院走出的。

（四）儒学兴盛　名人辈出

从汉武帝"独尊儒术"到隋唐时期六百余年间，儒生多埋头注解经文，而在动荡社会中迅速崛起的佛教与道教，强调心性与思辨，对儒学产生了巨大的冲击。在创新儒学的时代要求中，自两宋起，盱江流域产生了诸多思想家。

李觏（1009-1059），字泰伯，号盱江先生，建昌军南城（今江西省资溪县）人。北宋杰出的思想家、改革家，最早从现实需要出发，用儒家思想理论来解释政策。李觏到晚年才由范仲淹举荐进入太学，一生并未通过科举踏上仕途，但"位卑未敢忘国忧"，他结合当时的社会现实，在哲学、经济、政治、军事等领域提出了自己的见解，构建了自己的思想体系。他在哲学上持"气"一元论观点，认为事物的矛盾是普遍存在的；在认识论上，承认主观来自客观，因此，成为宋代哲学学派的先导。李觏具有进步的社会历史观，一反儒家崇尚礼义而贬抑利欲的思想，提出治理国家的基础是经济，是物质财富，反对把实际物质利益和道德原则，即"利"和"义"对立起来，主张通过减赋均田、富国强兵使百姓安康社会安定。另外，还对佛道等宗教进行批判，主张以儒家的礼教来代替佛教道教的宗教仪式。李觏经世实用的思想给予范仲淹"庆历新政"理论上的支持，也成为后来王安石变法的思想渊源。

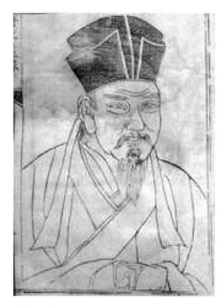

李觏画像

王安石（1021-1086），字介甫，号半山，临川人。北宋著名政治家、改革家、思想家。王安石出身仕宦之家，少年时期就树立了建功立业的远大志向。他打破了士人因循守旧、明哲保身的积习，敢于质疑现行制度法规，敢于

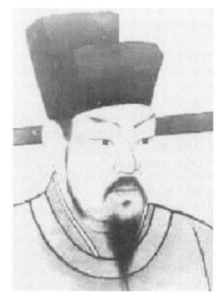

王安石画像

矫世变俗。在对国家内忧外患的形势作出全面分析的基础上，以"天变不足畏，祖宗不足法，人言不足恤"的气概进行变法。在变法期间，推出一系列新政，以理财为中心，涉及财政、税收、农业、水利、教育等各个方面，颁行了均输法、青苗法、农田水利法、市易法、方田法、保甲法、将兵法等政策法规。虽然最终变法因触及大官僚地主阶层的既得利益遭受强烈反对而失败，但王安石作为一个社会责任感强烈并卓有见识的政治家被后人铭记。列宁称之为"中国十一世纪伟大的改革家"。

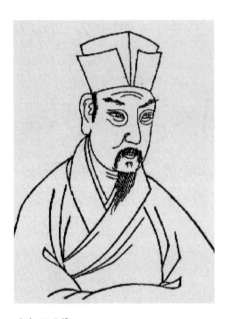

陆九渊画像

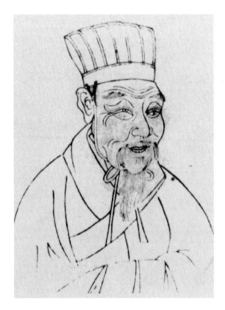

吴澄画像

陆九渊（1139-1193），字子静，号象山，金溪人，北宋思想家、教育家，"心学"创始人。陆氏以主客观统一为起点，在程朱理学之外另辟蹊径，在继承孟子的心性论及伊洛之学的部分内容，同时借鉴佛教的修养方法、思维方式基础上，形成了独特的"心即理"的心学思想，对后世的心学发展有着重要影响。陆九渊"心学"思想认为，仁义礼智等人固有的善端即是本心，心即是理，识得本心也就体认到了天地之理。心为宇宙本体，万事万物都是心的派生物。而本心与外物发生作用，易产生各种各样的认识之心，即被外物蒙蔽之心，使本心暗而不明。人可以通过心性的涵养、剥落、存心、养心至求放心，从而获得人的价值和尊严，实现人的道德自由。

吴澄（1249-1333），字幼清，晚字伯清，号草庐先生，抚州崇仁（今江西乐安县）人。元代杰出的理学家、经学家、教育家。吴澄是元代"和会朱陆"的突出人物，对于朱、陆之学，既看到了其相同的一面，也看到了其相异的一面，企图解决朱、陆常说之间的矛盾。其理学思想主要体现在道统论、天道观、心性说三方面。在道统方面，认为道源出于"天"，反映宋代以来儒家的宇宙本体观念；在天道观方面，认为天、地、日、月和人、物的形成皆本于具有实体性的"一气"。而关于心性之学，吴澄认为，心学为儒学传统，并不独指陆学，从尧舜到周程诸子无不以心为学，并对儒家心学与佛老养心之学作了区分。主张人性有善恶之分，但在本质上又可以相通。反求吾心为认识的根本方法，对朱熹的"格物致知"作了符合心学思想的修正。

吴与弼（1391-1469），初名梦祥，长弼，字子傅，号康斋，崇仁县人。明代著名理学家、教育家，崇仁学派创立者。吴与弼的理学思想并无师承，自学自得并身体力行。在道德修养和认识方法方面，吴与弼继承和发展了程朱的哲学思想，认为大千世界万事万物，都有自身的规律，把"天理"作为一个人道德修养和认识事物的最高标准，主张"天人一理"。"人性之本善"是吴与弼继承、发展儒家思想的一个重要方面，认为人欲有"善恶""好坏"之分，但可以通过教育、修养，严以责己，使之"心地纯然"，达到圣贤境界。吴与弼继承了儒家崇尚躬行实践的优良传统。提出用"理"来约束自己的行为，规范自己的生活。以"理"作为衡量一切、分析一切、判决一切、处理一切，分清是与非、正与反、善与恶、得与失，乃至于忧和乐，生与死的标准，使自己成为理想中的"圣人""贤者"。他还继承了儒家安贫乐道的传统遗风，专攻理学，达到了"物我两忘，惟知有理"的境界，一生过着清贫生活。晚年家境窘困，负债累累，贫病交攻，终不失志。

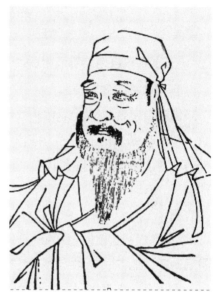

吴与弼画像

罗汝芳（1515-1588），字惟德，号近溪。南城县人，明代思想家、教育家，泰州学派的代表人物。其学虽源于理学，但反对"存天理，灭人欲"的正宗教条，认为不学不虑的"赤子之心"即是良知和天理，提倡用此心去体察仁道；也不赞成朱熹的"圣贤气象"说，认为"大道只在自身"，人的目视、耳听、饮茶、吃

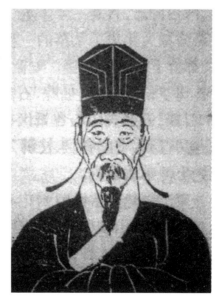

罗汝芳画像

饭、早起、夜寐、相对、问答，以至弹子的转动，肌肤的痛感，无一不是"道"的作用和表现。只要具备了一个肉体的形躯，就有了做圣人的条件。在他看来，人的良知是永远不会泯灭的，不以修炼而增，也不以不修炼而减，圣愚的差别只在于"觉"与"迷"之间，因而成圣、成贤容易非常。他所持见新奇，一扫宋明理学迂谨之腐气，被誉为明末清初黄遵宪、顾炎武、王夫之等启蒙思想家的先驱。他的理学思想，具有承上启下，继往开来的作用，在中国哲学史上产生了深远的影响。

（五）宗教重地　佛道祖庭

1.佛教禅宗的发源地

佛教禅宗系达摩祖师由印度来中国传法创立，经历二祖慧可、三祖僧璨、四祖道信，至五祖弘忍门下，分为南禅和北禅，北禅以主张渐悟的神秀为首，南禅以主张顿悟的慧能为首。后世多以南禅六祖慧能为正宗，素有"一花开五叶"之说。即在慧能门下，有南岳怀让、青原行思两系；后南岳怀让分为沩仰、临济两派；青原行思分为曹洞、云门、法眼三派，世称五家。在临济门下有黄龙慧南、杨岐方会两派，世称"五家七宗"。这当中，江西就独占"三家五宗"，曹洞、沩仰、临济、黄龙和杨岐的祖庭都在赣地。

宜黄曹山寺为曹洞宗的祖庭。曹洞宗的祖庭俗称"两宜两山"，"两宜"为宜丰和宜黄；"两山"为洞山和曹山。宜黄县曹山寺始建于唐咸通（870-873）年间，由禅宗南岳清源法系弟子本寂禅师所创。本寂禅师（840-901）受高僧良介禅师真传，于唐咸通十一年（870），拜别良价，前往广东曲江曹溪礼禅宗六祖墓塔，决心寻找新的曹溪以广佛法。相传他返赣后一路风餐露宿，找了好些地方也未找到新的曹溪。一夜梦见六祖在他手心写了"心坚石穿"四字，遥指东北方向。本寂会意而行，终于在宜黄找到这个圣地。居士王若一见本寂志诚心坚，于是舍观相予。本寂志慕六祖，改何王山为曹山、何王观为荷玉观，潜心修行，并广开山门，课徒说法31年，弟子过百，信徒数千，大振洞门禅风，史称"法席大兴，学者云萃，洞山之宗，至即为盛"。

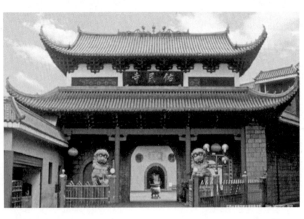

南昌佑民寺

南昌佑民寺为禅宗"洪洲

禅"的发源地。马祖道一（709 –788，或 688– 763）。唐朝佛教禅宗大师，六祖慧能之再传弟子，师承南岳怀让门下，为洪州宗的开创者。道一于唐朝开元年间于南岳般若寺遇怀让禅师。受其"磨砖既不成镜，坐禅岂得成佛"的机语点拨，始得开悟。公元 742 年，道一离开福建建阳后在盱江临川西里山弘法，唐大历年间（768-779），道一应邀来到洪州（今江西南昌）开元寺（今佑民寺）说法，四方信徒云集，入室弟子139 人，使开元寺成为江南佛学中心，此后便以洪州为中心开创立派活动，建立了马祖道场，创立了"平常心是道"的洪州禅。

2.道教文化的发祥地

江西是我国道教的重要发祥地之一。自古以来江西就以其绝佳的山水吸引着各地的方士前来结庐隐修，道教活动十分频繁。唐代杜光庭在《洞天福地岳渎名山记》、宋代张君房在《云笈七签》中，将全国的道教名山或胜境编排为十大洞天、三十六小洞天和七十二福地，作为上天仙人统治之处。在杜光庭笔下，江西有 5 个洞天和 9 个福地，而张君房笔下则列入了 5 个洞天和 12 个福地。除龙虎山和三清山之外，盱江流域也有不少与道教有关的山川遗迹。

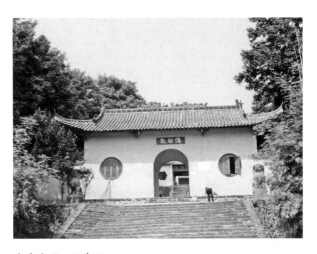

南城麻姑山仙都观

坐落在南昌新建县西山的万寿宫是道教净明派的发祥地，也为道教第四十福地。净明派全称为"净明忠孝道"，其教义以融合儒释道为特点。所谓净明，即正心诚意，教人清心寡欲，使本心不为物欲所动，不染物、不触物，清静虚明而达于无上清虚之境。开山祖师为许真君（又称许逊），相传许逊活到 136 岁时，在西山得道，"举家四十余口，拔宅飞升"，连家禽家畜都带走了。"一人得道，鸡犬升天"的典故就出自此。隋唐时当地出现神化许逊的信仰。宋徽宗政和二年（1112），加封许逊为神功妙济真君，许逊信仰在南昌西山一带更为盛行。元初，西山隐士刘玉（1257-1308）又自称数遇许逊等仙真，降授净明道要，遂开创净明道派，以南昌西山为活动中心，一时从学者甚众。刘玉所创新净明道奉许逊为教祖，自称为第二代祖师。

位于南城西郊的麻姑山，原名丹霞山，《云笈七签》中称其为第二十八洞天、第十福地，是道教麻姑信仰的发源地。麻姑山自古就被视为祥瑞多福的通天之境，早在汉昭帝时就有仙人浮丘公带王、郭二弟子来此修炼，东晋葛洪也在此修道炼丹。葛洪所著《神仙传》最早记载了女寿仙麻姑的事迹，相传麻姑本为建昌（南城）人，后得道升天；她外貌如妙龄少女，锦衣华服，手如鸟爪，曾三见沧海变桑田，又精通方术，能掷米成丹，长生不老。唐玄宗开元三十二年（735），麻姑山道士邓紫阳请立麻姑庙，历时四年而成。天宝五年（746），玄宗又下令增修。该庙始建时称神女祠，后称麻姑庙，又名麻姑仙坛。麻姑庙的建立，在道教中开创了单独祀奉麻姑的先例。这之后，麻姑就成为道教信奉的元君、女真，民间也广泛流传着"麻姑献寿"等传说，麻姑信仰的影响日益扩大。道教中与此相关的祈禳斋醮活动延续千年，经久不衰。明清时期，建昌府治的府县官吏在每年七月七日上山祭拜麻姑，成为一种定制。若逢水旱灾异、兵变民乱，则也要沐浴斋戒，在仙坛举行祈祷仪式，祈求神灵感应，保佑一方平安。当时，建昌府及其邻近地区的普通百姓，前往麻姑仙坛朝拜者也是摩肩接踵、络绎不绝。

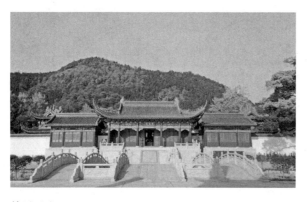

樟树阁皂山

樟树市郊东南处的阁皂山，俗称阁山，又名"葛岭"。自宋代以来即有"天下名山、道教福地、神仙之馆"美誉，与金陵（今南京）茅山、鹰潭龙虎山齐名，并称为江南道教三大传箓圣地，是灵宝派祖庭。灵宝派祖师葛玄早期曾居天台山修道，又漫游括苍、南岳、罗浮等名山，东汉建安七年（202），葛玄来到阁皂山，惊叹"形阁色皂，土良水清，此真仙人之住宅，吾金丹之地得之矣"。于是在东峰建坛祭炼。吴嘉禾二年（233），又回到阁皂山，"于东峰之侧建卧云庵，筑坛立灶居其中，修炼九转金丹"。葛玄先后多次来到阁皂山修道，吴赤乌七年（244）8月15日，葛玄在卧云庵"白日飞升"，被后世道徒尊称为"太极仙翁"。《历世真仙体道通鉴》卷二十三《葛仙公》中记载："（葛玄）于天台名山告郑思远曰：'我所授上清三洞、灵宝中盟诸品经箓，吾升举之日，一通付阁皂名山，一通付吾家门弟子，世世箓传至人，不可轻授，非人勿示，若得其人，宜传勿秘。'"之后，葛玄的侄孙葛洪也来到阁皂山，在受郑思远传道之后，尽得灵宝经真缔，并将葛玄所传灵宝中盟诸品经融汇整理，撰成巨著《抱朴子》，将道教神仙方术理论推向了高峰。后来（东晋中叶）以信奉和传承《灵宝经》而形成的灵宝道派，推葛玄、葛洪为其始祖。灵宝道派以阁皂山为本山，因此又称为"阁皂宗"。

（六）戏曲繁盛　酒香悠远

1. 戏曲之乡

江西素称"戏曲之乡"，是全国成熟戏曲的发源地之一。盱江流域则是江西戏曲文化的核心地带，南丰傩舞为戏曲摇篮，广昌"盱河戏"别具一格，宜黄腔传唱南北，三县都有"戏窝子"之称，而临川则是"东方莎士比亚"汤显祖的故乡。"戏曲"一词原被认为最早出自元代陶宗仪的《南村缀耕录》，书中"院本名目"篇中写道："唐有传奇，宋有戏曲、唱诨、词说，金有院本、杂剧、诸宫调。"但此处的"戏曲"专指宋代杂剧，包括了各种滑稽表演、歌舞和杂戏。1989年有学者发现南丰刘壎《水云村稿》中有《词人吴用章传》："至咸淳，永嘉戏曲出，泼少年化之。而后淫哇盛，正音歇。"这里的"永嘉戏曲"指的是产生于浙江温州一带的南戏，是真正意义上的戏曲。陶宗仪（1321–约1412），是元末明初人，而刘壎（1240–1319），生活于宋末元初，也就是说，盱江南丰人刘壎将"戏曲"一词的首见最少提早了几十年，改写了中国戏曲历史的传统说法。

盱江流域既有流传广泛的声腔剧种，更有流芳于世的名家名作。声腔剧种主要有南丰傩戏、宜黄腔宜黄戏、广昌盱河戏（孟戏）等。朱熹曾说："傩虽古礼而近于戏。"南丰傩舞起自汉代，原是一种驱除疫鬼的祭祀性舞蹈，本身蕴含了戏剧发生和发展的因素。宋末以后，傩仪中出现了判官、钟馗、小妹、土地、灶神等新角色，傩表演有了驱鬼、搜鬼、审鬼、镇鬼的故事情节，有代言体的唱曲和道白，有鼓笛为主的音乐伴奏，有面具与化妆相结合的造型手段，开始具备了欣赏性戏剧的表演形式，被认为是戏曲的雏形。南丰也就成为江西戏曲文化的发祥地。

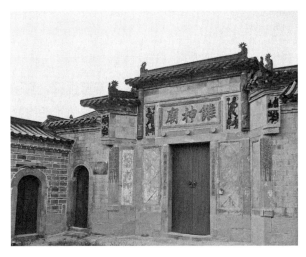

南丰傩神庙

宜黄与南丰毗临，自古商业经济发达，明代中期之后成为江西戏曲活动的中心。明嘉靖年间，南戏四大声腔之一的弋阳腔所产生的变调，如乐平、徽州、青阳等在宜黄十分盛行。抗倭将领谭纶丁忧回乡从浙江带回海盐腔戏班，在宜黄教习海盐腔，后海盐腔与当地遗存的弋阳腔以及民间音乐等结合形成了"宜黄腔"，在旴江流域乃至整个江西流传。汤显祖"临川四梦"亦由宜伶率先搬上舞台。到清代，宜黄产生了一种原始唱腔来源于西秦腔的新唱腔，属板腔体音乐高腔，在江西境内有很大影响，并迅速传播到浙江、安徽、湖北等地。由于它的演剧内容多反映民间百姓生活和神话传奇故事，深受普通民众欢迎。乾隆嘉庆年间，宜黄腔唱进了北京，与北京风靡一时的弋阳、秦腔、乱弹等腔并肩媲美。《京华百六竹枝词》有词说："宛转珠喉服靓装，弋阳秦调杂宜黄。"近年来随着江西地方戏曲研究的深入，越来越多的学者认为宜黄腔是京剧二黄腔的前身，是国粹的重要声腔来源。直至现代，宜黄腔作为江西戏曲的主要支派在全国仍然有着广泛的影响。2006年以宜黄腔为主要唱腔的宜黄戏被列入首批国家级非物质文化遗产。

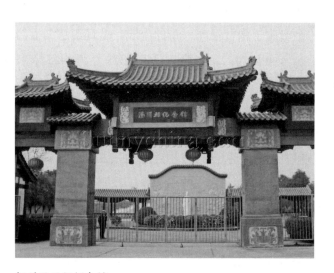

抚州汤显祖纪念馆

"孟戏"是旴江源头广昌县甘竹镇赤溪村曾家的《孟姜女送寒衣》和大路背村刘家的《长城记》两种剧本的统称，因两种剧情都是表现孟姜女的故事而得名。1981年以孟戏为主要的广昌地方戏被正式定名为"旴河戏"，别名大戏、土戏。曾家"孟戏"起于明初正统年间，而刘家"孟戏"则由广昌宜黄班的宋子明传授。每年春节两家上演家族戏以祭祖祭神的习俗在曾家已有五百余年，在刘家也有四百多年。两家孟戏音调优雅，旋律婉转，相比之下，曾家的唱腔更为古朴。孟戏高腔中保留有最早被认为失传了的海盐腔的曲调。此外，孟戏演出时需佩戴面具，在一定程度上标识着江西傩向戏曲演变的痕迹，成为江西地方戏曲发展史上填补傩与戏曲之间空白的过渡性物证，具有独特的艺术科研价值和社会学价值。

作家作品影响较大的主要有北宋宜黄乐史《绿珠传》《杨太真外传》、元代徐奋鹏"西厢定本"、明代汤显祖《临川四梦》等。

乐史，字子正，宜黄人，官太常博士，直史馆。北宋初年著名地理学家，编《太平寰宇记》200卷，同时也是出色的小说家。他的两部小说《绿珠传》《杨太真外传》

对戏曲影响颇大。《绿珠传》以西晋末年大动乱年代为背景，叙述西晋富豪石崇与权臣孙秀争夺石崇宠姬绿珠结下恩怨，终至被灭族与残杀的传奇。元杂剧《绿珠坠楼》、明传奇《竹叶舟》、清传奇《三斛珠》等都取材于《绿珠传》。《杨太真外传》写杨贵妃一生故事，采录《明皇杂录》《开天传信记》《安禄山遗事》《逸史》《开元天宝遗事》中关于唐明皇、杨贵妃的资料，将二人生死相恋的故事写得情节细致、荡气回肠。著名的元杂剧《唐明皇秋夜梧桐雨》、清传奇《长生殿》以及有关杨贵妃的30多种戏曲无不改编自《杨太真外传》。

徐奋鹏，字自溟，别号笔峒先生，又有别号槃迈硕人，临川云山人，明代著名学者、文史学家。自幼才华过人，博览群书，通晓六艺，常与同乡汤显祖研讨戏剧创作问题，对汤氏《临川四梦》的创作和修改提了很多中肯的意见。他在研读经史之余，将《西厢记》《琵琶记》进行删润增改，以为消遣，并将之称做"词坛清玩"，著成《西厢定本》与《伯皆定本》。此二定本在《西厢记》和《琵琶记》流变史上占有重要地位，对元曲杂剧《西厢记》风行于江西产生了巨大的催化作用，也对弋阳腔产生了深刻的影响。

汤显祖（1550–1616），字义仍，号海若，又号清远道人，明代江西临川人。因不趋附权贵，34岁始入仕，49岁罢官回乡专心戏剧创作。影响较大的有传奇五种:《牡丹亭》《紫钗记》《邯郸记》《南柯记》《紫箫记》。前4种合称为"临川四梦"，其中最有名的是《牡丹亭》。《牡丹亭》全名《牡丹亭还魂记》，是汤显祖的代表作，也是中国戏曲史上浪漫主义的杰作。通过杜丽娘和柳梦梅生死离合的爱情故事，发出了要求个性解放、爱情自由、婚姻自主的呐喊，批判了封建礼教对人们幸福生活和美好理想的摧残。这部作品情节曲折，构思奇特，富有浓厚的浪漫主义色彩，一经问世，就受到人们热烈欢迎，至今传唱不衰，成为继《西厢记》之后影响最大、艺术成就最高的一部古代爱情戏剧杰作，杜丽娘也成为中国戏曲史上继崔莺莺之后又一个动人的妇女形象。

2.酿酒之都

盱江流域酿酒的历史十分悠久。在樟树樊城堆遗址当中，至今还能看到5 000年前吴人先民收获的稻谷，充分展示了盱江先祖在农业技术方面的先进程度。水稻的丰收为酿酒提供了很好的条件，从樟树筑卫城和樊城堆中出土的陶器来看，当时的篚、鬵等酒器已经十分普遍，在全国范围内也是较早的。樟树的先民吴人开创了一个具有丰富内涵的酒文化历史。商朝时，吴城被商贵族誉为"酒都"。从吴城遗址出土的瓿、尊、爵、斝等多种酒器来看，吴人当时的酿酒技术已经十分娴熟。春秋战国时期，樟树范围内的一方吴土时而属越、时而属吴、时而属楚，而酿酒技术随着这些不同分封国所统领的范围而越传越广，随吴入江浙，随越入闽粤，随楚入两湖，"酒都"之名也深深地植入江南各地的文化当中。到了战国时期，"战国七雄"之一的楚国将"酒都"吴城及其周边地区据为己有，并令吴城常年进奉美酒供贵族享用。汉朝为巩固封建制度，在樟树先后设立新淦县、新城县、宜春县、建城县、汉平县。此时樟树普通百姓的私有财产增加，生活条件有了一定的提高，民间酒文化开始兴起。东汉时期，道教创始人张道陵曾来到樟树阁皂山，据说在山下大醉三日，酒醒之后感觉华盖通明，神清气爽，顿悟"道、天、地、王（人）"的道教"四大"精髓。道教另一传奇人物葛玄也在阁皂山开坛收徒，其以酒合药炼丹，最后修炼成仙，被封为"太极仙翁"，世称"葛仙翁"。因此，樟树酒又有"仙酒"之称。唐代后期，盱江流域酿酒技术有了重大突破，出现蒸馏所制的"清江土烧"，到了北宋蒸馏开始逐步取代传统的酿造法。淳熙七年（180），诗人陆游任江南西路平茶盐公事。在抚州，陆游喝到了来自樟树的清江土烧，留下诗句："名酒来清江，嫩色如新鹅。"明朝时，清江土烧远销江南各地，高居江南白酒的龙头位置。而蒸馏酿酒法，经过几百年的发展，已经达到了一个相当成熟的程度。《天工开物》的作者宋应星特别研究了酒曲的制造技术，专门写了一章《曲糵》记述酒母、药用神曲及丹曲（红曲）所用原料、配比、制造技术及产品用途，对中国白酒业的发展产生了深远的影响。清代，樟树的酿酒业不断壮大，镇内的酿酒作坊就已经达到十几家，全镇年产酒量高达 200 万斤至 300 万斤。光绪年间，"娄源隆"酒坊老板娄德清在前人酿酒法基础上，进一步改进制曲、发酵、蒸馏等工艺，使得"娄源隆"所产酒醇香味美名声大振，为了与市场上出现的一些冒

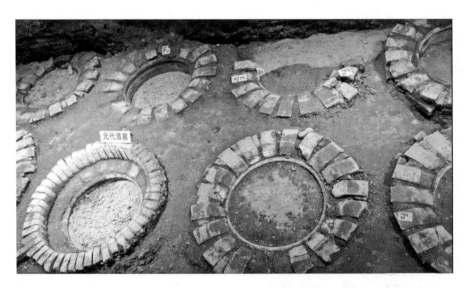

李渡元代酒窖遗址

充"娄源隆"酒相区别,娄德清便在"娄源隆"的酒坛上贴上了四个"特"字,从此"四特酒"成为千年酒都樟树酿造的代表。新中国成立后,四特酒以其清香醇纯的独特酿造,获得了周恩来、邓小平等伟人的赞誉。

此外,进贤县李渡镇地处盱江中下游,紧靠盱江,土地肥沃,稻米质优,地下水清冽甘甜,是酿酒的上好原料,元末明初之时,江西民间就有"赶圩李家渡,打酒买豆腐"之说,经历清朝的兴旺,李渡白酒更是闻名全国。唐贞观年间,此地兴建码头,命名为"清远渡",元、明时期,清远渡更名为李家渡,成为沟通抚河南北货流的重要码头,同时也是江南才子赴京赶考的必经之路。有许多骚人墨客,如北宋大文豪王安石、欧阳修、词人晏殊等,每过李渡必下马停车以酒会友借酒抒怀,留下了"闻香下马,知味拢船"的千古美誉。2002年6月,江西李渡酒业有限公司对老厂无形堂生产车间进行改扩建时挖掘出一处烧酒作坊遗址。遗址考古勘探面积1600平方米,2002年考古发掘面积300平方米,经过考证确定是距今逾800年的特大古代白酒作坊遗址。其揭露的遗迹竟然包涵有横跨元、明、清至近现代的炉灶、晾堂、酒窖、蒸馏设施、墙基、水沟、路面、灰坑和砖柱等,能够完全展示中国古代烧酒生产的工艺流程。李渡烧酒作坊遗址是继成都水井坊之后我国发掘的时代最早、延续时间最长且具有鲜明地方特色的古代烧酒作坊遗址,为中国蒸馏酒酿造工艺起源和发展研究提供了实物资料,印证了李时珍《本草纲目》中白酒起源于元代的说法,2002年被评为中国十大考古发现,2006年5月被国务院核定为第六批全国重点文物保护单位,同年11月被中国国家文物局列入世界文化遗产预备名单,被誉为中国酒行业的"国宝"。

盱江流域饮誉全国的历史名酒还有南城麻姑酒和临川贡酒。麻姑酒用南城麻姑山的优质糯米和麻姑山泉水酿制而成。酒色金黄明亮、醇香扑鼻、味醇甘蜜,入口柔和,清爽宜人。民间称颂它"麻姑糯质,仙泉灵药,丹灶熬蒸,冷霜甘蜜,清脑提神,祛风壮胃,除病延年"。麻姑酒历史悠久。传说早在远古年代,麻姑仙人淘麻姑山丹霞洞和龙门桥下的仙泉,采麻姑山顶芙蓉峰上的首乌、灵芝,酿成寿酒,献上瑶台,醉倒了蟠桃会上的神仙。《麻姑仙真志》载:"麻姑仙人,曾掷米成丹,撒于神功泉内,变成佳酿,饮之冷比霜雪,甘比蜜甜,一盏入口,沉病即痊。"

临川县早在2500年前的战国时期就有酿酒工艺。相传北宋熙宁八年(1075),临川籍丞相王安石得知临川新出美酒,芳香扑鼻,便把佳酿送给宋神宗皇帝。神宗知道王安石本不喝酒,此酒一定非寻常之酒,当场在大殿开启,喝过后赞赏道:"此乃临川之佳贡也!"各位大臣品尝后都赞不绝口。从此,临川酒每年进贡朝廷,临川贡酒因此得名,并沿用至今。

赣都文化、临川文化、豫章文化孕育与滋养盱江医学的生长与发展,盱江流域盛行的儒学、道教、佛教，渗透于医学之中，对盱江医家学术思想的形成产生过深刻的影响。印刷之乡、酿酒之乡、戏曲之乡，促进了盱江医学的传播、制药产业的发展和学科特色的形成。

盱江流域自古尊儒重医风尚沛然，促使儒医相通，儒医互彰，有史料记载的一千多位名医大多数出自儒门，如陈自明、龚信、龚廷贤、李梴、万全、张三锡、黎民寿、王宣、喻嘉言、黄宫绣、谢星焕、舒诏、祝星霞等均是先习举子业，饱读诗书，人文素养深厚，后抛却功名利禄，献身医学事业，学有所成，共构了蔚为壮观的盱江儒医群芳谱。盱江流域是我国道教的重要发祥地之一，著名道医层出不穷，葛玄、葛洪前赴后继，在盱江流域阁皂山创立葛家道和葛家医，对中国医药学发展做出了不可磨灭的贡献。许逊、葛巢甫、张道龄、崔隐士、施肩吾、胡超僧、邓思瓘、邓延康、孙智谅、曾昭莹、谢仲初、葛长根、杨介如、杜行正、何真公、刘玉、黄元吉、徐慧、赵宜真、刘渊然、饶洞天、全自明、骆时中、邓有功、廖守真、雷时中、欧阳明性等数十位著名道士曾隐居盱江流域布道传医，治病救人，传扬四方。道医张陵、葛玄、葛洪在盱江流域的采药炼丹开盱江中药炮制加工之先河，促进了建昌、樟树两大药帮的形成。盱江两岸佛教鼎盛，南昌佑民寺为禅宗"洪洲禅"的发源地，宜黄曹山寺为曹洞宗的祖庭，盱江许多名医出自佛门，医佛相济，佛以扬医，如慈济、释心斋、方以智、喻嘉言、释觉音、付觉性等高僧曾先后在盱江流域弘法度人，施医救生；又有黎民寿、姚国美等居士名医好佛心慈，救死扶伤。

抚州的临川、宜黄、广昌、南丰等地自古戏剧盛行，当地的艺人和医家在传唱和行医过程中逐渐摸索总结出许多独具特色的喉病诊疗方法和防治经验，形成了特色鲜明的盱江喉科流派。樟树、建昌为江西的酿酒之乡，又是樟树帮、建昌帮药业的发祥地，酿酒业与制药业必然相得益彰，促进发展。金溪县浒湾镇明清时期曾是江西最大的印书中心，有"籍著中华"之美誉，发达的印刷业为当地医学著作的刊行及传播提供了便利的条件，促进了盱江医学的发展。总之，深厚的盱江文化是盱江医学生成和成长的肥沃土壤。

（李丛 撰稿）

三、旴江名医成才规律

在旴江流域这片钟灵毓秀的神奇土地上，历代名医层出不穷，据医学史和地方志记载，旴江流域 16 个县市有传略可考的医学人物达 1006 人。江西历史十大名医中，8 人为旴江医家。全国历代 62 家针灸学派中，旴江医家占其 8 家。探讨旴江医家的成才规律，对今天中医药人才培养仍有重要的借鉴意义。我们通过学习旴江医著、查阅文史资料、民间采访调查等方法探讨旴江名医的成才规律，研究结果认为旴江医家成才共性因素有以下十二个方面。

（一）笃志医学　心恋岐黄

古人云"有志者事竟成""有志登山顶"，志向是成才基石。旴江名医立志于医学，以救死扶伤为光荣使命，以大医精诚为远大目标，笃志医学，痴迷岐黄，且百折不挠终生奋斗，故能立德、立功、立言，名垂青史。纵观旴江名医与医学的不解情结，有以下四方面因素。

一是出身世医之家，自小耳濡目染，对医学产生浓厚的兴趣，立志继承家学，发扬光大。陈自明三世业医，在家庭的熏陶下，自幼喜爱医学，立志传承家业，"留神医药，精究方术"，他看到生活在社会底层的妇女倍受疾病折磨，于是摒弃"宁治十男子，不治一妇人"的陈年陋习，甘愿做一名带下医，救妇人无以计数，终成一代妇产科大家。危亦林十二岁就随父学医，立志传承发扬家传五代医术。当代名医姚国美生于社会动乱年代，旧中国中医长期受到旧政权的歧视和排斥，中医学几经摧残，他年轻时即曾向其父保证，"日后只要身家聊堪温饱，即将以个人全部收入用于重振中医"。他自践诺言，不屈不挠，持之以恒，广办义诊以普济贫穷病人，办中医学会以交流经验，办中医院校以培养后继人才。

二是父母亲人患沉疴痼疾，久医无效，或被庸医所误，从而立志学习钻研医学，以尽孝道，或自身久病缠身，体质屡弱，故潜心医学，保身长全。如清临川李行清，因母重病无钱医治，23 岁时立志学医，刻苦钻研，通晓医典，用药精致，屡起沉疴，终自成一格。清南丰曾秉豫原工诗善琴，后因母病殁，遂潜心习医，深究方书，医术高明，编有《伤寒纲要》一书。清金溪郑昭，年二十三，患病为庸医所伤，元气亏损，后家中亲人相继病亡，自谓皆庸医所误，遂攻读医书，痴迷岐黄，问道长沙，学验俱丰，著《医学寻源》两卷。清宜黄邹大麟，身体屡弱，因而习岐黄之术，刻苦学习，四部经典皆能洞悉，成为当地名医。清南丰李铎，幼年家贫失学，30岁时伯兄勉堂为庸医误诊而死，于是发愤学医，上自《灵枢》《素问》，下至历代医著，无不深研穷究，著《医案偶存》12卷。

三是仰慕医学之神奇，崇拜名医之高超，深深被医学魅力吸引，立志以救苦度厄、博施济众为己任，或家境贫穷，为改变命运而立志学医，钻研医技。如清南城曾鼎家境贫寒，十分仰慕名医喻嘉言，而寄居喻氏禅息之所豫章白马庙，苦读喻氏之书，勤于临证，医术日精，后悬壶于京都，上自王公贵人，下及闾里百姓，争相延诊，著有《曾氏医书四种》。

四是先抱从政报国之理想，但科场不利、功名难成，或不满朝政腐败，而绝意仕途，"不为良相，便为良医""良医济世，功同良相"，而投身于钻研医学。如南宋南城黎民寿幼习举业，屡试不得志，慨然叹曰："既未能得志科第以光世，则医亦济人也，与仕而济人者同。"自此拜师学医技成，深悟医学奥理，广蓄有效之方，治病多良效，患者争造其门。明南丰邓观，邑庠生，久不利于科场，崇祯15年试毕，叹曰："文气如斯，国祚其勿永乎？"遂绝意仕途，精究医学，医术高超，年九十无疾而逝。又如明末新建喻嘉言攻举子业，中崇祯庚午副榜贡生，就读于皇都大学国子监，曾以诸生名义向崇祯帝上万言书未被采纳，而离京返乡，弃儒攻医，以医名誉满天下。南丰刘文江生于书香之家，清光绪二十年副贡生，补直隶州州判，因清末官场腐败，他不愿为官，又受范文正公"宁为良医，不为良相"思想影响，专心从医，精通内、妇、喉诸科，尤以妇科著称，善治赤白带下、婚后不育等症，被誉为南昌中医界"四大金刚"之一。

（二）天资颖慧　思维敏锐

明初大学士宋濂曾说："夫医之为道，必志虑渊微，机颖明发，然后可与于斯。"聪颖机敏是名医成才的先天条件。明代龚廷贤"幼称英敏"（《小儿推拿方脉活婴秘旨全书·叙》），读书博闻强记，"取父书读之，旦莫不辍，三年间，尽得其要领"（《济世全书·自序》）。喻昌自幼聪慧过人，博览群书，诗文俱佳，才辩纵横，诸子百家无不通览，与当时著名文人并称为十四圣人，50岁弃儒从医，勤求博采，上溯《黄帝内经》《难经》诸典，下及各家学说，无不通晓，尤其对仲景之学钻研尤深，多有发明，成为清初医学大家。陈自明自幼勤奋好学，思维敏捷，初问世时就才华毕露。据《续名医类案》记载，郑虎卿之妻妊娠四五个月时，每到中午就"惨戚悲伤，泪下数次"，延请诸医诊治，总是无效。郑虎卿"惶惶无计"。年仅14岁的陈自明听到后托人转告于郑，"先人曾说此症名脏躁悲伤，非大枣汤不愈"，郑虎卿借阅了方书，一点不假，结果"对症施药，一投而愈"。清南丰刘锴，七岁就塾，一日能记数百言，二十岁时母亲患足疾，他日夜攻读医书，穷究草木药石之性，一年治愈了母亲足疾，遂以医术而知名。清末崇仁萧金标幼丧父母，但聪明灵活，心湛纯朴，9岁时遇峨嵋山道人授予武术和伤科、内科、外科、妇儿各科医技，历时十三年，勤学苦练，得道人武术、医技的真传，其行医授徒，活人无数。民国临川傅再希生于书香世家，天资聪颖，博闻强记，嗜书成癖，文学根基深厚，年七十，四书五经及历代名篇诗词文章尚能背诵如流，医书上自四大经典，下至历代医家著述，靡不贯通，被誉为江西中医学院的"活字典"。

（三）心存仁义　廉洁淳良

"仁心""仁人""仁术"是中医传统医德的三大要素，有了"仁爱之人"，才能将医学真正变成济世救人的"仁术"，才能成长为"大医""明医"。"心存仁义，廉洁淳良"，是旴江名医共同的职业道德素质。陈自明说："至灵者人，最重者命。"危亦林认为"夫病者悬命医师"，故要怀"活人济世之心"。李梴曰："医司人命，非质实而无伪，性静而有恒，真知阴功之趣者，未可轻易以习医。"喻嘉言则提出"医之为道大矣，医之为任重矣""医为人之司命，不精则杀人"。他们都视病人为至亲，具有强烈的救死扶伤责任心。

翻开旴江流域史料和旴江医籍，书中许多动人的医德事迹让我们感动。龚信、龚廷贤父子的著作中有大量关于医学伦理道德的专篇论述，《万病回春》指出医生的道德标准是"忧国忧民天下先"，并在《寿世保元》中推崇"损己利人"这一最高道德境界。《古今医鉴》中设《明医箴》和《庸医箴》专篇，用对比的方法提出对医生的道德规范。喻嘉言临证中爱病人胜爱自己，"昌于此道，无他簸箕，但自少至老，耳目所及之病，无不静言微心，呼吸与会，始化我身为病身，负形而立，而呻吟愁毒，恍惚而来，既化我心为病心，尚见其生，实欲其可，而头骨脑髓，捐之不惜。""余但恨不能分身剖心，指引迷津耳。"喻昌肺腑之言，震撼人心。谢星焕在南城、金溪一带行医40余年，对因疾求诊者，不论路途远近、月黑风高，从不推辞。他家兼营药铺，店铺后设有制药作坊，每年从端午至重阳都要自制时令成药"金不换正气丸"布施于人，对无钱看病买药的贫苦患者，则一概不计酬金，受益者不计其数。清崇仁陈立，晚年精医，"以救死扶伤，济人为本"，治病不计酬报，死时一贫如洗，著有《各家医论辨疑》一书。民国南昌名医姚国美深怜民间疾苦，贫穷病人求诊，不收诊费，甚至药费都解囊相助。抗日战争期间，各地难民纷纷涌上庐山，恰好姚先生因病在庐山疗养，带病坚持出诊救治难民，病人络绎不绝。这本是赚钱的好机会，他却认为解救民众的苦难正是自己的责任，凡遇有无钱买药者，在处方右角写上"药费请记我的账"，每月结算，竟达一二百银元。

盱江流域的16部县志中记载了许多名医的事迹，大都有"重医德""不计酬报""救人之急不避风雨""施药济人""有求必应""以济世为怀""不计报酬""以医德著称""不以贵贱详略，不计利之有无""不索其值，人皆德之""不惮劳苦，救济甚众""急人之急，不避昏暮""素重医德，遇贫寒之家，辄施诊医药，义不苟取"等赞誉。如《广昌县志》记载：清刘大肇"每忘寝食寒暑以救人之厄，费逾千金。虽家庭世显贵，而自处俭约，不别寒素，殁之日，受其德者，皆为流涕"；清郑元箸"精于医术，为人治病，昼夜奔驰，至忘寝食，常以药施济贫病"。他们高尚的医德，受到人们的传颂，医名而流传后世。

（四）秉承家传　学有渊源

《礼记》曰："医不三世，不服其药。"世医相传，家学渊源，是造就名医得天独厚的条件。在有史料可考的千名盱江医家中，文献记录了157位医生出自世医之家。如宋临川席氏家传针灸十二代，由宋到明，针术传递，历久不衰，高手辈出，形成了我国历史上著名的家族性针灸门派。陈自明的祖父和父亲都是当地的名医，他幼年时即开始学医，耳濡目染，14岁就遍读中医四部经典著作。万全祖父万杏坡为豫章（南昌）人，以幼科闻名乡里，擅治痘疹；其父万菊轩也以儿科见长，后因战乱迁居湖北罗田，万全自幼深受先辈影响，颇得其趣，并潜心家学，医术精湛，学验俱丰，发挥幼科，终成一代儿科大家，清康熙年间，被封为"医圣"。危亦林五代名医，其高祖习大方脉科，伯祖习妇人科及正骨金镞科；祖父习小方科；父伯熙习眼科及瘰疾。他传承先辈各科之特长，集内、外、妇、儿、骨伤、眼目等科医术于一身，成为一位学识渊博、技术全面的医学家。龚廷贤先祖曾是当地名医，父龚信为宫廷御医，精于医术，其弟廷器、子守国和守宁、侄懋官皆为医官，世代传承，名医层出。谢星焕六世业医，代代相传，其子谢甘澍、其孙谢佩玉、重孙谢庸耕和谢庄泉，均为赣东名医。明清姚宜仲、王文谟、吴少垣、张荣等也是传承家技而立业成名。当代名医姚国美、姚荷生家传医术十三代，南昌地区民间有"无姚不成医"之谚语；张佩宜、李圃孙、李元馨、张海峰、万友生、姚奇蔚、杨卓寅等均是出身世医之家，家传授受，得天独厚，又能勤奋进取，故医术精湛，成名成家。

（五）以儒通医　学养深厚

《论语》曰："工欲善其事，必先利其器。"中医学的理论体系大致形成于秦汉之际，先秦诸子百家之说，尤其是易文化及儒、释、道三大知识体系，对中医药理论构架的形成与发展起着基础性的、人文性的奠基作用。学好中医，成就名医，必须具备深厚的传统文化功底，"唯有大儒，方有大医"，道出了中医名医成才的基本规律。中国文人具有"儒医合一"的特点，"不为良相救国，便做良医救民"，成为古代文人一个共同的人生坐标。张仲景、孙思邈、皇甫谧、朱丹溪、张景岳等既是大医又是大儒。江西是儒家新学和理学的重要发源地和传播地，盱江流域临川的王安石和金溪的陆九渊，是"荆公新学""陆王心学"的创始人，他们都旁通医学。盱江流域尊儒重医风尚沛然，宋迄清朝有史料记载的七百多位名医大多数出自儒门，如陈自明、黎民寿、龚信、龚廷贤、李梴、万全、张三锡、王宣、喻嘉言、黄宫绣、谢星焕、舒诏、祝星霞等均是先习举子业，饱读诗书，人文素养深厚，后抛却功名利禄，献身医学事业，终生悬壶济世。由于先儒后医，通晓各家，能博采众长，深究医理，推陈出新，著书立说，流传后世，故盱江流域名医辈出，构成了蔚为壮观的儒医群芳谱。

明代李梴为邑庠生（秀才），虽负奇才，但轻名利，弃儒从医，致力医学研究，写成医学巨著《医学入门》。其《习医规格》中指出："医出于儒，非读儒书明理，终是庸俗昏昧，不能疏通变化。"李氏由于学养厚重，对医学的研究深入，在藏象学说诸多方面颇有发挥。明代"医林状元"龚廷贤早年习举子业，刻苦攻读儒学，屡试不中后以"忧国忧民天下先"为人生志向，以"良医济世，功同良相"自勉，转而随父亲龚信学医，由于文化功底厚重，故学验俱丰，著述之多，在我国医学史上实属罕见。万全自幼习儒，19岁入邑庠为诸生，28岁补廪儒生，文化素养深厚，故临证之余勤于著述，著作宏富。喻嘉言为崇祯庚午副榜贡生，曾就读于皇都大学国子监，诸子百家无不通览，诗文超群，才辩纵横，从医后深研经典，通晓各家，为中医理论创新做出了突出贡献。

仕人达医，崇尚医学，亦是促进盱江医家成长成才的重要外部环境。临川王安石不仅是一名杰出的政治家，亦通晓医学，"某自诸子百家之书，至于《难经》《素问》《本草》、诸小说……无所不读"。他曾对医学教育采取了系列的改革措施，对家乡医药教育产生了积极的推动作用。陆九渊为心学宗师，其家族迁至盱江金溪后，因人口众多又少田业，一度陷入经济困境，全赖二兄陆九叙放弃科举，专心经营药店，维持一家百口的衣食杂用。陆九渊本人受其影响，对医药学兴趣颇为浓厚，熟读《素问》等医学经典，常常以疗疾之理来阐述修身为学之道。明代汤显祖，万历十一年进士，不仅精于古文诗词，而且通读天文地理、医药卜筮诸书，对医药亦颇为精通，不仅首次使用"道地药材"一词，而且在其剧作中大量运用医药知识及典故，推动情节发展，丰富作品内容。朱元璋六世孙明宪宗第四子益端王朱祐槟藩封于建昌府，十分重视医药，府内设"医学"（即医学校），授医学教授，进行医学人才的培养。他还曾对诸多方书进行考辨，将徐彦纯撰写、刘宗厚续增的《玉机微义》五十卷进行整理并在当地出版发行；并且精心制造各种丸散药剂，赐给下属及百姓以治病活人。不少官员，虽身在仕途，却心系医药，发展医学。如元泰定年间建昌太守萨谦斋（《四库全书》称沙图穆苏），酷爱医药，查考名家方书，搜集民间验方，撰《瑞竹堂经验方》十五卷，对临床治疗的用药用方和药物加工制备叙述十分详尽。明临川陈钟盛，万历四十七年进士，授海丰县令，历任松江府教授、礼部主事、苏州知府等职，晚年因病回乡潜心医药，治病救人，辑有《奚囊便方》一书。清南丰刘式宋，"幼习儒，旁涉方书。服官浙江，作吏杭州，以医济人"。清南城谢佩贤，光绪十六年进士，旁通医学，晚年归里，创办江西专门医校。仕人达医之风，激励鼓舞了医学人物的成长。

（六）博极医源　深究经典

精通经典，博览群书，是名医成才的必由之路，也是古今医学大家的共同特征。张仲景"勤求古训、博采众方"，创立了六经辨证和辨证论治诊疗体系，成为一代医圣；孙思邈"博极医源，精勤不倦"，医术精湛，成为苍生大医。同样旴江名医们也是精研中医经典，博览历代医籍，勤于临床，学以致用，故能医术超群，著书立说。

危亦林"幼而好学，弱冠而业医""儒学渊源，医书博览"，一生学而不倦，自十一二岁起随父学医，日间随父侍诊，早晚攻读医书，"凡《素问》诸书，靡不穷究"，不仅遍读家中世代珍藏之医书，还向周围藏书人家借阅各种书籍研读。陈自明是我国古代妇产科学奠基者，他曾在其代表作《妇人大全良方·序》中说："颐勤志方书，常思救疗，每览名医著述，皆志于心。"他自幼就熟读家藏医籍，14岁已熟读四部经典医籍，成年后又遍游东南各地，勤求博采，精益求精。龚信博览群书，精研经典，在《古今医鉴》中批评庸医"不学经书，不通字义。妄自矜夸，以欺当世"。龚廷贤幼承庭训，博考历代医书，自《内经》以下，莫不穷源竟委，久之贯通医理，学验俱丰，著述丰厚。喻嘉言勤奋好学，上溯《内经》《难经》诸典，下及诸子百家，融会贯通，特别是对仲景学说钻研尤深，创新发挥，建树颇多。谢星焕亦熟读经典，法效百家，在《得心集》序中称其"俎豆《内经》，鼓吹仲景，襟带李刘，炉冶喻薛，几于有书皆我"。上自《内经》《伤寒杂病论》，下至刘完素、李杲、薛己、喻嘉言等诸子之书，无不遍览，临床 40 余载，竟读医书 300 余部。总之，深研经典，博极医源，是盱江医学大家们的成才共性。

（七）兼学博采　全科发展

全科是中医学的鲜明临床特征，如龚信所说"医称多术"。虽然许多盱江医家是以专科见长而著名天下，但他们专科成就都是建立在熟悉各科的基础上而铸就的。李梴认为一个高明的医生必须广泛涉猎各科，医生"如欲专小科，则亦不可不读大科；欲专外科，亦不可不读内科"，只有在全面熟悉各科知识的基础上，才可能融会贯通，精于某一科。龚信在《古今医鉴·明医箴》提出医生要通晓中医基本理论，精晓内、外、妇、儿各科。龚廷贤《万病回春·医家十要》要求习医者对医药知识全面掌握，做到通儒道、精脉理、识病原、知运气、明经络、识药性、会炮制。龚廷贤精晓内、外、妇、儿、眼、喉各科，对脏腑虚实、妇孕之理、童幼之疾、疮痈肿毒均有精深的研究；在治法上则博采众长，法效百家，不仅擅长辨证用药，且在针法、灸法、推拿和外治疗法、饮食疗法等颇有创见。陈自明不仅传承家学，又游走他乡，寻师访友，所至之处，必索方书以观，尽收民间医药，从而能精通内、外、妇、儿各科，尤其以妇科和外科最为精湛，"采撷诸家之善，附以家传经验方"，总结了南宋前妇产科、外科学术成就，写成妇科巨著《妇人大全良方》和外科专著《外科精要》。危亦林出于世医之家，但不满足于祖先的医学诊疗经验，仍孜孜不倦地虚心拜他人为师，广泛学习内科、外科、儿科、骨伤科、疮肿科、眼科、咽喉口齿科知识和治疗技术，医术全面精湛，在此基础上突出钻研骨伤治疗技术，创造了诸多世界领先的骨伤治疗新技术，成为一代骨科医学大师。万全不仅传承家学，精于幼科，著有《幼科发挥》《育婴家秘》《痘疹心法》等儿科著作，亦钻研妇科，著有《万氏女科》；并对养生颇有心得，著《养生四要》，提出"寡欲、慎动、法时、却疾"四大养生原则；还擅长针灸，倡导统合应用推拿、针刺、艾灸、熨脐、药物沐浴等外治法，其针灸学术思想对后世也产生了较大影响。又如清·南丰李铎，医术精湛，不仅以治杂病见长，乃旁及妇、儿、咽喉、口齿、伤寒、湿病诸科，全面发展。

（八）勤于临证　历经磨砺

古人云："熟读王叔和，不如临证多。"充分说明了临证实践在中医人才成长中的重要性。"勤于临证，历经磨砺"是盱江名医成才经历中的又一共性。

龚居中是明代杰出的治痨专家，他在学习与批判前人认识的基础上，坚持几十年的临床治痨实践，对痨瘵病人进行了深入细致的临证观察，不断发现痨瘵发生发展的规律，对其病因病机、辨证、治疗、用药等均有独特的新见解，著成了瘰疬专著《炉火点雪》。明临川易大艮以临床疗效突出而著名，他勤于临证，认为"治病贵先识病性"，致力于辨证求因，审因论治，尤其精于脉诊，危重疑难病症善辨证脉真假，出奇制胜，治案层层设问以析病情、病因、病理及定方用药，所著《易氏医案》至今仍有借鉴意义。清宜黄黄宫绣精于脉学，其脉学专著《脉理求真》精炼实用，深受后世医家的推崇，他精湛的脉学来自长期的反复的临床体验和领悟。黄氏不仅对脉理独具心得，更可贵的是结合自己的临床经验提出持脉之道贵在变通的独特见解，"持脉之道，贵在活泼。若拘泥不通，病难以测。"认为独守王叔和的定位诊断方法则可能发生错误，他根据脉象以判断疾病的部位、虚实、顺逆、预后等达到出神入化，都是临床反复实践、久经磨炼的结果。喻嘉言不仅医学理论精深，且勤于临床实践，《寓意草》中记述了多例喻昌为病人亲自守护、煎汤喂药的案例，如"辨思旭乃室膈气危证用缓治法而愈"案中，由于他"全神照应，药必亲调"，患者转危为安。丰富的临证经验，为喻氏的理论创新奠定了坚实的基础。清南城曾鼎少年习医，曾寄居喻嘉言禅息之所豫章白马庙，苦读喻氏著作，尤究心脉理，凡有客至庙，常试诊其脉，无病者亦诊之。尝谓："心熟平脉，乃识病脉也。"如是八年，始以问世，所疗多奇验，声誉日起，著作颇丰。清南丰名医李铎一生终日应诊，其中有"得心应手者，有疑难之证千虑一得者，有绝证断不可救者，有先请数医罔效经余治而瘳者"，医毕遂将病者姓名、年纪、体质、脉证及酌用方药随笔记录，"并抒己见，增以议论"，如此数十年而不辍，积医案原稿20余卷，其医术大长，名噪四方。清末清江针灸大师黄石屏有"神针黄"之誉，驰名国内外，他经长期的勤学苦练，"运针贯于气功"，指力、指法出神入化、炉火纯青，福建谢叔元为黄石屏著作《针灸诠述》写的序中称赞黄氏针技是"手之所下，气随以行，病者毫不觉苦，疾乃速去。天下手技之神，无与比妙焉"，并记述黄氏"到闽不及旬日，经先生针者多至四百余人。以余目击，聋者聪，瞎者明，偻者直，蹇者驰，干咳久疟者立愈安平。疾痛之蠲曾不旋踵，最于吾国医学生色"，生动描述了黄氏针技精湛，疗效神奇，门庭若市之盛况。

（九）起死挽危　蜚声医坛

中国医学史传颂着许多名医起死回生的动人故事，如扁鹊以针灸使虢太子死而复生；楚王世子暴厥，李时珍立活之。盱江医家中亦不乏起死挽危、一举成名之士。龚廷贤一生行医六十余载，曾云游南京、扶沟、河南、北京等地行医，明万历二十一年（1593），明藩王鲁王朱三畏之张妃，年近五十，患臌胀危症，经王府及两京各省诸医屡治无效，病势垂危。龚氏经曹州医官张省吾推荐被聘至鲁王府，投药一二剂辄已见效，再经调治半年，乃获全安。鲁王大喜，赐"医林状元"匾额一方，从而"声名烨烨播京师"。又如明金溪胡朝凤，精于针术，他在武昌时，楚王患风痹，久治不效，请胡朝凤治之，针之立愈，楚王大悦，书"医国神针"匾以赠。

南丰县志记载了数例名医起死挽危的故事。"清代名医罗俊彦，康熙乙未年（1715）春，建昌府知府于翔召罗俊彦诊母病，至，闻已死。俊彦曰：'虽然，不可以不视也。'趋视之，曰：'是可救也。'令将顶发剪去一瓣，取陈艾灸之复苏，用药调治而愈。于曰：'吾母死逾时，先生何以知其未死。'曰：'观太夫人神色未变，特风痰贯顶也，故灸之。此或因太夫人梳头时使侍婢摇扇久，故受风耳。'于曰：'诚有之，先生术何神也。'赐'国手婆心'匾额，医名大噪。"又如记述清名医吴廷璟："江藩司母夫人病饥，日夜数十食，食数斗，少缓即大呼饥死，四十余日不寝，藩司忧悸，延医治疗，皆不见效。久之，闻廷璟名，发急传迓以来，吴廷璟令取水中枯木数百斤，煮以十大锅，以次合并，得汁升许以进，咽毕即闭目睡，睡五日起，病如失。藩司再拜谢，延之上坐，寿以五十金，呼为神医。"

清末清江金针大师黄石屏针技精湛，驰誉国内外，青年时代曾为南通张啬翁针愈阳痿生子，医名鹊起。民国三年（1914），经荐为袁世凯治头痛，经针刺百会、风池、风府等穴后痛大减，袁氏"称奇不置"。黄氏曾针治英商李那路罢兰、德国妇人黛利丝、意大利人雪罗、法国人毗亚那等的瘰疬、赘疣等疑难病症效果神奇，赢得交口称神，当时上海等地报纸频频报道，影响海内外。

民国时期李元馨屡屡起死回生的故事在抚州广为流传。20世纪30年代抚州霍乱流行，一花姓富翁吐泻七日，无热腹痛，肢厥无脉。诸名医投以理中、四逆不应，束手无策。家属请青年医生李元馨试试，患者人事不省，手足逆冷，无脉，肠鸣辘辘，灌粥则泄粥，灌参汤则泄参汤，濒于死亡。诊时见目红面赤，斜视不瞬，唇紫，舌燥，苔枯黄，前板牙光燥。先生诊为热深厥深、热结旁流，主张以大承气汤攻下。其家属坚决反对，认为"本已泄泻无度，奄奄一息，再予峻攻，岂不速毙？"经再三说理，乃依以大黄甘草汤（大黄7g，甘草3g）随时灌服。药后肠鸣见止，但不下泄，初见成效，当日继以大承气汤频频灌服，服二煎药后，便下黑粪甚多，秽恶难当，次日病人神志清楚，吐泻俱止，已能坐起看报，再调理而瘥。此事广为传播，李元馨从此名声大振。

盱江名医们高超医术及起死回生的动人故事在百姓中间流传，深入人心。南昌市有"请了姚国美，死了都不悔""请了江公铁，死了也抵得"之民谣，抚州市有"有病不要惊，去找李元馨"之民谣，进贤县有"有病找（熊）天成，再重也放心"之民谣，都是人们对他们的无限信任与充分肯定。

（十）师承多元　良师指点

扁鹊得桑公秘传而精于医术，李杲从师名医张元素而成大医，叶天士广拜名家而医技精湛。名师指点是名医成才的一条捷径，不少的盱江医家在成才道路上也得到名师的教诲与指点。宋南丰危云仙游学东京，遇董奉二十五世孙，授以大方脉，归而医道大行。宋南丰危子美从师临江刘三点和建昌路新城县陈某学习妇人科，又从师杭州田马骑学习正骨兼金镞科。元危伯熙从福建汀州路程光明学习眼科，后又随南城县周后游学习治疗瘰疬。据地方志记载，明黎川上官榜，少时出游远方学医，遇良医授以儿科秘方，归而医道大行，名噪四方。清南丰刘执持，"少从其父客居苏州，得以师事名医叶桂，医术益精，能以一指诊脉决生死"。相传喻昌"少时曾遇一异人，授以秘方，兼善黄白术（道教炼丹术）"。清进贤舒诏"师事南昌罗子尚，承喻昌之学"。黄石屏父亲同治初年在山东任官，其随父在任所，14 岁遇一僧人，授以针灸术，尽得其传。

盱江医家们不仅是传承一家之技，多能拜能者为师，从师多元，博采众长。陈自明遍游东南各地，寻师访友，集各家之长，成为一代妇科和外科名家。元危亦林在继承家学的基础上，又从本州斤竹江东山学习疮肿科及临川范叔清学习咽喉口齿科，且常深入民间，向有一技之长的土郎中学习，搜集验方秘方，由于兼蓄百家，终于成为一位学识渊博、技术全面、建树卓著的医学大家。谢星焕出身医学世家，他继承家学，临证经验丰富，但仍师各家之长为我所用，如私淑乡贤喻嘉言之学，深受其学术影响，综观《谢映庐医案》，始终体现着《寓意草》"先议病后用药"之风格。清黎川余绍宁，"自小读儒书，兼习医术，年二十遍访名师，得异传，决人生死多奇中。"

（十一）勇于探索　敢于创新

创新是推动中医药学不断进步与发展的动力，也是中医药杰出人才重要特征。许多盱江医家致力于医学理论和医疗技术的创新和发明，创造了十几项医学之最，在中国医学史和世界医学史写下了光辉灿烂的篇章，故能成名成家，传扬后世。陈自明的《妇人大全良方》，是我国古代最大的一部综合性妇产科专著。书中记述的臀位助产法，是世界之最早的文献记述；记载的"催生丹"，用兔脑髓辅以芳香之药通经催生。危亦林是我国古代杰出的医学发明家，所著《世医得效方》专辟"正骨兼金镞科"，使正骨科成为了独立的学科。他发明的治疗脊柱骨折的悬吊复位法、整复肩关节脱位的架梯（立凳）复位法等均要早于国外类似方法数百年；《世医得效方》记述应用草乌散全身麻醉进行金疮和正骨手术，是世界麻醉史上已知的最早全身麻醉的文献记载。元代临川范叔清是我国有史料记载的最早喉科专科医生，危亦林师从范叔清，其著作《世医得效方》首设"口齿兼咽喉科"，创立"喉风十八症"新论，对后世喉科学的发展产生了重要的影响。元代清江医家杜清碧增订敖继翁《金镜录》一书，将原12舌苔图增为36图，于至正元年（1341）撰成《敖氏伤寒金镜录》，此书为我国现存最早的舌诊专著。龚廷贤《万病回春》中的雄黄败毒散、杨梅疮秘方和《寿世保元》中的十全丹，是世界上率先应用砷剂治疗梅毒的文献记载。喻嘉言发挥《内经》精气学说，提出"大气论""秋燥论"等新理论；他深入学习研究《伤寒论》，在继承和批判前人的基础上提出自己的学术见解，将《伤寒论》按照三纲鼎立、以法统纲的原则进行重新编次，创立"三纲鼎立"之说，在《伤寒论》研究中独树一帜。盱江医家创新针灸方法，不断提高其疗效，如席弘的"席弘针法"、李梴的"南丰针灸补泻"和"炼脐"灸法、龚廷贤的"熏脐、蒸脐、温脐"灸法，黄石屏的"金针""药灸"疗法等均是针灸技术的发明与创新。理论和技术创新，使他们的成果记入史册，医名流芳千古。

（十二）著书立说　流芳后世

　　盱江流域自古文人墨客层出不穷，其杰出人物都能著书立说，以其丰厚的著述丰富了我国文化艺术宝库。仅临川一县，自宋至清，学者著书达450多种，计2000多卷，其中771卷被列入《四库全书》存目。其内容广博，涉及政治、文学、历史、地理、天文、工农业、医学诸方面。这种良好的读书及著书风尚也极大地影响着盱江流域的医学人物。许多医家是先儒后医，文学素养深厚，学识渊博，故能深究医理，通晓各家，博采众长，推陈出新，著书立说，流传后世。盱江流域有传略可考的医学家有1006人，医学著作达695种，在卷帙浩繁的医著中，上至《内经》《难经》《伤寒》《金匮》《神农本草》等经典著作的研究，下及内、外、妇、儿、骨伤、五官等临床各科的论述，其中不少著作流传海内外，对中医学发展产生了深远的影响。据《四库全书》记载，子部医家类中的医药书籍计有著录书97种，存目书91种，其中，盱江医家的著作，著录者有9种，存目者有4种。被誉为"医林状元"的龚廷贤，一生著有《种杏仙方》《万病回春》《云林神彀》《济世全书》《小儿推拿秘旨》《鲁府禁方》《寿世保元》《本草炮制药性赋定衡》《医学准绳》《秘授眼科百效全书》《复明眼方外科神验全书》《痘疹辨疑全录》《药性歌括四百味》《药性歌》《医学入门万病衡要》《痘疹辨疑全幼录》《云林圣普渡慈航》《救急神方》等医书近20种，著述之多，在我国医学史上实属罕见。龚居中著有《痰火点雪》《福寿丹书》《外科百效全书》《幼科百效全书》《小儿痘诊医镜》《外科活人定本》《妇科百效全书》《经验百效内科全书》《养生两种》《经验良方寿世仙丹》等医书 10 种，万全著有《养生四要》《保命歌括》《育婴家秘》《育婴秘诀》《片玉心书》《广嗣纪要》《痘疹心法》《幼科发挥》《痘疹启微》《痘疹世医心法》《片玉痘疹》《万氏家传女科》《万氏家传伤寒摘锦》《万氏秘传外科心法》《万氏家传点点经》《万氏家传幼科指南心法》等医书 16 种，凡 108 卷。喻嘉言著有《医门法律》《尚论篇》《尚论后篇》《寓意草》等著作，黄宫绣著有《脉理求真》《本草求真》《医学求真录》《本草求真主治》《医案求真初编》《脉学简便须知》等著作，曾鼎著有《医宗备要》《妇科指归》《幼科指归》《痘疹会通》等著作。旴江医著不仅对后世医学的进步产生了重要的推动作用，也对日本、朝鲜、越南等国医学的发展产生过深刻的影响。据国外图书馆藏统计，旴江主要医家陈自明、危亦林、龚廷贤、李梴、龚居中等数家的著作流传国外并被广泛收藏，其中龚廷贤一家就高达 10 种。旴江医著扩大了旴江医学的学术影响，也使作者们芳名远扬，流传后世。由此可见，著书立说是医生立功立言而成名成家的最重要成因之一。

总之，旴江医家的成长既与社会、文化、家族等外部环境密不可分，更与个人努力进取、勤奋创新息息相关。旴江名医的成才与我国古代名医成才规律基本是一致的，其经验对今天的中医药人才培养仍有重要的借鉴作用。

（何晓晖　撰稿）

四、享誉天下的盱江药业

"药以医而灵，医以药而显"，精良的中药材是临床医生获取疗效的必备条件。自古以来，盱江流域药业发达，享誉天下。位于盱江上、下游的南城镇和樟树镇是全国十三大药帮"建昌帮"和"樟树帮"的发祥地。两大药帮的炮制加工技术自成体系，各具特色，为全国中药炮制的主要流派，民间有"药不过樟树不灵，药不过建昌不行"之赞誉。兴旺发达的中药制药业为盱江医学的发展与繁荣做出了重大的贡献。

（一）建昌药业　声名远扬

"建昌帮"为我国南方古药帮和中药炮制的重要流派，是我国十三大药帮之一，与"樟树帮"合称之为"江西药帮"。建昌药帮有着悠久的历史，流传范围广泛，其加工炮制的中药饮片药材曾远销海内外，如福建、香港、澳门、台湾及东南亚、欧洲等地。"建昌帮"药业以传统中药饮片加工和集散经营而声名远扬，其炮制的中药饮片具有明显的地方特色。

1. 发展概况

"建昌帮"源于江西省抚州市南城县，古代南城县称为"建昌"，历代为建昌军、建昌路、建昌府的治驻地，故药帮以"建昌"为名。据古代文献记载，唐开宝年李煜以南城置建武军，明洪武二年二月改为肇昌府，九月改建昌府；至太平天国时期三年间，改建昌军曰建昌路；直到民国元年（1912）改南城，直属省府。解放后又改归抚州地区管辖。建昌地处赣闽交通要道，交通便利，盱江和黎滩河是建昌的天然屏障，依城而过，汇合于府城东北二公里处，而入抚河下长江，使建昌与外界贯通便利。府志称建昌"林奇谷秀水绕川环，控御七闽牵制百粤，据五岭咽喉，控三吴之襟""上有苏杭，下有建昌""市肆繁密，邑屋华好""岁常丰饶，民皆礼让"。明朝时，有两支朱元璋的后裔曾先后封藩建昌，一是荆王朱瞻岗，为仁宗第六子；一是益端王朱祐槟，为宪宗第六子。

建昌药材资源十分丰富，如清吴其浚编写的《植物名实图考》，其所收载的1714

种具有药用价值的植物中，原产于建昌的就有62种，这些药材主要有：大柴胡、见肿消、紫菀、天葵、山慈姑、姜黄、厚朴等。如"姜黄，今江西南城里外种之成田，以贩他处染黄。姜黄出邵武仙亭山，建昌与闽接，故宜"；又如"水麻生建昌，俚医捣浆，以新汲水冲服，疗瘵疟"。丰富的药材资源，是建昌帮药业形成与发展的厚实基础。

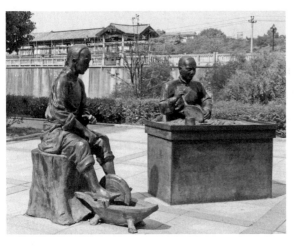

南城建昌药帮文化广场

建昌药业的起源，得益于东晋时期著名医药学家葛洪和唐代一些道教人士在南城从事医药实践活动。《道光南城县志》载曰："葛洪，字稚川，丹阳句容人也，自号抱扑子。究览典籍，尤好神仙道养之法。葛洪见天下已乱，避地南城麻姑山。有葛仙丹井相传，洪于此炼丹故而得名。"葛洪当年在麻姑山炼丹制药留下了许多遗址，如"葛仙丹井""炼丹灶""炼丹室"等。明代画家马徵在"麻姑山图"中也绘有葛仙丹井。葛洪在此期间还根据所收集到的麻姑山民间故事编写了《神仙传》，现收载于《四库全书》。被历代书法家誉为天下第一楷书的《麻姑山仙坛记》开篇便引用了《神仙传》："麻姑者，葛稚川神仙传云。"《麻姑山仙坛记》是唐代抚州刺史（当时南城属抚州管辖）颜真卿多次登麻姑山后写下此文，现有碑刻。这些史料均说明葛洪曾在南城采药行医、炼丹制药的经历。葛洪是我国历史上的伟大医药学家，是历史上中药化学制药的创始人，为我国中医药事业的发展做出了重大的贡献。葛洪著有的《肘后救卒方》便记述着铅硬骨、干浸膏、腊丸、浓缩丸、锭丸等多种剂型，大豆汁、甘草、生姜解乌头、半夏、芫花之毒也是首见于葛洪的应用和记载。葛洪在南城的医药活动有力地推动了当地人们对药物制备和应用的认识，开建昌药业之先河。此外，《正德建昌府志》和《道教大辞典》还记载了唐代的东南道教主邓紫阳和邓延康等诸多道士为南城人氏，并在南城炼丹制药的事迹，他们的炼丹制药活动对建昌药业的起源也有一定的推动作用。因此建昌药业的起源至少可追溯到晋唐时期。

建昌药帮的发展，经历过不同的历史发展时期，受不同时期医药发展的影响。由唐朝苏敬等主持编写的并由我国官方颁布的第一部载药药典《新修本草》以及由雷敦等编写的我国第一部中药炮制专著《雷公炮炙论》，就已经记载了不同的中药炮制加工方法，许多古典本草书也可见中药炮制技术和方法的记录。由宋代袁燮等主持编写的《建昌军药局记》中，详细记录了中药炮制技术及当时医药在建昌的发展状况。"若古先民，念斯民受病之苦也，非药不去。而药之为性，有温、有热、有寒、有平，其品不一，于是乎名之曰君、曰臣、曰使、曰佐，而为制之方，精切微密，毫发不差，随其病而施之。而罔市利者，辄欲以琐琐私意而增损剂量之可乎？捐钱三百万，创两区，萃良药，唯真是求，不计其值，善士施之。一遵方书，不参己意，具而后为，阙一则止。""愈疾之效，人竟趋之，而不取盈焉。若夫较计纤悉，急于牟利，药不及精，与市肆所鬻无别。"由此可见，早在宋朝时期，建昌人对药物已经积累了较丰富的认识，对临床用药质量已有较高的要求，且指出了中药炮制技术对药效的影响，并根据临床用药需要对药物进行不同的加工炮制，反对药不及精、增损剂量、牟求私利等不良现象。在官方层面上，设立药管局，说明宋朝建昌官府对当地中药业发展的高度重视。官府对临床药物质量的高标准和对药业信誉的严格要求，为建昌药业指明了发展方向。

元泰定年间建昌太守萨谦斋（《四库全书》称沙图穆苏），在任职期间十分重视当地的医药事业，广泛搜寻和总结前人医疗用药经验，组织编写的一本医药方书《瑞竹堂经验方》。该书对临床用药选方、药材加工炮制等技术描述十分详实。该书收载方药，对其用法进行了详细说明，把中药剂型进行了分类、归纳和总结，如记有丸、散、膏、丹、敷贴剂、洗发剂、洗眼剂和热熨剂等多种不同剂型，并记载有常见的加工炮制方法，如炒、炮、煨、煅、炙、水飞等，各药制备工艺非常严谨、细致，工艺精湛，描述详尽，不仅能够制备出各种药物剂型，并且对每一味药的加工炮制和应用都做了非常详细的规范，如薏苡去皮、当归去芦、麻黄去节、桂枝去皮、妇科用香附去毛、地黄去芦并挑肥壮者酒浸炼干仔细炮制反复九次透黑为度、草乌盐炒香熟、米泔水浸苍术一宿焙干等制作方法。这些药材加工方法在后世的《本草纲目》《普济方》《医方类聚》等书籍中都有转载。该书并流传海外，在日本和韩国均有多种刊本。《瑞竹堂经验方》充分体现元朝时期江西建昌人对前人医药实践的经验总结，对于后世建昌邦药业的发展有着深远的影响。元代时期的建昌当地政府，还奉诏建了"三皇宫"，随后加祀十大"药王"。"药王庙"每年举行"庙会"，在此进行药商汇集交流，并从事药材贸易活动。此药材贸易盛会，购销旺盛，久经不衰，大大促进了建昌药业的发展壮大。每年一届以药材交易为主体的"庙会"，一直延续至日本侵华的抗战前夕。

明清两代，建昌帮药业达到了鼎盛时期。由于当时的政府对医药发展的重视而创造的良好社会环境，以及旴江医学发展对于建昌药业的促进作用，使建昌药业得到迅速发展。明朝时期，建昌成为两位王侯封藩地，王室对当地医药事业的高度重视，不仅推动了当地的医学发展，也促进了地方制药产业及经济贸易的发展。益端王朱祐槟"习寻岐黄，博究玄妙，广罗方士""辨医方，梓《玉机微义》。精制丸散，每给赐以活人"。府内设"医学"，授医学教授，建"良医所"，聘"益府良医"，立"惠民和剂局"，征集药材，精制丸散，为当地医药发展产生积极的作用。明代建昌药业发展迅猛，药材产业繁荣，医以药为依，医药相济，故明代建昌名医辈出，如赵瑄，官至太医院太医；程式，益府良医正，诊治无不神应，并著有《程氏医彀》《脉证约解》；樊胡，益府良医正；王文谟，撰《医学钩玄》《碎金方》；余绍宁，著《金丹秘旨》等。

清朝时期，建昌药业逐步形成了较大规模，堪称地方一大药业帮派，并声名远扬。在药业经营方面，建昌药业分药店、药栈、药行，各行业均有自己的特点。药店主要是以丸、散、膏、丹等各种剂型，常以零售为主；药栈有生、熟药栈，经营方式常以批发兼零售；药行销售量较大，主要从事与外地药商进行药材批发生意。建昌药业中的各个药店师傅，对所收学徒要求较高，不仅要学习传统中药炮制、制备工艺等方面的技术，而且还要培养从事医药行业的优良作风和品行，懂得待人接物的处世道理，这成为建昌药业传承数百年的优良传统。

建昌府城内药店颇多，当地素有俗语称："只只大屋有吃药饭的人。"当地药商吴文藻的立行生药店规模庞大，有十几家药行进行营业，如东街的立行生、豫盛源、福昌厚、长春生、藤春泰、豫发行、三元信、源吉昌、中发行；北街的立行生、豫盛源、福昌厚、尤盛福；南街的怡行生；西街的大中行、怡大行、公益永、建康等，如今在南城街头依稀可见这些古药店的痕迹。

随着建昌药业的兴起壮大，对外交易也日益繁盛，遍及海内外。旴江地域的独特的自然环境和便利的交通条件，为建昌与外地从事药材经贸往来提供了便利，在明洪武年间，建昌便建有"江递运所""江驿"。从地理位置上看，建昌东南面与赣南、福建相邻，药材交流路径较多。因此，发达的建昌药业不仅在江西省内经营，而且涉及其他省份，如福建、广东、香港、台湾等，并远销至一些东南亚国家。其经贸往来的主要形式，通常采用书信、口讯、面议等，并通过每年的药材庙会，进行药材交流，其交易量大，涉及面广，品种多样，集会场面十分壮观。据当地吴官辉（其父亲是豫兴行的老板）所见，当年建昌开盘时买卖鹿茸，如同木柴交易。《江西贸易》创刊号文章《赣省外销特产》中记载："药材江西产，极为丰富，每年输出都为巨大，其中可外销居多者以山药、泽泻、白芷、茵陈、车前等药材为多。"1938年《江西贸易概况》记载有："药材，本省输出甚多，如山药、泽泻、白芷、茵陈、车前仁、荆芥穗、黄栀子、枳实、使君子、姜黄、前胡、粉葛、萍术等项均有出口，每年输出额，据中药业人士估计约值一百万元。"这些药材有些品种是建昌的土产，有些品种是经过建昌传统特色炮制加工而成的产品。繁荣的药材贸易，不断地扩大了建昌中药业在国内外的影响。梅开丰在《建昌帮中药业简史》记载："建昌药业的经营曾垄断了江西的南丰、黎川、广昌、资溪、宁都、瑞金、安福，以及福建的建宁、泰宁、光泽、邵武、松溪、浦城、崇安、建阳、建瓯、建西、永安、顺昌、尤溪、沙县、将乐、南平、长汀、连城、清流、上杭、武平、三明、古田等道州县，另外还流传至汉口、上海、广州、昆山、常山、南昌、赣州、临川、金溪、宜黄，以至香港、台湾、澳门等地区以及马来西亚、新加坡等国。"

近代由于战争频发，建昌药帮也饱受摧残。虽然建昌药业在民国初期仍旧保持着繁盛的发展面貌，但随着日本帝国主义的入侵，抗日战争爆发，使许多交通要道受阻，甚至封锁，这极大地影响了南城与外地进行药材贸易，建昌药业无论是从经营规模上，还是在传统技术的发展上，均受到较大的影响。尤其是1941年3月3日，日军对南城的狂轰滥炸，不仅使南城市区街道化为灰烬，而且人民生命安全也受到严重威胁。次年6月，南城沦陷，遭受了日军洗劫。经历了这两次的劫难，整个南城古老建筑几乎全部被毁。残酷的战争给当地人民的生活带来了深重的灾难，也严重影响了建昌药业的生存，曾经经营了几个朝代，并延续了几十代人的药业难以为继。为逃避灾难，大量药商或中药技术人员逃离家园，远走他乡，给建昌药业的发展带来无可估量的损失，从此逐日衰落。

新中国成立后党和政府十分重视建昌药业的恢复与发展，为抢救濒临失传的建昌药帮传统中药炮制技术，多次组织药学专家对建昌药业进行考察与评估，尤其是对建昌药帮所形成的具有传统特色的中药加工炮制特色、工艺方法等，进行了全面调研、发掘和整理，并及时采取了一系列相应的抢救措施。如1982年"挖掘整理建昌帮中药传统炮制技术"科研项目被列入省、地、县科委重点科研课题；1993年，县建昌帮中药饮片厂由国家贸易部授予"中华老字号"企业；由梅开丰主持编写的《建昌帮中药传统炮制方法》已通过科技成果鉴定。2007年江西中医药高等专科学校创建了股份制合作的"建昌帮中药饮片厂"。2013年11月江西中医药大学药学院建立了"建昌帮中药炮制实训中心"，较完整保存和传承了这门古朴而宝贵的历史文化遗产。

2.建昌药帮饮片特色

建昌药帮所炮制的中药饮片，具有明显的地方特色，不仅片型精美，而且工具独特。

（1）工具独特

首先是切药刀，主要特点有：刀把交长（约26cm），刀面阔大，刀口线直，刃深、锋利，吃硬省力，一刀多用等，主要适合切制根及根茎类、藤木类、果实类、全草等药材，包括各种规格的片、段、丝、块等。刀工包括拈个、斜捉、直握、手托四种送药切制法。

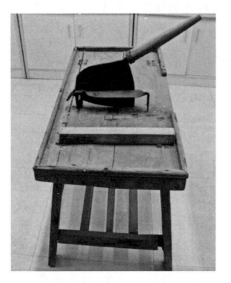

建昌帮铡刀

其次是雷公刨，又称药刨。该工具常用于炮制一些特殊的药材（如半夏）。适合刨制长、斜、直、圆各形薄片或厚片，刨片片形均匀美观，片张可大可小，可厚可薄，工作效率较高。刨法包括药斗加压刨法、手按刨法、压板刨法、长斗刨法四种。

其他特种工具，如枳壳榨、槟榔楔、香附铲、泽泻笼、茯苓刀、麦芽篓、放药坛、圆木毓、猪肝色刀石、硫黄柜、木火焙、悠烘笼等，均古朴简便，各得所宜。

（2）片形精美

建昌药帮炮制的中药饮片片型主要特点：

一是薄片为主。一般片厚约0.5mm～1mm。片型包括斜薄片、直薄片、圆薄片等。斜薄片分柳叶片、竹叶片、瓜子片等。一般切制长条形、肥粗均匀、纤维性强的根茎类药材，以斜薄片为主。直薄片又称顺片，多为刨片，主要适用于药材长直、组织致密的根及根茎类药材。圆薄片又称顶头片，适用于切刨质地坚硬、芳香发散气重或角质类药材的根及根茎、果实类等或贵重药材。一些药材被切刨成极薄片，片厚0.15mm～0.4mm，被称为鱼鳞片。

二是厚薄适中。其片型介于厚薄之间的，故又称之为中片或中厚片。中片规格：片厚1.1mm～2mm。适用于质地疏松、柔软、粉性足、味厚、易出味的药材。其中包括人字片、腰子片、马蹄片、肚片、竹叶片、半圆片和类圆片等。

三是厚而得当。其片型规格：片厚2.1～4mm，多为斜厚片、圆厚片或不规则形厚片。主要适用于粉性足、质地疏松、柔软或切制后需要炒或炙的药材。

四是片形相仿。这些饮片主要指段、块、丝而言。其中饮片切制成"段"，其规格要求片段长短相仿，分为长段（又称寸节段）、中段和小段。长段长约2cm～3cm，中段长约1.5cm，小段又称米粒段，长约0.5cm。一般来说，这种片型主要适用于全草类或细小枝茎、梗、须根类或某些质软而黏、不易切片的药材。块状饮片，要求饮片大小均匀，主要适用于粉性足、易糊化或有特殊炮制要求的药材。三角片边长约1.5cm，长方块、扁平块长边2～3cm。丝状饮片，要求宽窄一致，适用于质地较薄而又不宜切片的，或香气浓宜后下的皮、叶类药材，皮丝片宽1～2mm，叶丝片宽约5mm。

建昌药帮对中药饮片外形也有较严格的要求，如要求片型无粘连卷翘、光亮不碎、清爽整洁、卫生美观、人乐服用。为此，切刨前非常重视洗、漂、泡、浸、润、腌等水制软化，以便切制。润药时，也十分注重用水量及润药过程，同时，善用刀切法来观察软化程度，对扛刀爽刀、粘刀滞刀、有无干心、色泽亮黯、片张整碎、粉斑起团等现象观察细致。药材软化是否得当，

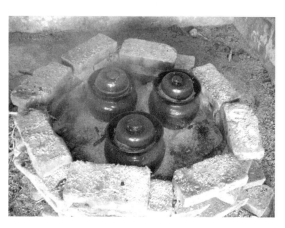

建昌帮炆地黄

直接关系到饮片切制。如果药材伤水，易使其变色或有效成分散失。水制的温度、时间也要得当。如槟榔宜少浸多润、黄芩宜沸水抢水洗、白芍宜凉水浸泡等。许多中药进行切制时，均应注意药材用水的前期处理。

总之，建昌药帮有着悠久的历史，在相当长的时期保持着繁荣旺盛的状态，形成了具有明显地方特色的一大药帮，在中药界享有良好的信誉和地位。

（二）樟树药业　南国药都

"樟树帮"中药炮制业具有悠久的发展历史，距今已有1800余年。三国战乱时期，在樟树镇街头就可见药商摆摊贩卖药材，悬壶施诊。唐代辟有药墟，宋代形成药市，明有药码头之称，清为南北川广药材总汇之所。鸦片战争年间，饱受战争摧毁而逐渐衰落，加上抗日战争期间的严重损害，使樟树帮一度陷入几乎停止的状态。直到新中国成立后，樟树帮药业得于重振旧业，并逐步兴旺起来。

1. 发展概况

樟树帮药业起源于汉晋时代。樟树阁皂山是晋朝著名道医葛玄修道炼丹行医的福地。东汉建安七年（202），葛玄（164－244，丹阳句容人），来到樟树东南的阁皂山修道炼丹；东吴嘉禾二年（233），他在阁皂山东峰之侧，建起一座"卧云庵"，筑坛立灶，专心采药、洗药、制药，修炼"九转金丹"；从嘉禾二年到赤乌七年（244），

他在阁皂山炼丹整 11 年，对炼丹的水土选择，对药物识别鉴定，积累了丰富的经验，并吸引了一些丹术家、医学家、道学家远道前来阁皂山学道。由于葛玄等道学家、丹术家、医药家的推动，促进了当地医药业的发展，从而开创了樟树药业之先河。因此普遍认为，阁皂山为今日之药都源地，葛玄为樟树药业之鼻祖。时至今日，当年葛玄在阁皂山的遗迹，除捣药的"捣药臼"外，挥剑劈开的"剑壁石"，炼丹取水的"丹井"，洗药的"洗药池"等依然尚在，可供凭吊。

阁皂山麓、赣江之滨的古代淦阳一带，药物资源丰富，从唐朝廷组织苏敬等人编写的《新修草本》来看，在收载的 844 药品种，其中茯苓、沙参、乌药、葛根、乌首等 200 余种药材为樟树阁皂山所产。由于山下赣江、袁河两岸地势低洼，常有洪水为患，水灾之后，往往流行瘟疫，阁皂山的山民经过长期实践，渐渐积累和丰富了认药、采药和行医看病的知识，一些懂医识药的阁皂山人将采集的中药，悬壶施诊。汉晋年间，在樟树行医卖药的人没有固定的落脚点，他们或采药于山林，或巡诊于乡村，或到淦阳古镇席地摆摊。摆摊的时间也不固定，采了药来，卖完就走，有如现在的游医和草药郎中。行医卖药的人，开初只是兼业，他们既种田地、养家禽、捕鱼打猎，又兼采药治病，后来一些医药技术较精、获利较大的人，便渐渐开始专门从事医药业了。南北朝时，樟树镇一带从事医药业的人逐渐增多，开始有了初步分工，樟树不仅有药摊，而且外地的药材也开始进入樟树交易。

樟树成为今日的"药都"，为中药材交易、集散、加工炮制之地，奠基于唐宋。唐代"药圩"，宋代"药市"，为明清时期樟树中药业的鼎盛奠定了深厚的基础。樟树"药圩"的形成，始于唐代。唐开元四年（716），江西通往广东的古驿路"大庾岭道"开通，它是南北交通的大动脉。处于这条"官道"中心的淦阳城（今樟树）即成为沟通中原与岭南的交通要津。凭借赣江、抚河二水与南通北达的驿路，或达京师，或至吴楚，或走湘桂，或通闽浙，为药材的集散、中转提供了极好的条件。于是"货栈""药行"等应运而生。至宋代"药市"也就逐渐形成，医药兼备的"药店"相继出现。

唐宋时代，由于政局稳定，经济文化蓬勃发展，前来

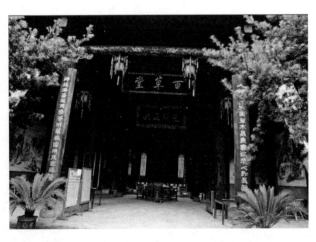

樟树三皇宫

樟树阁皂山学道、学医人数日趋增多，高峰时达 500 人之多。这些人既学道炼丹，又采药行医。阁皂山气候温和，雨水充沛，适应药用植物的生长繁衍，故拥有丰富的道地药材，为前来修行、学医的人们提供了得天独厚的条件。有的人还兼营"药圃"，其中著名的有明末的方以智（人称"药地和尚"）和清末的欧阳明性。直到民国时期，遗风尚存。当地群众占地势之利，也慢慢地掌握了认药、采药、种药、制药等本领，专以采药、种药、制药为生，就近到樟树摆摊卖药，或"悬壶"街头，为人施诊。这就是樟树"药墟"的由来。

宋代的医药有很大发展。当时政府撰有《太平惠民和剂局方》，州府均设有官办药局，出售各种成药，私人经营的药铺不断增加，樟树镇药材贸易日益频繁，舟车辐辏，商贾云集，市场兴隆。宋室南渡后，江南经济骤趋繁荣，樟树药业贸易进一步发展。南宋词人宋远在《意难忘·题樟树镇华光阁志别》词中写道"更与谁题诗药市，沽酒新丰"，似可表明南宋时期樟树镇已经形成"药市"。

明代樟树医药事业得到更进一步发展。明成化年间，赣江改道，樟树遂成为袁河与赣江的交汇处，加强了其港口地位，使药材集散规模更趋扩大。各地药材，尤其是川、广药材大量运到樟树，如两粤出产的藿香、桂枝、桂子、肉桂、山柰、八角、茴香等，蜀、鄂出产的附子、川芎、党参、茯苓等，湖南 出产的朱砂、雄黄等，安徽出产的枣皮等，中原出产的黄芪、生地、条芩、柴胡、防风等。郑和下西洋，熊化出使朝鲜，使中医药与外国医药的交流扩大，一些"舶来"的药材也开始进入樟树交易，如豆蔻、砂仁、乳香、没药、西洋参等药材，大批运到樟树。

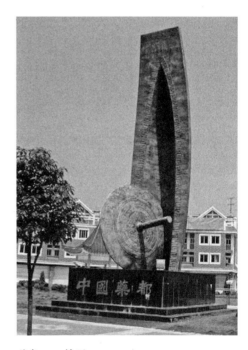

药都——樟树

清代初期，社会生活较为安定，樟树多年在外的药人，都想返回故里探亲，曾掀起一股回乡浪潮。各地药号老板、伙计，多在这股回乡浪潮中带回一些当地的地道药材。同时，也吸引了更多的外地药商到樟树买卖药材。因此，樟树药市出现空前兴旺：四川的附片，河南的地黄，湖北的茯苓，安徽的枣皮……在樟树药市上应有尽有。清初翰林潘耒诗句："丛珍来百粤，异产集三巴。"正是清初樟树药市兴旺的写照。

清代中期，随着药业竞争的出现，全国各地药商渐渐形成帮派。樟树药商为了竞争的需要，也结合成帮，即"樟树帮"，并且以人员众多、经营独特、管理严密著称，与天津、北京的"京帮"，四川的"川帮"并称为中国三大药帮。

"樟树帮"是一股强大的药业势力，包括江西临江府的新淦、新喻、峡江、清江和丰城五县的药人，故又称"临江帮"。其人数之多，辐射范围之广，影响之大，居全国之首。举凡江苏、浙江、福建、河南、河北、山西、陕西、辽宁、吉林、甘肃、广东、广西、贵州、四川、安徽、云南、湖南、江西乃至香港、澳门一带，无处不有樟树帮的足迹。抗日战争时期统计为七八万人，江西、湖南两省城乡90％以上的药业是樟树帮人经营的，故湖南有"无樟树人不成口岸"的说法。湘潭一地樟树帮人就有万人左右，县城有药行38家，药号近百家，都是樟树帮所开。江西省内樟树帮势力更大，南昌市原有34家药店、行、号，属樟树帮的有全福堂、黄庆仁栈、樟树国药局等20多家。赣州原有32家，全部是樟树帮。吉安40余家药店中，有30余家是樟树帮人经营的。

新中国成立以来，党和政府制定了振兴中药的方针政策。1959年全国人大朱德委员长视察樟树药市时指示："要培养中药技术人员，恢复樟树与全国各地传统的药材交流渠道，把樟树药业振兴起来"。邵式平省长于1958年给省卫生厅关于发展中医中药的批示中启用"药都樟树"一词。自此以后，在樟树成立了清江县医药公司、樟树

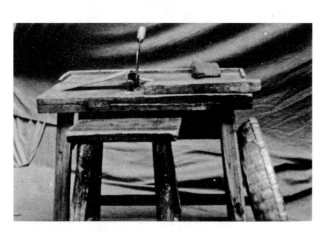

樟树帮铡刀

制药厂、樟树中药研究所、樟树中药学校，樟树药业日益发展兴旺。随之药材贸易也东山再起，蓬勃发展，成为经国务院批准的三个药交会之一。自1958年迄今，全国药材药品交易会已经在樟树举办了47届，到会人数、成交金额及在全国药商中的影响力历来为三个药交会之首，为江西省地方经济建设做出了重大的贡献。

2.中药炮制传统特色

（1）炮制工具

樟树中药炮制技艺在不断总结完善的过程中，创造了一套自己独特的传统加工炮制工具。主要工具有：铡刀、片刀、刮刀、铁锚、碾槽、冲钵、蟹钳、鹿茸加工壶、

压板和硫黄药柜等。片刀和侧刀，面小口薄，轻便锋利，被称为"樟刀"。药界曾评论"樟刀"："老君炉中纯火青，炼就樟刀叶片轻。锋利好比鸳鸯剑，飞动如飞饮片精。"

（2）饮片特色

樟树饮片继承了传统工艺，选料上乘，切制精良。有"白芍飞上天，木通不见边，陈皮一条线，半夏鱼鳞片，肉桂薄肚片，黄柏骨牌片，甘草柳叶片，桂枝瓜子片，枳壳凤眼片，川芎蝴蝶双飞片，槟榔切108片，一粒马钱子切206片（腰子片）"的说法。其刀工独具一格，片型美观，厚薄适中，反映了樟树药帮的制作工艺特色。

（3）辅料讲究

"樟树帮"辅料非常讲究，其固体辅料有糙米、蜜麦麸、白矾、豆腐、灶心土、滑石粉、油砂、红糖及其他药物等。液体辅料有酒、醋、盐水、姜汁、蜜汁、甘草汁、皂角汁、米泔水、米汤、山羊血、猪心血、鳖血、胆汁、羊脂油及童便等。有学者将其总结为："樟树中药炮制，辅料讲究地道，归经如择，用量适度，疗效增强。"

（4）师古创新

樟树药业素有"术遵岐伯，法效雷公"之训，坚持以中医药理论指导下的经典方法，继承古人之经验和各派之成就，将药物性能与临床结合，独创自己的一派风格，做到药为医用，药为病用。如炒黄的药黄而不焦、火炮的药松泡酥脆、火煅之药酥而不坚、炒炭之药焦而存性。甘草、皂角浸渍而解毒；滋补药重蒸闷；藤黄山羊血制而去毒；鳖血炒柴胡；童便浸马钱子；七制、九制香附等。这些炮制方法都体现了樟树中药炮制的特色。樟树帮传人凭借樟树得天独厚的优势，炮制出的饮片色、香、味、形别具一格，品质上乘，故自古至今都有"药不到樟树不齐，药不过樟树不灵"之赞誉。

（三）盱江医药　相得益彰

医药相济，互根互生，无医则药废，无药则医亡，两者存亡相依，缺一不可。古人云"用药如用兵"，中药是医生治病的武器，名医需好药，中药材质量好坏，直接影响临床效果和病人用药安全。若"医准，方对，药不灵"，再高明的医生也无法救死扶伤。临床疗效是中医的生命，而药物质量则是中医临床疗效的保证。

"建昌帮""樟树帮"历史悠久，药材贸易兴旺，品种齐全，炮制技术精湛，饮片品质优良，从而为盱江流域的医家提供了质量上乘的药材，为临床疗效的提高创造了良好的基础条件。从盱江医学发展史的研究中可以发现，"建昌帮"中药业兴于宋元，发达于清代中叶；"樟树帮"中药业鼎盛时期为明末清初，而盱江流域的逾千位名医则多数为宋元明清时代人物，由此可见盱江医学的发展与中药业的兴旺发达密切相关。

建昌（今南城）历代名医层出不穷，仅宋元明清四代，有史料记载的名医就有47位，与其相邻的南丰有55位、金溪50位、临川36位，陈自明、范叔清、危亦林、龚廷贤、龚信、龚居中、李梴、黎民寿、严寿逸、易大艮、谢星焕等著名医家均是这一地区人物。又如，清江（今樟树）不仅是名扬天下之药都，亦是一个名医之乡，史料有记载的医家就有48位，其中杜本、聂杏园、聂尚恒、方以智、关耀南、黄石屏等均以高超医术或丰硕医著而闻名于世。元代著名理学家吴澄，为盱江南城儒医大家严寿逸所著《医说》作序赞曰："盱江名医黎民寿，著论《辑方》，至今盛行于世；医学教授严寿逸，亦盱江人，用药去疾，随试辄效，何盱江独多工巧医欤？"盱江流域为什么有如此多的医学技术精湛的医家呢？可以肯定地回答，制药历史悠久、炮制技艺精良、贸易发达兴旺的建昌帮和樟树帮药业是其最重要的原因之一。

一是精良的中药饮片确保了治疗质量。建昌药帮饮片炮制十分讲究，炒、炙、煨、炆、蒸法等特色鲜明。炮制出的饮片，形、色、气、味俱全，形状"斜、薄、大"，色泽"鲜艳、有光泽"，气味"药味纯正、香气浓郁"，故饮片品质精良，疗效确切。建昌药业尤其擅长有毒中药的炮制，如附子、半夏、南星、马钱子等。仅附子一味，有阳附子、阴附子、煨附子、制附子之不同，药效增强，毒性减弱，以供临床辨证论治需求时选用。故民间有"药不到建昌不行"之誉。樟树药帮工艺法效先祖，博采众长，遵循"药为医用，药为病用"之旨，独创自己的一派风格。其选料讲究，辅料地道，刀工独特，片型美观，炮制精致。尤其是火制工艺如火纯青，如炒黄的药黄而不焦、火炮的药松泡酥脆、火煅之药酥而不坚、炒炭之药焦而存性等精湛的制药技术，炮制出品质精良的中药饮片，盱江医家凭借这得天独厚的药物优势，取得良好的临床疗效，故"药不过樟树不灵"之赞誉流传古今。

二是繁荣的药材交易提供了齐全的药物品种。樟树自古就是我国南方药材集散地，被称之为"药墟""药市""药码头""药都"，逐渐成为我国南方中药业贸易的中心。全国各地道地药材及国外进口稀有药材都在这里聚集，种类齐全，应有尽有，故民间流行"药不到樟树不齐"之说。古建昌也是国内著名的中药材集散和贸易重地，国内贸易和对外贸易均十分繁盛，所经营的药材种类繁多。樟树和建昌发达的中药贸易业，为盱江流域医家提供了品种齐备、质量上乘的中药材，如好马配好鞍，医疗效果得以提高。

三是繁华的药市促进了医学信息的交流。樟树镇濒临赣江，近傍抚河，邻接袁水，水路运输便利，又有南北交通大动脉古驿路"大庾岭道"穿城而过，交通四通八达，故商贾汇集，成为药材贸易之胜地。建昌镇亦为赣闽交通之要塞，盱江依城而过，下抚河，入赣江，注长江，汇大海，交通便利，药商云集。繁华的中药市场的形成，也促使当地经济文化教育的发展，这里人口密集，经济发达，文化昌盛，信息流动，因此区域内外医生往来频繁，促进了医学的交流，如著名道医张陵、葛玄、葛洪来往于南城麻姑山、清江阁皂山、洪州西山（今南昌市新建县内）采药炼丹、治病授徒、著书立说。樟树是南国药都，建有四川会馆、山西会馆、陕西会馆、安徽会馆等，医药学家们纷纷来此寻药会友，交流经验，甚至定居于此。建昌药市繁荣，药商医家云集，信息得以频繁交流，如清代安徽新安喉科名医郑梅涧之父郑于丰，客商盱江南丰，遇喉科名医黄明生，遂拜其为师，回故里后专业喉科，从此郑氏喉科流传至今。繁华的药市促进了医学信息的交流，促进了盱江流域的医学发展。

总之，盱江流域昌盛的中药业为盱江医家的成才创造了得天独厚的物质条件，而发达的盱江医学又促使建昌、樟树药业不断进步和发展，医药相济，相得益彰，从而形成了盱江流域光彩夺目、经久不衰的中医药事业。

（叶喜德　撰稿）

第五章

XUJIANG

盱江医学的主要学术贡献

一、旴江医学对脏腑气血理论的继承与创新

藏象学说是中医基础理论的核心，在中医学理论体系中占有极其重要的地位。《内经》奠定了藏象学说的理论基础，初步形成了中医脏腑、气血的理论体系，后世医家在《内经》的基础上，不断探索，不断创新，日积月累，使藏象学说得以不断发展，不断完善。旴江历代医家对藏象学说进行了有益的学术探索，创立了许多新的学术观点，增添了许多新的知识内容，为促进中医藏象学说的完善与发展做出了重要的贡献。脏腑是人体生命活动的中心，气血是脏腑生理活动的物质基础，旴江医学在对脏腑气血理论的继承与创新中，聚积了诸多的学术亮点，现综述于下。

（一）脏腑学说　高论荟萃

1. 李梴的"心分血肉之心与神明之心"说

关于心的生理功能，《内经》已较明确地提出了心具有主血脉和主神志两种功能。如《灵枢·本神》说："心藏脉，脉舍神。"《素问·痿论》说："心主身之血脉。"《素问·灵兰秘典》说："心者，君主之官，神明出焉。"《灵枢·大惑论》说："心者，神之舍也。"《灵枢·本神》说："所以任物者谓之心。"此外，历代医家又有"脑主元神"之说，如《素问·脉要精微》说："头者，精明之府，头倾视深，精神将夺矣。"西汉《春秋元命苞》说："头者，身之元首，人神所注。"隋《太素》说："头是心神所居。"这两种观点给人们带来迷惑，何脏主宰神志成了千古学术之争。明代南丰李梴的《医学入门·脏腑》在深入研究《内经》的基础上，创造性地提出："心者，一身之主，君主之官。有血肉之心，形如未开莲花，居肺下肝上是也。有神明之心，神者，气血所化，生之本也，万物由之盛长，不著色象，谓有何有？谓无复存，主宰万事万物，虚灵不昧者是也。"首先将心分为血肉之心与神明之心，血肉之心即现代解剖之心，主持血液运行；神明之心即现代解剖之脑，主宰精神意识。李氏的血肉之心与神明之心说，使藏象之心的两种功能清晰明确。

藏象学说是通过古代人体解剖、日常生活观察和临床医疗实践等活动而构建的。

古人认识脏腑最早是从人体解剖开始的，《内经》和《难经》记载了大量的脏腑解剖内容，但由于当时科技水平和解剖技术的限制，所获得的知识较为粗浅，为了解释发生在人体的诸多生理和病理现象，古代医家运用当时的哲学如阴阳学说、五行学说、精气学说等去探讨人体生命现象，从实体脏腑转而建立以五脏为中心的藏象系统，脏腑概念也由实体为主转向了非实体为主，心的概念也从心主血脉的解剖实体转换为心主神明这一非实体。但是古人并未完全自觉地意识到这种转变，因而还常用解剖之实体心脏指代主神明之功，致使心的概念较为模糊，后世争论纷纷不断。李梴在《医学入门》中明确区分了"血肉之心"与"神明之心"。血肉之心"形如未开莲花""人心动，则血行于诸经"，此为心脏的功能。神明之心"不著色象""主宰万事万物"，此为脑的功能。两者共同构成藏象之心，主持血脉和主宰神志。李梴的"心分血肉之心与神明之心"说，明晰了藏象之心的概念，促进了后世"脑为元神之府"理论的产生和发展，对中医脏腑理论作出重要贡献。

2. 李梴发挥"左肾右命门说"

命门一词，始见于《灵枢·根结》"命门者，目也"。其后《难经·三十九难》提出"左肾右命门"之说，认为"肾两者，非皆肾也，其左者为肾，右者为命门。命门者，诸精神之所舍，原气之所系也，故男子以藏精，女子以系胞"。《难经》的命门学说，对后世命门理论产生了深刻的学术影响。但到了明代，此说受到许多医家的异议，李梴却继承《难经》命门学说并加以发挥。《医学入门·脏腑》对命门的部位及功能做了新的诠释，即"命门下寄肾右，而丝系曲透膀胱之间""命门，即右肾，言寄者，命门非正脏""上为心包，而膈膜横连脂漫之外""配左肾以藏真精，男女阴阳攸分""相君火以系元气，疾病死生是赖""心包即命门，其经手厥阴，其腑三焦，其脏心包络，其部分在心下横膈膜之上"。李氏在继承《难经》"左肾右命门"的基础上有了新的认识和发挥，认为命门虽寄于右肾，但与左肾为配成之官，上至心，下至膀胱、子宫，为相火之脏，具有主持人体元气、藏精、主生殖之功。这一认识赋予了"命门"新的含义。

3. 李梴的"心包即命门说"

《灵枢·邪客》说："故诸邪之在于心者，皆在于心之包络。"心包络，《内经》虽称其为十二脏腑之一，但其功能仅为保护心脏、代心受邪，并无其他的重要作用，因此后世医家在论述各脏腑功能时，大多把心包络作为心的一个附属器官置于心中讨论。《医学入门·脏腑》在心条目中未列心包络，而是在"命门"条下指出："心包即命门，其经手厥阴，其腑三焦，其脏心包络，其部分在心下横膈膜之上。竖斜膈膜之下，与横膜相粘。其处黄脂漫包者，心也。其漫脂之外有细筋膜如丝，与心肺相连者，此胞络也。"在命门病证中叙述："风则肘臂挛急，腋下肿红；气则胸膈支结，胁不舒太。"李氏在注解中说："心包支脉循胸，出胁，下腋三寸，上抵腋下，下循内，行太阴少阴之间，入肘中下臂，行两筋之间。""心包脉起于胸中下膈，循历络三焦，故病有胸病及息贲者。""盖悲哀则心系急，肺布叶举，而上焦不通，荣卫不散，热气在中，故包络绝而阳气内鼓动，发则心下崩数溲血也。"从上论述中证明，李梴认为"心包络即命门"。由于十二经脉学说的需要，《内经》把心包络列为脏之一，其经脉为手厥阴并与手少阳三焦配对，从而解决了三焦为"孤腑"的问题。而李梴认为"心包络即命门"说，既解决了十二经脉配对的难题，又解决了心包络称为脏却与其他五脏功能重要程度不一的问题。李梴的这一学术观点虽然未得到后世学术界的认可，但这一种学术创新思想，丰富了命门学说内容，为命门学说的深入研究提供了新思路。

4. 李梴的"凡十一脏取决于胆"新说

《素问·六节藏象论》曰："凡十一脏，取决于胆也。"对于"凡十一脏取决于胆"理解，历代医家争议不休，仁智互见，有以胆为中正之官主决断立论，有从胆为半表半里通达阴阳立论，有从脏腑与四时之气相应立论，有从相火立论等等。李梴亦执一方，从"胆主火之游行""主荣卫之运行"立论，以阐发胆对各个脏腑的调节作用。他在《医学入门·脏腑总论》云："经曰：凡十一脏皆取决于胆。盖风寒在下，燥热在上，湿气居中，火独游行其间，以主荣卫而不息，火衰则为寒湿，火盛则为燥热，故曰中正之官，决断出焉。"又在《医学入门·脏腑》中云："荣卫虽主于肺，而其流行则又主于胆也，故胆气始于子云。"胆藏精汁，若胆汁不利，则影响荣卫的运行，"汁竭则枯，身体面色蒙尘者，气滞则荣卫道涩也"。李梴的认识可谓标新立异，虽为一家之言，但具有独到的学术见解。

5. 李梴的"脏腑相通论"

脏与腑之间的关系，通常是指脏腑相合理论。《灵枢·本输》所论脏腑"五合"关系：心合小肠，肺合大肠，脾合胃，肝合胆，肾合膀胱，《素问·血气形志》将此称之为表里关系。由于生理上相互联系，病理上相互影响，所以临床上常采用腑病治脏、脏病治腑的法则。但五脏六腑之间的关系并不仅限于一脏一腑的表里相合，而是生理功能纵横交错，病理影响千变万化。李梴在前人《五脏穿凿论》的基础上提出"脏腑相通"新理论，他认为脏腑之间不仅有"相合"关系，且有"相通"关系，《医学入门·脏腑》说："心与胆相通，心病怔忡，宜温胆为主，胆病战栗癫狂，宜补心为主。肝与大肠相通，肝病宜疏通大肠，大肠病宜平肝经为主。脾与小肠相通，脾病宜泻小肠火，小肠病宜润脾土为主。肺与膀胱相通，肺病宜清利膀胱水，后用分利清浊；膀胱病宜清肺气为主，兼用吐法。肾与三焦相通，肾病宜调和三焦，三焦病宜补肾为主。肾与命门相通，津液胃虚，宜大补右肾。此合一之妙也。"明确提出心与胆相通、肝与大肠相通、脾与小肠相通、肺与膀胱相通、肾与三焦、命门相通的学术观点，并以此思路制定一系列治疗相关脏腑疾病的新治则和新方法。

李梴的"脏腑相通论"至今仍有重要的临床指导意义。心与胆相通，在生理方面，心主神明，胆主决断，人的精神意识由心所主，然非胆不能断。在病理方面，胆病与心病可相互影响，如心胆俱病，常出现虚烦、易惊、怔忡、不得眠，以温胆汤治之常能获得佳效。又如"胆心综合征"，多由胆道胆囊疾患者引发心脏病症，治愈胆病后心脏病症会改善或消失。肝与大肠相通，在生理方面，肝主疏泄，调畅气机，以促进大肠的传导；腑气畅通，又有利于肝气的条达。在病理方面，大肠传导失司，腑气不通，可疏肝气以导滞；肝气不疏，"宜疏通大肠"，则致气机畅达，如临床抢救重症肝炎，合用通便清热泄毒之法可明显降低病死率。脾与小肠相通，在生理方面，脾主消化，小肠为消化之器，其受盛化物、泌别清浊功能依赖脾的运化；在病理方面，脾湿或脾虚均可因运化失司导致小肠不得化物，出现便溏泄泻，治疗当健脾以止泻。肺与膀胱相通，在生理方面，肺主宣发肃降，通调水道路，下输膀胱，为水之上源；在病理方面，外邪束肺，肺失宣降可致膀胱气化不利，而致少尿、水肿，"提壶揭盖"，宣肺则能利尿。反之，膀胱气化不利，亦可水气上逆犯肺导致咳喘。肾与命门相通，命门寄于肾，肾宅元阴元阳，肾阳为命门之火，肾阴为命门之水。李梴的"脏腑相通"学说拓展了对脏与腑联系的认识，丰富了中医脏腑理论的内容，开辟了脏腑疾病治疗的新路径。

6. 龚廷贤"保元说"

明代龚廷贤精于养生之道，其代表作《寿世保元》中继承《内经》肾精和脾土理论，以先后天立论衰老机制和保元养生思想。《寿世保元·衰老论》说："元气者，肾间动气也。右肾为命门，精神之所合，爱惜保重，则荣卫周流，神气充足。""两肾之间，白膜之内，一点动气，大如筋头，鼓舞变化，开阖遍身，熏蒸三焦，腐化水谷，外御六淫，内当万应。"高度强调了先天肾精和命门在激发生命活动中的作用。同时《寿世保元·脾胃论》又说："至哉坤元，万物资生，人之一元，三焦之气，五脏六腑之脉，统宗于胃，故人以胃气为本。"强调后天脾胃生化气血维持生命活动的重要性。他认为人体衰老的机理是元阳亏损，阳损及阴，因此提倡节育保精、养护脾胃、怡情养性的养生之道。治疗老年病多从脾肾入手，创立多种针对老年病的治法及方药，至今仍具实用价值。《寿世保元》喜用补中益气汤的同时，常常配合六味地黄丸、八味丸（即金匮肾气丸）。在《寿世保元·中风》中对补中益气汤和六味地黄丸两方的论述："一治元气脾胃之虚，一治肾水真阴之弱，若病人素禀虚弱者，或患病久不愈者，或误服攻击之过者，又非外中于风者，悉宜二方兼而济之，乃王道平和之剂，能收完全之功也。"分析该书中 82 个使用补中益气汤的具体医案，合用六味地黄丸者 31 例，金匮肾气丸 16 例，充分体现了龚廷贤先后天并重、脾肾同调的学术观点。

7. 万全的小儿"肝常有余，脾常不足"说

小儿与成人在形体特征、生理活动等方面有着显著的差异，古代医家在研究小儿发病规律、疾病种类、病情演变及证候表现时，十分重视对小儿体质特点的认识。如《颅囟经》首先提出："孩子三岁以下，呼为纯阳。"揭示了小儿阳气生长迅速而旺盛的体质特征。明代南昌籍医家万全在《幼科发挥》中对小儿体质做了更加细致和精辟的概括，提出了小儿"肝常有余，脾常不足""心常有余，肺常不足"及"肾常虚"的体质特征，这是对体质学说发展的重大贡献。他在"五脏虚实补泻之法"一章中说："肝常有余，脾常不足。盖肝乃少阳之气，儿之初生，如木方萌，乃少阳生长之气，以渐而壮。肠胃脆薄，谷气未光，此所以不足也。"万氏以"肝常有余"来概括小儿生长迅速、生机蓬勃的生理特点和易生热生风的病理特点，以"脾常不足"来概括小儿生长发育对水谷精气需求迫切的生理特点和消化吸收功能尚未健全、营养物质相对不足的病理特点。所以在治疗疾病时，要特别注重脾胃的调理："小儿脾常不足，尤不可不调理也。调理之法，不专在医，唯调母乳，节饮食，慎医药，使脾胃无伤，则根本固矣。"万全的小儿体质学说至今仍具重要的指导意义。

8. 陈自明的"大凡疮疽，当调脾胃"说

陈自明不仅是一位著名的妇产科专家，对外科疮疡也颇有建树，所著外科专著《外科精要》，是我国现存第一本以外科命名的外科学专著。该书对痈疽的病因病机、诊断、治疗都做了全面而精要的论述，开创了疮疡辨证论治之先河。他善从内脏论治痈疽，尤其重视通过调整脾胃功能来增强痈疽的治疗效果，提出"大凡疮疽，当调脾胃"的治疗新思路。该书《调节饮食当平胃气论篇》曰："《素问》云：'形不足者温之以气，精不足者补之以味'，大凡疮疽，当调脾胃，盖脾为仓廪之官，胃为水谷之海，主养四旁，促进饮食，以生气血。"这种"调脾胃、促饮食、生气血、愈疮疽"的学术观点，是《伤寒论》"胃气和则愈"思想在外科病治疗中的应用。陈氏据此治疗思想，辨证论治选方用药，若胃气虚弱用四君子汤、六君子汤；若胃气下陷，用补中益气汤；若脾气郁结，用归脾汤；脾虚不食，用嘉禾散。此从脾胃入手调治外科疮疡的学术思想，为后世中医外科学内治法的发展作出了重大的贡献。

9. 喻嘉言"秋燥伤肺论"

燥为秋季之主令，燥邪最易伤肺。然秋季主病自古有误，如《素问·阴阳应象大论》说："秋伤于湿，冬生咳嗽。"《素问·生气通天论》亦云："秋伤于湿，上逆而咳，

发为痿厥。"喻昌深入研究《内经》病机十九条后，在《医门法律·秋燥论》中大胆地提出自己的独特见解，认为春伤于风，夏伤于暑，冬伤于寒，均伤于主时之气，而秋伤于湿，乃非其主时之气，这是违背常规的。"奈何《内经》病机十九条独遗燥气。他凡秋伤于燥，皆谓秋伤于湿"，认为这种遗误必须得以纠正。"春伤于风，夏伤于暑，长夏伤于湿，秋伤于燥，冬伤于寒，觉六气配四时之旨，与五运不相背戾，而千古之大疑始一决也。"喻氏成功纠正了《内经》之误，创立"秋燥论"为后世温病学有关秋燥的论治奠定了基础。对秋燥伤肺的治疗，他创制了著名的清燥救肺汤，其依据是"盖肺金之生水，精华四布者，全借胃土津液之富，上供罔缺""胃中津液不输于肺，肺失所养，转枯转燥"，所以治疗应"以胃为主，胃土为肺金之母""欲治其子，先建其母，胃中津液，尤贵足以上供，而无绝乏"，用药肺胃兼顾，寓和胃生金于甘寒柔润之中。他根据脾胃的生理特点，提出了脾胃病用药要点："脾偏于阴，则和以甘热；胃偏于阳，则和以甘寒"。喻氏关于胃津论述，发展了李东垣脾胃理论，为叶桂及后世胃阴学说的形成产生了深远的影响。如《王旭高医案》记载："肺为水源……肺热叶焦则津液不能灌输于经脉而为痿躄，卧床不能行动，形肉消削，咳嗽痰臭，舌红无苔，脉细数，是皆津液消耗，燥火内灼之象……今拟生胃津以供肺，仿西昌喻氏意"。

10. 姚荷生的"腠膜学说"

当代南昌中医学家姚荷生在《内经》《难经》三焦理论的基础上提出"腠膜学说"，他认为三焦又称腠膜，是人体躯廓之内遍布胸腔、腹腔的一大网膜，包括胸膜、肋膜、膈膜、腹膜等。所有的脏腑都被腠膜所包裹与保护，腠膜内与心包络互为表里，外与皮肤肌肉之间的腠理相应，最主要的功能是运行水液而为水火升降之道路。其病证的主要病机是火失气化，水饮内停。水饮病变总以腠膜为其基本病灶部位，进而根据饮邪流注停聚的地带不同，可以产生痰饮、悬饮、支饮与溢饮。治疗当以"温药和之"，采用温化兼以补虚之法。

11. 万友生的"阴火说"

"阴火"之说肇始于李东垣的《脾胃论》，李氏虽然明确了脾胃元气虚弱是阴火证的产生的根源，但对阴火理论的阐述不够明晰，以致后世争论纷纭。当代南昌新建著名中医学家万友生在深入研究前人学术观点的基础上，进一步阐明和发展了阴火学说。他对阴火作出了较明确的界定，认为"阴火病性属寒而治法宜温忌清""阴火病性为寒而部分病症为热，属标热本寒"。他认为阳火有实火虚火之别，阴火也有阴火虚证和阴火实证之分。阴证虚火证包括脾虚阴火证和肾虚阴火证，而阴火实证常是由内伤饮食生冷所致的阳郁里证。万氏阴火理论补充了李杲阴火学说之不足，丰富了中医脾胃学说的内容。

12. 张海峰的"补脾必先开胃"说

南昌名医张海峰是我国当代著名的脾胃学家，所著《脾胃病临证心得》广为流传于海内外。他认为脾胃生理功能不外纳与运、升与降、燥与湿的平衡协调，脾胃病理变化不外寒、热、虚、实四大纲，脾胃病治疗不外温、清、补、攻四大法。脾病多虚，胃病多实，胃纳方可脾运，故特别重视胃纳的变化，提出了"补脾必先开胃"的观点。张氏认为胃纳障碍多由胃气不降或胃气闭塞所致，大致可分为寒湿、阴虚两类。寒湿阻脾者应用芳香开胃法，胃阴不足者应用滋阴开胃法。

（二）气血理论　新说纷呈

1. 喻嘉言"气聚散说"

《素问·宝命全形论》说："天地合气，命之曰人。"人是由天地之精气相合而产生的，天地之精气是构成人体的基本物质。喻嘉言深究《内经》精气理论基础，并加以阐发，《医门法律·大气论》说："天积气耳，地积形耳，人气以成形耳。惟气以成形。气聚则形存，气散则形亡。"对天地之气相合成人做出精辟的论述。构成天地万物之气，有无形和有形两种基本状态，无形的弥漫状态被称为"气"，有形的实体状态被称为"形"，气与形之间处于相互转化之中。喻氏"气聚则形存，气散则形亡"之论断，是对气与形关系做出的高度概括，成为了中医精气学说的至理名言。

2. 喻嘉言"大气说"

喻嘉言《医门法律》中"大气论"一篇，对"大气"进行论述。喻氏根据《素问·五运行大论》"地为人之下，太虚之中者也。凭乎？大气举之也"以及《金匮要略》"营卫相得，其气乃行，大气一转，其气乃散"的理论加以进一步发挥："然而身形之中，有营气、有卫气、有宗气、有脏腑之气、有经络之气，各有区分。其气以统摄营、卫、脏腑、经络，而令充周无间，环流不息，通体节节皆灵者，全赖胸中大气为之主持。"他以自然界为例来阐明大气的作用："太虚寥廓，而其气充周磅礴，足以包举地之积形而四虚无著，然后寒、暑、燥、湿、风、火之气六入地中而行其化。设大气足以包地于无外，地之震崩坠陷。且不可言，胡以巍然中处而永生其化耶？人身亦然，五脏六腑，大经小络，昼夜循环不息，必赖胸中大气翰旋其间。"他认为人胸中之大气，也像天地大气一样，包举于肺之周围，依靠大气的升降出入，生化不息。大气为胸中之气，但胸中还存在着膻中之气、宗气。喻氏认为膻中之气、宗气虽与大气出于同一部位，但其功能和作用又有所差异，应当加以区分。他认为大气充斥于周身上下内外，无处不到，环流不息，由于大气的作用，营卫之气得以统摄，脏腑经络的功能得以发挥，致使周身活动正常，生命活力旺盛。反之，"大气一衰，则出入废，升降息，神机化灭，气立孤危矣。"即大气虚衰，则人身的气机运动失去动力，既不能升降，又不能出入，致使神机化灭，气立孤危，甚者危及生命。喻嘉言的"大气论"曾对后世气理论研究产生了深刻的影响。

3. 喻嘉言"人身四阳说"

阴阳之要，阳密乃固。喻嘉言十分重视阳气在人体生命活动中的作用，他在《医门法律·阴病论》中引用《素问·生气通天论》论人身之阳气，"若天与日，失其所则折寿而不彰"的观点，特别强调阳气的重要功能。他把人身之阳气分为在上、在外、在中、在下四种。在外之阳为"手足之阳"，其功能是"为之使役，流走周身，固护腠理而捍卫于外"，若失用则"肤冷不温，渐至肌硬不柔，卫外之阳不用矣"；在上之阳为"胸中之阳"，其功能是"法日之驭，离照当空，消阴除曀，而布于上"，若失常则"当膺阴碍，渐至窒塞不开，胸中之阳不用矣"；在中之阳为"脾中之阳"，其功能是"，法天之健，消化饮食，传布当液，而运行于内"，若失充则"或饮食不化，渐至呕泄、痞胀，脾中之阳不用矣"；在下之阳为"肾中真阳"，其特点是"得水以济之，留恋不脱；得土以堤之，蛰藏不露，除施泄而外，屹然不动"，若失职则"施泄无度，阳痿不用"。喻氏特别强调肾阳和胸阳的主导作用，认为"肾中之阳如断鳌立极，其关系命根存亡之机""父母构精时，一点真阳，先身而生，藏于两肾之中，而一身之元气，由之以生，故谓生气之源"。又认为"胸中之阳如天之有日，其关系荣卫，纳谷之道最为扼要"。他治疗阳虚阴盛之证，或用附子、乌头、蜀椒大辛大热"刚猛之剂""单刀直入"，以"摧降陷阵，胜阴缓阳"，或以"冲和之剂"，于大剂量人参、甘草中少加姜、附、豆蔻，以"平调脏腑，安养荣卫"。

4. 陈自明"妇人以血为本"说

女子以血为先天。《灵枢·五音五味》："今妇人之生，有余于气，不足于血，以其数脱血也。"陈自明《妇人大全良方》极为重视血在妇人生理中的作用，"气血，人之神也，不可不谨调护，然妇人以血为基本，气血宜行，其神自清"。这是因为月经、胎孕、产育、哺乳都是以血为用，血气充沛则月经、胎孕、产育、哺乳正常。"夫人之生，以气血为本；人之病，未有不伤其气血者。"由于妇人月经、胎孕、生产、哺乳等，易于耗损阴血，致机体阴血不足，脏腑失养，而诸病蜂起。故治疗妇人疾病时，陈氏强调："大率治病，先论其所主，男子调其气，女子调其血。"据此，治女子之病注重以治血为主，常用当归、白芍、熟地、阿胶等养血、补血、理血、活血之品，善用四物汤化裁治疗经、带、胎、产诸疾。如《众疾门》中指出："加减四物汤治妇人经病，或先或后，或停留不出；妊娠腹痛下血、胎动不安，产后块不散；或亡血过多，或恶露不下，服之如神。"陈自明"妇人以血为本"思想和治疗经验对后世妇科证治产生了极其深刻的学术影响。

5. 李梴"血为百病之胎"说

"血为百病之胎"出自李梴《医学入门》。疾病发生的原因，历代医家都有不同的认识。《素问·举痛论》说："百病生于气。"《素问·调经论》说："血气不和，百病乃变化而生。"《素问·风论》说："风者，百病之长也。"《脾胃论》说："脾胃内伤，百病由生。"古人亦有"百病皆由痰作祟"之说。他们从不同的角度强调气、风、脾胃、痰在发病中的重要作用。李梴又在前人的基础上提出"血为百病之胎"新观点，他在《医学入门·血门》说："人皆知百病生于气，而不知血为百病之胎也。"血与气一样，是构成人体和维持人体生命活动的基本物质，故《素问·调经论》说："人之所有箸，血与气耳。"当血发生异常时，或血液亏虚，或血热妄行，或血寒凝滞，或血液瘀阻，均可导致机体阴阳失调、气血失和、脏腑失司、经络失畅，而成为各种疾病发生的病理基础。所以治疗相关的疾病，也要把治血作为主要的手段，如李梴所举例："凡寒热、蜷挛、痹痛、瘾疹、瘙痒、好忘、好狂、惊惕、迷闷、痞块、疼痛、癃闭、遗尿等症，及妇人经闭、崩中、带下，皆血病也，通用四物汤。"此治疗思想及用药经验得到后世的传承与发扬，如清代王清任创立的瘀血学说，为中医药治疗疑难疾病开辟了一条新途径。当代国医大师颜德馨教授诊病以"气为百病之长，血为百病之胎"为纲，倡"久病必有瘀，怪病必有瘀"说，创立"衡法"理论，为治疗老年病和疑难病开辟了一条新途径。

6. 陈自明"医风先医血"说

"医风先医血，血行风自灭"最早见于陈自明《妇人大全良方》，其《卷三·妇人贼风偏枯方论》说："医风先医血，血行风自灭也。治之先宜养血，然后驱风，无不愈者。"提出了治血以息风和养血病自愈的治则。血在风证的发生、发展和转归的整个病程中都起着至关重要的作用，无论是血虚、血燥、血热、血瘀皆可引起风证。如血虚可致虚风内生，血燥可致阴虚生风，血热炽盛可引起热极生风。血热、血燥、血虚皆可导致血瘀，由于瘀血阻滞，血行不畅，则肌肤失养，致风从内生；血为气之母，血虚气亦不足，气虚则卫阳不固，腠理疏松，风邪易乘虚而入，导致外风之证，故内风、外内证的发生、发展及转归均与血密切相关，在临床上治疗风证时，均要注意血的治理，尤其是血虚、血燥、血热、血瘀所引起的内风证，更应考虑先从"治血"入手，欲治风必先理血，治血便可治风。养血活血可以协助祛风，如临床上可采用养血息风、润血消风、凉血平风、温血散风、活血祛风等理血诸法，治疗痒证、痹证、抽搐、眩晕、中风等病证，殊途而同归，皆奏"血行风自灭"之功。陈自明"医风先医血，血行风自灭"理论为后世治疗皮肤疾病、肌肉关节疾病、心脑血管疾病等产生了深远的学术影响。

继承与创新是中医药事业发展的永恒动力。师古而不泥古，传承加以创新，是盱江文化的精髓，也是盱江医学最鲜明的特征。在卷帙浩繁的盱江医籍的字里行间，既全面继承了四部经典的理论，又有所发现、有所发明，产生了许多新观点，创造了许多的新理论，为脏腑和气血理论增添了许多新内容，为中医藏象的发展做出了重要的贡献。

（何晓晖　撰稿）

二、旴江医家对脾胃学说的传承与发挥

中医脾胃学说源远流长，《黄帝内经》是中医脾胃学说的理论渊源，有大量的关于脾胃大小肠解剖、生理、病理、病症及治疗的记叙，为后世脾胃学说的发展奠定了坚实的理论基础。《伤寒杂病论》确立了脾胃病辨证论治的诊疗原则，并创制了诸多的治疗脾胃病有效方剂，为脾胃学说的形成与发展产生了深远影响。李杲《脾胃论》继承了《黄帝内经》《伤寒杂病论》的学术思想，充实了脾胃病的病因病机和治疗方法，创立了较系统的脾胃学说。历代医家在医疗实践中探索新的治疗经验，提出新的脾胃理论，使中医脾胃学说得以不断夯实与完善。旴江医学家们勤求古训，博采众长，实践探索，推陈出新，提出了诸多关于脾胃病新观点、新理论，推出了诸多治疗脾胃病的新方法、新方剂，为脾胃学说增添了许多新内容。旴江流域，在古代出现了龚信、龚廷贤、李梃、喻嘉言、席弘、谢星焕等脾胃病治疗高手，现代又产生了张海峰、万友生、杨志一、姚奇蔚、危北海等一批名扬中外的脾胃病专家，他们为脾胃学说的传承与发展做出了不可磨灭的贡献。现将旴江医家的脾胃病学术思想加以综述如下。

（一）宗法岐黄　推崇李杲

脾胃为后天之本，气血生化之源，故普遍受到医家的高度重视，旴江医家也十分重视脾胃的生理作用和病理影响，尤其是治疗疾病时注重脾胃的调治。旴江医学大家多为世医、儒医，学识渊博。《黄帝内经》是中医药学的理论基础，也是脾胃学说的学术源泉。危亦林"凡《素问》诸书，靡不穷究"，喻嘉言"顾穷源千仞，进求《灵》《素》《难》《甲乙》诸书"，谢星焕"俎豆《内经》，鼓吹仲景"。旴江医家汇有大成者，莫不对《黄帝内经》探索精研，奉为宝典。

李杲为脾胃学说的创始人，所著《脾胃论》《兰室秘典》《内外伤辨》，对脾胃病进行了较全面而系统的论述，形成了较为完整的脾胃学说，其学术思想受到后世的推崇。旴江医家也十分推崇李杲的脾胃学说，"外感法仲景，内伤法东垣"，在他们的著作中得到充分的反映。如龚廷贤在《万病回春》自序中谓:"祖轩、岐,宗仓、越,法刘、张、朱、李及历代名家,茹其英华,参以己意。"并在《万病回春》中设"脾胃论"一篇,充分肯定李杲的学术贡献:"古今论脾胃,及内外伤辨,惟东垣老人用心矣。"李梴对李东垣大加赞赏:"若东垣老人,明《素问》之理,宗仲景之法,作《济生拔粹》《十书》以传于世,明脉取权衡规矩,用药体升降浮沉,是以有王道、霸道譬焉。"在《医学入门》一书中设"东垣李先生内伤纂要"专篇,较全面地介绍东垣脾胃学说和补中益气汤、清暑益气汤等诸多方剂。万全在《养生四要》中说:"此东垣《脾胃论》,诚发千古不传之秘也。"谢星焕在《谢映庐医案》序中云"俎豆内经,鼓吹仲景,襟带李刘",可见谢氏对李杲脾胃学说的推崇。他们并在医疗实践中广泛应用李杲的脾胃学说和治疗方法,如龚廷贤的《寿世保元》全书共列医案204例,使用补中益气汤的就有69例。龚氏宗李杲之说,以补中益气汤为群方之首广泛应用于内科、妇产科、五官科等疾病的治疗。据统计《寿世保元》中列有约156种病症,其中使用补中益气汤的病症有72种,90种内科疾病有45种使用了补中益气汤,16种妇科疾病中有8种使用了补中益气汤,均占50%;儿科18种疾病中使用补中益气汤的有8种,占44.4%;最多的是五官科疾病,8种疾病均使用了补中益气汤。全书涉及补中益气汤的论述有171条,其中内科疾病论述有107条,妇产科疾病有24条,五官科疾病有25条,儿科有12条,外科有3条。其运用之娴熟,化裁之巧妙,可谓得心应手,匠心独具。他且善于从脾胃养生,提出养生"当以养元气,健脾胃为主",龚廷贤可谓是继承李杲脾胃学说之医学大家。当代脾胃学家张海峰,对《脾胃论》深入研究,在脾胃病治疗方面积累了丰富经验,所著《脾胃学说临证心得》一书,学术影响广泛,流传海内外。

(二)脾胃为本 重视中焦

《素问·平人气象论》曰:"人以水谷为本,故人绝水谷者死。""五脏六腑皆禀气于胃。"《脾胃论》说:"人以胃土为本。""五脏六腑之精气皆禀受于脾。"脾为生化之源,胃为水谷之海,旴江医家们十分重视脾胃的生理作用,在他们的著作中有大量关于脾胃生理重要性的精辟论述。

1.脾胃为五脏主

《素问·太阴阳明论》曰:"脾者土也,治中央,常以四时长四脏。"《素问·玉机真藏论》曰:"五脏者皆禀气于胃,胃者五脏之本也。"《脾胃论》说:"地气者,人之脾胃也,脾主五脏之气。"旴江医家继承《黄帝内经》和《脾胃论》的学术思想,并进一步加以发挥强调脾胃在五脏六腑中的重要生理作用。李梴《医学入门》说"脾胃为五脏主"，将脾胃提高到"主"的位置，与"心为君主"并论，可见对中焦脾胃重视之程度。脾胃为五脏主，是指脾生四脏，四脏皆有脾胃，即五脏中皆有脾胃之气，胃气充则四脏得养，胃气虚则四脏失养。如喻嘉言在《医门法律》中说："四气无土气不可，五脏无胃气不可。""胃气强则五脏俱盛，胃气弱则五脏俱衰。"他在《寓意草》中把脾比喻为人身之日，"脾气者，人身健运之阳气，如天之有日也。如若脾中之阳气旺，是天青日朗，而龙雷潜伏也。"此足以证明喻氏对脾胃生理的高度重视。陈自明在《妇人大全良方》中强调："四时皆以胃气为本。"因此治疗妇产科疾病同样要以脾胃为本，他十分重视对妇人孕前、孕中、孕后各个阶段的胃气调养。龚信在《古今医鉴》中说："胃乃六腑之本，脾为五脏之源。"龚廷贤在《寿世保元》中阐述："愚谓人之一身，以脾胃为主，脾胃气实，则肺得其所养，肺气既盛，水气生焉，水升则火降，水火既济而全天地交泰之令矣。脾胃既虚，四脏俱无生气。""胃气虚则五脏六腑之气亦馁矣。"万全在《养生四要》中指出："人以谷气为主者，脾胃是也。脾胃强则谷气全，脾胃弱则谷气绝；全谷则昌，绝谷则亡。"黎民寿在《黎居士简明方论》中认为："夫脾胃为水谷海，胃主受纳，而脾主克消。脾胃气平则食饮化，食饮化则气脉充，气脉充则脏腑和，而肢体荣健矣。"黄宫绣则在《本草求真》中提到："土有长养万物之能，脾有安和脏腑之德。"他们的论述均以不同的文字表达来强调胃气对五脏的重要性。

2. 水谷之精，以为气血

《灵枢·营卫生会》曰："人受气于谷。"《灵枢·决气》曰："中焦受气取汁，变化而赤是谓血。"《脾胃论》提出："脾胃为气血阴阳之根蒂，""脾胃为滋养元气之源，""脾禀气于胃，而灌溉四旁，荣养气血者也。"旴江医籍中也有大量"脾为气血生化之源"的论述，且有新的创见。明代著名妇产科大家陈自明的代表著作《妇人大全良方》在气血理论方面具有独特的学术见解，认为"夫人之一生，以气血为本；人之病，未有不伤其气血者""男子以气为基本，妇人以血为基本"，而气血的生成有赖于中焦脾胃的生化作用，他在《外科精要》中说："脾为仓廪之官，胃为水谷之海，主养四旁，促进饮食，以生气血。"在《妇人大全良方》中说："胃为水谷之海，水谷之精，以为气血，荣润脏腑。""饮食五味，养髓、骨、肉、血、肌肤、毛发。"由于气血的生成依赖于脾胃运化的水谷精微，"凡产后五脏皆虚，胃气亏弱，饮食不充，谷气尚乏"，所以他治疗产后气血虚竭、脏腑劳伤时十分重视调理脾胃，常用人参散、黄芪丸、黄芪煮散、白茯苓散、佛手散等方剂来健脾益胃，补益气血。龚廷贤在《寿世保元》中指出："至哉坤元，万物滋生，人之一元，三焦之气，五脏六腑之脉，统宗于胃，故人以胃气为本也。"龚氏据"脾胃为滋养元气之源"理论将补中益气汤广泛地应用于内、外、妇、儿、五官科疾病，疗效卓著。喻嘉言认为："夫人天真之气，全在于胃，津液之多寡，即关真气之盛衰。"提出："木、金、水、火四脏病气，必归并于中土耶。"所以治疗慢性虚损性疾病，多从脾胃入手以培育元气，促进康复。

3. 脾为消化之器

李梴《医学入门·脏腑》说："胃为水谷之海，脾为消化之器。"这是对胃主受纳、脾主运化功能的高度概括。关于脾主运化的机制，历代医家都有所论述。如《素问·经脉别论》说："饮入于胃，游溢精气，上输于脾，脾气散精，上归于肺，通调水道，下输膀胱，水精四布，五经并行。"又曰："食气入胃，散精于肝，淫气于筋；食气入胃，浊气归心，淫精于脉。脉气流经，经气归于肺，肺朝百脉，输精于皮毛。"《脾胃论》说："夫饮食入胃，阳气上行，津液与气，入于心，贯于肺，充实皮毛，散于百脉。脾禀气于胃，而浇灌四旁，营养气血者也。"

盱江医家们在此基础上作了进一步的概括与阐发。如《医学入门·脏腑》说："脾居于中，和合四象，中理五气，运布水谷精微。""脾镇黄庭，磨水谷以养四脏……脾气壮，则能磨消水谷，以荣养四脏。"龚廷贤在《寿世保元》一书中对水谷消化过程做了较详细的论述："愚谓人之饮食入口，由胃管入于胃中，其滋味渗入五脏，其质入于小肠，乃化之，则入于大肠，始分别清浊。渣滓浊者，结于广肠，津液清者，入于膀胱。膀胱乃津液之府也，至膀胱又厘清浊，浊者入于溺中，其清者入于胆，胆引入于脾。脾散于五脏，为涎，为唾，为涕，为泪，为汗，其滋味渗入五脏，乃成五汁，五汁同归于脾。"这样的认识，在科技还不够发达的明代实属难能可贵。

4. 脾体阴而用阳，胃体阳而用阴

"脾体阴而用阳，胃体阳而用阴"，是对脾脏生理、病理特点的高度概括。这一观点首见于清代喻昌的《医门法律》。《医门法律·中寒门方·论附子理中汤》说："人身脾胃之地，总名中土，脾之体阴而用则阳，胃之体阳而用则阴。"《医门法律·黄疸门》说："脾之土，体阴而用则阳；胃之土，体阳而用则阴，两者和同，则不柔不刚，胃纳谷食，脾行谷气，通调水道，灌注百脉，相得益彰，其用大矣。"喻嘉言简明扼要地概括了脾胃的病理生理特性。脾在脏为阴，主运化而升清，以阳气用事，故曰"体阴而用阳"；胃在腑为阳，主受纳而降浊，以阴津为养，故曰"体阳而用阴"。喻嘉言"脾体阴而用阳，胃体阴而用阳"理论已成为指导临床脾系疾病治疗的基本准则之一。

脾胃阴阳"体用"理论源于《内经》。《素问·金匮真言论》说："言人身之脏腑中阴阳，则脏者为阴，腑者为阳。""阴中之至阴，脾也。"后世对脾胃阴阳理论有所发展，虽见诸文献，却尚未形成完整理论体系。金·李杲在《脾胃论·五脏之气交变

论》中提到："鼻乃肺之窍，此体也；其闻香臭者，用也。"以"体用"解释官窍形体与功能。明清时期，脏腑与"体用"理论逐渐联系，张景岳将"体用"学说与脏腑阴阳相结合；喻嘉言的《医门法律》（1658）首次提出"脾之体阴而用则阳，胃之体阳而用则阴"，后世医家在此基础上不断加以完善，张璐的《张氏医通》（1695）提出"胃之土，体阳而用阴；脾之土，体阴而用阳"；黄元御的《四圣心源·天人解》（1753）则说"脾以纯阴而含阳气，有阳则升，清阳上升"，把脾主升清作为其主要功用。叶天士在《临证指南医案》（1764）中进一步发挥喻嘉言脾胃阴阳理论，提出"太阴湿土，得阳始运，阳明燥土，得阴自安"，并确立脾胃分治的脾胃病治疗原则。唐容川在《血证论·脏腑病机论》中（1885）论述："脾土以湿化气……其体阴而其用阳……脾土之义有如是者。"并提出脾气不布、湿气太甚皆可致谷不化，对"脾体阴而用阳"的病因病机特点进行了阐述。当代医家对"脾体阴而用阳，胃体阳而用阴"的研究日渐丰富，并指导脾胃病的临床治疗，如国医大师路志正追本溯源，推陈出新，创立"持中央、运四旁，怡情致、调升降，顾润燥、纳化常"的脾胃病治疗思想。

5. 正乃胃气真气

正与邪是相对而言，《黄帝内经》有"正气存内，邪不可干""邪之所凑，其气必虚"的著名论断。正，即正气、真气，为人体的抗病能力。正气源于何处？《脾胃论》指出："真气……乃先身生之精气也，非胃气不能滋之。"认为真气是源于肾中先天之精和脾胃后天之精。龚信父子所著《古今医鉴》在此基础上加以发挥，认为"正乃胃气真气"，明确指出正气就是胃气。胃气是胃的受纳、腐熟水谷功能和脾主运化功能的总称，人以胃气为本，卫气滋生于中焦，龚廷贤在《寿世保元》中进一步作了论述："人受谷气于胃，胃为水谷之海，灌溉经络，长养百骸，而五脏六腑皆取其气，故清者为荣，浊者为卫，荣卫二气，周流不息。"卫气以"温分肉，充皮肤，肥腠理，司开阖"，发挥其保卫肌表、防御外邪、调节内外的作用。反之，如果脾胃失职，卫气失源，正气虚弱，则抗邪无力，百病由生，正如《古今医鉴》所言："胃气弱则百病生。"《本草求真》（黄宫绣）所言："盖谓脾气安和，则百病不生；脾土缺陷，则诸病丛起。"疾病发生后，"得胃气者生，无胃气者死"。所以盱江医家们把"保胃气"作为养生保健、扶正祛邪、防病治病最重要的法则之一。

6. 脾居于中，和合四象，中理五气

《难经·四难》曰："脾者中州。"《脾胃论》称脾"生四脏""灌溉四傍"。脾位中焦，为人体气机升降之枢纽，与其他脏腑经络关系至为密切。李梴在《医学入门·脏腑》中指出："脾居于中，和合四象，中理五气，运布水谷精微"，提出脾"和合四象，

中理五气"的观点，高度概括了中焦脾胃在运化水谷、化生气血、滋养机体、升降气机、协调脏腑的重要生理功能。五气为五味所化生的水谷之精微，如《医学入门》所说："五味入口，藏于胃，以养五脏气，气口亦太阴，是以五脏六腑之气味皆出于胃，变见于气口。""脾气壮，则能磨消水谷，以荣养四脏。"《医门法律》也说："盖药食之入，必先脾胃，而后五脏得禀其气。"由此可知，四脏及全身皆有赖于脾胃所运化的水谷精微的奉养才能安和康健，正如陈自明《妇人大全良方》中所言："目得之而能视，耳得之而能听，手得之而能握，足得之而能步，脏得之而能液，腑得之而能气。"

土载四行，脾生四脏，诸多的盱江医家高度重视后天脾胃对其他四脏的促进作用，治疗四脏疾病时也多从脾胃论治。如龚廷贤《万病回春》说："愚谓人之一身，以脾胃为主，脾胃气实，则肺得其养，肺气既盛，水自生焉。水长则火降，水火既济而令天地交泰矣。脾胃既虚，四脏皆无生气，故东垣先生著《脾胃》《内外伤》等论，谆谆然皆以固脾胃为本，所制补中益气汤又冠诸方之首。观其立方本旨可知矣。故曰补肾不若补脾，正此谓也。"喻嘉言在《医门法律》中说："胃气强则五脏俱盛……胃气和则五虚皆实。"他在《寓意草》中更进一步强调脾胃在生命活动中的重要地位，把脾比喻为人身之日，"脾气者，人身健运之阳气，如天之有日也。""脾中之阳气旺，天青日朗，而龙雷潜伏也；胸中窒塞之阴气，如太空不留纤翳也；饮食运化精微，复生其不竭之阴血也。"所以治疗脏腑疾病，以"崇土为先"，注重脾胃的调理。

7. 胃中真阳，津液所胎

《脾胃论》云："脾胃为气血阴阳之根蒂也。"肾虽为人体诸阴诸阳之本，但肾中元阴元阳有赖于后天脾胃的滋养。喻嘉言既强调脾阳在人体生命中的地位，把脾阳比喻为"如天之有日也"，又重视胃在津液生成中的作用，他在《尚论篇·太阳经上篇》中说："肾中真阳，阴精所载；胃中真阳，津液所胎。"在《医门法律》中说："五脏五志之火，皆有真液以养之，故凝聚不动，而真液尤赖肾之阴精，胃之津液，交灌于不竭，肾胃之水不继，五脏真液随耗。""夫人天真之气，全在于胃，津液之多寡，即关真气之盛衰。"高度概括了阴与阳、水与火、先天与后天的相互资生、相互制约的关系，视胃之津液与肾之阴精并重，十分重视胃在阴津代谢中的重要作用。《素问·六节藏象大论》曰："五味入口，藏于肠胃，味有所藏，以养五气，气和而生，津液相成，神乃自生。"津液生成于胃肠，滋养于全身，所以喻氏在外感与内伤各种疾病的治疗中都强调重视胃津的护养。如外感之后虚热应着重生胃中津液，"伤寒后胃中津液久耗""大病后之热为虚热，宜用甘寒药清之"。对阳明热盛之证宜急下存阴，"盖阳明胃经主津液者也……故热邪传入阳明，必先耗其津液。""胃中止一津液，汗多则津液外渗，加以发热，则津液尽随热势，蒸蒸腾达于外，更无他法可止其汗，惟有急下一法，引热势必从大肠而出，庶津液不致尽越于外耳。"对秋燥伤肺之治，他创制了著名的清燥救肺汤，其依据是"盖肺金之生水，精华四布者，全借胃土津液之富，上供罔缺""胃中津液不输于肺，肺失所养，转枯转燥"，所以治疗应"以胃为主，胃土为肺金之母""欲治其子，先建其母，胃中津液，尤贵足以上供，而无绝乏"，用药肺胃兼顾，寓和胃生金于甘寒柔润之中。对"伤寒脉结代，心动悸"之证，治之"汗则津越，下则津空"，而"胃藏津液，水谷之海，内充脏腑，外灌形骸，津多脉盛，津少脉衰，津结病至，津竭祸来"，故治疗应"补胃、生津、润燥以复其脉"。他根据脾胃的生理特点，提出了脾胃病用药要点："脾偏于阴，则和以甘热；胃偏于阳，则和以甘寒。"《王旭高医案》效仿喻氏治法，"肺为水源……肺热叶焦则津液不能灌输于经脉而为痿躄，卧床不能行动，形肉消削，咳嗽痰臭，舌红无苔，脉细数，是皆津液消耗，燥火内灼之象……今拟生胃津以供肺，仿西昌喻氏意"。喻氏关于胃津的论述，发展了李东垣脾胃理论，对叶桂及后世胃阴学说的形成产生了深刻的影响。

8.心气和则脾土荣昌

心为君主之官、神明之主，脾胃的运化功能必须在心神的统摄下才能得以正常进行。《寿世保元》提出"心气和则脾土荣昌"，强调了脾胃与心的密切联系，认为心气调和，精神怡悦，脾胃消化功能才能正常进行。《素问·阴阳应象大论》说："脾在志为思。"思为七情之一，思虑太过则伤脾，气结于中，失其运化之功，则易出现纳呆食少。喜为心之志，喜则气缓，喜悦、娱乐可调畅气机，故有助于脾胃的消化活动。《素问·阴阳应象大论》说脾"在声为歌"；《灵枢·淫邪发梦》也说："脾气盛则梦歌乐。"龚氏在此基础上阐发"脾好音乐"之说，他在《万病回春》中阐述："脾好音乐，闻声即动而磨食。日夕之后，万响俱绝，脾乃不磨，食之即不消，不消即损胃。"李梴在《医学入门》中也提出以声乐方法来鼓动促进脾胃的消化，"然饮食一日不可无者，但宜调节，或歌乐鼓动脾气以养真元。""饮食歌乐养其真。"音乐不仅是艺术，而且可以养生健体、益寿延年，甚至可以治病疗疾。现代研究显示，美妙的音乐对人是一种良性刺激，使人体产生和谐的共振，并对整个中枢神经系统产生调谐作用，从而对呼吸、循环、消化、泌尿、内分泌系统起到调节作用。音乐不仅能够促进血液循环，还能增加胃肠蠕动和消化腺体分泌，有利于新陈代谢。有美国学者的研究结果表明，旋律优美、节奏舒缓的音乐能增加肠胃蠕动和消化腺体的分泌，因此，倡导吃饭时和饭后适当听些节奏舒缓、旋律优美、悦耳动听的音乐，以帮助食物的消化，尤其是对于老年人来说，效果更好。龚廷贤的"脾好音乐"之说和李梴"歌乐调脾"方法具有理论价值和实用意义，值得今人深入研究。

9. 脾胃为呼吸之总持

呼吸是人体最为重要的生命活动之一，呼吸之主在肺，但亦与其他四脏密切相关。《难经·四难》说："呼出心与肺，吸入肾与肝，呼吸之间，脾也，其脉在中。"喻嘉言在《医门法律》中对此加以发挥说："呼出心肺主之，吸入肾肝主之，呼吸之中脾胃主之，故惟脾胃所主中焦，为呼吸之总持。"提出"脾胃为呼吸之总持"的观点。呼吸在胸，喻氏认为胸中大气是气之主，而大气生成有赖于脾胃。《寓意草》说"万物以土为根，元气以土为宅""脾气者，人身健运之阳气，如天之有日也"。肺主呼气，脾为肺之母，脾健才能肺充。肾主纳气，肾气肾精依赖后天滋养。心主血，肝藏血，脾胃为生血之源。"中央气弱，不能四迄，如母而四子失乳，故现饥馁之象耳。"故脾胃虚损，必致肺气亏虚、肾气不足，而发生呼吸无力，所以呼吸疾病，常从脾胃论治，如六君子汤、苓桂术甘汤、参苓白术散、补中益气汤等方，临床被广泛常用于咳嗽、咯痰、哮喘、气短等病证。"脾胃为呼吸之总持"的论点，为临床培土生金治则治法提供了理论支持。

10. 九窍必得胃气乃通利

九窍，包括口、鼻、耳、目及前阴、后阴。《内经》有"脾开窍于口""脾气通于口，脾和则口能知五谷矣"之说。因口、唇疾病与脾胃密切相关，所以多从脾胃进行论治。同时，"人以胃气为本""五脏六腑皆禀气于胃"，虽然心开窍于舌，肺开窍于鼻，肝开窍于目，肾开窍于耳和二阴，但九窍都必须依赖脾胃运化的水谷精微濡养才能通利。所以，李梴在《医学入门》中指出："九窍者，五脏所主，然必得胃气乃能通利，胃气一虚，口目耳鼻俱为之病。"此说与《内经》"头痛耳鸣，九窍不通利，肠胃之所生也。胃气一虚，耳目口鼻，俱为之病"及李杲《脾胃论》中"脾胃一虚则九窍不通""脾不及，则令人九窍门不通"等论述一脉相承。"九窍必得胃气乃通利"理论，对九窍疾病的治疗有重要的指导意义。龚廷贤擅长应用补中益气汤，而使用最为广泛的就是五官疾病，《寿世保元》中所记述的耳病、鼻病、口舌、茧唇、牙齿、眼目、喉痹等五官疾病全都使用了补中益气汤。当代医生仍重视从脾胃论治九窍病，如运用健脾助运、补中益气、和胃通降等方法治疗口鼻耳目各种疾病，以及便秘、腹泻、脱肛、膏淋、带下、阴挺等二阴疾病，均取得显著疗效。

（三）脾胃内伤　百病由生

《脾胃论》提出"脾胃内伤，百病由生"的著名观点，盱江医家们继承了李杲的脾胃学术思想，并不断地加以发展，在脾胃病的病因病理方面有了许多新的认识和见解。

1. 胃气弱则百病生

龚信《古今医鉴》说："胃气弱则百病生，脾阴足而万邪息。"黄宫绣《本草求真》也说："盖谓脾气安和，则百病不生；脾土缺陷，则诸病丛起。""脾土即亏，生气将绝，是犹土崩而解。"万全《幼科发挥》认为小儿"脾胃虚弱，百病蜂起"，都强调脾胃在发病中的重要作用。关于脾胃虚弱而导致百病由生的机理，李杲在《兰室秘藏》中说："推其百病之源，皆因饮食劳倦，而胃气元气散解，不能滋养百脉，灌溉脏腑，卫护周身之气致也。"龚廷贤的《寿世保元》在此基础上作了进一步发挥："愚谓人之一身，以脾胃为主，脾胃气实则肺得其所养，肺气既盛，水自生焉。水升则火降，水火既济而全天地交泰之令矣。脾胃既虚，四脏俱无生气。""盖脾土一伤，则不能生肺金，金衰不能生水，是肾绝生气之源，则肾水枯竭而根本坏矣。其余诸脏者，皆失相生之义，则次第而衰急焉。正气既虚，则运用无籍，血滞不行，以致气血耗散，传变失常。侵淫日甚，一虚而百虚出矣。"因土生四行，土亏则四行俱损，正如喻嘉言《寓意草》所说："木、金、水、火四脏病气，必归并于中土耶。"对于虚损疾病，喻氏提出"自上而下者，过于胃则不可治""自下而上者，过于脾则不可治"，认为一切虚损证，若损及脾胃则预后不佳。万全《养生四要》也认为："胃阳主气，脾阴主血，荣卫乎一身者也。故脾胃实，则糟粕变化，津液流通，神安而性静，气盛而命立，则无病矣。脾胃若伤，则水谷入少，荣卫气衰，形敝而性命无所依附矣。"他们继承了李杲"百病皆由脾胃虚衰而生"观点，从不同角度阐述了"胃气弱则百病生"的病理机制，丰富了脾胃病因学说。

2. 脾实者，高粱之疾

一般认为胃腑以实多见，脾脏以虚多见，但历代医家对脾实证论述较少。龚廷贤在《万病回春》提出"脾实者，高粱之疾"的观点，具有独特学术见解，这不仅是对《素问》"甘肥贵人则高粱之疾""肥者令人内热，甘者令人中满"的继承与发挥，且在当今"饱食年代"对于代谢性疾病防治更具有现实意义。《寿世保元》在李东垣"内伤脾胃，百病由生"的基础上提出内伤有三种原因，其二为"嗜欲而伤脾，此富贵之患也，资以厚味，则生痰而泥膈"，指出过食膏粱厚味是导致内伤脾胃致实的病因，"食过多则结积，饮过多则成痰癖"（《万病回春》）。万全在《养生四要》中也论述了饱食致病的机理："饮食自倍，脾胃乃伤。自倍者，过于常度也。肠胃者，水谷之所藏也。饮食多少，当有分数，苟过多则肠胃狭小不能容受，不能容受则或溢而上出，不能出则停于中而不行。水不行则为蓄水，食不化则为宿食，蓄水宿食变生诸疾。"龚居中《福寿丹书》说："夫饮食所以养生，过则伤脾，若过极则亦所以伐生者也。""饱则脾以食充而塞气……饱食即卧，乃生百病，成积聚。"可见，饱食是健康的大敌，膏粱厚味，伤于脾土，失于运化，聚湿生痰，痰浊内阻，百病由生，当前发病率不断攀升的代谢性疾病如肥胖症、脂肪肝、高脂血症、高血糖症、高尿酸症都与饮食失节密切相关，所以节制饮食是防治这些疾病最重要的措施。

3. 脾不和乃化为痰

《素问·经脉别论》曰："饮入于胃，游溢精气，上输于脾，脾气散精，上归于肺，通调水道，下输膀胱，水精四布，五经并行。"由此可见，脾在水液代谢中发挥着重要的作用。如脾的运化功能失职，则水液输布障碍，聚湿而生痰。龚廷贤《寿世保元》说："痰者，病名也，生于脾胃。然脾胃气盛，饮食易克，何痰之有？或食后因之气恼劳碌，惊恐风邪，致包含之精华不能传化，而成痰饮矣。有流于经络皮肤者，有郁于脏腑支节者，游溢遍身无所不至。""脾和乃化血，行于五脏五腑，而统之于肝，脾不和乃化为痰。""病原于脾者有痰，病不由脾，故无痰也。"认为脾不运化是生痰的根源，治疗强调从中焦脾胃入手："盖为中州浇灌四旁，与胃行其津液者也，况大肠主津，小肠主液，亦皆禀受于胃。胃气一充，津液自行矣。"脾胃得充，津液健运则痰消。李梴《医学入门》说："脾不克化，郁而为痰，变生咳喘眩晕等症。"喻昌《医门法律》说："肥人气虚生寒，寒生湿，湿生痰。"《寓意草》认为治疗痰证，必须从脾入手，"体盛痰不易除，又必以健脾为先，脾健则新痰不生。"张三锡《医学六要》也说："痰之源，水也，出于肾；痰之动，湿也，出于脾。""脾虚津液不运而生痰者，法当补脾胃，清中焦，则痰自然运下。"脾为生痰之源，治痰以治脾为先，这是旴江医家们的共识。

（四）治病用药　脾胃为要

1. 调理脾胃为医中王道

治病必求于本，脾胃为后天之本。《伤寒论》说："胃气和则愈。"《脾胃论》说："善治斯疾者，唯在调和脾胃。"旴江医家们效法仲景、东垣，治病强调以"胃气为本"。《古今医鉴》说："胃气弱则百病生，脾阴足则万邪息，调理脾胃为医中王道。"《万病回春》说："节戒饮食者，却病之良方也。调理脾胃者，医中之王道也。"龚氏父子反复强调高明的医生擅长于调理脾胃，通过调和脾胃来健运化、补气血、益五脏、防疾患、保健康。如《古今医鉴》所说："脾胃气实则肺得其所养，肺气既盛，水自生焉。水升则火降，水火既济而全天地交泰之令矣。"龚廷贤十分推崇东垣之学，在《万病回春》中说"东垣先生著《脾胃》《内外伤》等论，谆谆然皆以固脾胃为本，所制补中益气汤又冠诸方之首，观其立方本旨可知矣，故曰补肾不若补脾。"他在《寿世保元》中共列医案204例，其中使用补中益气汤的就有69例，占33.82%。补中益气汤为群方之首，广泛应用于内科、妇产科、儿科、五官科等疾病的治疗。他的家传秘方"三因和中健脾丸"，被通用于脾胃疾病。但可惜的是，在他的著作中未见到此方的组成。龚氏由于重视脾胃，医术精湛，疗效卓著，而被誉为"医林状元"。

明代名医易大艮治病不论外感内伤，均注重脾胃，善用补中益气汤力挽沉疴，其《易氏医案》中记述十八则医案，其中有九则（占一半）体现了脾胃治法。喻嘉言为清初著名临床大家，他治疗外感及内伤病，均十分注意调脾胃、护中气，如《寓意草》所说："理脾胃则百病不生，不理脾胃则诸疾续起。"他对许多疑难病证的治疗，多从脾胃入手，收效甚佳。如中风一证，喻氏侧重于从脾胃论治，认为中风"因其人中焦阳气虚馁，而招致风中空窍"，选用加味六君子汤以健脾益气，从而为中风治疗另辟新径。他尤其重视病瘥善后，倡导善后应以调理脾胃为先，《寓意草·善后之法》认为："善后之法，以理脾为急，而胃则次之，其机可得言也，设胃气未和，必不能驱疾。惟胃和方酸减谷增，渐复平人容蓄之常。"其他盱江医家亦十分重视调理脾胃，如《幼科发挥》说："人以脾胃为本，所当调理，小儿脾常不足，尤不可不调理也。"《医学入门》说："内伤为脾胃虚败为甚，酒色次之。凡虚损，脾胃盛者易复，脾胃弱者只可半愈。"《本草求真》说："脾土既亏，生气将绝，是犹土崩而解，治当用以升固，如参、芪、白术、甘草、升麻之类。"由于四脏皆有脾胃，善治脾胃则可使胃气强健，饮食增进，生化有源，气血旺盛，脏腑得荣，正强邪退，则诸疾得以消除。

2. 察安危全在于胃气

《内经》云："得胃气者昌，失胃气者亡。"所以诊察疾病，必须把握患者胃气的存与亡，从而决定疾病的治疗和判断疾病的预后。龚廷贤《寿世保元》说："凡知《素》《难》大旨者，察安危全在于胃气。"这是其临床丰富经验的总结。如何察胃气？《灵枢·本神》曰："视其外应，以知其内。"所以，胃气有无可以从患者在外的精神、饮食、口味、二便、面色、肌肉、舌象、脉象中表现出来。脉象是中医"以外测内"的重要诊察手段，《医学入门》说："五味入口，藏于胃，以养五脏气，气口亦太阴，是以五脏六腑之气味皆出于胃，变见于气口。"正常脉象有神、有根、有胃，和缓流利，如《脉理求真》所说："胃气中和，旺于四季。"《万病回春》也说："四时平脉者，六脉俱带和缓也，谓有胃气。"如果脾胃虚衰，则脉无胃气，"六脉之偏胜而出，独弦、独浮、独洪、独沉之脉，是脉无胃气之神也"（《寿世保元》），"有胃气曰生，无胃气曰死"（《万病回春》），故脉有无胃气是诊察疾病安危的重要依据。此外，因为脾主肌肉，所以观察肌肉壮瘦也是判断胃气强弱的根据，李梴《医学入门》根据《灵枢·本脏》理论采用观察肌肉肥瘦的方法来判断脾胃的强弱，"脾壮则臀肉肥满，脾绝则臀之大肉去""形验于䐃，而厚薄不同。䐃者，肉之际，即肚皮也。脾应肉，肉坚腘大者，胃厚；肉腘幺者，胃薄。"这些宝贵的临床经验至今仍具有借鉴意义。

3. 调脾胃者，不知中和之道，偏之为害

调理脾胃者乃医中之王道，王道者仁政也，即执中致和，平治权衡。脾胃为中土，土具冲和之德，故治脾胃疾病，宜推行中和之道，以平调中焦。万全在《幼科发挥》中批评庸医："今之调脾胃者，不知中和之道，偏之为害，喜补而恶攻。害于攻者大，害于补者岂小小哉"。主张："脾喜温而恶寒，胃喜清而恶热，用药偏寒则伤脾，偏热则伤胃也。制方之法，宜五味相济，四气俱备可也。""当攻补兼用，不可偏补偏攻。"万氏的论述正是其丰富临床经验的精辟总结。黄宫绣对脾胃用药也主张平调平治，《本草求真》说："补脾之理，无不克寓，要使土气安和，不寒不热，不燥不湿，不升不降，不厚不薄，则于脏气适均。"龚廷贤反对滥用香燥之药以伤中气，"人多执于旧方香燥耗气之药，致误多矣"，而喜用家传三因和中健脾丸以调和中焦。

4. 善用药者，必以助胃药助之

用药如用兵，为医者处方遣药必须从整体出发，讲究理法方药、君臣佐使。疾病发生之后，"得胃气者生，无胃气者死""胃气一败，百药难施"，所以在治疗疾病的全过程中，都要树立"胃气为本"的理念，时刻都要重视胃气，勿伤胃气，保护胃气，如仲景所言"胃气和则愈"。盱江医家亦是治病不忘护胃，龚廷贤《万病回春》说"善用药者，必以助胃药助之"。助胃，就是守护胃气、保护胃阴、调和胃气、通降胃气和开胃消食等。盱江医籍从不同方面介绍健脾助胃的用药经验，如黄宫绣《本草求真》说："补脾之理，无不克寓，要使土气安和，不寒不热，不燥不湿，不升不降，不厚不薄，则于脏气适均。"喻嘉言《医门法律》说："胃属土而喜甘，故中气不足者，非甘温不可，土强则金王，金王则水充，此所以土为万物之母。"龚廷贤《寿世保元》主张和中健脾之剂，反对过用香燥之药，"人多执于旧方香燥耗气之药，致误多矣，予家传三因和中健脾丸，为脾胃家之通用，其功效不可尽述。"

5. 凡善调脾胃者，当惜其气

"调脾胃者，医中之王道。"如何进行脾胃的调理呢？龚廷贤在《寿世保元·脾胃论》中指出："凡善调脾胃者，当惜其气，气健则升降不失其度。"《难经·八难》曰："气者，生之根本也。"百病生于气。脾胃为生气之源，为气机升降之枢纽，所以调理脾胃必须惜气、护气和协调气机升降。"大凡膈不快，食不美者，是气之虚也。"龚氏认为，脾胃内伤有三种常见原因，如"饮食劳倦而伤脾""嗜欲而伤脾""饮食自倍肠胃乃伤"，均是损伤脾胃而致中气亏虚。"人多执于旧方香燥耗气之药，致误多矣"，他反对滥用香燥之药以伤中气。据此，他喜用家传三因和中健脾丸健脾益气以治疗脾胃疾病，广泛应用补中益气汤益脾补气来治疗临床各科疾病。喻嘉言创立"大气论"，

认为胸中大气为"诸气之主持""生死第一关"。他在《寓意草》中提出"治气三源"论:"治气之源有三:一曰肺气,肺气清则周身之气肃然下行;一曰胃气,胃气和则胸中之气亦下行;一曰膀胱之气,膀胱之气旺,则吸引胸中之气下行。""唯是胃中水谷之气与胸中天真灌注环周,乃得清明在躬。若有所劳倦,伤其大气、宗气,则胸中之气衰少,胃中谷气因而不盛,谷气不盛,胸中所伤之气愈益难复。"喻氏认为大气是诸气之主持,故治疗任何疾病都要顾护大气,而脾胃为气机升降的枢纽,和降胃气则有利于胸中大气的调畅,而大气的调畅又有助于中焦脾胃之升降。

6. 补脾滋肾之剂,务居燥湿得宜

一般认为,脾为湿土而喜燥,胃为燥土而喜润,但临床并非脾湿胃燥分明,时常可见脾胃燥湿相兼,故治疗时往往要燥湿同治、燥湿相宜,不可大寒大热,不可过湿过燥。旴江医家对此有许多精辟的论述,如喻嘉言《医门法律·黄疸门》认为脾胃阴阳润燥生理特点是:"脾之土,体阴而用则阳;胃之土,体阳而用则阴,两者和同,则不柔不刚,胃纳谷食,脾行谷气,通调水道,灌注百脉,相得益彰,其用大矣。"他主张在调和脾胃时,必须根据脾胃各自不同的生理特性而施药,"脾偏于阴,则和以甘热,胃偏于阳,则和以甘寒"。在使用燥润之剂时,又要燥湿得宜,"脾胃者土也,土虽喜燥,然太燥则草木枯槁;水虽喜润,然太润则草木湿烂。是以补脾滋肾之剂,务居燥湿得宜,随证加减焉耳"。喻氏之论,是对东垣脾胃学说的发展,也为叶天士的胃阴学说奠定了一定基础。黄宫绣《本草求真》说:"补脾之理,无不克寓,要使土气安和,不寒不热,不燥不湿。""脾之土体阴而用阳,胃之土体阳而用阴,两者和同,不刚不柔,谷气运行,水道通调,灌注百脉,相得益大,其用斯美。"李梴《医学入门》也说:"脾性湿,主乎血,阴也;胃化火,主乎气,阳也。太湿则气滞,太干则血燥,湿热调停则能食能化,而气血生旺。"这些宝贵的治疗经验在今天仍有重要的临床指导意义。临床上常见脾胃同病,燥湿相兼,治疗用药宜燥湿相伍,刚柔相济,收散相合,方可使胃纳脾运得健。

7. 调经专以理气补脾胃为主

万全精于妇科儿科,治疗妇人和幼儿疾病强调调理脾胃为要。《万氏女科·调经章》中指出了妇人经水不调有三大原因:"一曰脾虚,二曰冲任损伤,三曰脂痰凝塞。"把脾胃虚弱是导致月经不调的最首要原因,脾虚则气血生化之源不足,而易生"血枯,血闭及血少,色淡,过期后行,数月一行"之病。如果罹患经带胎产诸病,则又会败伤气血阴津,则易导致脾虚。为此,万氏把调补脾胃作为治疗妇科疾病的根本大法,并贯穿于妇人经、带、胎、产诸病治疗的始终。如《万氏女科》所云:"调经专以理气补脾胃为主,胎前专以清热补脾为主。"对妊娠病的治疗,万氏更是强调调理

脾胃，"妇人妊娠养胎全在脾胃"。又说"养胎全在脾胃，譬之钟悬于梁，梁软则钟下坠，梁断则钟下堕，故白术补脾，为安胎要药"。

8. 小儿脾常不足，尤不可不调理也

万全是明代著名的儿科大家，所著《幼科发挥》被奉为儿科临证之圭臬。他在长期的临证实践中深刻感悟到"人以脾胃为本，所当调理。小儿脾常不足，尤不可不调理也"，推崇"调理脾胃者，医中之王道"。万氏强调"中和之道"是调理脾胃之要，反对偏补偏攻，"今之调脾胃者，不知中和之道，偏之为害，喜补而恶攻。害于攻者大，害于补者岂小小哉。"主张寒热攻补兼用，"脾喜温而恶寒，胃喜清而恶热，用药偏寒则伤脾，偏热则伤胃也。制方之法，宜五味相济，四气俱备可也。""当攻补兼用，不可偏补偏攻。"除用药之外，他特别重视小儿的饮食调养，认为调理脾胃之法，"不专在医，唯调乳母，节饮食，慎医药，使脾胃无伤，则根本常固矣。"万全的小儿脾胃学术思想至今仍有重要的临床指导意义。

9. 大凡疮疽，当调脾胃

陈自明不仅是一位著名的妇产科专家，对外科疮疡也颇有建树，所著外科专著《外科精要》，对痈疽的病因病机、诊断、治疗都做了全面而精要的论述，开创了疮疡辨证论治之先河。他善从内脏论治痈疽，尤其重视通过调整脾胃功能来增强痈疽的治疗效果，提出"大凡疮疽，当调脾胃"的治疗新思路。该书《调节饮食当平胃气论篇》曰："《素问》云：'形不足者温之以气，精不足者补之以味'，大凡疮疽，当调脾胃，盖脾为仓廪之官，胃为水谷之海，主养四旁，促进饮食，以生气血。"这种"调脾胃、促饮食、生气血、愈疮疽"的学术观点，是《伤寒论》"胃气和则愈"思想在外科病治疗中的应用。陈氏据此治疗思想，辨证论治选方用药，若胃气虚弱用四君子汤、六君子汤；若胃气下陷，用补中益气汤；若脾气郁结，用归脾汤；脾虚不食，用嘉禾散。此从脾胃入手调治外科疮疡的学术思想，为后世中医外科学的发展作出了重大的贡献。

10. 补脾必先开胃

张海峰是我国当代著名的脾胃学家，所著《脾胃病临证心得》广为流传于海内外。他认为脾胃生理功能不外纳与运、升与降、燥与湿的平衡协调，脾胃病理变化不外寒、热、虚、实四大纲，脾胃病治疗不外温、清、补、攻四大法。脾病多虚，胃病多实，胃纳方可脾运，故特别重视胃纳的变化，提出了"补脾必先开胃"的观点。人以胃气为本，得胃者昌，失胃者亡，如胃气衰败则水谷不纳，气血无从生化。脾气虚弱之人若胃纳障碍，过早进补则有助邪之弊，治疗首先要开胃助纳。张氏认为胃纳障碍多由胃气不降或胃气闭塞所致，大致可分为寒湿、阴虚两类。寒湿阻脾者，常选用

芳香开胃法，在主方的基础上加白豆蔻、砂仁、藿香、鸡内金、生谷芽、生麦芽等开胃、醒脾、助运之药；胃阴不足者，则加用石斛、麦冬、玉竹、北沙参、梨汁、蔗浆等滋阴开胃之品，胃开得纳后再进补脾类药。他认为脾胃宜利而恶滞，大便通畅对健运有益，主张健胃以通为补，治疗脾胃病不能滥用补药，补不可过，适可而止，以防阴阳转化变生它疾。

11. 舒肺达肝以调胃

当代南昌已故名医姚奇蔚，擅长治疗慢性萎缩性胃炎。他在深入分析该病病因病机的基础上，认为其发生与肺肝胃三者关系密切，肺为娇脏以轻虚灵达为用；肝为刚脏以舒适调畅为贵；胃为水谷之海，以通降和顺、舒展活泼为要。肺主一身之气，肝调畅气机，胃气宜通宜降，气有余便宜是火，津不足气亦滞，津、气、火息息相关。故欲开肺气，必先补肺；欲补肺气；必先养胃；欲和胃气，必先达肝；欲达肝气，必先舒肺。若肺舒肝达，胃气和调，胃络痹而复通，损伤的胃黏膜和组织可以再生修复。据此创立了"舒肺、达肝、益胃"法，用于慢性萎缩性胃炎的治疗效果突出。姚氏依据肺肝胃的生理特性，形成了药味淡薄、轻灵流动的用药特点，切忌苦寒伤胃、甘腻呆胃、燥热伤津、甘壅滞气，并创立了养阴建中汤和益气建中汤两个治疗方剂。养阴建胃汤由北沙参、桑寄生、玉竹、青黛、山药、白芍、石斛、山楂、浙贝母组成，本方效法叶天士益胃汤之意又变其法，既能养胃又能清肺，既能养肺又能达肝，清滋中具流动活泼之性。益气建中汤由黄芪、桂枝、白芍、大枣、甘草、太子参、山药、黄精组成，本于《金匮》黄芪建中汤，但与原方意不尽同，不仅能建中益气，且兼顾胃阴，舒达肝气，以建中之剂收达肝和胃之效。

（五）养生益寿　保养脾胃

1. 保全脾胃可长生

养生保健是中医药的一大特色，盱江各家医籍均中有大量关于养生保健的理论和方法，但有一个共同特点就是强调饮食调节、顾护脾胃，正如《医学入门》所说："保全脾胃可长生。"龚廷贤在《寿世保元》中说："善养生者养内，不善养生者养外。养内者以恬脏腑，调顺血脉，使一身之流行冲和，百病不作，养外者恣口腹之欲，极滋味之美，穷饮食之乐，虽肌肤充腴，容色悦泽，而酷烈之气，内蚀脏腑，精神虚矣，安能保合太和，以臻遐龄。"元气是人体脏腑活动的原动力，《脾胃论》曾指出"养生当实元气"，"欲实元气，当调脾胃"。《寿世保元》效法东垣之论，提出老年养生秘诀："凡年老之人当以养元气健脾胃为主。"龚廷贤认为衰老与脾肾两脏关系密切，而脾为后天之本，气血生化之源，脾胃强健则生化有源，所以将养护脾胃和饮食调养作为预防衰老的重要措施，他总结出一套调理脾胃及饮食调养的方法，创制了多种健脾益胃、益寿延年的保健处方，如太和丸、参术调元膏、香砂平胃散、香砂养胃汤、阳春白雪糕、八仙长寿丸、云林润身丸、九仙玉道糕、延寿丹、琼玉膏、白玉糕、神仙粥等等，诸多药食结合的养生保健之方，至今仍有重要的开发价值。龚廷贤由于保养有方，享年九十七岁，不愧是一代养生大师。

2. 节戒饮食，乃却病之良方

《素问·六节藏象论》说："天食人以五气，地食人以五味。"食物是人类生存不可缺少的物质基础，是机体化生水谷精微及气血精津，维持生命活动的最基本条件。如水可载舟也可覆舟一样，食可养人也可害人，盱江医家们对此有许多深刻的认识，龚信《古今医鉴》说："节戒饮食，乃却病之良方。"这是对饮食养生最为精辟的概括。龚廷贤在《万病回春》中说"人道至要，饮食以节为主，滋味以淡为主"，"节饮食，调理有则，过之伤神，太饱难克"。在《寿世保元》中说："食物无务于多，贵在能节，所以保和而遂颐养也。""人知饮食所以养生，不知饮食失调亦以害生，故能消息使适其宜，是故贤哲防于未病。"他精于饮食养生之道，告诫"食惟半饱无兼味，酒至三分莫过频"，"不欲极饥而食，食不可过饱；不欲极渴而饮，饮不可过多。食过多则结积，饮过多则成痰癖"，"凡以饮食，无论四时，常令温暖，夏月伏阴在内，暖食尤宜"，"食饱不得速步走马，登高涉险，恐气满而激，致伤脏腑。""不欲夜食，脾好音声，闻声即动而磨食，日入之后，万响俱绝，脾乃不磨，食之即将不易消，不消则损胃。"他倡导食后保健运动，"养生之道，不欲食后便卧，及终日稳坐，皆能凝结气血，久则损寿。食后常以手摩腹数百遍，仰面呵气数百口，趑趄缓行数百步，谓之消化。"龚廷贤在理论和实践两个方面对饮食养生进行了较为全面的总结。明代另一个养生大家龚居中在养生专著《福寿丹书》中说："太饿伤脾，太饱伤气，盖脾藉于谷，饥则水谷自运而脾虚，气转于脾，饱则脾以食充而塞气。""养生家，使常谷气少，则百病不生，而寿永矣。"陈自明《妇人大全良方》说："皆由饮食不节，寒热不调，致五脏之气积，六腑之气聚。"危亦林《世医得效方》说："饱食即卧，乃生百病。"他们都指出饮食失节是导致疾病发生的重要原因。当今随着社会的变迁，疾病谱已发生了显著变化，内伤病已取代了外感病成为人类最大的健康危害，而伤食是内伤病的主要病因，如饮食结构失衡、饮食时间紊乱、食物烹调失度、食物严重污染等。伤食已不仅仅是伤于胃肠而致食物不化的病证，伤食导致的疾病无处不在，变化多端，可生痰、浊、湿、风、热、寒、燥等病邪，可致痛、痹、眩、悸、咳、喘、呕、膈、积、瘀、石、痒、痈等病症，所以节制饮食是养生保健的最为重要内容。

陈自明是我国古代杰出的妇产科专家，同样重视妇人的饮食调养，尤其是对妊娠和产后的妇人。《妇人大全良方》提出了较为系统的饮食原则和方法，宜"调五味，食甘美"，如妊娠一月"饮食精熟，酸美受御，宜食大麦，毋食腥辛"；妊娠五月"无太饥，无甚饱，无食干燥"；妊娠六月"调五味，食美甘，无大饱"；妊娠七月"饮食避寒，常食粳稻，以密腠理"等等。陈氏更重视产后饮食的调理，他认为"产则血气俱伤，脏腑皆虚""凡产后五脏皆虚，胃气亏弱，饮食不充，谷气尚乏""产后肠胃虚怯，寒邪易侵"，所以既要加强营养，又要节制饮食，如"分娩之后，须臾且食白粥一味，不可令太饱，频小与之为妙，逐日渐增之。煮粥时须是煮得如法，不用经宿食，又不可令温冷不调，恐留滞成疾""可烂煮羊肉或雌鸡肉，略用滋味作粥饮之""或吃烂煮猪蹄肉"，但"不可过多""凡吃物过多，恐而积滞""若误食生冷，难化之物，伤于脾胃，皆令洞泄水泻，甚者变为痢也"。这些调养经验和方法，仍对当今产后饮食护理具有借鉴意义。

3. 养脾胃之法，节其饮食而已

《医学入门》说："保全脾胃可长生。"如何才能保全脾胃呢？万全《养生四要》说："养脾胃之法，节其饮食而已。"这是在《难经·十四难》"损其脾者，调其饮食，适其寒热"基础上进一步概括。《素问·痹论》曰："饮食自倍，胃肠乃伤。"《灵枢·小针解》曰："寒热不适，饮食不节，而病生于胃肠。"可见，饮食不节是导致脾胃损伤最为直接的原因。《寿世保元》对《脾胃论》"内伤脾胃，百病由生"加以发挥，他将饮食损伤脾胃机理概括为三："一曰饮食劳倦即伤脾，此常人之患也，因而气血不足，胃脘之阳不举""二曰嗜欲而伤脾，此富贵之患也，资以厚味，则生痰而泥膈，纵其情欲，则耗精而气散""三曰饮食自倍，肠胃乃伤者，藜藿人之患也"。三者均由饮食失节，伤及脾胃所致。所以保护脾胃必须首先从调节饮食开始，旴江医家在他们的著作中做了反复的论述，如张三锡《医学六要》说："人之所赖以生者，曰饮，曰食。惟用必以充虚接气，适可而止，过则为害，而况炙煿、油腻、五味过偏，鲜由不至于病者。""饮食以适中而无过伤。"《福寿丹书》说："太饿伤脾，太饱伤气。""热食伤骨，冷食伤肺，热无灼唇，冷无冰齿。"《万病回春》说："譬诸饮食，烹调失度，尚不益人，反能增害。"《世医得效方》："夜勿过醉饱，食勿精。""每食不用重肉，喜生百病，常须少食肉，多食饭。"他们都告诫饮食应不饥不饱，寒热适宜，定时有节，清淡平和，烹饪有度。

《灵枢·论勇》曰："酒者，水谷之精，熟谷之液也。"少量饮酒可养生，过量饮酒则伤身，如龚廷贤《寿世保元》说："夫酒者，祭天享地，顺世和人，行气和血，乃陶情性，世人能饮者固不可缺。凡遇天寒冒露，或入病家，则饮酒三五盏，壮精神，辟疫疠，饮者不过量力而已，过则耗伤气血。""伤脾胃，伤于形，乱于性，颠倒是非。""早酒伤胃，宿酒伤脾。"《养生四要》也说："酒虽可以陶情，通血脉，然耗气乱神、烂肠胃、腐胁，莫有甚于此者。"过度饮酒必导致疾病丛生，《寿世保元》列举了许多病证："其始也病浅，或呕吐，或自汗，或疥疮，或鼻衄，或泄利，或心脾痛，尚可散而出也。其久也病深，或为消渴，为内疽，为肺痿，为痔漏，为鼓胀，为黄疸，为失明，为哮喘，为劳嗽，为血衄，为癫痫，为难状之病。"他们都认为，过度饮酒有损健康，而主张饮酒应节制有度。养生以保养脾胃为要，节制饮食和节制饮酒是保养脾胃最重要的措施。

中医脾胃学说博大精深，是历代医家对脾胃病理论研究与临床经验的汇聚。同样，盱江医家们在长期的医疗实践中不断探索，不断创新，有所发现，有所发明，为脾胃学说理论增加了许多新内容，为脾胃病的治疗增添了许多新方法，为脾胃学说的继承与发展做出了杰出的贡献。

（何晓晖　撰稿）

三、旴江医学的方剂学成就

旴江医家的方书独具特色，影响深远，如陈自明《妇人大全良方》《新编备急管见大全良方》，危亦林的《世医得效方》，沙图穆苏著的《瑞竹堂经验方》，龚廷贤的《种杏仙方》《鲁府禁方》，朱权的《寿域神方》，王文谟的《济世碎金方》，梅启照的《梅氏验方新编》等都是有影响的方书传世之作。有学者统计，彭怀仁主编的《中医方剂大辞典》共收方约 10 万首，其中龚廷贤自创新方 1981 首（占近 2%），其中《古今医鉴》654 首、《万病回春》632 首、《鲁府禁方》228 首。《万病回春》共载方 1264 首，有方名者 1106 首，首创方剂 632 首；《寿世保元》载方 1949 首，有方名 1109 首，首创方剂 467 首。在日本，龚氏方剂占《汉方一贯堂医学》的 33.33%；《汉方后世要方解说》中《万病回春》方剂占中国方剂的 29.5%，占全书的 22.96%；《健保处方》中占中国方剂的 27.45%，占全书的 10.94%；《生药药局处方》占中国方剂 31.11%，占全书的 13.73%。《医学入门》是李梴"寓目古今方论，论其要，括其词，发其隐而类编之，分注之"而成。全书皆以歌赋为正文，以注文补充阐述。其中方剂歌赋是最早的汤头歌，帮助初学者背诵方剂的药物组成、功用、主治及用法，促进了方剂学的普及，贡献重大。

（一）方书宏富　影响深远

旴江方书数量多，门类广，影响大。考其内容，大抵可以分为四种类型：第一，专科证治并附方，其专科特色明显，如《妇人大全良方》，后人把它誉为"中医妇科奠基之作"。第二，综合性证治并附方，如《世医得效方》，包括临床各科，主要突出了伤科证治，因此有人把它归结为"伤科专著"。第三，一些较大型方书的浓缩本，其特点为由博返约，并酌加自见，如《新编备急管见大全良方》。第四，简便验方集，体现了民间性和廉便验的特点，如《济世碎金方》。

1.《妇人大全良方》

宋代陈自明所著的《妇人大全良方》，是我国现存最早具有系统性的妇产科专著，亦是一部方书，共载方 1 383 首。《中国医籍考》评价道："良方出而闺阃之调，将大备矣。"书中保留了大量现已佚失的中医古籍中妇产科论述和方药。如晋·陈延之《小品方》，梁·杨子健《十产论》，隋·梅师的《梅师方》，唐·昝殷的《经效产宝》，宋·李师圣、郭稽中的《产育宝庆方》，陆子正的《胎产经验方》，初虞世《养生必用方》等，为继承与辑佚宋以前妇产科学方论提供了珍贵文献依据。陈氏在自序中写

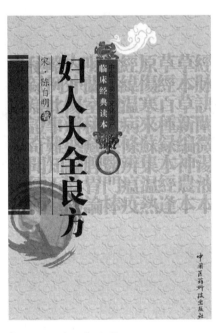

《妇人大全良方》书影

道："世之医者，于妇人一科，有《专治妇人方》、有《产宝方》……纲领散漫而无统，节目谆略而未备。医者尽于简易，不能深求遍览……仆三世学医，家藏医书数千卷。既又遍行东南，所至必尽索方书以观。暇时闭关净室，翻阅涵泳，究极未合，采摭诸家之善，附以家传经验方，萃而成编。"充分展示了陈氏渊博的知识与严谨的学术作风，对某一病证的源流、沿革、理法方药等进行完整的记述。陈氏认为"人之生以气血为本，人之病，未有其不先伤其气血者"，又认为"气血者人之神也，然妇人以血为基本，则血气宣行，其神自清，月水如期，血凝成孕"。故在治疗上非常重视气血的关系，如"调经门"中以补血活血为主，当归、肉桂、牡丹皮、川芎、甘草、生地、白芍、茯苓、桃仁、牛膝等用药频次较高；妊娠门则以补气药居第一，补血药次之，常用甘草、茯苓、人参、白术、当归、白芍、阿胶等。难能可贵的是，陈氏创立了不少行之有效的方剂，如龙胆泻肝汤、温经汤、固经丸、缩泉丸、四生丸等沿用至今，至今仍被临床广泛应用，具有强大的生命力。书中以活血破瘀立法的夺命丸、夺命丹、夺命散等三夺命方分治产后诸病，特色鲜明。在"催生方论"中收录了 31 个内服催生方，其中有三方以兔脑髓为主药或单用，如"催生丹"，配以乳香、母丁香、麝香芳香药物，治疗"产妇生理不顺、产育艰难"效用突出。

2.《新编备急管见大全良方》

《新编备急管见大全良方》又名《新编备急大全良方》，简称《备急管见良方》，属医方著作，成书于1271年，系宋代名医陈自明晚年著作，是其毕生各科经验之总结。本书卷首附《诊脉要诀》1卷；正篇10卷，有诸风、伤寒、痰饮、咳嗽、脚气、暑湿、疟疾、瘴疫、疮疹等32类病证的治疗方剂，以内伤杂病为主，兼及外、妇、

儿、五官、骨伤各科，共计196条。本书系辑取《太平惠民和剂局方》的成方编撰而成，但并非《局方》的选本、改编本或注释本，是学术上的继承，而不是体例与内容的沿袭或化裁。该书与一般书不同，不是汇聚医方，列述方剂组成、剂量、功能、主治、用法及禁忌之类，而是重在论述所收方剂，除验方外，均不列药名。如伤寒头痛证治："伤寒病虽退而头痛不止者，盖诸阳所聚热毒之气上攻，致令头痛不止，可与太阳丹龙脑芎犀丸。"痰证治："若憎寒、发热、恶风、自汗、胸膈痞满而头不痛，项不强，寸尺脉浮，此为有痰也，宜以金沸草散（非局方者）、参苏饮、橘皮半夏汤。"以上均为医论后列有方名，没有具体的药物组成。

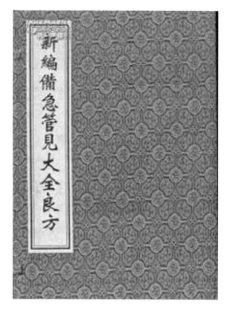

《新编备急管见大全良方》书影

而在"解诸毒方"中记载解百药毒及百草、菌蕈、驴、马、河豚、蛇、蜈蚣等毒的45方，如解百药毒方、解砒霜毒方、解狼毒毒方、解毒菜毒方、解河豚毒方、毒蜂螫毒方等，每方仅有药物组成。

该书论病辨治，态度严谨。如论治瘴疫，曾"遍求方论"，但"更无至当之说"。以"瘴疫之盛，多在两广"，便以"亲履其地"考察的结果来分析病因："原疾之由，盖极南之地暄热，下潦上雾，毒气熏蒸而成斯疾。"医籍中缺乏记载，他便旁搜遍检，如关于岭南气候，引唐·杜荀鹤《送人游南海》诗："花鸟名皆别，寒暄气不齐。"引宋苏轼"答周文默化堂帖"："岭南无大寒甚暑，秋冬之交，勾萌盗发；春夏之际，柯叶潜改，四时之运默化，而人不知。"又引徐讷与徐彦论"南海黄茅瘴""不死必秃"的缘故。凡此钩稽种种散见的资料，可见作者寻绎文献之精之细。根据自身常处南海的体验，和披阅古籍"详审古人用药意义"的心得，认为已"粗得其要"，才展开论述，使其有一个坚实的基础。如"若在广中无病回家山，则病名曰廻头瘴""若心腹疔刺疼痛者，名曰搅肠瘴。深穷其状，无此名称，无非土人仿像而名之""彼方之人，无药可服，但祭鬼祝由而已。问有以针刺舌下，放出恶血，自此而愈，亦是开门放贼之义"，设想若非亲身体察，何能如此具体而微。这也为后人提供了大量珍贵的医史与临床资料。

3.《黎居士简易方论》

南宋黎民寿所撰的《黎居士简易方论》，成书于景定元年（1260），是南宋医方名著。元、明医书中常见引用，朝鲜《医方类聚》中引录此书更多，但自清代以后，逐渐在国内散失，唯日本尚存此书元刻残卷及江户抄本。全书共11卷，卷一为23篇医论，其余10卷则各分门类，再列述方论与医方。医论部分结合了释家、道家与医学相关内容，将佛经中的医学知识揉入传统医学中，兼容佛、道对人体生理、病理的论说。《黎居士简易方论》对方剂学的贡献主要有两点：其一，方剂分类新颖。书中按功能将方剂分为济阴门、全婴门、辅阳门、保卫门、安荣门、一清门、集中门、羡补门、六气门及通治门十门，是方剂史上较早采用功效分类的方书专著。"济阴门"收集治疗妇科经、胎、产、杂等相关疾病的方剂，分有妇人经候、养胎益血安和子脏、恶阻、妊娠伤食、子烦、伤寒、咳嗽、催生、癥瘕积蛊、崩漏堕胎等；"全婴门"辑录儿科方剂，治疗小儿急慢惊风、夜啼、疳积、泄泻、痢疾、疮疹等；"辅阳门"收集的方剂，主要有补益气血、扶助元阳之功，其中还包括一些热性很强的丹方，如凝真丹、交泰丹、黑锡丹等；"保卫门"载录诸多理气方剂，治疗气滞、气郁、气逆、气结、气聚、气胀、鬼气等气机失调所致疾病，用药多芳香温燥；"安荣门"专为血证而设，收集治疗吐血、衄血、咯血、便血、尿血、肠风痔漏下血、打仆损伤败血等调理荣血方剂；"一清门"中所载方多偏于清凉，有清神、清气、清肺、清心、清膈、清脉、清脾、清胆及分清别浊等多种清凉方；"集中门"的"中"是指中焦脾胃，收载理中、建中、宽中、调中、养中、中和、安中、温中、强中、益中类方剂；"羡补门"中的方剂主要用于补益五脏虚损、调理气血，还收集具有镇惊、安神、定志等用于神志疾病的一些方子，如定心丸、宁志膏、镇心爽神汤等；"六气门"分风、寒、暑、疟、痢、湿、脚气6个子目，其中"风"下收集中风、风痫、风毒等方，以治内风为主；"通治门"类似杂治，将无法归入前面诸门的方剂集中在此卷中，下分脾胃、痰饮喘嗽、眼耳鼻舌咽喉口齿唇、胸膈背膂腋胁脐腹腰膝、积聚癥瘕、痈疽疮疖、消渴、劳伤8个子目。其二，设方论，重治法。宋代及其以前的医方书，多按病症或病因分门类，方后附加医案，而医方书中论方谈法则比较少见。《黎居士简易方论》中方论内容甚多，有较高的学术价值，亦是黎氏编此书的初衷，如该书包恢序中提及："明出其方，明著其法，昭洞达，刊以示人，名曰《简易》。使人皆可凭此法，按此方而信用之。"黎民寿的方论常在解释方义的同时，介绍组方用药的"法"。如"济阴门"中调经散后论曰："大抵产后虚浮，医家不识，便作水气治之。凡治水气，必以导水药，极是虚人。夫产后已虚，又以药虚之，是曰重虚，往往致毙。进此血行肿消，病即愈矣。"又如"通治门"下调理脾胃之《千金方》养脾丸与《三因方》养胃汤之后，有对两方运用区别的评述："五脏非脾不养，六脉无胃不生。盖脾为至阴，而胃为至阳也。阴阳者，天地之道也，万物之纲纪，变化之父母，生杀之本始，神明之府也，治病必求其本。养阴者当先养脾，养阳者当先养胃。是以孙真人《千金方》出养脾丸，陈无择《三因方》续养胃汤，良有意也。夫脾胃为水谷海，胃主受纳，而脾主克消。脾胃气平则食饮化，食饮化则气脉充，气脉充则脏腑和，而肢体荣健矣。是以养脾丸一方，以四君子汤为主，佐以诸药；养胃汤一方，以平胃散为主，佐以诸药。谛观圣师处方，用药必求其本，精妙如此。"

4.《世医得效方》

元代危亦林的《世医得效方》是著名的方书，初刊于元至正三年（1343）。全书 20 卷，载方 3300 余首，采用当时太医院所颁十三科之目分门析类，先简述各科病证于前，再以病证分列方药于后，内容丰富，尤以骨伤科对后世医学的影响较大。危氏在序中曰："分门析类，一开卷间，纲举而目张，由博以见约，固非敢求异于昔人，直不过欲便于观览云耳。"此种编写方式，成为后世编写方书的主要形式，如明代著名方书《普济方》。《世医得效方》汇集元代以前验方之大成，既保存了许多濒于失传的古代验方，又收载了危氏自高祖以下五世所积累的名医验方，还毫无保留地公布了自己制订的有效方剂，有较大的学术价值。如治疗内科水肿的秘传八方（芫花丸、牵牛汤、苁蓉散、乌鲤鱼汤、郁李仁散、

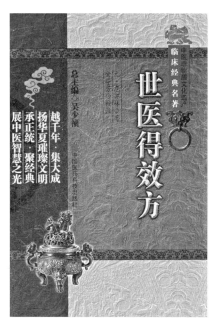

《世医得效方》书影

川活散、红豆散、紫金丸），治疗痈疽的秘传十方（前锋正将、引兵先锋、固垒元帅、护壁都尉、四面楚歌、水师晶明、替针丁香丸、生肉神异膏、止痛拔毒膏、敛疮口黄丹），用于伤科疾病的止痛三方（寻痛丸、应痛丸、乳香散）、伤科基础方（二十五味方、清心药方）。此外，书中的著名方剂参附汤、天王补心丹、玉屏风散、苍术散（二妙丸）、五仁丸等迄今仍在临床上广泛应用。危氏在前人的基础上创制"草乌散"（猪牙皂角、木鳖子、紫金皮、白芷、半夏、乌药、川芎、杜当归、川乌、舶上茴香、坐拿草、草乌、木香、曼陀罗花），用于全身麻醉进行正骨手术，是世界麻醉史上现存最早全身麻醉的医学文献记载。

5.《瑞竹堂经验方》

元代御史兼建昌（今江西南城）太守沙图穆苏著的《瑞竹堂经验方》，成书于元泰定元年（1323）。沙图穆苏任职江西建昌太守期间，致力于考订名家方书，博采经

验良方，积集前人应用而有实效者，以及当时医家、病家试用屡效的单方、验方，加以分门别类，编撰成书。该书吴序曰："盱江郡侯历仕风宪民社……犹注意于医药方书之事，每思究病之所由起，审药之所宜用，或王公贵人之家，或隐逸高人之手，所授

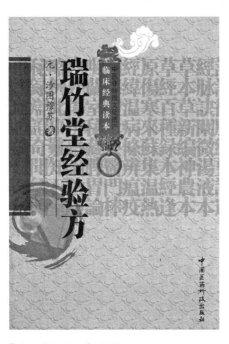

《瑞竹堂经验方》书影

异方，率《和剂》《三因》《易简》等书未载，遇有得必谨藏之，遇有疾必谨试之，屡试屡验，积久弥富。守盱之日，进一二医流相与订正，题曰《瑞竹堂经验方》。"原书早佚，现流传最早版本为清乾隆（1736-1795）编修《四库全书》时，从明代《永乐大典》中辑录有关内容，编为五卷、二十四门，共载医方180余首，所载方剂仅为原书十分之四五。1982年浙江中医研究所文献组据日本宽政缮生药室本和国内有关版本，与《医方类聚》《普济方》《本草纲目》等著作中所载《瑞竹堂经验方》相互校对，补其脱漏，删重改错，校勘标点，合辑得344首方，按各方主治分诸风、心气痛、疝气、积滞、痰饮、喘嗽、羡补、头面、口眼耳鼻、发齿、咽喉、杂治、疮肿、妇女、小儿共十五门，恢复原书卷帙

之数，书名为《重订瑞竹堂经验方》。如该书王序曰："考订名家方书及游宦博采以经验诸方，分门别类，为一十五卷，锓梓郡庠，题曰《瑞竹堂经验方》。"该书处方醇正，效验实多，且调补不轻易用金石之药，是一部实用的方书佳作，为历代医家所广泛重视。"妇人门"中八珍散，至今应用尤广，为气血双补之代表方剂。"羡补门"中夜光丸即眼科名方石斛夜光丸，集中医治疗眼科疾患的补、清、散三大常用法，对后世眼科方剂的组方配伍产生了较大的影响，后世在此基础上加减创制了许多类方。沙图穆苏是唯一的蒙古族盱江医家，其所著大多是与地方医家切磋而成，其方治尽显盱江乡土本色，成为了颇具特色的地方方书著作。

6.《寿域神方》

《寿域神方》又称《延寿神方》《延寿奇方》，为明代开国皇帝朱元璋第十六子宁王朱权所著。朱权是明代著名的道教学者，修养极高，改封南昌后，韬光养晦，潜心于道教和医药的研究。《寿域神方》约成书于永乐年间（1403-1424），在国内失传已久，从书名看很像是养生书，实际是一部内容极为丰富的方剂专著。经考证，此书就

是李时珍《本草纲目》中所引的《寿域神方》，李时珍采录其方剂 60 余首，可见书中方剂的价值。全书共四卷，卷一被分成前后两部分，前半部分相当于医学诊察知识的总论，后半部分与其他三卷同为"治证方法"，以列举治疗方剂为主。"证治方法"下分 112 部，多数以病为部，亦有以身体部位为部；病下为方，包括药方与针方，共计1667 条。其方剂数量之多，在明初的医书中并不多见。所集方剂以简、便、廉、验的小方为主，极少有大方，许多方剂只有一两味药，实用价值高。如朱宁王在自序中曰："药有万般之奇味，能济万种之疾厄……愚者虽得药，不能通灵，故为庸医……聚集神仙应效之方，参互考订，果得其验……其方之奇，且神且妙，至简至易，可为急救之备用，与医家群数之药，大不牟也。"此外，该书有的部对疾病史研究有重要的参考价值，如血部将所有血证治法方药集中一起，可以看出中医对血证逐步认识的过程，催生了后来的血证专著；又如"搅肠沙"，在明初，还是一个医书中比较少见的民间"俗"病，但本书却独立成部，收集了药法、汗法、粹法、针法等许多简易有效的治疗方法，其中有 5 个内服方（搅肠沙腹痛不可忍用白蜜马粪汤；一方用收蚕子的旧纸一幅烧灰为末，热酒调服；一方用母猪生儿时抛出的大粪晒干为末，热汤调服；一方用马兰根叶细嚼咽之；治急肚痛搅肠沙，用久干猪粪一块，如指头大，用砂仁二个，碾为末，白汤调服）。

7.《种杏仙方》

《种杏仙方》系明代"医林状元"龚廷贤的方书著作，成书于明万历九年（1581），为清宫秘藏珍本医籍。全书共四卷，内容颇为丰富，涉及范围较广，包括内、外、妇、儿诸科的民间偏方、秘方、单验方 1000 多首，客观地记载了龚氏从医多年搜集的秘传经验效方。书中所集以廉、便、验为特点的小型方剂，龚氏称为"王道"，凡奇罕价高，或猛烈峻攻之品，概不收录。所收方子按病症分为中风、伤寒、瘟疫、中暑、中湿、脾胃等九十九类，先多用歌括形式概述病源、治法，易诵易记，后罗列常用效方，详载药物、剂量、炮制方法、医治、禁忌等，书尾附日用杂方、经验秘方、作金铃法、造酒法、春雪歌等，是研究古代中医处方学的珍贵史料。所载药方简便易求，多由一二味中药组成，或取米类、豆类、姜蒜、香油、黄酒、蜂蜜等日用所食之物。如伤寒鼻衄久不止，用山栀子，炒黑为末，吹鼻内，将纸水湿，搭于鼻中，其血自止；治久泻不止，饮食不进，用黄米炒为末，每数匙，用砂糖调吃；咽喉肿痛，用桔梗一两、甘草三钱，水煎，频服。是书切于民间实用，在古籍医方的延存与借鉴中具有珍贵的历史价值，同时也保存了一些濒于失传的古代医方。

8.《鲁府禁方》

《鲁府禁方》又称《鲁府秘方》，成书于明万历二十二年（1594），系明代金溪医家龚廷贤在明鲁王府任职时，据所采撷或试用的效验方加以精选，由鲁王府刊行，故名。全书分为福、寿、康、宁四卷，按病证分为中风、伤寒、瘟疫、中暑、内伤、伤食等113类，按方剂性质分为通治、膏方、杂方3类，合计116类。书中搜集了内、外、妇、儿、五官各科大量的丸、散、膏、丹、汤方630余首，具有很高的临床实用价值。卷末附"人有百病""医有百药""延年廿箴""劝世百箴"四篇医论。龚氏对

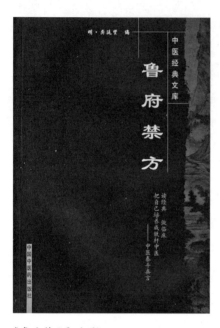

《鲁府禁方》书影

四物汤极为推崇，在"妇人"类列载驱风四物汤、除寒四物汤、清暑四物汤、明目四物汤、止呕四物汤、和解四物汤等40首加减方，对研究古方演变有参考价值。此外，书中还记载了药食结合的方子，常做成膏方、糕点、酒剂等。如福集内伤篇的调和大补羹（大米、小米、糯米、薏苡仁、莲子肉、芡实、山药、白茯苓、白砂糖）羹食之，劳瘵篇的八珍膏（用梨汁、萝卜汁、藕汁、柏枝、童便、乳汁共熬成膏，再入知母、黄柏各二两，为末，入膏搅匀）每服二茶匙，白水送下；康集鼓胀篇的白雪糕（干山药、人参、茯苓、莲子肉、芡实、神曲、麦芽、大米、糯米、白砂糖）当饭食之。又如宁集杂方中的造仙酒方、造蜜林禽酒方、黄酒省面方、金盘露、兰陵酒方、玉露酒等，把防治疾病的药物做成酒剂，

还有香茶饼子、鸡苏饼子等。由于所集药方大多是由药性平和、气味宜人的食疗药材精制而成的，不但能起到治病疗疾的作用，还能在平时当作饮食起养生延年之效。这也是此方书的一大特色。

9.《寿世仙丹》

《寿世仙丹》由明代龚居中纂辑，共10卷，收集了内、外、妇、儿各科的经验良方。卷首为《新刻经验良方寿世仙丹》，依次为《内科良方》（5卷）、《外科良方》（2卷）、《女科良方》（1卷）、《幼科良方》（2卷）。该书古籍国内无存，也不见于国内各主要书目著录，今惟有日本国立公文书馆内阁文库所藏明刊孤本。书中各科方剂门类与明代通行的方书相似，均按病分门，罗列医方，很少有医理论说，所收医方多为常用方或单验方，也有少数灸法方，实用性强，常在方后注有"大效""神效""屡效""屡验""立愈"等。如《外科良方》记载白蜡用于治金疮刀斧伤："即以白腊为细末，拌包伤处，用布帛裹定，二三日痊愈。盖白蜡极凉，止血止痛结口。今军中专备

此药，诚妙方也。"有些方药则体现了明末时的习俗，如"起危丹""铁柱散"等方中有鸦片。鸦片作为药物在明代中后期开始进入医书，当时社会上还没有吸食成风，而到清代成为毒品之后，医书中便少有记载。此外，该书还收集了许多民间的经验用方，尤其是各病症之后的无名之方，如"火门"："一方：降火益津，用鬼谷茶即八角刺，俗名狗婆芳，清明时前后取嫩蕊剪去刺，细揉如制新茶法，将厚黄柏不拘多少煎水待冷，以狗婆芳浸之，看芳软为度，取出阴干，新罐收之。如遇火痰，心胸抑郁，饱闷口渴烦躁，及行长路带随行李中，时时嚼之，可当茶用。茶尤有损，用此正有益。"但少数方剂用药过于峻烈，毒性较大，不可轻易效仿。此外，《寿世仙丹》虽然没有大谈房中内容，但也使用了"红铅"（女子月经制品）之类的邪术药品，其《外科良方》中还专门设有"春方"，载有揭被香、醉鲸虾、封脐膏、铁柱散、相思锁、锁阳带等春药方，是古代作为催情或提高性能力作用的方剂。

10.《济世碎金方》

明代王文谟著的《济世碎金方》，成书于万历二十一年（1593），是一部很有特色的医方专著。书中记录了丰富的家传经验方，同时也保留不少当时罕见的走方医经验方，比清代赵学敏《串雅》所记载的走方医术早166年，为研究古代走方医发展史提供了重要的文献史料。全书共四卷，收入1100余首方，以经验简便的小方为主，而古典方剂为数不多。每卷前用方直接编辑，且排序随意性较大，没有像一般方书按病或方剂功效进行归类。前三卷为王文谟所著，以记录家传经验药方为主旨，未加琢饰，其至还保留了药物形态的图片或解说，如其在自序中曰："真世不传之方，实为镇家之宝。"方剂之名多以疾病名称而定，如治小儿慢惊泄泻不止方、治牙疼痛方、瘰疬疖肿方等，方名中常加有仙方、神效、秘传、祖传、妙方、顶方、家传神效、奇方等字，治疗病证范围广，包括内、外、妇、儿各科疾病，以及目病、耳病、牙病等。这些方剂对临床很有参考价值，如治疗梅疮病的方剂就多达30余首，这在明代方书中是不多见的。书中还公开记载了打胎方，除走方医及民间私人抄本医书外，一般正统医书非常罕见，如"下私胎方"是将药物插入阴户以达到终止妊娠的目的。卷四是一附录书，全为走方医的内容，名为《（继周）秘传神仙巧术名色奇方》，另有署名为"江湖散仰周王武烈修，

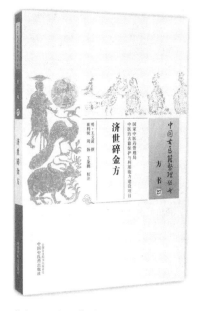

《济世碎金方》书影

黎川散人惕吾江朝仰补"。该卷所载，除了治痔疮枯药、截疟仙方、治痢仙方、咽药方等少量简便廉验的方药外，其他大都与日常生活有关，如追赃法、断鼠法、召兔法、断臭法、辟蚊虫方、止醉方等，同时还记载了众多咒禁术及走方医、魔术方等内容，如金蝉脱壳方、佳人换面法、咒水绝食法等，这些大多不是直接用来治病，而是用于变戏法、造假药、弄噱头、驱蚊蝇等，正体现了走方医书的一大特点。

（二）名方璀璨　流传古今

旴江医学方书繁富，且对中外医学富有深远影响，其中出现很多组方合理、疗效确切的名方沿用至今，具有很强的生命力，如陈自明良方温经汤，危亦林二妙散（苍术散），沙图穆苏的八珍汤，龚廷贤的温清饮、乌鸡白凤丸，喻嘉言的清燥救肺汤等。现掘其要者，阐述于下。

1.良方温经汤

现代临床应用广泛的温经汤有两方，一方出自《金匮要略》，由吴茱萸、当归、川芎、芍药、人参、桂枝、阿胶、生姜、牡丹皮、甘草、半夏、麦门冬组成，具有温经散寒、养血祛瘀，扶正祛邪作用，主要用于冲任虚寒而有瘀滞的月经不调、痛经、崩漏等证，以月经不调，小腹冷痛，经有瘀块，时发烦热为证治要点；另一方出自《妇人良方大全》，由当归、川芎、芍药、桂心、牡丹皮、莪术、人参、牛膝、甘草组成，具有温经散寒、活血调经，主要用于寒凝血瘀的血海虚寒，月经不调，闭经，血气凝滞，脐腹作痛，得热痛减，其脉沉紧者。《妇人大全良方·月水行或不行心腹刺痛方论第十二》："若经道不通，绕脐寒疝痛彻，其脉沉紧。此由寒气客于血室，血凝不行，结积血为气所冲，新血与故血相搏，所以发痛。譬如天寒地冻，水凝成冰，宜温经汤。"良方温经汤现代临床主要用于治疗子宫内膜异位症、不孕症、子宫腺肌病等，证属冲任虚寒，瘀血阻滞。如刘志超以良方温经汤加减治疗原发性痛经48例，结果消除与缓解疼痛的效果良好，治愈26例（54.16%），好转18例（37.50%），无效4例（8.33%），总有效率为91.66%。朱兰等运用良方温经汤加减治疗子宫内膜异位症60例，其中合并不孕15例，结果显效23例，有效29例，无效8例，总有效率达86.6%；治疗后3～6个月怀孕者3例，半年～1年怀孕者5例，3年以内怀孕者共12例，占80%；观察45例治疗前后血液流变学变化，红细胞压积、红细胞电泳有显著差异，全血黏度、血浆黏度、纤维蛋白原有极显著差异。单润琴采用良方温经汤治疗子宫腺肌病31例，结果显效74.19%，有效率90.32%。

2.二妙散

二妙散最早见于元代危亦林所著《世医得效方·脚气》，名为苍术散："苍术散治一切风寒湿热，令足膝痛或赤肿，脚骨间作热痛，虽一点，能令步履艰苦及腰膝臀牌大骨疼痛，令人痰壁，一切脚气，百用百效。"《丹溪心法》命名为二妙散，一直沿用至今。方由苍术、黄柏组成，具有清热燥湿之功，适用湿热下注所致筋骨疼痛，两足痿软，足膝红肿疼痛，湿热带下，下部湿疮、湿疹，小便短赤等病症。由于二妙散方简效宏，后世依此化裁者不乏其人，如明虞抟《医学正传》加入牛膝，名为三妙丸，主治"湿热下流，两脚麻木，或如火烙"；清吴谦《医宗金鉴》加入槟榔外用，首称三妙散，治疗脐痛；清林佩琴《类证治裁》将散改成丸剂，称为二妙丸，治疗"湿热"，又加牛膝，防己，用于"有气如火，从脚下起入腹，属湿郁成热"；解放后《全国中药成药处方集》又在二妙散中加入薏苡仁、怀牛膝，泛水为丸，名为四妙丸，治疗湿热下注，两脚麻木，下肢痿弱，筋骨疼痛，足胫湿疹痛痒等病症。现代临床将二妙散广泛应用于内、外、妇、儿、皮肤各科。如王小燕等对二妙散及其衍生方的现代研究进行整理归纳，对关节炎、痛风、湿疹、不安腿综合症、结节性红斑、糖尿病、丹毒、带下病、卵巢囊肿、子宫内膜异位症、肾小球肾炎、过敏性皮炎、多发性神经炎、红斑狼疮、肺结核咳血、脚气、伤口感染等均有良好效果。赵进喜报道用二妙散加味治疗缠绵三年绣球风，共服 6 剂而愈，追访二年未复发。王长宏运用二妙散加味外敷治疗乳腺癌术后皮瓣不愈患者 19 例，并设对照组，结果治疗组优于对照片组，有效率达 100%，愈合时间比对照组明显缩短。柏廷文等用二妙散加味煎汤外洗，治疗疥疮数百例，治愈率达 95% 以上。

3.柴苓汤

首载于元代名医危亦林所著的《世医得效方》的柴苓汤，是小柴胡汤与五苓散的合方，适用于伤风、伤暑、疟、下利及产后。《丹溪心法》载有柴苓汤，主治伤寒、温热病、伤暑、疟疾、痢疾等；《保婴撮要》之参术柴苓汤，用于肝经风热，脾土受克，证见善怒、睡中抽搐、遍身作痒、饮食少思，或疮疡；《保婴撮要》柴苓散主治痘疹，小便不利，身热，烦渴，泄泻；《景岳全书》中记载多个柴苓汤化裁方，如柴苓煎、柴苓饮、柴苓汤等；《医宗金鉴》用柴苓汤治痘疹有泄泻者；《沈氏尊生书》用加减柴苓汤治疗筋疝、阳明疟；《医学传心录》记载的柴苓汤，主治身热口中渴，更兼泻下频，治捷如神。在日本，柴苓汤近年来广泛用于内、外、妇、儿等各科诸多疾病。如 IgA 肾病、顺氯氨铂所致肾损伤、自身免疫性水泡病、系统性红斑儿狼疮伴血小板减少症、溃疡性结肠炎、类风湿关节炎、糖尿病性肾炎、小儿肾病综合症、肝硬化腹水、慢性肝炎、溃疡性结肠炎、渗出性中耳炎、狼疮性肾炎、酒精性肝损伤、妊娠高血压综合征、习惯性流产、妊娠水肿、宫颈癌、不孕症、三叉神经痛、面神经麻痹、四肢慢性淋巴水肿、带状疱疹等。在日本第四届汉药研究会上，以"柴苓汤在临床各领域中的应用"为主题的论文共有十篇。如津田玄仙认为柴苓汤之证很常见，诊断小柴胡汤证时，应留心查明还兼有五苓散证；若诊断为五苓散证时，必须留心查明还兼有小柴胡汤之证。浅田宗伯则认为，在诊断小柴胡汤证后，应确有烦渴、下利等症状。葛叶晋报道用柴苓汤治伴有膝痛、膝浮肿的变形性膝关节症14例，服药3～4个月，症状减轻或消失8例，同时有减轻体重的效果。渡边建介认为渗出性中耳炎在内科治疗中，尚无有效药物。他用柴苓散治疗1例复发渗出性中耳炎，一个月后痊愈。阿部忠良介绍柴苓汤对容易陷于脱水状态的小儿下利，是一种有价值的方剂，用此方治疗20例小儿下利，用药7～14天，结果显效7例、有效8例、略有效1例、无效2例、恶化1例。在国内，常用于肺挫伤、原发性肝癌腹水、慢性肾小球肾炎、肾病综合征、急性肾小球肾炎、梅尼埃病、骨折术后肿胀、类风湿关节炎、生殖器疱疹等疾病。如张丽萍等运用柴苓汤治疗肺挫伤32例，并设西医对照组，治疗10天后复查胸片，结合症状、体征进行疗效评价，结果治疗组总有效率90.63%，明显高于对照组65.62%，需行机械通气率、肺部感染发生率、ARDS发生率和病死率均较对照组降低。张帆等采用加味柴苓汤治疗类风湿关节炎100例，治疗3个月后，有效57例，改善32例，无效11例，总有效率达89%。何永明用柴苓汤加减治疗原发肿瘤的治疗，或者手术后、放疗后、化疗后的辅助治疗，疗效满意，如左肺腺癌伴左肺门淋巴结、左侧胸膜转移见咳甚遗尿，右下肺腺癌术后化疗呕吐，贲门腺癌术后口苦、泛酸、胁痛等。

4. 八珍汤

八珍汤最早见于元代沙图穆苏的《瑞竹堂经验方》，名八珍散，由当归、川芎、熟地黄、白芍药、人参、甘草、茯苓、白术组成，具有调畅荣卫、滋养气血、能补虚损的作用，"治月水不调，脐腹疼痛，全不思食，脏腑怯弱，泄泻，小腹坚痛，时作寒热"。《丹溪心法》中记载治疗虚损所致脾胃不和诸症的"八珍汤"，较前方去白术，加砂仁，且煎煮时配生姜、大枣，侧重于治疗虚损之气血两虚、脾胃不调之证。明代薛己《正体类要》中将《瑞竹堂经验方》八珍散中药物剂量进行调整，治"伤损等症，失血过多，或因克伐血气，耗损恶寒、发热、烦躁等症"。《王旭高医术六种》明确指出："四物地芍与归芎，血家百病此方通。八珍合入四君子，气血双疗功独崇。"之后八珍汤的临床应用范围不断扩大，明代申斗垣《外科启玄》："八珍汤常用于治疗痘症日久、气血已亏之证。"《医方集解》："四君合四物名八珍，主治心肺虚损，气血两虚及胃损饮食不为肌肤。"清代陈士铎《石室秘录》中记载八珍汤主治气沉血滞而成的呕逆、躄废之证；清代怀远《医彻》中八珍汤加减用于养胎保胎及产后气血两虚四肢乏力；《青囊全集》中记有八珍汤治疗"遍身伤，老人气弱气虚者"。后世医家广泛应用于内、外、妇、儿各科，一直沿用至今。现代临床常用于气血不足、身体亏虚、月经不调及病后虚弱和各种慢性疾病，如低增生性急性粒细胞白血病、白细胞减少症、胎位不正、颈性眩晕、冠心病、肝硬化腹水、心律失常、风湿性关节炎、缺血性贫血、骨折延期愈合、早期先兆流产、中晚期乳腺癌等。沈先东等运用八珍汤治疗肿瘤相关性贫血32例，并设常规对照组，结果治疗组有效率81.3%，对照组有效率53.3%；治疗组在升高血红蛋白和细胞计数方面治疗后较治疗前有显著提高，亦优于对照组。覃杰锋对80例慢性萎缩性胃炎患者随机分2组，治疗组在西医常规治疗的基础上加用八珍汤加减，用药半年，结果治疗组总有效率（92.50%）明显高于对照（75.00%）。冯纯惠等运用八珍汤加味治疗心律失常36例，结果总有效率达96%。

5. 石斛夜光丸

石斛夜光丸首见于元代旴江医家沙图穆苏《瑞竹堂经验方》中，名为夜光丸，由天门冬、麦门冬、生地黄、熟地黄、人参、白茯苓、山药、枸杞子、牛膝、石斛、草决明、杏仁、甘菊花、菟丝子、羚羊角、肉苁蓉、五味子、防风、炙甘草、沙苑蒺藜、黄连、炒枳壳、川芎、生乌犀、青葙子二十五味药组成，具有滋补精血，凉肝息风，清热明目之功，用于治疗"治肾虚血弱，风毒上攻，眼目视物昏花不明，久而渐变内障"。元末明初江苏名医倪维德将本方收入《原机启微》，更名为石斛夜光丸，本方融补、清、散三法为一方，方中所蕴含的填精补血、益肾养肝、滋阴清热、祛风明目等法体现了中医治疗眼科疾患的常用大法，故其药物组成和配伍形式对后世眼科方剂的组方配伍产生了较大的影响。清代医家罗东逸评价曰："此方为阳衰阴弱，不能升精于目而设，故目科与《千金》磁硃丸并重，治疗证亦同，然磁硃丸为镇坠药，此为羡补药。"后世医家在此基础上加减，创制许多类方，如经验方石斛明目丸、《审视瑶函》还睛丸、《景岳全书》固本还睛丸、琥珀还睛丸等，使本方治疗范围进一步拓展。本方现代临证适用于肝肾阴虚引起的目疾，如白内障、青光眼、视网膜炎、脉络膜炎、视神经炎、干眼症等眼疾外，还引伸应用于治疗因肝肾虚所致的神经性头痛、耳鸣耳聋、高血压、更年期综合征等，均收到较好的疗效。如刘芳等将56例晚期青光眼术后患者随机分成两组，治疗组用石斛夜光丸加减治疗，结果2组眼压、视力、视野均有显著性差异，提示石斛夜光丸加减是治疗晚期青光眼术后的有效药物之一。彭志华用石斛夜光丸联合弱剂量光动力治疗慢性迁延性中心性浆液性脉络膜视网膜病变38例，疗效观察结果为38例患者38只眼中，术后1个月视力提高23只眼，占60.5%，视力改善12只眼，占31.6%，视力稳定3只眼，占7.89%；FFA、OCT显示渗漏消失，神经上皮下积液完全吸收20只眼，占52.63%，部分吸收18只眼，占47.36%。傅小进采用滋阴补肾、清肝明目的中药制剂石斛夜光丸配合糖皮质激素治疗慢性葡萄膜炎，观察组 33 例 47 眼中治愈 12 眼（25.53%），显效 13 眼（27.66%），有效 18 眼（38.30%），无效 4 眼（8.51%），总有效率 91.49%。

6. 调经种玉汤

调经种玉汤最早收录在龚信所著《古今医鉴》，由归身、南芎、白芍、熟地黄、白茯苓、陈皮、香附、吴茱萸、官桂、干姜、丹皮、延胡索、熟艾组成，具有养血调经、温经散寒、理气活血之功，"凡妇人无子，多因七情所伤，致使血衰气盛，经水不调，或前或后，或多或少，或色淡如水，或紫如血块，或崩漏带下，或肚腹疼痛，或子宫虚冷，不能受孕，宜进此药而效可通神。"其后龚廷贤《万病回春》、武之望《济阴纲目》和许浚《东医宝鉴》等书籍引用记载，流传至今。龚廷贤曰："调经种子，百发百中。"许浚亦认为是治疗七情内伤，经水不调所致不能受孕的良方。据此，许多医籍均记载有同样的内容。当代名医夏成桂教授以调经种玉汤为基础，创补肾舒肝、养血理气之调经种玉丸。夏氏认为调经种玉丸是活血生精法的代表方剂，治疗由血滞成瘀引起的精卵发育欠佳或排卵功能不良之不孕。在日本调经种玉汤被制成汤液浸膏散，或按其组成药味分别制成单味浸膏散，应用不孕患者 160 多人，服药 60 剂后，均受孕成功。国内常用本方治疗妇科疾病，如多囊卵巢综合征、黄体功能不全性月经不调、月经过少、不孕症等。李瑞丽等用调经种玉汤治疗脾肾阳虚型多囊卵巢综合征患者 30 例，于月经第 5 天开始口服调经种玉汤，3 个月经周期为 1 个疗程，共治疗 2 个疗程，结果痊愈 16 例，有效 10 例，无效 4 例，周期排卵率 42%；提示调经种玉汤能调节 PCOS 患者的内分泌紊乱，改善其临床症状，提高排卵率。弭阳运用调经种玉汤加减治疗无排卵性不孕症 96 例，结果痊愈 39 例（40.62%），显效 42 例（43.75%），无效 15 例（15.65%），总有效率为 84.37%；疗程最短 30 天，最长 180 天。谈静等应用调经种玉丸治疗肾虚肝郁型黄体功能不全性（LPD）月经不调 30 例，并设对照组 26 例用益血生胶囊，2 组均于基础体温开始上升时服药，月经来潮时停服，连用 3 个月经周期，结果治疗组有效率 96.7%，对照组有效率为 34.6%。

7. 温清饮

温清散首载于《万病回春·血崩》，由四物汤合黄连解毒汤而成，"治妇人经不住，或如豆汁，五色相杂，面色萎黄，脐腹刺痛，寒热往来，崩漏不止"。清代沈金鳌《妇科玉尺》改方名为解毒四物汤，称"一名温清饮，治崩漏面黄腹痛"，组成加生地。温清散从此称温清饮。我国在清代以前，温清饮一直是专治崩漏寒热错杂症的妇科专方。在拓展应用方面，日本远先于国内开展。日本用《万病回春》温清散原方，称温清饮，广泛运用于各科疾患。公元 1782 年香月牛山在《牛山方考》中关于黄连解毒汤的记载："妇人崩漏症，血下如涌，身热甚，口渴，谵语，配合四物汤加棕桐炭煎汤服用有奇效"；"妇人赤白带下，寒热往来，颜面生热疮，配合四物汤加连翘、白芷、秦艽有奇效。"公元1878年浅田宗伯在《勿语药室方函口诀》书中说："此方妙在温与清相结合，妇人漏下或带下，或男子便血日久用之有效。"1979年松田邦夫氏在《汉方医学讲座》一书中论及，本方剂多用于慢性疾患，或具有本方证的急性症状。松田邦夫氏认为本方除了应用子宫出血、痔出血、尿血、衄血、咯血等各种出血外，还适用于某些皮肤黏膜的疾病、皮肤瘙痒症、皮炎、湿疹、荨麻疹、面皮包、雀斑、黑皮症、口腔炎、白塞综合征等，对于神经系统疾病、高血压、肝病、妇科病、变态反应性体质等均有改善作用。日本王氏报道，对于难治性贝赫切特病的治疗，寄希望于汉方药温清饮。日本汉方界将此方列为多种疾病的首选方剂。20世纪70年代开始，国内亦对温清饮开展了各科疾病的临床研究。综合中日温清饮临床研究情况，可用于血中有热、迫血妄行所引起的月经先期、月经过多以及持续性子宫出血、子宫内膜炎、宫颈癌、宫体癌等出血性疾病，并用本方加味，治疗痛经有效；又运用于慢性荨麻疹、带状疱疹、异位性皮炎、特应性皮炎、阿弗它溃疡、复发性口疮、口疮性口炎、脑梗死、消渴病、狐惑病、皮肌炎、白塞综合征、外阴部溃疡等临床。如马先军应用清温饮治疗急性脑梗死110例，并与西药常规治疗37例对照；结果治疗组总有效率为88.1%，明显高于对照组（66.6%），并可明显改善血脂、血液流变学、血清C-反应蛋白、血浆超氧化物歧化酶等指标，与对照组比较差异有统计学意义（$P < 0.05$ 或 $P < 0.01$）。李海如等用温清饮治疗复发性口疮48例，并观察其对患者免疫功能的影响，结果显效31例，有效13例，无效4例；治疗后血清白细胞介素（IL-2）水平升高（$P < 0.01$），IL-2受体、肿瘤坏死因子（TNF-α）水平下降（$P < 0.05$，$P < 0.01$）。张弘等采用温清饮内服加外敷，再喷涂修复肽治疗面部激素依赖性皮炎55例，结果痊愈42例，显效10例，好转3例。

8.升降散

升降散系温病学名方，最早见于明代龚廷贤《万病回春·温疫》，名为内府仙方。方由僵蚕、姜黄、蝉蜕、大黄组成，具有升清降浊、解郁宣透、降火泄热之功，治"肿项大头、虾蟆瘟病"。龚氏在其后来所著的《云林神彀》《鲁府禁方》《济世全书》等书中均载了内府仙方。后得清代医家杨栗山的发挥，更名为升降散，载于《伤寒瘟疫条辨》，并将其作为治疗瘟疫十五方之首。叶霖在增订张鹤腾《伤暑全书》时从杨栗山著作中将此方引入，为治暑良方。本方药少力专，寒温并用，升降兼施，表里又解，为后世医家广泛应用于临床，亦受近代名家蒲辅周、赵绍琴的青睐。现代临床用于心血管神经症、慢性活动性肝炎、过敏性结肠炎、湿热蕴结型早期肝硬化、糖尿病胃轻瘫、肾综合症出血热、急性胰腺炎、结核性渗出性胸膜炎、血小板性紫癍、类风湿关节炎、小儿慢性腹泻、慢性荨麻疹、脂溢性皮炎等内科、外科、儿科、皮肤科等常见病和疑难杂症，并取得了较好的疗效。如陈东亮运用升降散加味治疗湿热痹阻型类风湿关节炎 30 例，设有西医常规治疗对照，结果治疗组中医症候和血 ESR、CRP 的改善早于并优于对照组（$P < 0.05$ 或 $P < 0.01$），治疗 12 周后 2 组 WBC、ALT、AST 亦有显著性差异（$P < 0.05$ 或 $P < 0.01$），提示升降散能提高湿热痹阻型 RA 患者的治疗效果，缩短治疗时间，减少并发症。董先惠用升降散加味在治疗结核性渗出性胸膜炎 50 例，且与常规激素治疗对照；结果用药三周后总有效率治疗组为 86%，对照组为 64%；此外，2 组患者在治疗前后胸水含量测定及胸膜肥厚粘连情况等方面，治疗组均优于对照组（$P < 0.05$）。严文建用升降散加减治疗血小板减少性紫癜患者 30 例，结果痊愈 17 例，基本痊愈 7 例，好转 6 例，无效 0，总有效率 100%。

9. 通导散

通导散首载于明龚廷贤《万病回春·折伤门》，方由大黄、芒硝、枳壳、厚朴、陈皮、木通、当归、红花、苏木、甘草组成，具有理气行滞，活血通络之功，"治跌打伤损极重，大小便不通，乃瘀血不散，肚腹膨胀，上攻心腹，闷乱至死者"。通导散由承气汤与活血化瘀药组成，属汉方医学的驱瘀血剂。日本近代汉方医家、"汉方一贯堂"的创始人森道伯，扩展了通导散的应用范围。如矢数道明在《临床应用汉方处方解说》一书中指出，通导散是日本后世方中唯一的驱瘀血剂，为森道伯之常用方。矢数格在《汉方一贯堂医学》中，详细记载了森道伯使用通导散改善瘀血证体质的经验，常用于月经不调、不孕症、脑中风、动脉硬化、肝胆疾患、神经精神病症、痔疮等病属腹内存有"瘀血"者，效果满意。日本本多达雄对近 4 年来妇科门诊就诊 1 个月以上，服用通导散 38 例患者进行疗效观察，病种涉及子宫内膜异位症、痛经、子宫肌瘤等；结果表明通导散对头痛、易疲劳者疗效显著，对实证瘀血所致经期各种疼痛、下腹痛、腰痛、月经不调、子宫出血等患者，与桂枝茯苓丸并用效佳。在国内，有关通导散的报道，仅见于治疗银屑病。如李明等应用通导散治疗银屑病 45 例，结果治愈 33 例（73.3%）、好转 11 例（24.4%）、未愈 1 例（2.2%），治愈时间最短 25 天，最长半年；随访 3 年，复发 4 例（8.8%）。钱方等用通导散治疗血瘀型银屑病 30 例，并与消银片组对照；结果 2 组 PASI 积分均得到明显的改善（$P < 0.01$），尤以通导散的改善程度更为明显；治疗总有效率为 93.3%，对照组为 80%。

10. 乌鸡白凤丸

明代龚廷贤《寿世保元·虚劳》记载的白凤丹，主治妇女五劳七伤。到清代，太医院在白凤丹的基础上总结修订，成为现行的乌鸡白凤丸，由同仁堂监制，专供皇宫中的后妃使用。方由乌鸡（去毛爪肠）、鹿角胶、鳖甲（制）、牡蛎（煅）、桑螵蛸、人参、黄芪、当归、白芍、香附（醋制）、天冬、甘草、生地黄、熟地黄、川芎、银柴胡、丹参、山药、芡实（炒）、鹿角霜组成，具有补气养血、滋阴助阳、柔肝调经、健身益智的作用，为治疗妇科气血两亏的良药，常用于气血两亏所致之月经不调、崩漏、带下病、产后虚弱、不孕症等，现代临床还扩展应用于慢性乙型肝炎、肝硬化腹水、慢性血吸虫病肝纤维化、慢性再障贫血、血小板减少症、神经性耳鸣、慢性萎缩性胃炎、糖尿病胃轻瘫、隐匿性肾炎、肿瘤化疗后白细胞减少、慢性前列腺炎、精液不液化症、细菌性阴道炎、乳腺增生症、重症肌无力、腰椎间盘突出、复发性口腔溃疡、荨麻疹等。如张家驹应用乌鸡白凤丸治疗隐匿性肾炎 50 例，结果 2 疗程后，痊愈 32 例（尿检转阴，且持续 1 年以上），有效 10 例，总有效率为 84%；有效者平均服药 63 天。刘洪明等应用乌鸡白凤丸治疗肝硬化引起的低蛋白血症患者 30 例，结果患者血清白蛋白明显升高，治疗前后有显著性差异（$P < 0.01$）。张凤梧用乌鸡白凤丸治疗慢性前列腺炎 100 例，且停服他药；结果治疗 3 个月后，显效 39 例，有效 50 例，无效 11 例，总有效率 89%；28 例伴阳痿、早泄、性功能低下患者均有不同程度好转，21 例不育者精液质量明显改善，其中有 7 例 3 个月后其妻怀孕。高荣采用乌鸡白凤丸治疗多例慢性肝炎，服药半年，无乏力，无肝区不适及疼痛，无腹胀，食欲增加，面色红润，腹部可触及肝脾轻度肿大，无压痛；化验室检查转氨酶正常。

11. 清上蠲痛汤

清上蠲痛汤为明代龚廷贤所创，见于《寿世保元·头痛》，是由宋代《太平惠民和剂局方》之"川芎茶调散"及金代《内外伤辨惑论》之"羌活胜湿汤"合方加减化裁而成。方由当归、川芎、白芷、细辛、羌活、防风、菊花、蔓荆子、苍术、麦冬、独活、生甘草、黄芩组成，具有疏风祛湿，升清泄热之功，为"一切头痛主方，不问左右偏正新久，皆效"。近、现代临床上广泛应用于治疗外感性头痛、高血压血管硬化性头痛、血管神经性头痛、三叉神经痛、囊虫病头痛等各种因素引起的头痛。日本近代汉方医家矢数道明善用清上蠲痛汤治疗顽固性头痛、慢性头痛、三叉神经痛、偏头痛、月经头痛、上颌脓肿疼痛，以及脑脓肿所致的头痛等，均可用之而奏效。而矢数道明热衷于本方的应用，是受恩师森道伯翁及其家兄治疗经验的影响。早在 20 世纪 60 年代，日本森田幸门先生就用本方治愈颜面痛的经验，还曾报道 1974 年 3 月应用清上蠲痛汤 2 剂后，将 20 年来头痛治愈，对 30 年来的三叉神经痛，1 剂减半，3 剂减至十分之一；其后又有石原明先生治疗上颌窦癌所致的颜面痛的经验；还有大冢敬节先生治疗由良性脑肿瘤所引起的长达八年之久的三叉神经痛，且视力消失的患者，仅用 7 剂而完全治愈的经验。另外，福井枫亭著《秘方集验》中将本方作为痿症方，常用于"腰脚痰弱，下肢无力，麻痹，脊髓炎引起的脚弱"。国内曹志刚以清上蠲痛汤为基础方，治疗三叉神经痛 64 例，5 天 1 疗程，服药 2 个疗程左右；结果疼痛完全消失，随访一年未复发者 47 例（73.4%）；疼痛完全消失，随访 3～6 个月内复发，但疼痛程度减轻，发作次数减少，再次治疗仍然有效者 13 例（20.3%）；疼痛基本消失，但仍经常发作 3 例（4.7%）；无效 1 例（1.6%）。李晶等运用清上蠲痛汤治愈蛛网膜囊肿 1 例，服药 10 剂后头痛减轻；服 18 剂后，头痛数日发作一次，且可不服镇痛剂；服药 1 个月后，头脑清醒，诸症消除，经 CT 检查显示蛛网膜囊肿消失。

12. 清燥救肺汤

清燥救肺汤是清代医家喻昌为燥证所创之名方，首载于《医门法律》。方由桑叶、石膏、甘草、人参、胡麻仁、真阿胶、麦门冬、杏仁、枇杷叶组成，具有清燥润肺作用，"治诸气膹郁，诸痿喘呕"。喻氏创制此方，是受缪希雍的清金保肺汤的启发。如清柯琴曰："古方用香燥之品以治气郁，不获奏效者，以火就燥也。惟缪仲淳知之，故用甘凉滋润之品，以清金保肺立法。喻氏宗其旨，集诸润剂而制清燥救肺汤。"陈修园论道："喻氏宗缪仲醇甘凉滋润之法，制出此方，命曰清燥，实以滋水。"清燥救肺汤对温病学的发展产生了较大的影响，如叶桂《三时伏气外感篇》曰："温自上受，燥自上伤，理亦相等，均是肺气受病……当以辛凉甘润之方，气燥自平而愈，慎勿用苦燥劫烁胃汁。"吴瑭《温病条辨·秋燥》照搬了喻氏的原文原方，且其所制温燥名方"桑杏汤"，亦系清燥救肺汤化裁而成。后世医家灵活变通，扩大清燥救肺汤适用范围。如《伤寒大白》清燥汤，用于治疗肺燥肠燥所致之小便不利。清燥救肺汤现用于临床各科的多种病证，特别是在呼吸系统、五官疾病、皮肤疾病等方面，疗效显著，常用于急、慢性上呼吸道感染、支气管炎、支气管扩张咯血、支气管哮喘、咳嗽变异性哮喘、肺炎、肺气肿、肺结核、蘑菇肺、放射性肺损害、肺气肿、矽肺、肺癌、急性咽炎、急性分泌性中耳炎、急性喉炎、扁桃体炎、萎缩性鼻炎、结膜干燥症、老年性皮肤瘙痒症、单纯性皮肤瘙痒症、湿疹、荨麻疹、手足皲裂症、干燥综合征等病。如当代国家级名老中医刘云鹏运用清燥救肺汤治疗妊娠恶阻，收效良好。吴孝田对 32 例放射性肺炎患者，在常规治疗的基础加用清燥救肺汤 1 个月，并与常规治疗对照，结果治疗组治愈 19 例，有效 12 例，无效 1 例，治愈率 59.4%，总有效率 96.9%；对照组 31 例中，治愈 13 例，有效 14 例，无效 4 例，治愈率 41.9%，总有效率 87.1%。2 组治愈率、总有效率比较（t 检验）均有显著性差异（$P < 0.05$），治疗组优于对照组。沈伟生等将 112 例胸部肿瘤放射治疗患者随机分成 2 组，治疗组加用清燥救肺汤，连用 6 个月，结果放射治疗后 12 个月时治疗组和对照组放射性肺损伤发生率分别为 26.8%、53.6%，2 组比较，差异有非常显著性意义（$P < 0.01$）；36 个月时肺部

损伤面积（ALI）治疗组为 97 cm²，对照组为 198cm²，2 组比较，差异有非常显著性意义（$P < 0.01$）；36 月时 DLCO 下降幅度 > 25% 的患者治疗组为 19.6%，对照组为 42.9%，2 组比较，差异有非常显著性意义（$P < 0.05$）；36 个月时发生中重度呼吸困难者治疗组 6 例，对照组 16 例，2 组比较，差异有非常显著性意义（$P < 0.01$）。提示清燥救肺汤不仅能降低放射性肺损伤的发生率，而且对受照患者的肺功能具有显著保护作用。常玉伟等用清燥救肺汤治疗见水思尿证，2 剂后减轻，7 剂可控制，17 剂痊愈。王江婷等用清燥救肺汤治疗过敏性紫癜 30 例，15 天一个疗程，一般 2～4 个疗程，显效 25 例，有效 4 例，无效 1 例，总有效率 96.7%。汤万团运用清燥救肺汤加减治疗失音 85 例，结果除 1 例无效外，余均治愈，其中 1～3 剂 45 例，4～6 剂 33 例，7 剂以上 6 例。

13.其他

高枕无忧散载于明代龚廷贤《寿世保元·不寐》，由人参、陈皮、白茯苓、麦冬、半夏、竹茹、枳实、酸枣仁、石膏、甘草等组成，治疗心胆虚弱，昼夜不眠，百方无效。刘心德用此方治疗顽固性失眠证 5 例，显效 4 例，1 例疗效不稳定。

归术保产汤载于龚廷贤《寿世保元·产后》，由当归、川芎、白芍、熟地黄、白术、炙甘草、白茯苓、陈皮、干姜、香附、生姜、大枣组成，治疗产后一切诸症，如气血虚损，脾胃虚弱，或恶露不行，或去血过多，或饮食失节，或怒气相冲，以致发热恶寒，自汗口干，心烦喘急，心腹疼痛，头眩目黑耳鸣等症，不语昏愦，不省人事，并皆治之。赵鹏俊等用此方治疗产后诸证，如产后发热、产后乳汁不通、产后小便不通等，均获满意疗效。

净府汤出自《寿世保元·癖疾》，由柴胡、黄芩、半夏、人参、白术、白茯苓、泽泻、三棱、莪术、山楂肉、胡黄连、甘草组成，治疗小儿腹中癖块，发热憎寒，口干、小便赤，或大便溏，或腹胀肿满，或痰嗽喘热，不思饮食，面黄肌瘦，四肢困倦等症。刘珀用净府汤加减治疗小儿消化不良诸症，疗效满意，确认此方是一张具有独特疗效的儿科选方。

（三）古方今用　推陈出新

1.盱江名方的药理研究

随着医学科学的发展，中医药学也与时俱进，应用现代科技手段对中药单方、复方进行化学成分与药理学研究，渐成风尚。因此，对盱江医方的现代研究也渐入佳境，不少名方通过现代化学及治疗机理研究，使古方有了新的活力。

（1）二妙散

二妙散是传统的清热燥湿剂，临床运用广泛，被收录《中国药典》。现代药理研究二妙散具有抗菌、抗炎、镇痛、免疫抑制、降血糖、解毒、利胆等作用。如邱全瑛等观察二妙散和组成该方的单味药黄柏和苍术对植皮小鼠皮片存活时间和细胞免疫功能的影响，结果二妙散、黄柏和胸腺细胞血清组的细胞免疫功能明显地受到抑制，其外周血 T 细胞值和脾细胞毒指数与生理盐水组比较 $P <0.01 \sim 0.001$，苍术组的抑制作用较弱，提示实验用药各组植皮小鼠的细胞免疫功能都有一定抑制作用，并说明黄柏、苍术组成二妙散在抑制植皮小鼠细胞免疫作用中具有协同作用。王勇探讨二妙散对类风湿性关节炎的抗炎免疫作用，结果表明与模型组比较，二妙散治疗组显著抑制了 CIA 大鼠骨关节组织的病理学改变，降低了血清中 IgM 和 IgG 的含量，抑制了血清和关节组织中 IL-6、IL-1β 和 TNF-a 的活性，提示二妙散对 CIA 大鼠的抗炎免疫效果明显。黄敬文等从细胞因子角度研究二妙散对小鼠银屑病样模型的作用及机制，发现与模型组比较，二妙散高、中、低剂量组小鼠阴道上皮基底细胞有丝分裂数均减少，血清中 IL-4 的含量均有升高，IFN-γ 的含量明显降低，具有统计学意义，提示二妙散通过调节 Th1/Th2 动态平衡，从而发挥对银屑病治疗作用。熊湘明等观察二妙散加减对实验性高尿酸血症肾损害大鼠血清尿酸水平、肾功能的影响及对肾病理损害的修复作用，实验结果表明二妙散加减具有降低血清尿酸的作用，其第 14、21 日血清尿酸水平与模型组比较明显降低（$P <0.05$）；能改善高尿酸血症肾损害大鼠的肾功能，其血清肌酐、尿素氮已接近正常（$P >0.05$）；对高尿酸血症肾脏病理损害有修复作用，病理结果示肾脏结构基本正常。刘琳通过比较二妙散单煎与混煎对小鼠体内 SOD、MDA 含量的影响，结果发现二妙散组、苍术组与生理盐水组比较 SOD 活力明显升高（$P < 0.05$），二妙散单煎、混煎均可使 MDA 含量降低（$P < 0.05$），两者均以二妙散组作用最为明显，说明二妙散中两药物相互作用发生在药物煎煮过程中，混煎可以促进有效成分的溶出。

（2）八珍汤

八珍汤为气血双补的代表方剂。现代药理研究八珍汤有改善造血功能、抗凝、增强免疫、抗肿瘤等作用，其加味在防治化疗毒副反应方面具有显著的疗效，特别在减轻周身与消化道毒性反应及白细胞下降等方面作用更为突出。如黄茜等观察八珍汤传统煎剂与八珍汤配方颗粒剂对骨髓损伤小鼠造血调控的影响，结果两者均可提高骨髓损伤小鼠外周血中 WBC、RBC、Hb、PLT 数、体质量、脾质量、脾脏指数、造血组织面积及骨髓中巨核细胞数，且两者作用差异无统计学意义，提示八珍汤传统煎剂和八珍汤配方颗粒剂均可促进骨髓损伤小鼠造血功能恢复，两者作用相似。邢捷等探讨八珍汤对慢性难愈性创面大鼠创面肉芽组织增殖细胞核抗原（PCNA）与细胞凋亡的影响，结果发现模型组创面愈合时间明显延长（$P < 0.01$），八珍汤组创面愈合时间比模型组明显缩短（$P < 0.01$）；模型组 PCNA 表达明显低于正常组（$P < 0.05$），八珍汤组 PCNA 表达明显高于模型组（$P < 0.01$），而明显低于正常组（$P < 0.01$）；模型组细胞凋亡明显高于正常组（$P < 0.01$），八珍汤组细胞凋亡明显低于模型组（$P < 0.01$），而明显高于正常组（$P < 0.01$）。提示八珍汤能明显促进慢性难愈性创面大鼠的创面愈合，其机制可能与促进创面肉芽组织细胞增殖，抑制创面肉芽组织细胞凋亡有关。陈育民等研究八珍汤对环磷酰胺（CTX）化疗后 S_{180} 荷瘤小鼠脾 T 细胞增殖、T 细胞亚群及血清细胞因子的影响。结果表明八珍汤可以使化疗后荷瘤小鼠的 T 细胞的增殖率回升（$P < 0.01$），基本达到化疗前水平（$P > 0.05$）；八珍汤可以提高化疗后荷瘤小鼠 T 细胞总数、$CD4^+T$、$CD8^+T$ 细胞的比例（$P < 0.01$），但仍低于化疗前水平（$P > 0.05$）；八珍汤可以促进 IFN–γ、IL-2 的分泌，提高血清中 IFN–γ、IL-2 的含量（$P < 0.01$），基本达到化疗前水平（$P > 0.05$）；结果提示八珍汤能够改善化疗对荷瘤小鼠 T 细胞产生的抑制作用，提高机体抗肿瘤能力。杨艳等探讨八珍汤加减方剂作用下牙周炎大鼠正畸移动的改变，结果发现组织病理学检查显示对照组牙周组织无病理性改变，牙周病正畸组牙槽嵴顶及牙槽骨吸收、破坏，牙槽骨吸收近根尖 1/3，牙周病正畸给药组受压侧牙周膜纤维和牙间水平组纤维变窄，破骨细胞多，牵拉侧牙周膜变宽，成骨细胞活跃，实验表明八珍汤加减方剂有利于牙周炎大鼠正畸治疗中牙齿的稳定移动。

（3）柴苓汤

柴苓汤的药理研究日本先于国内，发现本方具有镇静、镇痛、解痉、利尿、抗过敏、抗炎、类固醇增强、免疫功能增强等作用。如田中亚失树实验发现柴苓汤能使鼓室内注入内毒素所引起的渗出性中耳炎的发病率降低，其作用机理是减轻内毒素引起的中耳及咽鼓管黏液纤毛的功能障碍，而达到预防渗出性中耳炎发病的效果。中野广文等通过大白鼠的试验研究发现柴苓汤可以防止抑制 SOP 的产生，有抑制肉芽组织形成、类固醇样作用、激活补体、抑制抗体产生、抑制血小板凝集、促进纤维蛋白溶解作用，使尿蛋白降低，提示本方对肾炎、肾病综合征的治疗有很高的参考价值。服部智久等通过研究表明，柴苓汤对 PAIV 肾病的蛋白尿和高脂血症有明显的抑制作用，而且光学显微镜可见抑制肾小球袢壁和肾小球囊的粘连。国内有关柴苓汤的药理研究，主要为对肾炎、肾损伤的作用机理研究。如王霞等研究柴苓汤拮抗肾纤维化的作用机制，结果实验发现柴苓汤能够改善对慢性环孢素 A 肾病模型大鼠肾功能，减轻肾损害，抑制 $TGF-\beta_1$、CTGF 表达，下调 PCNA、FN 蛋白及基因水平的高表达，并通过诱导细胞凋亡，抑制细胞增殖，恢复细胞凋亡与增殖的平衡，从而延缓肾间质纤维化进程。李平等实验表明柴苓汤及其组方药物通过抑制 CD8$^+$T 细胞在大鼠肾脏的浸润，巨噬细胞的积聚和活化以及 TGF-β_1 和 I 型胶原在肾组织中的表达，起到了抑制系膜增生性肾小球肾炎发生和进展的作用，且不同的给药时间对疗效有明显影响，提示早期治疗对防病、治疗的重要性。丁跃玲等研究表明柴苓汤能抑制单侧输尿管结扎大鼠的肾组织中 MCP-1 的生成，限制炎症反应的放大过程；抑制肾小管上皮细胞表型转化，从而减缓肾小管间质纤维化的进程。

（4）温清饮

中日两国对温清饮的药理研究方兴未艾。温清饮主要有免疫调节、抗溃疡、抗炎、解热、镇静、止血、兴奋子宫平滑肌等作用。如杜旭等研究发现温清饮具有免疫双向调节作用，能增强小鼠 T 淋巴细胞酸性酯酶活性，增强网状内皮系统的吞噬功能，并能对抗环磷酰胺所致的免疫抑制作用，增高小鼠血浆 cAMP 含量，对 I 型及 IV 型变态反应均有抑制作用，而对应激性溃疡大鼠能明显提高血清 IL～2 水平。杜旭等研究表明，温清饮能降低大鼠应激性溃疡的形成，对大鼠胃黏膜有明显的保护作用，且能降低应激性溃疡大鼠血清丙二醛含量（$P < 0.01$），增强超氧化物歧化酶活性（$P > 0.05$），升高一氧化氮（NO）含量（$P < 0.01$），降低血清 TNF-α 水平。提示温清饮的抗溃疡作用与抗氧化、降低血清 TNF-α 水平、增加 NO 含量有关。进一步研究还表明，温清饮有促进家兔实验性口腔溃疡愈合的作用，对小鼠的胃溃疡有抑制作用。于春水等实验发现温清饮对 HaCaT 细胞的增殖具有抑制作用并上调 HaCaT 细胞 FLG mRNA 的表达，客观地表明温清饮对皮肤屏障功能具有保护作用。此外，研究发现温清饮胶囊能明显缩短小鼠凝血时间及缩短凝血酶原时间，使家兔血小板聚集功能明显增强；可增强家兔子宫的节律性收缩，频率增加，张力增强，具有兴奋子宫平滑肌作用，可明显增强离体豚鼠子宫节律性收缩，为妇科血症的治疗提供了科学依据。

（5）升降散

升降散扩展应用于临床各科，近年来有关其药理机制研究亦不乏报道，主要有抗炎、抗病毒、抗过敏、解痉、利胆、抗惊厥、调节免疫、抑制变态反应、解热、镇静、镇痛、抑菌等作用，提高机体非特异性免疫力，提高机体耐受不良损害的能力等功能。如于俊生等研究升降散能够减少肾炎大鼠尿蛋白排泄量，降低肾组织 TLR4、NF-κB、CTGF 及 α-SMA 表达，抑制肾小球系膜细胞与基质的增生，减轻肾纤维化的程度。刘清泉等实验发现，升降散能降低 CLP 脓毒症大鼠血清中 TNF-α、IL-6 等炎症介质，具有脏器保护作用，并对非特异性免疫、体液免疫及细胞免疫都有一定的抑制作用。安鹏研究表明升降散对脾细胞 CD4[+]、CD8[+] 占淋巴细胞的比例有不同程度恢复，提示升降散可能对脓毒症初期小鼠淋巴细胞起到双向调节作用，从而对其细胞免疫紊乱起到免疫调控作用。夏一春等发现升降散对脓毒症大鼠肾功能具有保护作用，其作用环节可能与抑制 TNF-α、IL-6 等炎症因子的释放有关。朱亮等研究认为升降散能抑制内毒素诱导的 VECs 活性物质生成和释放，从而减轻对组织细胞的损伤，以中高剂量升降散效果更显著。南淑玲等研究发现，升降散可以降低流感病毒 FM1 感染小鼠血清 IL-1β 的含量、提高血清 IL-10 的含量，提示升降散调节炎症相关因子的分泌，可能是其对流感病毒 FM1 感染小鼠起到保护作用的机制之一。崔红生等观察升降散对支气管哮喘急性发作期的疗效并探讨其作用机制，结果提示升降散能降低外周血嗜酸性粒细胞（EOS）计数，减少 EOS 向气道内募集，抑制 EOS 在气道内的浸润和活化，减轻所释放的毒性蛋白对气道上皮和肺组织的损伤以及气道高反应性的形成，推测升降散可能有抗气道炎症作用。

（6）乌鸡白凤丸

乌鸡白凤丸是传统的妇科良药，大量的实验药理学和临床药理学研究为乌鸡白凤丸在临床各科的广泛应用提供了治疗机理。现代药理研究表明乌鸡白凤丸具有促进造血和止血、抗动脉粥样硬化、增强垂体 – 肾上腺皮质系统功能、调节内分泌、抗肝纤维化、保肝、抗炎、增强免疫、止血、镇痛、调脂、抗骨质疏松等作用。如杜惠兰等研究发现乌鸡白凤口服液能明显增加血中 Zn、Fe 含量，促进卵泡发育及典型黄体形成，使子宫内膜增厚，腺体数目增多，腺上皮丰富，子宫重量明显增加，提示乌鸡白凤口服液通过作用于卵巢、子宫，调整和补充微量元素以促进卵泡及子宫的发育。罗尧岳等实验表明乌鸡白凤丸具有促进肾虚血亏大鼠子宫内膜血管生成及内膜修复作用，其作用机制可能与提高 ER、VEGF 蛋白表达有关。石协桐等研究表明乌鸡白凤丸可通过调节血清雌二醇、孕酮水平及子宫内膜 TGFβ₁ 蛋白表达，促进子宫内膜修复，达到调节月经作用。殷玉婷等实验发现乌鸡白凤丸能明显升高红细胞数量、血红蛋白值、血清铁及白细胞、血小板数量，但血清促红细胞生成素水平明显降低；高剂量能提高睾酮含量，具有一定的雄激素样作用，直接兴奋骨髓合成正铁血红素，使 CFU-S 向红系分化，并直接作用于 CFU-E 的作用，特别是刺激红细胞的生成。严玉平等研究表明乌鸡白凤丸能降低血清 TC、TG、LDL 水平，主动脉内皮细胞的凋亡率降低、Caspase-3 的蛋白表达下调，增殖指数增加；提示乌鸡白凤丸对动脉粥样硬化大鼠血管内皮损伤有明显的防治作用，其机制可能通过下调 Caspase-3 的蛋白表达，调节血管内皮细胞凋亡与增殖的平衡有关。王萍等研究提示乌鸡白凤丸可通过抑制多种促肝纤维化因子及减低肝星状细胞活性等多种机制抗大鼠肝纤维化，从而在一定程度上延缓了肝纤维化的进程。接贵祥等实验发现乌鸡白凤丸有效成分可以拮抗神经毒性物质 MPTP 对 C57BL 小鼠黑质多巴胺能神经元的损伤，其作用机制可能与其抗凋亡作用有关，Bax 表达的降低可能是乌鸡白凤丸抗凋亡作用的途径之一。刘绍龑等研究发现乌鸡白凤丸可显著降低前列腺增生模型小鼠血清睾酮水平，显著升高血清雌二醇水平，可显著降低模型小鼠前列腺指数，使前列腺增生显著减轻，使胸腺显著增厚，淋巴细胞数显著增多，表明乌鸡白凤丸对丙酸睾酮所致去势小鼠前列腺增生有好的治疗作用。牛丽颖观察比较去卵巢骨质疏松大鼠骨形态计量学参数的变化，发现研究结果显示，大鼠切除卵巢后，作为骨量主要标志的胫骨 TBV 明显降低，而代表骨吸收参数的 TRS 以及 TFS、AFS、MAR、BFR、OSW、mAR 显著升高，乌鸡白凤丸能逆转上述指标的变化，从而改善骨质疏松大鼠骨的微观结构作用。

（7）清燥救肺汤

清燥救肺汤集宣、清、润、养为一体，为温燥之代表方剂，现代广泛应用于呼吸系统、五官疾病、皮肤疾病等各科疾病，而对其治疗机理研究文献主要为肺系疾病。如夏德洪等研究表明清燥救肺煎剂能抑制放射治疗后血浆 TGF-β_1 和 IL-1 的过度表达及抑制血浆 CTGF 和 PDGF 的过度释放，降低放射治疗后弥散功能的恶化，可以用于放射性肺损伤的干预。卢红蓉等实验表明清燥救肺汤对流感病毒 FM$_1$ 感染小鼠有保护作用，能减轻肺组织免疫损伤，其保护肺组织的机制可能与减少肺组织中免疫细胞的浸润，减少肺毒性炎症因子 TNF-α、趋化因子 MCP-1 及炎症介质 NO 的水平有关。吴振起等研究发现高剂量清燥救肺汤对肺炎支原体感染大鼠肺组织病理炎症有明显改善，降低肺指数和肺病理评分；中剂量清燥救肺汤在支原体感染后第 10、14 天表现较好的疗效；低剂量清燥救肺汤剂量则作用不明显，提示清燥救肺汤具有抗 M P 作用，可能存在一定的量效关系和时效关系。

2. 盱江名方的开发研究

把古方从汤药或丸剂通过剂改，制成现代方便剂型，也是古方今用的重要趋势。现代对不少盱江名方进行了新药开发和剂型改革研究，并拓展了临床用途。如危亦林献出的五代秘方参附汤，是温阳救逆的经典方剂，临床应用 700 年来活人无数，现代已制成急救用药参附注射液，成为临床抢救危重病人的重要药物。二妙丸最早以散剂形式存在，名为苍术散，由黄柏、苍术组成，最早见于危亦林《世医得效方》，朱丹溪《丹溪心法》将其改名为二妙散，现代多用丸剂，是湿热证的首选方剂，临床运用甚广，被收录在《中国药典》。北京同仁堂制药厂生产白凤丸（又称乌鸡白凤丸）已有 300 余年历史，工艺精细，质量稳定，畅销国内外，享有较高信誉，曾在 20 世纪80 年荣获国家优质产品银质奖章。方子来源于明代龚廷贤《寿世保元》白凤丹，由乌鸡（去毛爪肠）、鹿角胶、鳖甲（制）、牡蛎（煅）、桑螵蛸、人参、黄芪、当归、白芍、香附（醋制）、天冬、甘草、生地黄、熟地黄、川芎、银柴胡、丹参、山药、芡实（炒）、鹿角霜组成，具有补气养血、调经止带的作用，是治疗妇女气血两亏的良药，临床又被应用于治疗肝炎，获得一定疗效，特别是降血清转氨酶、麝香草酚浊度作用较为明显。由于本方疗效确切，应用也不断扩展，不少厂家对此开展了丸剂及新剂型的改革，常见的有浓缩丸、胶囊、口服液等，比传统丸剂更方便服用与保存。广东省潮州市宏兴制药厂研制的长春宝，曾获 1989 年广东省人民政府优秀新产品称号。其组成系明代龚廷贤《寿世保元》中"长春不老仙丹"化裁而成，以熟地、枸杞子、杜仲、牛膝、何首乌、桑寄生、女贞子、墨旱莲为主药，以仙茅、淫羊藿、巴戟天、补骨脂为辅药，人参、黄芪、茯苓、山药、五味子、麦冬、当归、丹参为佐药，知母、黄柏、天冬、当归、丹参为使药，注重补肝肾、益气血、调和阴阳而顾全面，对肝肾亏损所致的衰老症、精神疲乏、腰腿酸软、健忘失眠、心悸气短、夜多小便等有显著疗效。经动物实验表明，长春宝具有补肾阳滋肾阴的双向调节作用；提高老年小鼠腹腔巨噬细胞的吞噬能力，提示能增强机体非特异性免疫功能；有镇静及延长催眠药催眠时间；提高抗疲劳能力和耐缺氧能力；加强记忆力；有延长凝血时间、增加冠状动脉血液量、减慢心率和降血压等作用。福州梅峰制药厂生产的胃得安，是根据明代龚廷贤《寿世保元》中"无价金丹"化裁，选用白术、苍术、神曲、泽泻、川芎、海螵蛸、草豆蔻、莱菔子、陈皮（制）、瓜蒌、槟榔、甘草、马兰草、绿衣枳实、麦芽、姜半夏、茯苓、黄柏、山姜子、黄芩、干姜、香附（制）、厚朴、木香、紫河车等 20 多味国产地道药材炼制而成，具有消炎解痉、和胃止痛、健脾消积、安神宁心、活血祛瘀等作用，适用于胃十二指肠溃疡、急慢性胃炎，对消化不良、胃肠功能紊乱等病亦有较好的疗效。在临床试验期，观察了 1000 多个病例，疗效显著，对胃、十二指肠溃疡及急、慢性胃炎病灶的愈合率达 88%。

（徐春娟　撰稿）

四、盱江医家医学教育思想

盱江流域有"文化之邦"之美誉，这里自古尊师重教，教育发达。盱江医家十分重视医学的教育与传承，出现了席弘、李梴、龚信、龚廷贤、万全、朱权、陈会、喻嘉言等在医学教育方面作出杰出成就的医学人物，其教育思想和教育方法仍值得今人学习与借鉴。

（一）重视人文修养

中医药学博大精深，具有厚重的人文属性，"上极天文，下穷地纪，中悉人事"，涉及到自然、社会、环境、生物、心理等多学科知识。医生是一种神圣的职业，生命所托，生死攸关，故"非有真学问真识见者出而为医，亦乌能博及群书，探本穷源"（《本草求真》）。医为仁术，儒学以仁为怀，儒医殊途同归，有大儒方有大医。盱江流域有史料记载的千余位医家中大多数均是出自儒门，如陈自明、龚信、龚廷贤、李梴、黎民寿、王宣、喻嘉言、黄宫绣、谢星焕、祝星霞、傅再希等均是先儒后医，少年攻读儒书，学养深厚，故能深究医理，医术超群，且能著书立说，千古流芳。他们由儒至医，故主张通过儒书的学习来提高习医者的人文修养。

明代"医林状元"龚廷贤一生著作宏富，其医著中蕴含了大量的医学教育思想。他早年习举子业，刻苦攻读儒学，屡试不中后以"忧国忧民天下先"为人生志向，以"良医济世，功同良相"自勉，转而随父亲龚信学医，由于文化功底厚重，故学验俱丰，成为一代名医。龚氏十分重视习医者的人文修养，他在《万病回春·医家十要》中说："一存仁心，乃是良箴，博施济众，惠泽斯深。二通儒道，儒医世宝，道理贵明，群书当考。"在《万病回春·人道至要》又说："存心以仁为主。""学术以儒为主"，认为儒学修养是一名合格医生的最基本素质之一，将儒学经典的学习作为培养素质的主要途径。

李梴亦为邑庠生（秀才），虽负奇才，但轻名利，先儒后医，致力医学研究，写成医学巨著《医学入门》。《医学入门》是一本医学入门书，书中《习医规格》提出对医生的素质要求："医司人命，非质实而无伪，性静而有恒，真知阴功之趣者，未可轻易以习医。"由于"医出于儒，非读儒书明理，终是庸俗昏昧，不能疏通变化"，因而要求习医者熟读儒家经典，提高人文素质，"每早对《先天图》静坐，玩读《孝经》《论语》《小学》；大有资力者，次及全部《四书》、古《易》白文及书经洪范、无逸、尧典"，以儒家之论来理解医理和注释医典。他倡导通过儒家经典著作《易经》的学习来加强对医学经义奥义的理解，"学《易》而后可以言医""学者不深入《易》，则于死生之故不达，利济人物终无把握"。阴阳者天地之道也，天地人物皆由阴阳造化而成，医生若能辨别"阴阳虚实之机，则医道思过半矣"。而阴阳学说源于《易经》，熟谙儒家经典，方可明了阴阳变化之规律。

喻嘉言"明季副贡，学博才宏，隐于医"。他自幼聪慧过人，诸子百家无不通览，诗文俱佳，才辩纵横，曾以副榜贡生入选国子监，后弃举子业转而从医，成为清初三大名医之一。喻氏认为："医之为道大也，医之为任重也。"所以医生必须具备优良素质，他在《医门法律·问病论》中提出："夫医者，非仁爱之士不可托也，非聪明达理不可任也，非廉洁淳良不可信也。是以古之用医，必选明良，其德能仁恕博爱，其智能宣畅曲解，能知天地神祇之次，能明性命吉凶之数，处虚实之分，定顺逆之节，原疾病之轻重，而量药剂之多少，贯微洞幽，不失细少，如此乃谓良医。"医学教育即是精英教育，只有高素质的人才才能成为一名真正的好医生。

（二）注重医德培育

医为仁术，仁者爱人，以"仁"为核心的中国医学道德观，激励着古今医生无私奉献，治病救人，并承前启后，言教身传，代代相袭，发扬光大。盱江医家传承并发扬了中华民族优良美德，盱江医籍中有大量关于医德的精辟论述，陈自明《妇人大全良方》说："至灵者人，最重者命。"危亦林《世医得效方》说："夫病者悬命医师。"医者与生命攸关，习医者不仅要学会高超的医术，亦需培养高尚的医德，所以盱江医家的著作中包含了丰富的医德教育内容。龚信代表著作《古今医鉴》中设《明医箴》和《庸医箴》专篇，用对比的方法提出对医生的道德规范，他要求明医做到"心存仁义、博览群书、精通道艺、惟期博济、不炫虚名、不计其功、不谋其利、不论贫富"等，尖锐批评庸医"妄自矜夸、以欺当世、炫奇立异、模糊处治、希图微利、误人性命"等不良行为。龚廷贤《万病回春》中的《医家十要》《人道至要》，精辟地论述了医学伦理学、医学社会学的诸多问题，对医生提出的医德要求和道德规范，是我国古代医德教育的好教材。

李梴的《医学入门》集明代以前医学之成，是一本古代中医教科书。他不仅注重医学知识的传播，还十分重视习医者的道德素质培养，"盖自在得医道之传者，皆以好生为心，不务声名，不计贷利，不忌人识能，不论人恭慢，惟知救人之命，愈人之病而已。有此心胸，然后医可明可行。"为了传承中国优秀医德传统，他特撰《习医规格》一文附于卷末，对习医者提出素质、品德、知识、技能等方面要求，尤其是要求医生对待病人应敬重谨慎，诊病用药要潜心仔细，取索报酬应轻利仁廉，并列举了七种对患者"欺"的不道德行为，认为："欺则良知日以蔽塞，而医道终失；不欺则良知日益发扬，而医道愈昌。"把医德和医术的兴衰紧密联系在一起。《习医规格》是一篇医德教化的入门教材。

喻嘉言认为："医为人之司命，不精则杀人。"医之为道，生死攸关，鉴于当世之医，有恃聪明者，有守门庭者，有工邪僻者，心之不明，术之不明，以人之身命为尝试，酿患无穷。喻氏创新教育警示方法，借鉴佛教戒律，著《医门法律》拟定戒律近百条，以告诫警示后人遵守行医准则，防患于未然，免为医之过失。书中戒律醒目，语言犀利，既是当头棒喝，又启人心智。喻氏指出临床上存在的种种弊端，直言不讳地怒斥庸医"心粗识劣""不遵圣训""以病试手""不学无术""急于求售""文过饰非""欺人欺天""鲁莽粗疏""草草诊过""用药无据""临证模糊""率意妄施""以人之身命为尝试""以无师之术笼人"等恶劣作风，从医德、医理、医术方面对医者提出行医准则，倡导明律行医，以防止医疗过失发生。喻氏拟医门戒律来警示和告诫医者，防止医疗错误发生，对当今习医者仍有教育作用。

（三）广开习医途径

我国古代的医学教育形式主要有"家传""师承""学堂"和"自学"等，从而推动了中医药学的传承与发展。同样，旴江医学也是通过"家传""师承""医学堂"等形式来培养医学人才，使其薪火相传，生生不息。

《礼记》云："医不三世，不服其药。"家传，是中医教育的特点和优势，家学渊源，得天独厚，造就旴江流域名医辈出。危亦林五代名医，他综先辈之长，精研内、外、妇、儿、骨伤、眼目等科，成为一位学识渊博、技术全面的医学家。龚廷贤出身于世医家庭，父龚信精医术，曾供职太医院；弟廷器，子懋开，侄懋官，均为医官，闻名天下。席弘家传针灸十二代，使江西针灸学派得以不断壮大发展。陈自明三代从医，他"采摭诸家之善，附以家传经验方"，写成我国古代最大的一部综合性妇产科专著。万全祖父万杏坡、父菊轩皆为豫章名医，他传承家学，发挥幼科，著成《万氏家传幼科发挥》，成为一代儿科大家。谢星焕六世业医，代代相传，其子谢甘澍、其孙谢佩玉、重孙谢庸耕均为一代名医。当代名医姚国美、张佩宜、李圃荪、姚荷生、李元馨、姚奇蔚、杨卓寅等均是出身世医之家，家传授受，先天独厚，又能勤奋进取，故医术精湛，成名成家。

由于封建社会私有制观念的影响，中医界有"宁可失传，不能泄密"的习俗，从而在一定程度上制约了中医学的发展。但许多盱江医家却打破这一保守陋习的束缚，既能广泛拜能者为师，提高医学水平，又能授徒传艺，著书立说，广泛传播医药经验。如席弘家传针灸十二代，第十代席信卿把针灸术传给了外姓陈宏刚，陈氏又授徒24人，席氏针灸由家传变为师传，其门徒众多，遍布江西、广东、四川、安徽、江苏等多地，形成了我国历史上颇具影响的地方针灸流派，对于中国整个针灸学的发展起到了重要的推动作用。又如危亦林的高祖云仙在东京拜董奉二十五代孙为师学习大方脉科，伯祖子美拜杭州田马骑为师学习正骨兼金镞科，祖父碧崖拜黎川周伯熙为师学习小方脉科，伯父熙载拜福建汀州路程光明为师学习眼科，危亦林不仅传承家学家技，又拜本州斤竹江东山为师学习疮肿科及拜临川范叔清为师学习咽喉口齿科，由于师承数家，博采众长，故成为一代医学大家。又如龚廷贤生于世医之家，既传承家学，其弟廷器，子懋开，侄懋官，均为名医，又不吝赐教，授徒传道，明御史戊辰科进士黄卷、医家戴曼公等均曾师从龚氏学医。

除传统的家传和师承教育外，医学堂也是医学人才培养的另一重要途径。盱江临川是王安石的故乡，王安石不是职业医生，却"某自诸子百家之书，至于《难经》《素问》《本草》、诸小说……无所不读"。他通晓医学，曾对医学教育采取了系列的改革措施。他倡导学堂教育，推行医学专科三舍法和兴办医科专科学校，每年招收方脉科、针科、疡科三个专科的新学员，以"上中下三舍法"改革太医局，规定脉科、针科、疡科每科学生必须学习其他有关的学科，令医学生轮流为太学、律学、武学的学生和各营将士治病，记录治疗经过和结果，到年终对实际医疗技术训练情况进行考评，奖优罚劣。此项严格的医学教育改革措施，促进了医学的发展。王安石的改革措施对家乡医药教育产生了较大的影响和积极的推动作用。建昌府（现南城县）为朱元璋六世孙宪宗的四子、益端王朱祐槟的藩封之地，他十分重视医药，"习寻岐黄，博究玄妙，广罗方士"，建"良医所"，聘"益府良医"，立"惠民和剂局"。府内设"医学"（即医学校），授医学教授，进行医学人才的培养。又如清代的抚州府知府王乃徽十分重视医学教育，在抚州城内兴鲁坊创办医学堂，聘请盱江宜黄人邹筱兰在堂内讲学、传授医道，传承学术，为当地培养了一批医学人才。历代许多名医都兼任医学教授，如南宋陈自明曾任建康府明道书院医学教授，元代危亦林曾任南丰医学教授。

（四）倡导全科教育

元代危亦林不仅是一位伟大的骨伤学家，也是一名医术全面精湛的全科医生，自幼就接受了良好的医学全科教育。危氏五代都是名医，高祖云精于大方脉科，伯祖子美精于妇人科和正骨金镞科，祖父碧精于小方脉科，伯父熙载精于眼科和痨瘵。危亦林勤奋好学，不仅继承发扬家学家技，又从江东山学习疮肿科，从范叔清学习咽喉口齿科，全面学习研究内、外、妇、儿、骨伤、眼目等科，成为一位学识渊博、技术全面的医学家。他的代表著作《世医得效方》就是一部内容广博、医方宏富、医术灿烂的医学全书。

明代御医龚信认为"医称多术"，他在《古今医鉴·明医箴》中提出医生要通晓中医基本理论，精晓内、外、妇、儿各科。龚廷贤传承发挥其父教育思想，《万病回春·医家十要》有七条是对医生提出的专业知识和技能的要求："二通儒道，儒医世宝，道理贵明，群书当考。三通脉理，宜分表里，指下既明，沉疴可取。四识病原，生死敢言，医家至此，始称专门。五知运气，以明岁序，补泻温凉，按时处治。六明经络，认病不错，脏腑洞然，今之扁鹊。七识药性，立方应病，不辨温凉，恐伤性命。八会炮制，火候详细，太过不及，安危所系。"要求习医者对医药知识的全面掌握，做到通儒道、精脉理、识病原、知运气、明经络、识药性、会炮制。龚廷贤精晓内、外、妇、儿、眼、喉各科，对脏腑虚实、妇孕之理、童幼之疾、疮痈肿毒均有精深的研究。在治法上则博采众长，多法并进，不仅在临床上创制了大量的方药，还在针法、灸法、推拿疗法、外治疗法、饮食疗法等方面颇有见地。对于药学知识，龚氏认为医者不仅应掌握药物的性味归经及宜忌，还应熟悉药物的炮制方法。龚氏推崇"不治已病治未病"之旨，传播预防医学思想，身体力行推行养生保健之道，是一位真正的全科医家。

李梴认为一个高明的医生必须广泛涉猎各科，只有在全面了解各科知识的基础上，才可能融会贯通，精于某一科。他说："盖因此识彼则有之，未有通于彼而塞于此者，惟经涉浅深生熟，故有分科不同。"医生"如欲专小科，则亦不可不读大科；欲专外科，亦不可不读内科"。因此他在编写《医学入门》时广泛搜集各科知识，门类齐全，从中基到临床各科几乎无一缺漏。他不仅精晓于疾病治疗，且十分重视疾病的预防，在《医学入门》"卷之首"专设"保养"篇，着重论述养生保健、未病先防。《医学入门》是一部医学全书，是李梴毕生精心编写而适用于全科医学教育的入门教材。

（五）考究传授技巧

"著书以教人，功在万里"（《医门法律》）。盱江医家多出于儒门，学养深厚，故不仅精于临床诊疗，且能著书立说，传承医学。盱江医著有些是医文并茂，用典丰富；有些是体裁新颖，通俗易懂。他们十分考究医道的传授技巧，应用高超的写作手法，使后学者易学、易懂、易记。譬如，龚信《古今医鉴》中的《明医箴》和《庸医箴》，龚廷贤《万病回春》中的《医家十要》《病家十要》《人道至要》，《寿世保元》中的《延年良箴》，《鲁府禁方》中的《延年廿箴》《劝世百箴》等，均是采用歌赋的形式来论述和概括医学伦理及养生保健等诸多问题，条理清晰，简明扼要，引人入胜。李梴晚年有感于医籍浩繁，漫而无统，学者苦无门径可寻，潜心编写医学门径书《医学入门》。书中主文采用歌赋的形式撰写，以注文加以阐述说明，既高度概括经络、脏腑、四诊、本草、方剂等基础理论，又全面叙述内伤、外感、伤寒、杂病及内外妇儿各科疾病，全书内容丰富，层次分明，深入浅出。《医学入门》的编写体裁使学者读时朗朗上口，学时通俗易懂，用时出口成诵，可谓是医学入门的捷径，达到事半功倍之学习效果。喻嘉言晚年有感于"执方以疗人，功在一时；著书以教人，功在万里"，所著《医门法律》记载了本人几十年临证领悟、经验与教训。他为让学者牢牢记住临床问题的重中之重，借鉴佛学戒律，设医学律条近百条，以严厉的态度、犀利的语言，指出了临床上存在的种种弊端，在医理上、医术上、医德上对医者提出各种严格的要求。这种以戒律手法来警示和教化后学是盱江医家对教育方法的独特创新。

学习中医经典是习医者必经之路，异彩纷呈的众多医学流派，无不以《内经》为其理论渊源，《伤寒论》《金匮要略》亦为历代医家的临证宝典。但经典著作内容博大精深，文字言简意赅，初学者难以领会与掌握。喻昌的《医门法律》《尚论篇》《寓意草》三书对《内经》《伤寒论》《金匮要略》等经典理论研究精深，并加以灵活运用和大力发挥。他将经典条文与其他医家的有关理论和见解有机地汇集、融合在一起，互为补充，相互印证，有理有据，析理透彻，深入浅出，说服有力，有益于初学者阅读理解，澄清源流，全面掌握。喻氏善于应用取类比象的方法来形象地表达十分深奥复杂的中医命题。如他通过观察"蓄鱼千头，必置介类于池中"的生物现象，认为"鱼虽潜物，而性乐于动，以介类沉重下伏之物，而引鱼之潜伏不动"，介与鱼，虽静躁不同，却同为水族，畜鱼置介，系水中两物的相济共制。用"畜鱼置介"比类人身之阴阳，相抱而不脱，"阳欲上脱，阴下吸之，不能脱也；阴欲下脱，阳上吸之，不能脱也"。而脱症的产生，因于摄生不慎，使阴阳失其常度，如肾水虚亏则真阳上浮，这对调整肾中阴阳是极生动的启示。又如用"逆流挽舟""急开支流""决水转石""开门逐盗"等常见生活现象来类比治疗原则和方法，既形象又亲切，使后学者容易领会与掌握。《寓意草》所载医案均为喻昌亲身治疗内科杂病或伤寒等疑难病证，他的很多医理均散见于医案、医论之中。每案详述其病情、病因、病机，尤着力于辨证论治，其推敲设问，层剖缕分，务求精审明晰。该书以笔记体裁写成，叙事娓娓动听，生动形象，可读性强。所以，《寓意草》既是一部中医学著作，同时也是一部可供文学欣赏的美文，对后世医案写作产生过深远的影响。

（六）精编入门教材

盱江名著《医学入门》是我国古代一部大型的中医教科书。作者李梴晚年有感于医籍浩繁，漫而无统，学者苦无门径可寻，立志编医学门径书。他以刘纯所著的《医经小学》为蓝本，类编分注而成《医学入门》八卷。全书集明代以前医学之大成，内容宏富，分类详明，繁而有序，深入浅出，循序渐进，是初学医者理想的入门教材。为了初学者记诵，书中主文采用歌赋的形式撰写，不仅用来概括经络、脏腑、四诊、本草、方剂等基础理论，而且也用于内伤、外感、伤寒、杂病及内外妇儿各科疾病的描述。为了使读者易于理解，以注文加以阐述说明。此编写体裁使学者读时朗朗上口，学时通俗易懂，用时出口成诵，给初学者提供了极大的方便，可谓是医学入门的捷径。该书具有全、细、深、简四大特点。全，指门类齐全，从中基到临床各科几乎无一缺漏；细，指分类精细，条分缕析，纲举目张；深，指即不乏深度，又深入浅出；简，指简要实用，切合临床。《医学入门》出版后，受到医界高度评价和初学者广泛青睐，流传至国外，影响深远，朝鲜许浚的《东医宝鉴》中就引用了本书大量内容，日本曾掀起近百年的"《医学入门》热"。

喻嘉言《寓意草》是一部临床医案集，也是医案书写的范例。该书开篇即列"先议病后用药"和"与门人定议病式"两篇，对医案内容的书写要求作了详细规定，试图建立规范化的病案格式，对提高初学者病案书写水平和诊疗能力具有重要实用价值。喻嘉言列出了议病式的 8 个方面 30 项内容，如病人的一般情况、病人病情的总体表现、病程、主要症状、判断疾病的性质、治疗原则、具体治疗药物、预后等，内容全面，层次分明。按照今天的病历标准，虽然显得粗糙和不完备，但"议病式"是中医历史上最早医案书写的示范，是早期中医病案书写进行标准化的尝试，在 300 年前的清朝初年，这是一次学术创新，也是中医教育方法的一次创举。

（七）提倡学术交流

"以医会友"，广泛的学术交流，促进了中医药学的不断向前发展。旴江流域具有得天独厚的地域优势，自古人口密集，交通方便，经济发达，文化昌盛，信息流动。古南城为建昌府治之地，亦为赣闽交通之要塞，药业发达，药商云集。樟树镇濒临赣江，水路运输发达，又有南北交通大动脉古驿路"大庾岭道"穿城而过，交通四通八达，故商贾汇集，为药材贸易之胜地。抚州位于抚河中游，东邻福建，南通广州，自古有"襟领江湖，控带闽粤"之誉。南昌近临鄱阳湖，赣江、抚河两大河流纵横境内，称有"吴头楚尾，粤户闽庭"的盛誉。独特的地理优势，为医学学术交流创造了良好条件。如著名道医张陵、葛玄、葛洪来往于南城麻姑山、清江阁皂山、洪州西山采药炼丹、治病授徒、著书立说、传播医道，促进了当地医药的发展。又如临川陈自明曾遍游东南各地，寻师访友。南丰危亦林的高祖云仙游学东京，伯祖子美从杭州田马骑学习正骨兼金镞科。金溪龚廷贤曾到河南许昌、北京等地行医，李梴行医于江西、福建两省各地，清江杜本常年行医于江西与福建，广泛学习和交流医药技术。明宁献王朱权崇尚方术，十分重视医药，组织编写刊印针灸和养生书籍，在南昌开摆中医学术"大讲堂"，医家云集，讲学成风。喻嘉言曾在南昌、苏州等地传徒授业，还大开讲堂，辩论新说，听者如云，多来自浙江、江苏、安徽等地，培养了一大批有成就的医学家。

"学无常师"，是旴江医家又一重要教育思想。许多著名旴江医家虽然出身于世医之家，学有渊源，得天独厚，但他们并不以此满足，仍然虚心好学，勤求博采，或广拜名师，或私淑名家，或博览群书，突破了家传偏执一端的限域，融各家之长于一炉，传承创新，推陈出新。南丰危氏家族五代世医，渊源深厚，但并不满足，仍广泛拜师于大江南北。高祖云仙游学东京，遇三国时名医董奉二十五代孙，授以大方脉科；伯祖子美从临江刘三点和新城陈某学习妇人科，又从杭州田马骑学习正骨兼金镞科；祖父碧崖随黎川周伯熙学习小方脉科；伯父熙载从福建汀州路光明学习眼科，后又随南城周后游学习治疗痨瘵。危亦林不仅继承发扬家学家技，又从本州斤竹江东山学习疮肿科及临川范叔清学习咽喉口齿科，且常深入民间，向有一技之长的土郎中学习，搜集验方秘方，由于兼蓄百家，终于成为一位学识渊博、技术全面、建树卓著的医学大家。陈自明三代名医，从小受到家庭熏陶，幼时开始学医，成年临床经验丰富，名扬远近，但他仍勤学博采，"采摭诸家之善，附以家传经方"，总结了南宋前40余部医著中有关妇科病症方药，写成妇科巨著《妇人大全良方》。谢星焕世代从医，学验俱丰，但他仍师各家之长为我所用，如私淑乡贤喻嘉言之学，受其影响深刻，综观《谢映庐医案》，始终贯穿着"先议病后用药"的宗旨，大有喻氏《寓意草》之余韵。

（八）推广病人教育

疾病治疗是医患双方的互动与合作。重视对病人教育，给患者普及有关疾病的基本知识，建立起良好的医患关系，使患者积极配合医生的治疗，将有利于疾病的治疗与康复。明代盱江名医龚廷贤清楚地认识到对病人教育的重要性，在其著作《万病回春》《寿世保元》《济世全书》《鲁府禁方》中特别重视对病人教育，普及医学知识，倡导未病先防，传播养生之道。如《万病回春》中的《人道至要》，《寿世保元》中的《延年良箴》，《鲁府禁方》中的《延年廿箴》《劝世百箴》等歌诀，从多层面、多角度广泛宣传普及养生保健知识，劝诫人们应注意个人修养，调理生活起居，调节身心健康，去除不良习惯，以预防疾病发生。他的著作中介绍了许多简便易行的养生保健、预防疾病的单方验方，尤其是有大量食养、食疗的方法，如《寿世保元》中的养元辟谷丸，取材新鲜黄牛肉、茯苓等，方法简单易行。再如《济世全书》中所载老人常服之白玉糕，以莲子、百合、山药等制成，可扶元气、养脾胃。龚氏在强调加强医生医德修养的同时，又特别重视对患者的教育。他在《万病回春》中特撰《病家十要》一文，从十个方面较系统全面地宣传患者就医守则和疾病调护知识："一择明医，于病有裨，不可不慎，生死相随。二肯服药，诸病可却，有等愚人，自家耽搁。三宜早治，始则容易，履霜不谨，坚冰即至。四绝空房，自然无疾，倘若犯之，神医无术。五戒恼怒，必须省悟，怒则火起，难以救获。六息妄想，须当静养，念虑一除，精神自爽。七节饮食，调理有则，过则伤神，太饱难克。八慎起居，交际当祛，稍若劳役，元气愈虚。九莫信邪，信之则差，异端诳诱，惑乱人家。十勿惜费，惜之何谓，请问君家，命财孰贵。"这篇精辟的患者教育诗文，在当今社会的医学普及教育中仍有重要的借鉴意义。

盱江流域自古教育兴旺发达，深刻影响着医学人物的成长。众多的盱江医家十分重视医学的传承与弘扬，探索总结了许多独特的医学教育方法，积累了丰富的医学教育经验。他们的医学教育创举，为中医药学的传承和发展做出了杰出的贡献，他们优秀的教育思想仍值得今人学习与借鉴。

（何晓晖　徐春娟　李丛撰稿）

五、盱江医家医德风范

医为仁术，医者仁心，以"仁"为核心的中国医学道德观，激励着古今医家治病救人、无私奉献，并承前启后，言教身传，代代相袭，发扬光大，它集中而完美地体现了中华民族优秀传统文化的伦理道德和人文精神，成为推动中医药学术和中医药事业持续向前发展的精神动力。

盱江医家传承并发扬了中华民族优良美德，治病救人济世，修身养性积德，为后世树立了医德双馨的光辉楷模。盱江医籍中有大量关于医学道德的精辟论述，对后世医学伦理学发展增添了许多新内容，其中以龚信、龚廷贤父子的贡献最为突出，他们的著作中有大量关于医学伦理道德的专篇论述，如《古今医鉴》中的《明医箴》和《庸医箴》，《万病回春》中的《医家十要》《病家十要》《人道至要》，《寿世保元》中《延年良箴》，《鲁府禁方》中的《延年廿箴》《劝世百箴》等，系统论述了医学伦理学、医学社会学的诸多问题，分析了正常和异常的医患关系，把对医生提出的医德要求和道德规范具体化、条理化、规范化，是我国古代重要的医德文献，对我国传统医学伦理学作出了创造性贡献，至今对医德医风建设仍具有重要的研究和参考价值。下面从九个方面来赏析盱江医家的医德风范。

（一）大医大德　仁心仁术

医出于儒，儒家"仁者爱人"与中医"医乃仁术"理念一脉相承；医道同源，道家"贵身"与中医"贵人"思想如出一辙；医佛相济，"普救含灵""博施济众"医学责任与佛教"大慈大悲""普救众生"的教义异曲同工。"仁心""仁人""仁术"是中医传统医德的三大要素，只有"心存仁义之心"的"仁爱之人"，才能将医学真正变成济世救人的"仁术"，才能成为"大医""明医"。如唐代孙思邈在《大医精诚》中说："凡大医治病，必当安神定志，无欲无求，先发大慈恻隐之心，誓愿普救含灵之苦。"盱江名医龚信在《古今医鉴·明医箴》中说："今之明医，心存仁义。"

医生的职责不仅仅是治病救人，且要有心怀天下、爱国忧民的强烈社会责任感，正如《灵枢·师传》所说："上以治民，下以治身，使百姓无病，上下和亲，德泽下流，子孙无忧，传于后世，无所终时。"《备急千金要方》所说："上医医国，中医医人，下医医病。"明代龚廷贤认为："良医济世，功同良相。"他在《万病回春》一书中对医生反复强调其道德标准"忧国忧民天下先"，还在《寿世保元》中提出"损己利人"这一最高道德境界，令今人敬仰。

清初医学大家喻嘉言在《医门法律·问病论》也说："夫医者，非仁爱之士不可托也，非聪明达理不可任也，非廉洁淳良不可信也。是以古之用医，必选明良，其德能仁恕博爱，其智能宣畅曲解，能知天地神祇之次，能明性命吉凶之数，处虚实之分，定顺逆之节，原疾病之轻重，而量药剂之多少，贯微洞幽，不失细少，如此乃谓良医。""医，仁术也。仁人君子必笃于隋，笃于情，则视人犹己，问其所苦，自无不到之处。"他在临证中十分关心病人疾苦，爱病人胜爱自己，"昌于此道，无他簸箕，但自少至老，耳目所及之病，无不静言微心，呼吸与会，始化我身为病身，负形而立，而呻吟愁毒，恍惚而来，既化我心为病心，尚见其生，实欲其可，而头骨脑髓，捐之不惜。""余但恨不能分身剖心，指引迷津耳。"《寓意草》中记述了多例喻昌为病人亲自守护、煎汤喂药的案例，如"辨咫旭乃室膈气危证用缓治法而愈"案中，辨治精确，敢于负责，自许"愿以三十金为罚，如愈一文不取"，并"全神照应，药必亲调"，使患者转危为安。

清代谢星焕治病救人，崇尚医德，在南城、金溪一带行医40余年，对因疾求诊者，不论路途远近、月黑风高，从不推辞，总是捧出一颗充满仁爱的心。他家兼营药铺，店铺后设有制药作坊，每年从端午至重阳都要自制时令成药"金不换正气丸"布施于人，对无钱看病买药的贫苦患者，则一概不计酬金，受益者不计其数。

民国南昌名医姚国美深怜民间疾苦，贫穷病人求诊，不收诊费，还时常解囊相助为病人支付药费。抗日战争期间，各地难民纷纷涌上庐山避难，导致疾病传播。恰好姚先生因病在庐山疗养，带病坚持到双鹤轩医所出诊救治难民，病人络绎不绝。这本来是赚钱的好时机，但他却认为国难当头，为民众解除苦难正是自己的责任，日夜操劳救治病人，凡遇有无钱买药者，就在处方右角写上"药费请记我的账"，每月双鹤轩结算，记账金额竟达一二百银元。1932年他又变卖妻室首饰在九江梅定坡女儿街搭棚赈灾救疾。姚氏救死助难、有求必应的事迹在九江广为流传，成为庐山"杏林"新佳话。

抚州近代名医李元馨以"仁爱"为己任，常教诲学生："医为仁术，为医必须明医理，重医德。"他数十年如一日全心全意为病人服务，勤勤恳恳，忘我工作，活人无数，至花甲之年，仍老当益壮，精力充沛，坚持全日门诊，日诊病人百余人次，为满足远道和农村慕名求医者的愿望，经常推迟下班，甚至中午不休息，在诊室用餐。直至九十高龄卧病在床时还经常为疑难病人会诊和处方。他对待病人从不分贫富和地位高低而一视同仁，认真负责。处方用药以切合病机为原则，能用廉价的决不用贵重药，以既提高疗效又减轻病家负担为目的。对经济特别困难的病人常常慷慨解囊相助，深受抚州人民的尊敬和爱戴，是"医者仁心"的光辉典范。

医者作为仁人，医技作为仁术，中国传统以"仁"为核心的伦理道德观念，被后世的医家奉为圭臬。为此，强烈的社会责任感和自觉的敬业精神促使大批优秀的知识分子弃儒习医、弃官从医，全身心投身医学事业，创造了千年不衰、光辉灿烂的中医药学。这种医学伦理道德和人文精神也极大地影响着旴江流域的医学人物，许多医家均是先儒后医，如陈自明、龚信、龚廷贤、李梴、万全、张三锡、黎民寿、王宣、喻嘉言、黄宫绣、谢星焕、舒诏、祝星霞、孔毓礼、傅再希等均是先习举子业，他们饱读诗书，后抛却功名利禄，献身医学，终生悬壶济世。因为人文素养深厚，通晓诸子百家，又能博采众长，推陈出新，创新发明，著书立说，从而学术流传后世。

（二）以人为本　生命至上

以人为本、尊重生命是中医医德最重要的思想基础和最突出的人文学特征。《黄帝内经》指出："天复地载，万物备悉，莫贵于人。"《千金要方》强调："人命至重，有贵千金。"这充分表达出古代医生对人的生命、价值、权利的尊重和肯定。旴江医家们同样认识到生命的可贵和医生的责任。陈自明在《妇人大全良方·卷之十六》说："至灵者人，最重者命。"所以在处理妇人生产时的难题时强调"生产之间，性命最重"，"医之中惟产难为急，子母性命悬在片刻"，强调要把母子生命安全放在第一位。人的生命最为宝贵，医学是性命所托，所以责任重于泰山，喻嘉言在《医门法律》说"医之为道大矣，医之为任重矣"，"医为人之司命，不精则杀人"，正是这种强烈责任感的心声。由于医生责任重大，所以要想做一名医生，首先必须具备诚实、宁静、坚韧、聪慧的品质，如李梴《医学入门·习医规格》所要求："医司人命，非质实而无伪，性静而有恒，真知阴功之趣者，未可轻易以习医。"喻嘉言在《医门法律》中怒斥庸医"心粗识劣""临证模糊""不学无术，急于求售""以人之身命为尝试""不问病人所便，不得其情，草草诊过，用药无据，多所伤残"的恶劣作风，而特设医律，告诫后人，应明律行医，免为医之过失。危亦林怀"活人济世之心"，对生命高度尊重和珍惜，遣方用药细致谨慎，反对辨证不明，草率从事，以贻误病情，如《医世得效方》所说："夫病者悬命医师，方必对脉，药必疗病，譬之抽关启钥，应手而决，斯善之有善矣。若中无定见，姑徐徐焉取古方历试之，以庶几一遇焉。虽非有心杀人，而人之死于其手者多矣。"由于他们对生命的极其尊重和高度负责，故能终生不懈奋斗，钻研医理，提升医术，精益求精，而成为一代名医。

（三）医技高超　精术立德

医学的根本任务在于以术济人，良好的医德必须以精湛的医术为载体。因此，中医历代医家都十分重视把"精术"作为"立德"的根本和基础。张仲景"勤求古训、博采众方"，在医疗临床中反复实践与提炼，创立了六经辨证和辨证论治诊疗体系，成为一代医圣；孙思邈"博极医源，精勤不倦"，刻苦钻研，医术精湛，成为苍生大医。

同样盱江名医们也是博览群书，勤于临证，精益求精，故能医术超群。危亦林是我国古代著名的中医学家，为中医骨伤学发展做出了不可磨灭的贡献。他在《世医得效方》"自序"中，开篇第一句话即引用《论语·卫灵公》中的名句"工欲善其事，必先利其器"，认为医学乃至精至微之事，从事医学者如果没有高超的技术，很难救治百姓之疾。危氏"幼而好学，弱冠而业医"，"儒学渊源，医书博览"，一生学而不倦，自十一二岁起随父学医，日间随父侍诊，早晚攻读医书。"凡《素问》诸书，靡不穷究"，不仅遍读家中世代珍藏之医书，还向周围藏书人家借阅各种书籍研读。他不满足于世代祖先的医学诊疗经验，仍孜孜不倦地虚心向他人学习，在系统总结前人的医疗经验基础上，结合自身长期医疗实践，形成具有特色的临床辨证论治体系，创造了许多领先世界的骨科、喉科和麻醉新技术，写成千古医学名著《世医得效方》。陈自明是我国古代妇产科学奠基者，他曾在其代表作《妇人大全良方》中说："颐勤志方书，常思救疗，每览名医著述，皆志于心。"他家三代业医，自幼就熟读家藏医籍，又潜心临床实践，十四岁即能断病，成年后又遍游东南各地，博采众长，精益求精。他在《妇人大全良方·序》中说："世无难治之病，有不善治之医；药无难代之品，有不善代之人。"足以可见其医术之高超。清代临床大家谢星焕在《得心集》序中称其"俎豆《内经》，鼓吹仲景，襟带李刘，炉冶喻薛，几于有书皆我"。谢氏熟读经典，法效百家，临床经验丰富，活人无数。他的医案集中不仅有大量应用经方验案，也有许多巧用时方案例，并创制新方治疑难杂症，从而成为一代临床高手。

明代金溪龚信、龚廷贤父子在《名医箴》《庸医箴》《医者十要》等医文中不仅提出医者的道德规范，而且系统全面地提出了医生的专业要求。如《古今医鉴·名医箴》要求医生"博览群书，精通道艺"，而对不学无术的庸医则做了严厉的批评："今之庸医，炫奇立异。不学经书，不通字义。妄自矜夸，以欺当世。争趋人门，不速自至。时献苞苴，问病为意。自逞明能，百般贡谀。病家不审，模糊处治。不察病原，不分虚实。不畏生死，孟浪一试。忽然病变，急自散去。误人性命，希图微利。如此庸医，可耻可恶。"《万病回春·医家十要》对医生的十条要求，其中就有七条是对医生提出的专业知识和技能的要求："二通儒道，儒医世宝，道理贵明，群书当考。三通脉理，宜分表里，指下既明，沉疴可取。四识病原，生死敢言，医家至此，始称专门。五知运气，以明岁序，补泻温凉，按时处治。六明经络，认病不错，脏腑洞然，今之扁鹊。七识药性，立方应病，不辨温凉，恐伤性命。八会炮制，火候详细，太过不及，安危所系。"龚氏父子的这些医学思想对于今天的中医学教育和人才培养仍有借鉴意义。

（四）谦和辞让　博采众长

大医精诚，谦谦君子。《寿世保元》认为"谦和辞让"是一个医生的精神风范。孙思邈在《大医精诚》一文中指责骄傲自满之医者："世有愚者，读方三年，便谓天下无病可治；及治病三年，乃知天下无方可用。""偶然治差一病，则昂头戴面，而有自许之貌，谓天下无双，此医人之膏肓也。"龚信《古今医鉴》也批评庸医"不学经书，不通字义。妄自矜夸，以欺当世"。喻嘉言在《医门法律》中痛斥骄傲自大、不学无术之徒："恃聪明者，师心傲物，择焉不精，虽曰屡中，其失亦多。""凡治病不明脏腑经络，开口动手便错，不学无术，急于求售，医之过也。甚有文过饰非，欺人欺天，甘与下鬼同趣者，此宵人之尤，不足罪也。"

谦虚才能博学，博采才有专长。盱江医家多出身于世医之家，家学渊源，但他们不仅传承一家之技，多能拜能者为师，从师多元，博采众长。陈自明遍游东南各地，寻师访友，集各家之长，成为一代妇科和外科名家。危亦林全面学习传承高祖云仙的大方脉、伯祖子美的妇人科和正骨科、祖父碧崖的小方脉科、伯父熙载的疬瘵和眼科，发现自己在疮肿科、咽喉口齿科方面有所欠缺，又从本州斤竹江东山学习疮肿科及临川范叔清学习咽喉口齿科，且常深入民间，恭恭敬敬向有一技之长的土郎中学习，搜集验方秘方，由于兼蓄百家，终于成为一位学识渊博、建树卓著的医学名家。清南城曾鼎仰慕名医喻嘉言，而寄居喻氏禅息之所豫章白马庙，苦读喻氏之书，临证勤学苦练，后成京城名医。谢星焕出身医学世家，他继承家学，临证经验丰富，但仍师各家之长为我所用，如私淑乡贤喻嘉言之学，深受其学术影响。清黎川余绍宁，自小读儒书，兼习医术，"年二十遍访名师，得异传"，决人生死多奇中。

（五）注重实践　求真求实

医学来源于临床实践，只有实践才能出真知。纵观盱江医家成才道路，均是在长期的医学实践中不断探索，不断总结，在临证中获得真知灼见，以致学有建树，术有所长。如黄宫绣一生致力于"求真"，他治学严谨，注重实践，务求实际，探求真理，著书立论讲究实效，所撰医著《医学求真录》《脉学求真》《本草求真》皆以"求真"命名。在著书中既引经据典，博采众长，又严格考究，去伪存真，凡有"一义未明确，一意未达，无不搜剔靡尽，牵引混杂，概为删除……断不随声附和""每从实处追求，既不泥古薄今，复不厚今而废古，惟求理与病符，药与病对"，其求实求真的治学态度由此可见一斑。《本草求真》从临床实际出发，对以往本草著作细加考证，去粗求精，精减提炼，条理明晰，既不泥古薄今，也不厚今废古，惟求理与病符，药与病对，是一部医药结合紧密、内容简明扼要、临床实用性强的本草专著，正如王光燮在《本草求真》序中所言："故能阐真摘要，订伪辨讹，发前人所未发，俾习为儒而未学夫医者，固一览而知其道，即素未为儒而始学夫医，亦甫读而得其要，斯岂庸医浅儒所能道其万一者乎。"黄氏通过临床实际观察和验证，认为古人记述有误则直抒己见，决不盲从。他在充分肯定《本草纲目》的同时，对书中错误和不实之词大胆怀疑和据理批驳，如在苍术项下曰："至云服能轻身长生，不过因湿去之谓，岂真能入仙境之地哉。本草多有长生不老之说，欺世惑民，以致药品真义不出耳。"这种不迷信，不唯书，重事实，坚持真理的勇气和胆识令人敬佩。

神化脉学，故弄玄虚，是中医界自古以来就有的一种陋习。《素问·征四失论》对此作出了批判："诊病不问其始，忧患饮食之失节，起居之过度，或伤于毒，不先言此，卒持寸口，何病能中，妄言作名，为粗所穷，此治之四失也。"龚廷贤行医六十余载，医术精湛，但临证仍细致谨慎，诊病强调四诊合参，反对单纯以脉测病之陋习，他在《万病回春》中告诫病家："殊不知古之神医，尚且以望、闻、问、切四者，缺一不可识病。况今之医未必如古之神，安得以一切脉而洞知脏腑也耶？余书此奉告世之患病者，延医至家，罄告其所患，令医者对症切脉，了然无疑，则用药无不效矣。"喻嘉言在《医门法律》中也批评说："凡治病不合色脉，参互考绝验，得此失彼，得偏遗全，只名粗工。"黄宫绣的另一部著作《脉理求真》，同样是以求真求实的精神研究脉学，在强调"识病必先明脉理"的同时，仍主张四诊合参，反对单凭脉断病。民国名医姚国美精通脉学，但他更重视四诊合参，曾说："望、闻、问、切，名曰四诊。四诊并行，乃医家之要道，医家不能舍四诊以疗疾，犹工匠之不能舍规矩而成方圆。"要注意"四诊兼施，不可偏废"，并严厉批评"不事望闻问切辨证，而徒以切脉自炫"之辈的自欺欺人的行为。

当今不少医生唯利是图，以贵为尊，开大处方、贵处方来追求疗效，谋求利益。陈自明《妇人大全良方》说："药不惟其贱，惟其效。"处方用药，应讲求实效，如当代名医李元馨对病人无论地位高低都是一视同仁，治病用药讲究实效，1972 年曾为前国家副主席王震治病，开出的药方仅一角三分钱一帖，药后效果显著，至今仍传为抚州杏林佳话。

单方验方具有简、廉、验、便等特点，在盱江医籍如《瑞竹堂经验方》《寿世保元》《医学六要》《世医得效方》《妇人大全良方》《寿域神方》《济世碎金方》中记载了大量的单验方，至今仍具有发掘和利用的价值。

（六）贫富同视　医患相敬

良相医国，良医医民，治病救人是医生的天职。龚廷贤《万病回春》指出："凡病家延医，乃寄之以生死，礼当敬重，慎勿轻藐。"要求医生要对所有的病人予以关爱和尊重。龚氏认为医家不应当嫌贫爱富，用心不一，而该"不论贫富，药施一例""博施济众，惠泽斯深"。他说："医道，古称仙道也，原为活人。今世之医，多不知此义，每于富者用心，贫者忽略，此非医之恒情，殆非仁术也。以余论之，医乃生死所寄，责任匪轻，岂可因其贫富而我之厚薄哉？告我同志者，当以太上好生之德为心，慎勿论贫富。均是活人，是亦阴功也"。这种"仁爱"医德观，是孙思邈《大医精诚》"若有疾厄来求者，不得问其贵贱贫富、老幼妍蚩、怨亲善友、华夷愚智，普同一等，皆如至亲之想"人道主义思想的继承，值得当今广大医务工作者学习与弘扬。

李梴在《医学入门》书成之时，为了继承发扬优秀医德传统，特撰《习医规格》一文附于卷末，对习医者提出素质、品德、知识、技能等方面要求，如对待病人应敬重谨慎，诊病用药要潜心仔细，取索报酬应轻利仁廉，最后列举了七种对患者"欺"的不道德行为，提出"不欺而已矣"的行业道德要求，认为"欺则良知日以蔽塞，而医道终失；不欺则良知日益发扬，而医道愈昌"，把医德和医术的兴衰紧密联系在一起。

危亦林《世医得效方·集治说》也说："况医者人之司命，有病急召，慎勿远近暑寒而拒之，若至病家，尤须敬谨，勿为他务，以败正事。"喻嘉言把病人视为亲人，爱病人胜爱自己，"化我身为病身""化我心为病心""尚见其生，实欲其可，而头骨脑髓，捐之不惜"，《寓意草》中记述了多例喻昌为病人"全神照应，药必亲调"的案例，其全心全意服务病人的精神值得永远弘扬。同时喻氏也要求病人能积极配合医生诊治，他在《医门法律》中说："今之患者不达此理，委命于时医，与自暴自弃，甘于沟渎何异？故病有六失：失于不审，失于不信，失于过时，失于不择医，失于不知病，失于不知药。"龚廷贤在强调加强医生医德修养的同时，又特别重视对患者的教育，他在《万病回春》中特撰《病家十要》一文，从十个方面较系统全面地宣传患者就医守则和疾病调护知识。医生热爱病人，病人尊重医生，良好医患关系的建立，可以提高临床治疗效果。

（七）贵义贱利　博施济众

"贵义贱利"是儒家的经典思想之一，对中医医德的形成与完善具有深刻的影响。中医先贤们为此做出了光辉的榜样，如扁鹊活虢国太子而不受金帛绘彩之赠，华佗辞高官厚禄治病救人于民间而遭曹操杀害。孙思邈在《大医精诚》中说："医人不得恃己所长，专心经略财物"，都表现了重义贱利、一心救民病苦的高尚品德。旴江医学大家们亦是继承弘扬这种传统美德，贵义贱利，博施济众，普救含灵之苦。龚信《古今医鉴·明医鉴》要求医生要"不计其功，不谋其利。不论贫富，药施一例"，批评庸医"误人性命，希图微利"。龚廷贤《万病回春·医家十要》也要求医生"十勿重利，当存仁义，贫富虽殊，施药无二"。他们反复告诫医生要做到重义轻利，救困扶危。李梴十分重视习医者的道德修养，其《习医规格》对习医者提出了全方位的要求，其中在利益方面做了详细的论述："治病既愈，亦医家分内事也，纵守清素，藉此治生，亦不可过取重索，但当听其所酬。如病家赤贫，一毫不取，尤见其仁廉也。"陈自明在《妇人大全良方》中对重利忘义的医生给予强烈的批判："人之生产非小事也，而医者图财，侮而致死，此医杀之直又明矣。用之失理，不如不医。"旴江流域的16部县志中记载了许多地方名医的事迹，常有"不计酬报""施药济人""不以贵贱详略，不计利之有无""不索其值，人皆德之""以药施济贫病""素重医德，遇贫寒之家，辄施诊医药，义不苟取"等赞誉之词。民国南昌名医姚国美，不仅医术高超，且医德高尚，长期行医民间而深知民间疾苦，曾在南昌佑民寺设医所救治平民，贫苦病人不收诊费，且常常赠送药费，南昌民间流传着许多姚氏救死扶弱的动人故事。21世纪的今天，却有不少医生丧失天良，唯利是图，不择手段，甚至谋财害命，在前贤面前，显得是何等的渺小与卑贱。

（八）不炫虚名　不行嫉妒

医乃仁道，源于岐黄，授受相传，本当同行相亲，互敬包容。然自古至今，却有不少医者是心胸狭窄，自我炫耀，嫉妒同行，孙思邈在《大医精诚》批评他们"道说是非，议论人物，炫耀声名，訾毁诸医，自矜己德"。同样，龚信在《明医箴》中指出医生"不炫虚名，惟期博济"，龚廷贤《医家十要》也认为医生"九莫嫉妒，因人好恶，天理昭然，速当悔悟"，把不炫耀、莫嫉妒作为医生修德的重要内容。《妇人大全良方》说："愚者千虑，必有一得，君子毋以人废言。"人各有所长，医生也各有所长，不能同行相轻，相互诋毁，而应尊重同行，取长补短，以治病救人为至高无上，正如万全《幼幼发挥》所说"以活人为心，不记宿怨"。

龚廷贤极力反对医生之间相互訾毁的现象，如在《万病回春》中把那些"专一夸己之长，形人之短，每至病家，不问疾疴，惟毁前医之过以骇患者"之人，贬斥为医道中的"无行之徒"，认为医者不应该通过非议他医来抬高自己，谋取好处，应该去想想"设使前医尽是，复何他求？盖为一时或有所偏，未能奏效，岂可概将前药为庸耶喔"。他说："夫医乃仁道，况授受相传，原系一体，同道虽有毫末之差，彼此应当护庇，慎勿訾毁，斯不失忠厚之心也，戒之戒之。"当代抚州名医李元馨常常教诲学生："医为仁术，为医必须明医理，重医德。切忌沽名钓誉，争名夺利和同行相轻，要以治病救人为务。"

《历代名医蒙求》记载了一例盱江医家贵义贱利、同行相亲的动人故事：宋代有临川名医李氏（佚其名），"医道大行。崇仁县有富民病，诣郡邀李治之，约病愈以五百缗为谢。李疗治旬日不少差，乃求去，临行以临川王医荐之。李归未半途，适逢王医，遂以曲折告。王曰：'兄犹不能治，今往无益，不如归。'李曰：'不然，吾得其脉甚清，病不愈者，乃自度运穷，不当得谢钱尔，故告辞。公但一往，吾所用药尚有之，公即以此治之，必愈。'王素敬重李，乃携其药往治之，微易汤使，三日而瘳。富家以五百缗谢之。王以一半遗李医，李曰：'公治疾而吾受谢，必不可！'不受而去。"李王二医以治病救人为重，相互尊重，贵义贱利，又是一则盱江杏林佳话。当今社会同行相轻和同行诋毁的现象仍然存在，盱江医家高尚的医德医风仍值得今天医生们学习。

（九）奉方献术　造福后世

《史记·扁鹊仓公列传》记载，扁鹊的老师长桑君向扁鹊传授秘方时说："我有禁方，年老，欲传于公，公勿泄。"传统中医学有秘方之说，由于封建社会私有制观念的影响，许多持有秘验方者抱有"宁可失传，不能泄密"的习俗，致使大量具有特殊疗效的方药不传于世，从而在某些方面制约了中医学的发展。然而大多盱江医家却能高风亮节，打破传统，奉献秘方，造福千世万代。盱江医家的著述以方书最为著名，如危亦林的《世医得效方》、陈自明《妇人大全良方》《新编备急管见大全良方》、龚廷贤的《种杏仙方》《鲁府禁方》、沙图穆苏的《瑞竹堂经验方》、王文谟的《济世碎金方》等均以方书命名，《万病回春》《寿世保元》《医学入门》《医门法律》《医学六书》等著作中也记载了大量的验方秘方。

危亦林大胆冲破传统保守思想的束缚，毫无保留地公开危氏家传的秘方，《世医得效方》载方3 300余首，不仅保存了许多濒于失传的古代验方，又收载了危氏自高祖以下五世所积累的名医验方，也毫无保留地公布了自己制订的有效方剂，如治疗五色痢的秘方，治疗臁疮的秘方，治疗水肿的秘传八方，治疗痈疽的秘传十方。他以一个医学家的宽广胸怀，无私将秘方奉献给民众，实在令人钦佩。王充林在《危氏世医得效方序》中给予了高度的评价："南丰危亦林，先世遇古名医董奉远孙京，受医术，其后世业之。且遍参诸科，至亦林五代叶，而学益备，技益工，所全活者益众。乃取平昔所用古方验而无失者，并与其祖、父以来得之师授者，类萃成书，仿《圣济总录》以十三科编次，名曰《世医得效方》，将锓梓以广其传。余观世之人，得一方辄靳靳焉莫肯示人，往往以《肘后》《千金》为解。今危氏以五代所得之秘，一旦尽以公诸人，其过人远矣"。

龚廷贤寿逾九十，行医六十余载，不断积累了丰富的治疗经验和验方，先后著书二十余部。他1577年与父亲龚信合著的《古今医鉴》刊行，1581著《种杏仙方》刊行，1587年所著的《万病回春》刊行，1594年所著的《鲁府禁方》刊行，1615年所著的《寿世保元》刊行，1616年所著的《济世全书》刊行，不断将自己临床积蓄的新鲜经验和方剂公开于世，对后世医学发展发挥了重要的推动作用。他的著作先后传入日本和朝鲜，经多次刊行，影响颇大，所记述的方剂成为汉方成药制剂的主要处方来源，对日本和朝鲜的医学发展产生过重大影响。

盱江历代医家重视医疗技术的创新和发明，探索出许多世界首创的医疗新方法、新技术，如危亦林的悬吊复位法、架梯复位法，陈自明的臀位助产法，李梴的炼脐法和南丰针法、龚廷贤的蒸脐温脐法等等，他们在著作中公布了这些新技术，让其为更多的病人解除痛苦。席弘家传针灸十二代，第十代席信卿把针灸术传给了外姓陈宏刚，陈氏又授徒24人，席氏针灸由家传变为师传，其门徒众多，遍布江西、广东、四川、安徽、江苏等多地，形成了我国历史上颇具影响的地方针灸流派，对于中国整个针灸学的发展起到了重要的推动作用。奉方献术，造福大众，正是中国医学"仁心""仁术"的体现。

盱江医学是中国医药学宝库中的灿烂瑰宝，盱江医家所积累的宝贵学术经验薪火相传，造福于千秋万代，他们树立的高尚医德风范更是千古传颂，永远激励和鼓舞着杏林后来之人。

（何晓晖　撰稿）

六、旴江医家养生思想

据现有资料，旴江历代医家中有生卒可考者 182 人，其中 70～79 岁者 64 人，
80～89 岁者 37 人，90 岁以上者 8 人，其中致力于养生研究学术成绩斐然者众多，
如龚廷贤、龚居中、朱权、万全、李梴等，尤其是龚廷贤知行合一，享寿 97 岁，为
践行中医养生之典范。旴江医籍中不仅有朱权《活人心法》、龚廷贤《寿世保元》、万
权《养生四要》、龚居中《福寿丹书》、徐荗山《寿世传真》等养生专著，而且在综合
性医籍中也载有大量关于养生保健的内容，这些历久弥新的养生理论、方法和经验，
仍值得当今学习和借鉴。

（一）养心为先

心为君主之官，在人体生命活动中起着主宰作用。"主明则下安""主不明则十二
官危"，所以养生要以养心为先。

1. 治心当先　和气忍让

明代朱权倡导养生首当从心，并开设养心方。他认为："今之医者惟知疗人之疾，
而不知疗人之心，是由舍本逐末，不穷根源而攻其流。"病虽外有寒暑，内也有七情
六欲，如"悚则发竖，惊则汗沥，惧则肉战，愧则赤悲而泪出，慌则心跳，气则麻
瘴；言酸则垂涎，言臭则吐唾，言喜则咲，言哀则哭；咲则貌妍，哭则貌媸"，这已
经认识到心理活动可以影响人体组织、器官的生理活动，可以影响人体气机的升降出
入。如果心中妄念不除，则心中不宁，气血不和，百病由生。所以朱氏强调要"去心
中疑虑思想、一切妄念、一切不平、一切人我"，并示以"保和汤"："思无邪，行好
事，莫欺心，行方便，守本分，莫嫉妒，除狡诈，务诚实，顺天道，知命限，清心，
寡欲，忍耐，柔顺，谦和，知足，廉谨，存仁，节俭，处中，戒杀，戒怒，戒暴，戒
贪，慎笃，知机，保爱，恬退，守静，阴陟。"以上调心法共 30 个方面，使用方法为
"㕮咀为末，用心火一斤，肾水二碗，慢火煎至五分，连渣不拘时候温服"，说明调心
须以心之君火时时调摄，以肾志持久行之，反复思量，以化字入骨，成为行动的指

南，而不致守而复失，长生无期。在前治心复方基础上，其又制"和气丸"，专在一个"忍"字，此字意在"心上有刃，君子以含容成德；川下有火，小人以忿怒殒身"，可见此字重在制怒，用法是"不语，唾咽下"。又制"六字法"："忍""方便""依本分"，时时践行。其"治心"当"心如水之不扰，久而澄清"，若"一念既萌，神驰于外，外散于内，血随气行，荣卫昏乱，百病相攻"，故"灵明宜乎静可以固元气，则万病不生，故能长久"。

2. 情欲无涯 守常勿妄

明代李梴《医学入门》中设"保养"篇，认为为医者不光要会给人看病，还"当爱惜自己精神"，提倡自养，如果医生自己身体不佳，临证思虑不清，虽然有"济人之心"，也是枉然；他认为诸多养生法都可归于养心，养心之要"莫善于寡欲"。持相类观点的还有明代龚廷贤，他在《鲁府禁方》专辟"人有百病"歌括篇章，从人之情欲出发，对情欲所引发的各种情况作了丰富的例举。如七情方面"喜怒偏执是一病""喜怒自伐是一病"；物欲方面"忘义取利是一病""纵贪蔽过是一病"；名声方面"毁人自誉是一病""曲人自直是一病"，"语欲胜人是一病"；色欲方面"好色坏德是一病"；爱憎之情"专心系爱是一病，憎欲无理是一病"。在"医有百药"篇中针对情欲致病，提出应对之药，有"思无邪僻是一药""行宽心和是一药""支静有礼是一药""近德远色是一药""清心寡欲是一药""虽憎犹受是一药""扶接老幼是一药""心无狡诈是一药""矜贫救厄是一药"。龚氏认为，心要平静，"人当能一念除此百病，日逐点检，一病不作，决无灾害、痛苦、烦恼、凶危。不惟自己得命延年，子孙百世永受其福矣！"基于情欲的危害，而这种情欲在人世间又不可避免，因此其在"延年廿箴"提出延年的核心主要在于安身处世，思想和行为"勿妄""勿过"，如"口勿妄言""意勿妄想""勿令过情"。故动止有常、言谈有节，可以延年。同时龚廷贤重视德教对人寿命的影响，忠、孝、仁、义、礼、信，强调人处于社会上尊卑有序，互尊互重，在心理上获得满足感，而能寿命延长。其言如："敬礼孔训，可以延年。""儿孙孝养，僮仆顺承，可以延年。""积有善功，常存阴德，可以延年。"

3. 慎动保气 慎独中和

万全《养生四要》言："慎动，谓保定其气。""保定其气，则不疲其枝也。"万氏认为慎动在儒家为主敬，在老子为抱一，佛家为观自在，都在"慎独"上下功夫。"方其静也，喜怒哀乐之未发，所谓中也。""喜怒哀乐，发开中节，这便是和。和者，与中无所乖戾之谓也。"人之性常静，动处即是情。万氏认为儒家存心养性，老氏修心炼性，佛家明心见性，正是常清常静以养本心，莫为情所累、所困。如："五色令人目盲者，目淫于色则散于色也。五声令人耳聋者，耳淫于声则散于声也。五味令人口爽者，口淫于味则散于味也。五臭令人鼻塞者，鼻淫于臭则散于臭。""暴喜伤心，暴怒伤肝，暴恐伤肾，过哀伤肺，过思伤脾，谓之五伤。""视过损明，语过损气，思过损神，欲过损精，谓之四损。"所以动静勿失其常，专心以一。万氏认为可以通过打坐功法养心，来达到敛心、主静、勿妄动的目的。如其言打坐"做得熟时，虽不打坐，此目常不妄视，此口常不妄语，自然习与性成，此心自不妄动也"。

徐荛山《寿世传真》提出"心动神疲"之说，认为人平时遇事应知谨节，不可久劳于心，慎动而能老而不衰。他认为人之一生，如意事少，不如意事多，事皆有二面，有乐必有苦，有得意便有失意，宜将二者等同看；富贵与贫贱无异，皆有事而动心发情，恨欲常存。总体宜去苦乐，离恨欲，慎动养心，"四体康强，真仙境矣"。李梴《医学入门》提出养生贵在"精神内守，则身心凝定，而无俟于制伏之强，如今之静工也"，今古寿长的差别"非气禀之异也，实今人之不如古人重其身耳""死生念重，而昏昧错杂，愈求静而不静；主于理，则人欲消亡。而心清神悦，不求静而自静"。

4. 怡情养心　自然和谐

人生于自然，浮沉于社会，为名利奔波而有身心劳累之苦。盱江医家于此自有陶冶情怀、怡情养性之方。如朱权人生跌宕起伏，脱离政治斗争后，移情"黄老，慕仙学道，嘱意于医药农圃，纵情于音乐杂剧"。于怡情方式上，他兴趣广泛，如归属自然的"坐石观云""松风萝月""茅亭酌月""临流赋诗""一襟江表""扁舟五湖"，怡情才艺的"读书""观画""鼓琴吹箫（笛）"，植养方面的"梅兰竹菊""养鹤饲龟"等。

5. 女子情绵　修心养身

明代陈自明《妇人大全良方》注重妇人情志养生。陈氏认为情志病的发生，女子较男子发病为甚，始发病于 14 岁。陈氏引《千金》："十四岁以上，阴气浮溢，百想经心，内伤五脏，外损姿颜。"陈氏认为："其杂病与丈夫同，则散在诸卷中，可得而知也。然而女子嗜欲多于丈夫，感病倍于男子，加以慈恋、爱憎、嫉妒忧恚，染着坚牢，情不自抑，所以为病根深，疗之难差。"女子由于情志方面缠绵纠结，所致疾病多难治疗。他进一步认为："养生之家，特须教子女学此三卷妇人方，令其精晓，即于仓卒之秋，何忧畏也。夫四德者，女子立身之枢机。"提出女性应从自身品行多方面调摄自身情绪，可免受情志不和致疾。

（二）惜精保元

精、气、神乃人身之三宝，精化气，气生神，神御形，精是气、形、神的基础，为健康长寿的根本，也是养生保健的关键。先天之精与后天之精贮藏于肾，故保精重在保养肾精。

1. 保元养生

龚廷贤精于养生之道，在《寿世保元》中，继承《内经》肾精和脾土理论，以先后天立论衰老机制和保元养生思想。如："元气者，肾间动气也。右肾为命门，精神之所合，爱惜保重，则荣卫周流，神气充足。""两肾之间，白膜之内，一点动气，大如筋头，鼓舞变化，开阖遍身，熏蒸三焦，腐化水谷，外御六淫，内当万应。""至哉坤元，万物资生，人之一元，三焦之气，五脏六腑之脉，统宗于胃，故人以胃气为本。"认为人体衰老的机理是元阳亏损，阳损及阴，因此提倡节育保精、养护脾胃、怡情养性的养生之道。治疗老年病多从脾肾入手，创立多种针对老年病的治法及方药，至今仍具实用价值。

徐莐山认为元精是先天之精，"非交媾之精""后天之精，以至阴之液，本于各脏之化，不过藏于肾，原非独出于肾也"。精气内守，才可以长生，宜守固勿泄。反则"肝精不固，目眩无光；肺精不固，皮肉消瘦；肾精不固，神气消散；脾精不固，齿发衰白"。精之易失，他认为主要有两个方面，一是"心牵于事，火动于中"，二是"房室之事，火随欲起"。

2. 七损八益

男子以气为用，女子以血为用，对于男女身体的养护，明万全于《养生四要》提出："人能知七损八益，则形与神俱，而尽终其天年，不知此者，早衰之道也。"对于七损八益，万氏认为："盖七者，女子之数也，其血宜泻而不宜满；八者，男子之数也，其精宜满而不宜泻。故治女子者，当耗其气以调其血，不损之则经闭而成病矣；男子者，当补其气以固其精，不益之则精涸而成疾矣。古人立法，一损之，一益之，制之于中，使气血和平也。"创制"八益丸"以使男子补气固精，"七损丸"以使女子抑气调血。

（三）脾胃为本

旴江各家医籍中均有大量关于养生保健的理论和方法，其有一个共同特点就是强调脾胃为本，正如《医学入门》所说："保全脾胃可长生。"

1. 实元气当调脾胃

元气是人体脏腑活动的原动力，《脾胃论》曾指出："养生当实元气。""欲实元气，当调脾胃。"旴江养生家十分推崇李杲的脾胃养生理论，万全《养生四要》说："人以谷气为主者，脾胃是也。脾胃强则谷气全，脾胃弱则谷气绝。"《寿世保元》效法东垣之论，提出老年养生秘诀："凡年老之人当以养元气健脾胃为主。"龚廷贤认为衰老与脾肾两脏关系密切，而脾为后天之本，气血生化之源，脾胃强健则生化有源，所以将养护脾胃和饮食调养作为预防衰老的重要措施。他总结出一套调理脾胃及饮食调养的方法，创制了多种健脾益胃、益寿延年的保健处方，如太和丸、参术调元膏、香砂平胃散、香砂养胃汤、阳春白雪糕、八仙长寿丸、云林润身丸、九仙玉道糕、延寿丹、琼玉膏、白玉糕、神仙粥等等。

2. 养脾胃当节其饮食

《医学入门》说："保全脾胃可长生。"如何才能保全脾胃呢？《养生四要》说："养脾胃之法，节其饮食而已。"这是在《难经·十四难》"损其脾者，调其饮食，适其寒热"基础上的进一步概括。《素问·痹论》曰："饮食自倍，胃肠乃伤。"《灵枢·小针解》曰："寒热不适，饮食不节，而病生于胃肠。"可见饮食不节是导致脾胃损伤最为直接的原因。张三锡《医学六要》说："人之所赖以生者，曰饮，曰食。惟用必以充虚接气，适可而止，过则为害，而况炙煿、油腻、五味过偏，鲜由不至于病者？""饮食以适中而无过伤。"《福寿丹书》说："太饿伤脾，太饱伤气。""热食伤骨，冷食伤肺，热无灼唇，冷无冰齿。"《万病回春》说："譬诸饮食，烹调失度，尚不益人，反能增害。"《世医得效方》云："夜勿过醉饱，食勿精。""每食不用重肉，喜生百病，常须少食肉，多食饭。"他们都告诫饮食应不饥不饱，寒热适宜，定时有节，清淡平和，烹饪有度。

（四）食而有节

《素问·六节藏象论》说："天食人以五气，地食人以味。"食物是人类生存不可缺少的物质基础，是机体化生水谷精微及气血精津、维持生命活动的最基本条件。如水可载舟也可覆舟一样，食可养人也可害人，盱江医家们对此有许多深刻的认识。龚信《古今医鉴》说："节戒饮食，乃却病之良方。"这是对饮食养生最为精辟的概括。龚廷贤在《万病回春》中说："人道至要，饮食以节为主，滋味以淡为主。""节饮食，调理有则，过之伤神，太饱难克。"在《寿世保元》中说："食物无务于多，贵在能节，所以保和而遂颐养也。"他精于饮食养生之道，告诫："食惟半饱无兼味，酒至三分莫过频。""不欲极饥而食，食不可过饱；不欲极渴而饮，饮不可过多。食过多则结积，饮过多则成痰癖。"明代另一个养生大家龚居中在其养生专著《福寿丹书》中说："太饿伤脾，太饱伤气，盖脾藉于谷，饥则水谷自运而脾虚，气转于脾，饱则脾以食充而塞气。""养生家，使常谷气少，则百病不生，而寿永矣。"陈自明《妇人大全良方》说："皆由饮食不节，寒热不调，致五脏之气积，六腑之气聚。"危亦林《世医得效方》说："饱食即卧，乃生百病。"他们都指出饮食失节是导致疾病发生的重要原因。

1. 节制饮食

《内经》曰："阴之所本，本在五味，阴之五宫，伤在五味。"食入五味，中和即可，薄则养人，不可厚味。若食而无节，则易伤五脏。万全《养生四要》认为，五味食多则伤脏，各随其本。"阴者，五脏也。酸生肝，苦生心，甘生脾，辛生肺，咸生肾，此五脏之生，本在五味也。多食酸则伤肝，多食苦则伤心，多食甘则伤脾，多食辛则伤肺，多食咸则伤肾，此阴之五宫伤在五味也。故五味虽所以养人，多食则反伤人也。"对于饱食引发的危害，万全宗李杲"饮食自倍，脾胃乃伤"，认为饱食则"筋脉横解，肠澼为痔。饱食者，太过也。食过常分则饱，饱则肠满，满则筋脉皆横，则解散不相连属矣。肠澼者，泄利也。痔者积也。肠澼为痔，即便血也，近则为痢，久则为脾泄，为肠风，为脏毒矣。"清·徐荭山认为："今也饮食不节，恣食浓味，惟恐不及，血沸气腾，济以燥毒，清化为浊，脉道阻涩，不能自行，疾已潜滋矣。"言味厚化热生燥成浊致病。食一次性过多会伤人，长期偏食某味也会对人体产生损害，如万全《养生四要》记载："观其多嗜鸸鸹、常食鸠者，发皆咽喉之病。"所以，食不可放纵，常念病从口入以自省。

2. 食有地宜

人禀气于天地，受之以五味，不同的地域，所食之物常有各自的特点。万全于《养生四要》中认为，因居食有常，若易之，则容易生疾病，若民间常言"水土不服"。"故东方海滨傍水，其民食鱼而嗜咸。西方金玉之域，其民食鲜美而脂肥。北方高陵之城，其民野处而食乳酪。南方卑湿之域，其民嗜酸而食鲋。中央之地，四方辐辏，其民食杂。故五域之民，喜食不同，若所迁其居，变其食，则生病矣。"

3. 食有时宜

唐王冰言："春食凉，夏食寒，以养于阳；秋食温，冬食热，以养于阴。"明万全认为春夏养阳，济之以阴，使阳气不致于偏胜；秋冬养阴，济之以阳，使阴气不至于偏胜。他例举四时所食之品如："月令，春食麦与羊，夏食菽与鸡，秋食麻与犬，冬食黍与彘者，以四时之食，各有所宜也。又春木旺，以膳膏香助胃；夏火旺，以膳膏腥助肺；秋金旺，以膳膏臊助肝；冬水旺，以膳膏膻助心。此所谓因其不胜而助之也。"同时，万氏也认为虽"夏月宜食寒，冬月宜食热"，但也须知"太热则伤胃，太寒则伤脾。夏月伏阴在内，如瓜、桃、冰之类，不可多食，恐秋生疟痢之疾。冬月伏阳在内，如辛燥炙煿之物，不可多食，恐春目痛，秋生热厥"。所以四时饮食应当适其寒温，热不可过热，寒不可过寒，以免病情此伏彼起，正反难安。

徐荭山认为，春季"勿多食酸味，减酸以养脾气"，恐酸助木克土，令脾受病。宜经常食用新发的韭菜（但过春以后不宜食）、饮屠苏酒助春阳升发之气，可使人减少疾病的发生。夏季"勿多食苦味，减苦以养肺气"，恐苦味助火克金。虽然天热，但"勿食冻水、冷粉，冷粥等物，虽取快一时，冷热相搏，多致腹疾""勿食煎炒炙煿等物，以助热毒，多发痈疽"。秋季"勿多食辛味，减辛以养肝气"，恐辛味助金克木，令肝受病。秋季饮食宜温，"勿食生冷，以防痢疾""勿食新姜，大热，损目""九月九，佩茱萸，饮菊花酒，却疾益人"。冬季"勿多食咸味，减咸以养心气"，恐咸味助水克火，令心受病。勿多食葱，葱易发散阳气。

4. 食有所宜

饮食宜清淡。食清淡，脾胃则安和；食之厚味，脾胃则燥扰。明李梴《医学入门》"茹淡论"，认为饮食宜味淡冲和。言味有出于天赋，有出于人为，"天之所赋者，若谷菽菜果，比冲和之味，有食人补阴之功，此《内经》所谓味也""人之所为也，皆烹饪调和偏厚之味，有致发疾之毒"。其以粳米之甘而淡，备土之德，为"物之属阴而最补者"。清徐莐山云："若人之所为者，皆烹饪偏浓之味，有致疾伤命之虞，安于冲和之味者，心之敛，火之降也；以偏浓之味为安者，欲之纵，火之胜也。且谷食与肥鲜同进，浓味得谷为助，其积之也久，宁不长阴火而致虐乎。"

疾有食养。万全认为，凡病疾，饮食应据病选择合适的食物："凡肝病者宜食酸，麻子、犬肉、韭，皆酸，所谓以酸泻之也。心病者宜食苦，小麦、羊肉、杏、薤皆苦，所谓以苦泻之也。脾病者宜食甘，粳米、牛肉、枣、葵皆甘，所谓以甘泻之也。肺病者，宜食辛，黄黍、鸡肉、桃、葱皆辛，所谓以辛泻之也。肾病者宜食咸，大豆、猪肉、粟、藿皆咸，所谓以咸泻之也。"

5. 饮酒有度

《灵枢·论勇》曰："酒者，水谷之精，熟谷之液也。"酒味甘辛苦，气大热，苦入心而补肾，辛入肺而补肝，甘入脾和气血而行荣卫。少量饮酒可养生，过量饮酒则伤身，如龚廷贤《寿世保元》说："夫酒者，祭天享地，顺世和人，行气和血，乃陶情性，世人能饮者固不可缺。凡遇天寒冒露，或入病家，则饮酒三五盏，壮精神，辟疫疠，饮者不过量力而已，过则耗伤气血。""伤脾胃，伤于形，乱于性，颠倒是非。""早酒伤胃，宿酒伤脾。"《养生四要》认为："酒虽可以陶情，通血脉，然耗气乱神、烂肠胃、腐胁，莫有甚于此者。"万全提倡饮酒要有节制，且因时因人制宜："酒者辛燥之物，助阳耗阴者也，加之辛燥之药，不已甚乎。辛则发散，燥则悍热，春夏饮之，则犯远温远热之禁；秋冬饮之，则失养收养藏之道。果有风湿之疾，饮之可也，无风无湿，饮此辛散燥热之剂，则腠理开，血气乱，阳不能固，阴不能密，风湿之气，因而乘之，所谓启关纳寇也。"若过度饮酒必导致疾病丛生，如《寿世保元》列举了许多病证："其始也病浅，或呕吐，或自汗，或疥疮，或鼻齄，或泄利，或心脾痛，尚可散而出也。其久也病深，或为消渴，为内疽，为肺痿，为痔漏，为鼓胀，为黄疸，为失明，为哮喘，为劳嗽，为血衄，为癫痫，为难状之病。"他们都认为过度饮酒有损健康，而主张饮酒应节制有度。

（五）起居有常

起居养生，合理的生活起居是健康的必要条件。对此，古代养生家颇为重视。《黄帝内经》的"起居有常，不妄作劳"，即肯定了起居有常和劳逸有度对养生防病的重要性。

1. 顺应四时

万全宗《内经》四季养生之道，春生、夏长、秋收、冬藏，顺天地之气和养之，逆之则病。阴阳调和则气平，失和则乖。所以春夏养阳，以阴济之，使阳不致过亢；秋冬养阴，以阳济之，使阴不致偏胜。他认为春天反复生疮疖是由于冬天不能固摄卫表，致汗出，寒邪侵入，营血凝滞，至春天升发而发。于衣着方面，他认为春虽温多风，衣不可单薄；秋天虽凉而寒将至，衣服应逐渐添加。如果出现剧烈的气候变化，如大寒、大热、大风、大雾，都应该避免恶劣天气的外出作业，不要仗着身体强健反要外出，免生疾患。对于气候反常，如春应温反寒，夏应热反凉，秋应凉反温，冬应寒反温，都应该特别注意身体对气候的调适。徐苓山认为："知摄生者，卧起有四时之早晚，兴居有至和之常制。"春季多风宜防犯，夏季暑热特忌贪欢泄精气，秋季多易发泄泻，所以"浣漱沐浴宜暖水，瓜茄生菜不宜餐，卧冷枕凉皆勿喜"，注意保暖御寒；冬季切忌汗多伤阳，勿在雾、霜中远行，宜早睡。

2. 休作有时

徐苓山于《寿世传真》中阐释人总应惜精、气、神三宝，每日起居应逐时谨戒，休作有时，则身无减损，如此则"气可日充，精可日蓄，神可日养，疾可自此却"。不可持年力强壮，任意而为，最终致机体衰惫，形槁体枯，最后求各种药物以延年。人亦不可贪睡，"人若贪睡，则神离于气，气无所主，奔溃四溢"。春夜临卧之时，用热盐水从膝下洗至足，可去风邪；睡时不宜开灯，会令人神不安。夏季"勿睡熟扇风，或露卧取凉，多成风痹瘫痪之病"。每日宜早起，"以受清明之气"。

3. 衣着得法

徐苓山认为，春乍暖还寒，衣不可顿减，宜渐渐减之；早起宜戴帽避寒，因为早起多风露，不戴帽容易感受寒邪入脑；忌汗湿衣，汗衣湿冷，不及时更换可侵背伤肺；忌热晒的衣服即刻上身，因为热晒之衣，热气犹盛，未经退热，即刻上身，必受热毒所伤。

4.居处宜人

徐芩山认为，居处忌窗漏风，此风伤人最甚。居处忌阴凉，"无阳照之室，阴气重，伤人""忌湿地久坐潮湿气主生疮毒"。

（六）术数益寿

《素问·上古天真论》曰："其知道者，法于阴阳，和于术数。"术数，修身养性之法。诸多旴江医家精通功法养生，且多有建树，如打坐、调息、导引、按摩等。

1.打坐调息

打坐，儒家为静坐定神，释家为坐禅修心养性，道家为坐忘，是一种端坐、身心轻安、浑然物我两忘、静心入定、与道合一的身心境界。明万全于《养生四要》认为此法就是要使心不妄动。他认为打坐时，"垂其帘"指教人勿视，"塞其兑"指教人勿语，从而做到目不妄视，口不妄语。但坐在那，心下却天马行空，名利之念、恩爱情仇纷扰不断，是无法取得长生的效果的。龚居中著有《红炉点雪》，对静坐有独到之见，认为静坐的时间"惟秋及冬至以后，行之尤妙"；就是在一天之中，不同功法亦有其所宜时间，如运睛除眼害法，"每夜行五七次，瘴翳自散，光明倍常"。近代名医万友生幼年体弱多病，早年即慕佛家坐禅，随意静坐调息，以入静即可，万老能享高寿，得益静坐之功不少。

调息，就是指练功时的呼吸，是气功练习的基本方法之一。调息有调和气血、按摩内脏的功效，也可使身体放松，思维入静，利于意与气的运行。调息要顺其自然，不可强求。万全认为调息是学长生、入道的门径。命门是呼吸的根，脉是呼吸的动力，口鼻是呼吸的进出的门户，心是呼吸的主宰。调息的高层境界是调"真息"，即"胎息""儿在胎中，无吸无呼，气自运转。养生者，呼吸绵绵，如儿在胎之时"。对于打坐时间，万全认为不必拘泥于前人"子前进阳火，午后退阴符，卯酉为沐浴，则不行"的说法，一日十二时辰皆可。万全认为古人此处"阴阳，善恶之谓也"，念善即为阳火，念恶即为阴符；进阳火即存善，退阴符即去恶。卯为阳之中，酉为阴之中，这是教人用功勿过，至中而止。更进一步他认为，调息不仅是调呼吸之气，更有"目之气泄于视，耳之气泄于听，前后二阴之气泄于便溺，玄府之气泄于肺空""俭其视听，节其饮食避气风寒"都是调气要注意的事项，而不仅单纯是指调理呼吸之气。龚廷贤《寿世保元》"补益"篇详载"太上玉轴六字气诀"，呼气以"呵、呼、呬、嘘、嘻、吹"，相应除心、脾、肺、肝、胆、肾等脏腑内的毒气，以"吸字而自采天地之清气以补之"，行功时根据病情阴阳属性，选择相应方位和时辰。对于调息，徐芩山《寿世传真》"修养宜行内功"篇提出调息与导引应相辅相成，导引"行之于外矣，血脉俱已流畅，肢体无不坚强"，调息"运而使之降于炁海，升于泥丸，气和而神静，水火有既济之功"。所言内功法图形相释，简单易行，效验而奇，"气是延生药，心为使气神，能从调息法，便是永年人"。李梴《医学入门》对调息持谨慎意见，认为方法不当反而会造成身体损害，如："内动运任、督者，久则生痈；运脾土者，久则腹胀；运丹田者，久则尿血；运顶门者，久则脑泄，内动固不然矣。"

2. 按摩导引

按摩导引法出自《内经》。按摩是用手法或器械作用于人体的一定部位或腧穴，用以防治疾病的一种方法；导引是古代一种保健医疗方法，有调整呼吸运动、活动肢体的作用。盱江养生家擅长应用按摩导引来养生保健。明代龚居中于其《福寿丹书》"养老"篇提出，人衰老之际为年五十，此后人体各方面的机能都将趋于下降。如因保养失当而生小恙，可先行导引以却疾。在"五福玄修篇"中介绍行功服药却疾法49种、调气治病法17种及动功六字延寿诀等。明·李梴认为导引的主要功用在于促进气血运行，如"开关法"治少劳背痛胸紧，"起脾法"善和脾胃兼治臂腰拘挛，"开郁法"治名利不遂、郁气为病。但也要掌握适用症，如："至于六字气虽能发散外邪，而中虚有汗者忌；八段锦虽能流动气血，而中盛有火者忌。"

徐苓山《寿世传真》"修养宣行外功"中分行外功诀介绍了从头面五官至肢体躯干的导引按摩方法，如"心功、身功、首功、面功、耳功、目功、口功、舌劝、齿功、鼻功、手功、足功、肩功、背功、腹功、腰功、肾功"等十九种功法，身体哪里不适，即行哪种功法，功法常行，身体可安。"合行外功诀"介绍了十二段锦歌、八段杂锦歌、擦面美颜诀、六字治脏诀、六字行功依式样歌、六字行功应时候歌、六字行功各效验歌，歌诀朗朗上口，图文并茂，施行有据。其"十二段锦"从静心存神、鸣天鼓、动摇颈项、咽津、壮腰、调息丹田、运上肢、动下肢等方面调理身体。"擦面美颜诀"一般于睡醒时行功，有浴眼、揩鼻、擦面，可使人容颜光泽，不致黑皱，神清气爽。六字行功，即以"呵、嘘、呼、呬、吹、嘻"六字，口中轻念，呼吸发声，但不可闻声，配合肢体动作，以去五脏之病。此功练习一般于每日子时以后，午时以前，或一年随季节转换主配哪一字练习。

（七）药食延年

肾精虚损的脾气亏虚是人体衰老的主要机制，许多药物和不少食物具有补益脾肾而延缓衰老的作用。古人善于应用药物和食物来保健养生，盱江医家也为后世留下了宝贵的文献资料。

1. 药物养生

秦汉以来研究药物抗衰老者不乏其人，旴江历代医家在长期的防病治病过程中总结了丰富的经验，也发明了许多效果突出的延年益寿的方药，但也不可恣意进食药物。如万全认为"药有偏性，必有所偏助，而会使脏气不平，无疾服药是无事生事。"主张药物养生，要根据身体的阴阳气血盛衰状况来服用，不可盲目进补或攻伐。万全对于老年人肾中元气亏乏，早服丹溪滋阴大补丸；"脾胃为谷气之主"，"无谷气则神亡"，昼服参苓白术散补助脾胃；交通心肾，夜服天王补心丹；三方合用延年益寿。他创制的"乌发固本丸""却老乌须健阳丹""何首乌丸"等能补益老年诸虚，添精补髓，充养神气，并使白发转黑。

明代龚廷贤《鲁府禁方》"杂方"篇中制莹肌如玉散、八白散、洗面泚子、香肥皂、孙仙少女膏、杨太真红玉膏等洗面以保颜；对于面部常见疾病，如粉刺、花斑、雀斑等，制肥皂方，可去垢润肤驻颜。又如在《寿世保元》"衰老篇"制"八仙长寿丸""琼玉膏""阳春白雪糕"，以养形体。龚廷贤又制"扶桑至宝丹"，其取嫩桑叶，谓"人食生脂，延年除咎"，臣以巨胜子，即黑芝麻，炼蜜为丸，该丹可以让皮肤变得光洁，老年人服用行走便利眼睛明亮，又能消痰生津。对于须发眉，龚廷贤在《寿世保元·须发》中言："发属于心……须属于肾……眉属于肝。"并录有保乌方，如"天下第一乌须方""野狐倒上树""乌须方"外用染发，"青云独步丹""造酒乌须方"等内服。徐荗山收载有"长春至宝丹""老年常服精力不衰方""回春乌龙丸"等十一种健脾益肾延年之品。

2. 食物养生

《内经》云："五谷为养，五果为助，五畜为益，五菜为充，气味合而服之，以补益精气。"旴江医家也推崇"药补不如食补"，主张通过合理饮食来增强体质，延年益寿。

龚廷贤防病却疾寓药于平素饮食之中，研制了许多颇具特色的药膳糕点，如《鲁府禁方》的"内外伤辨篇"中记载了调和大补羹治元气耗伤，阳春白雪羹疗老人元气虚惫、脾胃不足。"杂方篇"中制药饼，如香茶饼、鸡苏子饼、沉檀香茶饼，用辛香甘凉之品，以清利头目。徐荗山《寿世传真》也收载有"八仙糕""莲薏粥"等药膳方。

万全重视药酒的应用，借酒行药力发挥强身保健作用，如地黄酒补五脏不足、填骨髓、益气力，薯蓣酒补虚病、充五脏、强阴、久服轻身不饥，何首乌酒长筋骨、益精髓，春寿酒益阴精延寿。龚廷贤创制的造仙酒方、造蜜林离酒方、玉露酒、金盘露、兰陵酒方，选择饮用可以保健祛疾延年。

（八）针灸保健

针灸养生是中医保健学重要的组成部分。旴江医著中有丰富的用灸养生之论述，龚廷贤倡导以灸法养生保健，"却病延年"，认为熏脐能"壮固根蒂，保护形躯，熏蒸本原，却除百病，蠲五脏之痛患，保一身之康宁"。肚脐为脐中穴，也叫神阙穴，是人体保健强壮要穴之一，古人列为禁刺穴，故临床以灸或药物敷贴为主。旴江医家擅长脐疗，创造了诸多的脐疗新法。李梴《医学入门》载有"炼脐"之法，即用麝香、龙骨、乳香、没药、雄黄、附子、槐皮、艾叶等20多种药物为末填于脐中，上盖槐皮一片，艾火灸五六十壮，使遍身大汗，如不出汗，三五日后再灸直至出汗。《医学入门·炼脐法》载："凡一年四季各熏一次，元气坚固，百病不生。及久嗽久喘……子宫极冷，凡用此灸，则百病顿除，益气延年。"龚廷贤在《寿世保元》的灸法保健颇有特色："以麝香为末放脐中；取龙骨、虎骨、蛇骨、附子、木香、雄黄、朱砂、五灵脂、小茴香、青盐等共为末，置麝香上；覆槐皮，用艾灸之。"能起到补虚百病，益寿延年的作用。为了验证针灸保健的实际临床效果，一些医家还作了亲身试验。如旴江医家王执中在《针灸资生经》中记述："令人既本能不以元气佐喜怒，若能时灸气海使温，亦其次也。予旧多病，常恐气短，医者教灸气海，气遂不促，自是每岁须一、二次灸。"

（九）小儿养育

有不少旴江医家精通于儿科，现存儿科专著有万全的《育婴家传》《幼科发挥》、龚廷贤的《小儿推拿秘旨》、龚居中的《幼科百效全书》、曾鼎的《幼科指归》等，他们的著作内容丰富，尤其重视小儿的生理调养，根据不同阶段体质特点，提出相应的养护要求。

1. 小儿初生

万全《养生四要》提出小儿初生，用黄连、甘草浓煎汤液蘸口，去除恶血，后才喂乳，可以使痘疹减少。小儿初生七日，为助小儿脾胃，"可用粟秆烂煮粥饮，与乳母，日与一二匙吃，或用粳米研烂亦佳。"小儿四五个月，仅可喂乳，六个月以后才可以喂食稀粥，一岁以前不可喂食荤腥、生冷，以生食积，二三岁后，体质渐壮才可喂食荤腥。清代曾鼎《幼科指归》认为小儿初生应令其安睡，"睡后哭，哭后睡，听其自然，切不可动之"，这是因为小儿哭则清升，睡则恶气降，如此则"胸腹之间，上下左右，气血贯通"。开乳宜等解过胎粪后一整日方好。"俟解过胎屎，对周一日放假，方可开乳。"如果急急喂乳，则"胎元恶气留积在中，多有脐风、惊搐、胸膈、五痫等症。"过一日一夜进乳，则"胎中秽恶俱从解与哭，升降俱清，气血易调，然后开乳。不唯生下少病，长大亦且心灵。"开乳前应反复清洗口腔，并用黄连、葱白煎水多次服用以清胃肠胎中恶血。

2. 小儿喂乳

母乳最有益于小儿成长，乳母之生活起居饮食情志，对乳汁的分泌有重要影响。万全《育婴秘要》认为"乳子之母，尤宜谨节。饮食下咽，乳汁便通；情欲动中，乳脉便应。病气到，乳汁必凝滞。儿得此乳，疾病立至。""其母当淡滋味，一切酒面肥甘之热物，瓜果生冷之寒物，皆当禁之。""凡乳母大醉后勿乳，大劳后勿乳，大怒后勿乳，事后勿乳，有热病勿乳，其子啼哭未止勿乳，还未醒勿乳饱后勿乳。夜间母必起坐床上，抱起儿乳之，勿仰卧乳。乳后抱其子，使其身直，恐软弱倾侧，致乳溢出。"危亦林《世医得效方》说："凡哺乳当先去宿乳，后再喂与小儿。"曾鼎认为睡时不可令儿含乳，日久"致为内伤，万难救治"；因"母之饮食情欲，悉运行于乳"，所以母亲的饮食、情欲应注意调节，"淡泊养宁静之天，谨防外害；冲和消暴溺之气，力遏内侵"。

3. 小儿食养

小儿脾胃柔弱，喂养最宜得法，否则脾气滞塞，食养失宜，身体瘦弱。龚廷贤认为"夫襁褓中之乳儿，与四五岁之孩提，乳饷未息，胃气未全，而谷气未充"，此时最是要父母精心调摄饮食，冷暖适宜，淡厚兼爱，若一味迁就，"舐犊之爱，恣食肥甘，瓜果生冷"，"渐成积滞胶固"，则泻痢、疳积。万全《幼科发挥》指出小儿的身体调理，以脾胃后天为本，其言"脾胃虚弱，百病蜂起。故调理脾胃者，医中之王道也。节戒饮食者，却病之良方也。"然小儿无知，见物则爱，非能节也，在于父母谨心喂养。

4. 小儿起居

万全认为宜"顺乎天时适其寒温则不伤冷伤热矣"。勿衣过厚而热，衣过冷而寒。小儿初生肌肤未实，当于天气暖和，抱于日中玩耍，数见风日，则"血凝易刚，肌肤坚实，可耐风寒"。不可躲避于室中，重衣温暖，则"软脆不任风寒"。曾鼎言小儿衣物经日晒火烘，当置地下"沾沾土气"，去除热气。万全《育婴秘诀》记有初生婴儿用猪胆汁浴儿法，可使小儿"长大及终身无疮疥"，亦可用五枝汤洗浴。清代曾鼎《幼科指归》记载荷叶水洗浴法："水不可热，亦不可太冷。用旧绸入水，浸湿擦儿，自上至下，顺行轻擦。不可横擦，恐伤内气。速行为妙，恐其受寒。"

（十）老年颐养

1. 老年六戒

《素问·上古天真论》曰：女子"七七，任脉虚，太冲脉衰少，天癸竭，地道不通，故形坏而无子也"，男子"七八，肝气衰，筋不能动，天癸竭，精少，肾脏衰，形体皆极"。可见，"天癸竭"则说明人"天地之精气皆竭矣"，人进入老年。明代龚廷贤于其《寿世保元》"衰老论"中提出主导生命的能量在于肾间动气，当肾间动气抗争于外邪内因，衰退之时，人就开始衰老。"夫二五之精，妙合而凝，两肾中间，白膜之内，一点动气，大如箸头，鼓舞变化，消化水谷，外御六淫，内当万虑，昼夜无停，八面受攻。由是神随物化，气逐神消，荣卫告衰，七窍反常，啼号无泪，笑如雨流，鼻不嚏而涕，耳无声半蝉鸣，吃食口干，寐则涎溢，溲不利而自遗，便不通而或泄。由是真阴妄行，脉络疏涩，昼则对人瞌睡，夜则独卧惺惺。"故龚氏在《寿世保元》中提出老年六戒，并总结"延年良箴"，从安行、寡欲、避寒暑、节饮食、慎起居、心胸宽等方面以存精、惜精。

2. 补益脾肾

明万全于《养生四要》从中年 40 起至 60 岁，考查人体生理阴阳盛衰之理予以丸药长期服用调摄，如："年四十以后，肾气始衰，宜常服煨肾散、青娥丸二方，庶免腰痛之疾。""人年四十肾始衰，阴气自半。肾之荣，发也。故发始斑者，宜服首乌丸，填精补髓，发永不白。"对于中年 40 岁也可常服永寿丸"大补元阳，益脾胃，调顺气血，添补精髓"，调理脾虚、肾气亏乏。"人年五十肝叶焦，胆汁减，目始不明。夫目者精明之府，肝之窍也。水者木之母也，肾为水脏，其液藏于肝胆，上注于目。自四十肾衰精少液干。故五十肝叶焦，胆汁减者，皆肾气不足所致也。虚则补其母，宜用育神夜光丸。""人年六十，常苦大便艰涩秘结，此气不调，血不润也。盖肾开窍于二阴，肾虚则津液不足，津液不足，则大便干涩不通，切不可用攻下之剂，愈攻愈秘，转下转虚，虽取一时之快，适贻终身之害。古人用苏麻粥以养老，丹溪以三子养亲汤事其母，皆美法也。吾制地黄四仁丸，治老人便秘之病。"徐莘山认为人到六十以后，身体衰弱，急需借助可服"长春至宝丹"，服此丹能健脾开胃，进食止泻，强筋壮骨，填精补髓，活血助阳，润泽肌肤，调和五脏，延年益寿，返老还童，至老无痿弱之症。

3. 眼睛保养

危亦林《世医得效方》"眼科"篇，眼睛在于平素保养，不可"多啖炙爆，热餐而食，饮酒不已，房室无节，数看日月，频视星火，夜读细书，月下观书，抄写多年，雕镂细作，博弈不休"等，及四十，视觉渐蒙。善于养眼者，"无事常须瞑目，勿使他视，非有要事，勿宜辄开，则虽老而视不衰"。

（十一）妇人调养

妇人生命过程有明显的周期性特点，经、孕、产、乳不同阶段的生理特性各异，因此在生命养护上注意随期而变。

1. 经行时调理

女子"二七，任脉通，太冲脉盛，月事以时下"。冲为血海，任主胞胎，肾气全盛，二脉流通，经血渐盈，故每月应时而下。陈自明认为经期最是要谨慎调理，否则"轻为宿疾，重可殆矣"。其一，经时须注意勿过劳，劳则耗气动血；而此时经血下行，致血气两失，而生虚热。其二，行事须镇定，勿惊，"惊则气乱"，气血横骛，可致经停，甚为"癥瘕"，陈氏认为此病极为难治，发病有传肝、传心、传脾、传肺、传肾，"唯膏肓俞、崔氏穴（名四花，有六穴），若闻早灸之，可否几半，晚则不济也。"其三，须慎怒。"怒则气上"，气为血之帅，气逆则血随之逆，逆之所在，即病之所在，经期过后则解。如陈氏言"逆于腰腿，则遇经行时腰腿痛重，过期则安也。逆于头腹、心肺、背胁、手足之间，则遇行经时，其证亦然。"倘若情绪失控，怒情至极，则气血菀于上，见眼晕、胁痛、呕血、痈疡等病。其四，须防六淫侵袭。经行之时，女子经血耗伤，卫外防御减弱，此时若不注意防寒保暖，"中风则病风，感冷则病冷，久而不愈，变证纷出。"陈氏再三告诫："所谓犯时微若秋毫，感病重如山岳，不可憾哉！"其五，慎饮食。经行之时，饮食勿过冷、过热，此皆可致经行停止，甚至腹内结块。

2. 经间期调摄

陈自明认为女子以血为用，气血运行通畅，则百病不扰。其一，慎六淫。如受风热所伤，则"血不通"。如受风寒所伤，内受邪热，脾胃虚弱，气血生化不足，以至于胞失所养，而不能成孕。如感受风寒，邪搏结于内，或化热，或生寒，寒则气血凝结，热则气血耗伤，则造成"月水乍多乍少"，若寒甚，则血失温煦，血结于内，则月经不通。所谓"血性得温则宣流，得寒则涩闭"。其二，慎醉酒入房。酒者，性大热，为水谷精微，其性慓急滑利，易动血耗气；行房室，则劳伤气血，酒劳共伤，则肝失所养，则血气枯竭于内。如陈氏言"醉以入房，则内气竭绝伤于肝，使月水衰少不来"。其三，制七情。陈氏认为妇人"其杂病与丈夫同，则散在诸卷中，可得而知也。然而女子嗜欲多于丈夫，感病倍于男子，加以慈恋、爱憎、嫉妒忧恚，染着坚牢，情不自抑，所以为病根深，疗之难差。"从此可见，陈氏临证对女性情志因素致病胶着令治疗棘手感触很深，故告诫女性应注意情绪调摄，以免因情志所伤而致疾。

3. 孕胎期保养

孕期是妇女特殊生理期，关系生命繁衍。清代曾鼎《幼科指归》："当其胚胎在腹，节饮食，慎寒暑，毋伤淫佚，勿遇忧怒，无一而非滋培之道。"

和情：陈自明在《妇人大全良方》"求嗣门"中认为想要"育子坚壮强寿"，父母要晚婚晚育，身无疾恙，男女交合不要在恶劣气候条件下，宜在良日。《胎教门》以指导孕母心理调摄，来对胎儿母体进行养护。其言："子在腹中，随母听闻。自妊娠后，则须行坐端严，性情和悦，常处静室，多听美言，令人讲诗书、陈礼说乐，耳不闻非言，目不视恶事，如此生男女福寿敦厚，忠孝贤明。"又如："欲子美好，玩白璧，观孔雀；欲子贤能，宜读诗书，务和雅。"

起居：陈自明认为孕胎之后，平素生活，却是要加强行步，不可多睡。这是因为胎孕之后，脏腑在胎孕之后，气机壅塞，行步可以利气机升降。但又不可负重或登高涉险，勉力劳作，以致早产。万全于《育婴秘诀》指出，儿在母腹，母亲起居有慎，注意避免风寒暑湿燥火的侵袭，"勿登高，勿临险，勿独处暗室，勿入庙社"，以使心无惊、无惧、无恐。

药食：陈自明在《妇人大全良方》"候胎门"中"食忌论""孕妇药忌歌"列举了对孕期的食忌、药忌，避免不良食物、药物对母亲、胎儿的损伤。如："食鸡肉、糯米（合食），令子生寸白虫。食羊肝，令子生多厄。食鲤鱼鲊及鸡子，令儿成疳多疮。食犬肉，令子无声音。食兔肉，令子缺唇。鸭子与桑椹同食之，令人倒生心寒。食鳖，令子项短及损胎。雀肉合豆酱食之，令子面生黑子。食豆酱，合藿食之，堕胎。食冰浆绝产。食雀肉，令子不耻多淫。食山羊肉，令子多病。食子姜，令子多指生疮。食螃蟹，令子横生。食虾蟆、鳝鱼，令儿喑哑。食驴、骡、马肉，延月难产。如此之类，无不验者。则知圣人胎教之法，岂非虑有自其然乎！"因受时代的限制，上述不少内容缺乏科学性，如"食兔肉致缺唇""食蟹令子横生"等，是受物形相受的机械思维，有其认知不足之处，然从食物寒热之性考虑，饮食中食物寒热属性，对胎孕过程中的影响，实是注意禁忌，如食冰浆之物致气滞血凝、食姜令气血燔灼而生疮疡，都是食物对人体产生的不良影响。"孕药忌歌"中列举了破血药物，如水蛭、桃仁、三棱等；辛热有毒或助热之品，如乌头、干姜、鸡子、驴肉、兔肉；矿物类攻下之品，如芒硝、代赭石、水银；通便利尿下行之品，如蝼蛄、巴豆、薏苡仁、白茅根、瞿麦、通草、芫花、大戟等。

龚廷贤除承前人强调得孕须"寝不侧，坐不边，立不跸，不食邪味。割不正不食，席不正不坐，目不视于邪色，耳不听于淫声"，从行住、坐卧、饮食、视听方面提出了具体的要求外，还多处强调母亲调护对小儿发育的重要性。其《小儿推拿秘旨》中认为小儿疾病的经常发生多是因母亲"胎前不能节，胎后又不能调，惟务姑息"。在该书"诸疳论"中更是严厉指出"舐犊之爱，恣食肥甘，瓜果生冷"而终成疳积之害。"婴童赋"篇中指出："儿在胎而餐母血，母嗜欲最要提防。母寒，子寒；母热，子热。男女初生，调理须要得宜，肠胃未充，饭食不宜餔啜。"

4. 产褥期调护

饮食调护：陈自明认为，产后妇人肌体疲乏，气血柔弱，脏腑功能活动减弱，饮食方面宜清淡、易消化而富于营养，以利于产后肌体的恢复和产后哺乳的需要。陈自明《妇人大全良方》说："分娩之后，须臾且食白粥一味，不可令太饱，频少于之为妙，逐日渐增之……一腊之后，恐吃物味，可烂煮羊肉或雌鸡汁，略用滋味，做粥饮之，或吃烂煮猪蹄肉，不可过多。"生产后阳气不足，脾胃虚弱，不可进食生冷，而且产后初期恶露仍在，进食生冷也恐使气血凝滞，恶露留恋不去。"产后七日内恶血未尽，不可服汤，候脐下块散乃进羊肉汤。"

起居调摄：陈自明认为，产后应"高倚床头，厚铺茵褥，遮围四壁，使无孔隙，免被贼风"。产后妇人气血两伤，卫外不足，室内避风调养可免受六淫侵袭；妇人生产时，努力分娩，多汗出津伤失血，体倦乏力，腠理疏松，筋骨驰软，一遇寒湿，则直侵入骨，时尚未觉，满月之后，即成蓐劳。如"不避风寒，脱衣洗浴，或冷水洗濯。当时虽未觉大损，满月之后即蓐劳"。此时症可见"手脚及腰腿酸重冷痛，须是满髓间飕飕如冷风吹"，但"遮围四壁"观点，从今天看来是欠妥的，会使得室内空气无法流通，废气无法排出，故应在早晚开窗换气。而在夏月，气候湿热，细菌容易滋生，因此"夏月宜于房门外烧砖，以醋沃之置于房中"，以醋来对环境消毒。陈氏认为产后妇人伤津耗液失血气虚，机体虚损，宜给予充足的休息，以待机体恢复。

情志调摄：陈自明认为，产后一月以内宜调控情绪，勿使情志过极，其因产后气血虚弱，易升易降，受情绪波动影响，容易导致气血壅于上，或衰于下，以生产劳。陈氏云："若未满月，不宜多语、喜笑、惊恐、忧惶、哭泣、思虑、恚怒"。同时陈氏对产后宜有人陪伴提出了建议，因产后失血，心脉营养不足，恐产妇有惊悸，因此夜间睡眠不宜独处，使人陪伴为上。

产后按摩：陈自明认为，产生"三天内，令人时时以物从心排至脐下，使恶露下行不滞"。这种产后采取按摩腹部促进子宫收缩及恶露的排出具有先进的思想；同时产妇可根据自己的身体情况早期下床做适当的活动，而后活动量则逐步增加，这样有利于气血运行、气机下达，促进恶露的排出及子宫的恢复。"若未满月……强起离床行动，久坐；或做针线，用力工巧。当时未觉大损，满月之后即成褥劳"。中国自古言妇人产后宜"坐月子",一月之内,不宜使机体劳累,若劳则易留下陈疾,后恢复则难。

（十二）婚育保养

婚育是人类生命得以繁衍的必经之路。采取何种婚育的模式,直接影响生命传承的质量,也同时影响自身生命的状态。盱江医家从婚育适宜、晚婚晚育、房室有节、受孕时节、节育等方面积累丰富的理论和经验。

1. 男当娶女当嫁

若男不婚,女不嫁,龚廷贤认为"欲心炽而不遂",久之则成劳病。万全认为应尊古"男子三十而娶,女当二十而嫁"。婚育在合适的年龄,生下孩子禀赋才好,若过早或过晚,父母机能不足或衰退,生儿体弱,如《幼科发挥》云:"胎弱者,禀受于父母之气不足也。"陈自明认为女子应宜时而嫁,时应在 20 岁以后。因"女子虽十四而天癸至,必二十而嫁。皆欲阴阳完实,然后交合,则交而孕,孕而育,育而为子,坚壮强寿"。然而若未能婚配,则肌体阴阳失衡,变证乃出。"女子天癸既至,逾十年无男子合,则不调;未逾十年,思男子合,亦不调。"其引《易经》之言:"天地氤氲,万物化醇,男女媾精,万物化生。孤阴独阳可乎?"长期欲心萌而不遂,则阴阳交争于内,则会生有"经闭、白淫、痰逆、头风、膈气痞闷"等变证。

2. 宜晚婚

龚廷贤《寿世保元》认为,婚不宜过早,否则男"伤精气",女伤"血脉"。万全《养生四要》云:"孔子曰:少之时,血气未定,戒之在色。盖男子八岁,肾气实,发长齿更,二八肾气盛,精气溢焉。精者,血之液;气者,精之导也。少之时,气方盛而易滋。当此血气盛,加以少艾之慕,欲动情胜,交接无度,譬如园中之花,早发必先疾也。况禀受怯弱者乎。"

3. 房室有节

万全《养生四要》提倡房室宜节:"交接多,则伤筋;旋泄多,则伤精。"他认为:"夫妇有别,远情欲也,故身无沉疴,生子贤而寿。"若"朝暮阳台,故半百而衰,生子多夭且不肖也"。龚廷贤认为房中生活要有节,不节过度,则成虚损之祸。从不可用强。"强之一字,真戕生戕寿之本。"如饱食过房、大醉入房、忿怒中入房、恐惧中入房、疲乏入房等,则有损身体。若要涵养性情,远离情欲束缚,古人多"舞刀、舞剑、学文,朝夕游焉"。

徐荣山于《寿世传真》提出房室之事,至中年以后,虽阳事犹盛,必慎而抑之,不可纵情过度,以致精失其固。房室既起却不可强忍不出,致精停积蓄,日久化郁生热成毒。忌子时房事，子时一阳初生，此时行房事"阳初生而顿灭，一度胜十度"。

4. 受孕宜时

陈自明认为受孕需适宜天地气候，"大风、大雨、大雾、大寒、大暑、雷电、霹雳、天地错冥、日月无光、虹霓地动、日月薄蚀"时，不适合受孕，此时天地之气乖戾，人以"四时之法成"，气血或搏击，或凝滞，或横骛，故此时不宜受孕。受孕之时，男女当欢愉，其时当避月之"弦望、晦朔"，此时为阴阳转换交接之时，阴阳之气不稳定，而"人以天地之气生"，由此人的气血受月行影响，也会运行不稳定，故不适宜受孕。万全《育婴秘诀》认为，孕胎应"预养以培其元"，于平日，"男子当清心寡欲以养其精，女子忍性戒怒以养其血"；交合之时，当女悦其男，男悦其女，自然孕成。

5. 节育有方

龚氏专设"断产方"，为不愿受孕妇人做出了尝试，如取"油煎水银"避孕，现代医学已表明，水银不仅能避孕，更可致流产，过剂量则丧命。如用"蚕纸烧灰"避孕，此避孕法最早见于南朝医学家陈延之《小品方·妇人门上》（卷一），其中的"妇人欲断产方"便是使用蚕故纸，"故布方圆一尺，烧屑，以酒饮服之，终身不产"。

盱江流转芳田，守育着一方。根植于此的历代医家为维护健康、延长生命，毕竟一生，留下了丰厚的养生理论、养生方法和养生经验，为我国养生学发展进步做出了不朽的贡献。

（曹征　撰稿）

七、盱江医家医案著作的学术贡献

医案是医生诊疗实践的记录和总结，西汉淳于意的《诊籍》是我国最早的医案集，历代续有医案作品问世，其中不乏佼佼者，如明代江瓘的《名医类案》、清代魏之琇的《续名医类案》、清代叶天士的《临证指南医案》等。盱江医家在这方面也成绩斐然，如明代易思兰《易氏医案》，清代喻嘉言《寓意草》、谢映庐《得心集医案》、李铎《医案偶存》等，均被当时和后世医家视为医案著作的上乘之作。

（一）盱江医案的特色与影响

1. 学养深厚　学验俱丰

唐宋以来，黄河流域文化重心逐步南移，抚河流域地处江西中东部，交通发达，文化昌盛，不但推动了科学技术的发展，也促进了医药学水平的提高。珍爱生命，崇尚医学，"不为良相，便为良医"，儒医相通蔚成风气。史料记载的千余位盱江医家中大多均出自儒门，如陈自明、李驹、龚信、龚廷贤、李梴、喻嘉言、黄宫绣、谢星焕、祝星霞、李秉钧、傅再希等均是先儒后医，少年攻读儒书，有扎实的文学功底，所以学养深厚，不仅深究医理，且临床和写作能力超群，著书立说，医文并茂。盱江医著卷帙浩繁，博大精深，其中有不少医案著作，如《易氏医案》《寓意草》《得心集医案》《医案偶存》等均为学验俱丰、文情并茂之上乘之作，在我国医案史上留下了光辉色彩，为后世医家所称道。

易大艮（1510-1590），字思兰，江西临川县人，明代名医，著有《易氏医案》一卷。易氏医案医文并茂，不但文字顺畅，如行云流水，其理论基础也非常扎实，渊源有自。如清·王琦跋语称："分析疑似，直指疾之所由生，与其所传变，而历历若洞见脏腑虚实……尤为明畅。先哲谓读之可以开人心眼。"案中对治疗思路的分析，不少以"经云""书曰"旁征博引，据理力证。如治一人患膈满，其证胸膈胃脘饱闷，脐下空虚为如饥，不可忍，易氏认为"此气膈病也"。当有人问其病机，则引用经云"浊气在上，必生䐜胀"，归纳胸膈胃脘饱闷胀痛的原因。此段经文出自《素问·阴阳应象大论》，主要说明清浊相干对脾胃的影响。其治瑞昌王孙毅斋寒湿相搏痊证，引经文"毋伐天和""必先岁气"，认为"何虑不速效耶"？他又强调："经曰：'岁火不及，寒水侮之。'"原文出自《素问·气交变大论》："岁火不及，寒水之气大行水，胜侮土。"以上表明他根据《内经》理论，从运气学说阐述病机，重视气象与诊疗关系，从而获得疗效。对瑞昌王孙镇国将军失血之治，易氏与他医讨论时说道："此正无实实、无虚虚之治。"对于"无实实，无虚虚"，《灵枢·九针十二原》："无实无虚，损不足而益有余，是为甚病，病益甚。"《难经·八十一难》曰："经言：无实实虚虚，损不足而益有余，此中工之所害也。"《金匮要略》亦云："经曰：'虚虚实实，补不足，损有余。'是其义也，余脏准此。"易氏在这里反复温习古训，阐明病理。"火与元气不两立"是金元四大家李东垣在《脾胃论》中论述阴火与元气相互制约关系时所提出的理论，从而使后世医家更加明确了"元气"与"火"的基本概念。易氏治一妇人浑身倦怠、肌消骨露案，引"书曰：火与元气不两立"，认为火盛则元气弱，元气弱则诸病生，"若不先治其火，血气何由而平"？他山之石，可以攻玉。易氏这里的"书曰"即指东垣《脾胃论》。"气有余便是火"是另一金元著名医家朱丹溪提出来的观点，语出《格致余论》。气是指阳气，有余是偏盛的意思。"气有余便是火"意即阳气偏盛便能导致各种"火证"。一妇人患崩，昼夜十数次，每次去血升余。易氏认为"崩虽在血，其源在气"。易案还引"书有曰：'气如橐籥，血如波澜。'"其书指的是宋代江西崔紫虚《四言举要》。原文是："气如橐籥，血如波澜；血脉气息，上下循环。"可见易氏学问之渊博。他熟谙《内经》《难经》等经典以及宋金元医家著作，在分析案例时运用自如。

喻昌（约1585-1664），字嘉言，号西昌老人，旴江新建县人，清初三大名医之一，与吴谦、张璐齐名，亦为江西古代十大名医之一。根据《清史稿》等记载，喻嘉言自幼聪慧过人，诸子百家无不通览，诗文俱佳，才辩纵横，性格不羁，年少时即与江西临川才子陈际泰、艾南英等相交甚厚，且与江苏名流钱谦益的深厚友谊也传为史上佳话。明崇祯间以副榜贡生入都，上书言事，欲有所作为，不得志后返回故里。喻昌回到江西后，曾削发为僧，不久又蓄发还俗，以医术驰誉江南。喻氏医理多承《内经》《伤寒论》之学，胆识超人，敢于创新，形成了独特的医学思想，影响后世绵延数代直至今日。晚年的喻嘉言潜心著述，并开堂讲授医学，所著有《寓意草》《尚论篇》《医门法律》，合刊为《喻氏三书》，另有《伤寒抉疑》《生民切要》（后者未见）等。喻昌的医学品格和思想，饱受儒、道、佛的影响，如在《寓意草》自序中写道："昌于此道无他长，但自少至老，耳目所及之病，无不静气微心，呼噏与会始化我身为病身，负影只立，而呻吟愁毒，恍惚而来，既化我心为病心。苟见其生，实欲其可，而头脑骨髓，捐之不惜。倘病多委折，治少精详，蚤已内照。他病未痊，我身先瘁，渊明所谓斯情无假，以故不能广及。然求诚一念，多于生死轮上，寂寂披回。"儒家所倡导的格物致知，正心求诚，正是喻昌力求的，其一生对于医学的深研精究，对于病人的高度负责，是难以企及的大儒境界。同时，喻昌深受佛教禅悟的影响，在医疗过程中非常注意心悟，如《寓意草》自序中云："医者意也。一病当前，先以意为运量，后乃经之以法，纬之以方，《内经》所谓微妙在意是也。"凡遇到古典中不可理解的地方，不能敷衍了事，而要"途穷思返，斩断意识，直接返禅"。通过悟的方法，喻昌突破了经典的许多条框，大胆地指出前人的失误之处，往往发前人之所未发。如在《内经》病机十九条的基础上提出"秋燥"的理论，在竹叶石膏汤古方的基础上创制了著名的清燥救肺汤，确有卓效。喻氏尤其对仲景学术造诣颇深，认为《伤寒论》为众法之宗。其著医案集《寓意草》共收疑难验案62则，其中有处方30余则，经方医案18则，可见其《伤寒》功底之深。《四库全书提要》评该书曰："治验六十二条，皆反复推论，务阐明审证用药之所以然。较各家医案，但泛言某病用某药者，亦极有发明，足资开悟。"

谢星焕（1791-1857），字斗文，号映庐，旴江南城县人，江西古代十大名医之一。所纂《得心集医案》的成就，与其深厚的文化与医学底蕴不无关系。谢星焕世医家庭出身，少时攻读儒家之书，欲应科举，因家计困难，遂绝进取，弃儒而专攻医学。《得心集医案》"赵序"中提及："我旴南映庐谢先生，少业儒，以贫故弃学肆力于医，遂通其术。"如果没有少年学习儒学之渊源，也难以达到"治病无常法，方投辄应"之高超医技，更难以完成医案之佳作。更重要的是，谢氏医学经典根底扎实，经典烂熟于胸，遇上与经文相符患者，常直与原方，效如桴鼓。如"太阳伤风"案，患者外感发汗后目珠上瞪、四肢抽掣、小水短少，与《伤寒论》中"太阳病发汗，遂漏不止，其人恶风，小便难，四肢微急，难以屈伸者，桂枝附子汤主之"相符，便取桂枝附子汤原方而愈。在《伤寒门》中，灵活应用竹叶石膏汤调理"阳症似阴"案、半夏泻心汤治疗"误下呕泄"案、五苓散治疗"误下胀满"案、大柴胡汤治疗"阳邪入里"案、黄连阿胶汤治疗"夏伤于暑"案等等，可谓深得仲景心法，诚为仲景之徒。谢氏之所以能辨真假、断生死，多宗《内经》之论。如"温热不治"案，分析其不治之因时，依据《素问·评热病论》所言："汗出辄复热，而脉躁疾，不为汗衰，狂言不能食，病名为阴阳交。交者死也。"如此断病准确，非谙熟经典之作，决无此明眼。而在"谵语自汗"案中，解释用药机理时曰：《素问》病机篇云：血气者，喜温而恶寒，寒则凝而不流，温则消而去之耳。"又如《痿证门》中治验数案，皆遵《素问·痿论》"治痿独取阳明"之理，其病机均责之于"肺热叶焦"。再观谢映庐治车觏廷妻"温热传变"案,认为病属上下不通、治节失调之上热下寒症,因此前感受温邪未能得以清解,今复感风寒,又值大怒其气愈阻,横逆于胸所致,故取《内经》"气并于阳,血养于阴"之义,首投乌药顺气散开肺气而祛寒,再予泻白散合白虎加桂枝汤泻热清肺而愈。如此诊病治疗,可见谢氏熟谙经典之义,故临证得心应手。

李铎(1795-1866),字省斋,号儆堂,清末盱江南丰人,出身于有医学背景的小官史家庭,父兄乐善好施,宅心仁厚,李氏幼年习医,但因故中断,一度为商贾谋生。近30岁时,和堂兄一起往三洋湖贩麦时,感受湿热之邪,患时热病,"昏愦旬日,几死于医"(自序),堂兄俛堂贴身照顾,"躬亲汤药,一夕不去"(自序)。后来李铎本人得以好转,而俛堂却忧劳成疾,竟死于庸医误治。李俛堂与李铎不仅为兄弟,且亦师亦友,他的死使李铎非常内疚痛苦,加之母亲体弱多病,于是下决心重新学医,熟读《内经》及历代诸名家经典并融会贯通。学成后即成为当地名医,"开方调剂,立起沉疴"(芝龄序),并受到当地士绅的赞赏和同行的钦佩。南昌太守黄恩浩评价其"有隐君子风"。年轻时在江浙和两湖一带行医,中年之后定居金溪县浒湾镇。李铎为人极重情义,因其医术高超,常常与当地缙绅来往。有个叫李闇然的和李铎交情最深,此人为人正直,40岁才中举,却不幸病逝,留下寡妻弱子孤苦伶仃。李铎不仅为他料理后事,还赡养他的家人,十几年如一日。此事令金溪文学家黄春魁十分感慨,直叹"一死一生乃见交情"。李铎深受同为盱江医家的喻嘉言影响,注重临床病案的记录,如黄恩浩序曰:"医毕将病者姓名、年纪、质体、脉证暨酌用方药,随笔记录并抒所见,增以议论,数十年于斯,汇为一书。"而且所记录的医案力求完整全面,自序中提及:"直抒所见,不计工拙,其中有得心应手者,有疑难之症千虑一得者,有绝证断不可救药者,有先请数医罔效经余末治而瘳者,有效与不效及信任不笃以致偾事者。"经过数十年坚持随手记载临床病案,积累医案甚多。"每临一症必立一案以志,三十余年治验之案不下二十余卷",但可惜在几年的战争期间,李氏所保存的医案随着主人的颠沛流离而散失过半。咸丰甲寅年(1854),李氏将残留的医案整理成十二卷书,请李元复之子李梅和王徽典等人作序,并写自序于卷前,命名为《医案偶存》,十年后,同治乙丑年(1865),因李铎治愈南昌太守黄恩浩之疾得其赏识,由太守作序将书"令付剞劂",随后增加金溪候选知县闵芳言、文学家黄春魁等地方名士作序,1866年该书才得以刊印传世。

2.医文并茂　文采流芳

医文并茂是盱江医案的特色。喻昌文学根底扎实,其著作医文并茂,可读性强。《寓意草》是其处女作,以笔记体裁对自己医病经历予真实记录,再加上作者扎实的文学写作功底,所以,该书既是一部中医学著作,同时也是一部具有笔记特征的文学作品。书中大都是可供文学欣赏的美文，具有以下两大特点：第一，故事性强。有许多医案便是一个个引人入胜的小故事。作者巧妙地将专业性和故事性融为一体，既有很强的医学专业技术，同时又通俗易懂，且故事情节强，故大大地加强了该书的可读性。如《论徐岳生将成痿痹之证》："徐岳生躯盛气充，昔年因食指微伤见血，以冷水濯之，遂至血凝不散，肿溃出脓血数升，小筋脱出三节，指废不伸。迩来两足间，才至秋月便觉畏冷，重绵蔽之，外扪仍热，内揣独觉其寒。近日从踵至膝后，筋痛不便远行。云间老医，令服八味丸，深中其意。及仆诊，自云平素脉难摸索，乃肝肺二部，反见洪大。大为病进。况在冬月木落金寒时，尤为不宜。方来之势，将有不可向迩者。八味丸之桂、附，未可轻服也。何也？筋者肝之合也，附筋之血，既经食指之挹取，存留无几，不能荣养筋脉，加以忿怒，数动肝火，传热于筋，足跗之大筋，得热而短，是以牵强不便于行也。然肝之所主者惟肺，木性畏金。禀令拥戴，若君主然，故必肺气先清，周身气乃下行。今肺脉大，则肺气又为心主所伤，壅塞不清，是以阳气不能下达而足寒也。然则所患虽微，已犯三逆，平素脉细，而今脉大，一逆也；肝脉大而热下传，二逆也；肺脉大而气上壅，三逆也。设误以桂附治之，热者愈热，壅者愈壅，即日便成痿痹矣。此际用药，渊乎微乎，有寻常不能测识者！盖筋脉短劲，肝气内锢，须亟讲于金伐木荣之道。以金伐木，而木反荣，筋反舒，匪深通玄造者，其孰能知之？然非金气自壅，则木且奉令不暇，何敢内拒！惟金失其刚，转而为柔，是以木失其柔，转而为刚。故治此患，先以清金为第一义也。然清金又先以清胃为第一义。不清其胃，则饮酒焉，而热气输于肺矣；厚味焉，而浊气输于肺矣。药力几何，能胜清金之任哉。金不清，如大敌在前，主将懦弱，已不能望其成功，况舍清金，而更加以助火烁金，倒行逆施以为治耶，必不得之数矣！翁见药石之言，漫无忌讳，反疑为张大其说，而莫之信，竟服八味丸。一月后，痿痹之情悉著，不幸所言果验。乃卧床一载，必不令仆一见。闻最后阳道尽缩，小水全无，乃肺金之气，先绝于上，所以致此。明明言之，而竟蹈之，奈何奈何！"本案记录因误治将变痿痹，如讲故事，娓娓动听。作者先从患者体质出发，分析发病因素，及服药错误机理为主要叙事内容，后附因为患者不信而继服前药致痿而死亡的经过。胡卣臣先生曰："此治痿痹证之《妙法莲华经》也，不当作文字亵视。"

第二，引喻譬类，生动形象。在中国古代医学典籍中，以形象的比喻来说明抽象的医学理论问题，已十分普遍，像《素问·脉要微论》《广嗣纪要·协期篇》等精彩篇章，几乎都离不开这种手法的运用。具有一定文化底蕴的喻嘉言，对此自然不会感到陌生，在《寓意草》中，有许多篇章的写作便使用比喻手法。在《答门人问州守钱希声先生治法》一文中，作者详细论述了阴火原委，弥补了古人之阙失。这是一篇答疑解难的文章，往往难免板滞之失，但是，由于作者巧妙地运用比喻手法，使得文章生动活泼，让人回味无穷。如作者在论阴火与阳火之别时说："惟夫龙雷之火，潜伏阴中，方其未动，不知其为火也。及其一发，暴不可御，以故载阴血而上溢。盖龙雷之性，必阴云四合，然后遂其升腾之势。若天青日朗，则退藏不动矣。"这段比喻非常形象地描写了"龙雷之火"的特征，无穷奥义，只此一喻，便得以生动阐释。再如作者论及健脾之阳，一举有三善时，也是以比喻手法来说明其道理的："一者，脾中之阳气旺，如天青日朗，而龙雷潜伏也；一者，脾中之阳气旺，而胸中窒塞之阴气，如太空不留纤翳也；一者，脾中之阳气旺，而饮食运化精微，复生其下竭之血也。况乎地气必先蒸土为湿，然后上升为云，若土燥而不湿，地气于中隔绝矣，天气不常清乎！"作者以天气来喻病情，寥寥数语，便形象生动、深入浅出地阐明了一个深奥枯涩的道理。

此外，《寓意草》的文学特点还不止这两点，如结构严谨、层次分明、条理清晰、夹叙夹议、论证严密、逻辑性强、文章精辟、手法多样等等，几乎都能在《寓意草》中找到例证，这也足以说明喻嘉言写作功底之深厚。

3.学术珍品　影响深远

喻氏学术给当时及后世带来影响。谢映庐私淑喻嘉言，医风、文风一脉相承，《得心集医案》《寓意草》是旴江医著中医文并茂的并蒂莲，一时成为佳话。如《得心集医案·赵序》中记载："有曰《寓意草》者，盖亦本乎医吉意之说也，喻子真善言医者矣。我旴南映庐谢先生……具书于册，名曰《得心集》，先生之心盖欲以医一时者医天下后世矣，则读先生之《得心集》，即以为明喻子之《寓意草》也可。"《得心集医案》是清代著名医案书，理论与治验俱佳，为清代医案中之珍品。所载医案，大多数是经过他医误治或久治不愈的疑难病症，也有一部分急性发作的危重病症。案中议病议药，分析入微，引经据典，旁通曲喻，读之令人心领神会，富有启发性，可为后世法，与一般泛泛的"流水帐"式的医案书不可同日而语。有学者考证医案写作时认为："清代以后，医案专著如繁花簇锦，竞相开放，如《临证指南医案》《名医类案》《谢映庐医案》……等等，均对后世临床起到极大的指导作用。"在这里，《谢映庐医案》和《名医类案》等并列，突出显示了其学术地位。

《得心集医案》为清代咸丰年间出版的一本医案类专著，后世影响深远。全书约12万字，堪称医案著作中的经典。《全国中医图书联合目录》（下文简称《联目》）《中国中医古籍总目》（以下简称《总目》）所载《得心集医案》主要版本有5个。《得心集医案》为清代江西名医谢星焕所撰，金溪乡绅赵承恩、姜演，门人刘绍基、汪士珩，其子谢甘霖、谢甘澍，其侄谢甘棠，其孙谢恩洪都对该书的编辑整理做出了贡献。书稿初成名曰《得心集》。该书姜演序云："题曰《得心集》，得乎心斯应乎手，固先生本意也。"其义简明易懂。咸丰十一年辛酉，浒湾旧学山房以《谢氏医案》为书名初次刊行。其后，清咸丰十一年辛酉（1861）浒湾延寿堂刻本、清光绪二十五年己亥（1899）禅山天宝楼刻本皆名《得心集医案》。1936年，绍兴裘吉生将其收入《珍本医书集成》第十二册医案类中，更名《谢映庐医案》。1962年上海科技出版社出版单行本，亦名《谢映庐医案》。

《寓意草》初刊于明崇祯十六年癸未（1643），系单行本，自清康熙间至民国约有近30种不同的本子。在这些单行本中，早期多为刻本，如据《联目》，《喻氏医书三种》现存各种本子有30种之多，尚有日本享保十四年乙酉（1929）日本皇都书坊刻本。《寓意草》自其问世至今，其各种版本约在70种左右。众多的版本，不仅说明了《寓意草》的价值，也足以证明了喻昌之学的影响。现代研究文献则多达100余篇，这在医案类古籍研究中是罕见的。

（二）《易氏医案》

明代名医易大艮是旴江医学主要医家之一，其著作仅存《易氏医案》十八则，所选案例几乎都为他医所误治或治疗无效的疑难病症。易氏学有渊源，辨治首重脉诊，每案对脉诊阐发入微；同时对金元医家脾胃、郁证学说甚有发挥。其对疑难病匠心独运，力挽误治，给后世以很大启迪。

1.首重脉诊

易大艮不仅深谙脉理，临证体察尤为细心周密，故常能于疑似莫测之际，而抒发己见。易氏强调："识病之妙，贵在认得脉体形证。"所以他在医案中对脉诊情有独钟，推崇备至，对于每案脉诊详细描述并加阐发，可谓到了淋漓尽致的地步。他不仅通过脉诊审证求因，而且在不少情况下独具慧眼，大胆舍证从脉，以脉论治。如治一产妇，产后吐逆，众医皆认为胃寒，用炮姜、附子理中汤辈而不效。易氏诊之脉俱无，以食指复按尺部，中指、无名指按尺之后，脉来实数有力，左右皆同。易氏断言："此实热证也。"用三黄汤、凉膈散、玄明粉治之而愈。一儒官患便闭证，初因小便闭，服五苓散、八正散、益元散，俱不效，病脉两寸俱沉、两关洪缓、两尺不见。众医为尺脉无根。易氏独以为尺脉得体，认为是其病源在上焦气秘，而下窍不通也，反以上部药收功。大司马潭石吴公，卧病两月，发热、咳嗽、痰喘、气急、胸膈痞满，手足面目俱浮肿。众医惟清金宁嗽，又以脾胃久虚发肿，用利水兼补剂，其病益甚。易诊其脉，左寸浮而无力，左关弦长，推之于外，内见洪大而芤，侵过寸部一分，左尺沉弱无力，右寸沉而带芤，气口脉按之紧而且牢，时或一快，右关中和无力，右尺隐隐不动，因而认为"乃积血证也"，应用越法治之，进以畅卫豁痰汤，一服后顿减八九，六脉豁然。撰史徐文综妻月信愆期，易氏诊其脉左寸左关、右寸右尺失其升降之常，惟脾肾二脉平和，知其病久矣，据脉论证，先投以和中畅卫汤三剂，而肺脉浮起，胸次豁然，诸症顿减；继以清中实表，固其腠理，月信大行。易氏脉证合参，首重脉诊，几乎在每案都有体现，且阐发入微，不能不说这是该书的亮点之一。

2. 治重脾胃

从脾胃论治也是易氏医案一大特色。易氏治案中不论外感内伤，均注重脾胃，十八则医案中有九则体现了脾胃治法，占一半以上。易氏曾治一士夫，素耽诗文，夜分忘寝，劳神过极，忽身热烦渴，自汗恶寒，四肢微冷，饮食少进，予以人乳并人参汤与服之。当日进四服，浓睡四五时，病减其半；次日又进四服，终夜安寝，诸症悉除。他认为人乳、人参俱为补脾益胃之品，故"见效最速"。又治一春元下第归得寒热病，初以微寒，即作大热而躁，躁甚如狂，结果以加减补中益气汤治之，日进一服，三日而病渐退。又治一"病痢"，众始治以通利之剂，次行和解，又次滋补月余，而病甚，他用六君子汤加香附砂仁2剂，胃气渐复，又以补中益气汤加味半月而诸症全愈。扬郡一少妇年十九，禀赋怯弱，庚辰春因患痿疾，卧榻年余，首不能举，形瘦如柴，髪结若毡，起便皆赖人扶，一粒不尝者，易氏以补中益气汤加减治之，而人参更加倍焉，服2剂。调理数月，饮食、步履如常，痿证悉除。有人问他："人皆用滋阴降火，公独用补中益气，何不同如此也？"他回答曰："痿因内脏不足，治在阳明者胃也。胃为五脏六腑之活，主润宗筋。宗筋主束骨而利机关。痿由阳明之虚，而然阳明胃土不能生金，则肺金热，不能荣养，一身脾虚，则四肢不能为用。兹以人参为君，黄芪、白术等药为佐，皆健脾土之药也。土健则能生金，金坚而痿自愈矣。此东垣第一治法也。"此外，对于手足面目俱浮肿、月信愆期，久患腹痛、泄泻，身热寒战诸案，均以补中益气汤加减异病同治而收功。以上病例，易氏传承东垣，从脾胃论治，善用补中益气之法，力挽沉疴，体现了他治重脾胃的扎实功底。

3. 调气开郁

易氏对朱丹溪"气有余即是火"甚为推崇，并在临床中着意发挥。他强调："人之一身有气有血，气血调和百病不生，一有怫郁诸病生焉。"非常强调情志对疾病产生的影响。一妇人患浑身倦怠，呵欠，口干饮冷，一月不食，逮次年夏诸病复作，甚于先年，肌消骨露，且数年不孕。易氏认为："其病归于气郁而已，郁气一舒，火邪自退得其病本随手取效也。"故本案在栀子汤降火的基础上，又以调气药为主，以养血药佐之。最后"气顺则血行，经事依期而妊娠有准矣"。本病终以调气开郁而取效。易氏阐明："向以降火为先而愈疾，今以调气为主而有胎，治法不同病源则一。"一妇人患崩，昼夜十数次，每次去血升余，用止血药，血愈甚，卧床月余，羸瘦，食少，面青爪黑，气促痰喘。余氏诊得心脉平和，肝脉弦大，时一结；肺脉沉而大，且有力；脾胃脉沉涩，两尺沉而无力，最后定论："此气郁证也。""此思虑劳神气秘病也。"强调"崩虽在血，其源在气"，结果以越鞠汤投之而收效。对于易氏重视调气开郁，王琦在《医林指月·易氏医案跋》中作了很好总结："又常读沈宜民之论，谓易氏医案，大概以天之六淫合人身之六郁而成病，故其要法以开郁为先务，而补益后焉……所定四神散、畅卫舒中、顺气养荣诸汤剂，虽加减各殊，而大要本之古越鞠一方。"现代对易氏调气开郁一法亦给予了较高评价。如有学者认为，郁论是易氏学术的核心，在临证治疗中，易氏亦针对"郁"病着手，故首推开郁为先务，风格逼近丹溪治郁案。通过研读医案，可以看出易氏对"气郁症"的病机、诊断和治疗有独到见解。

4. 力挽误治

《易氏医案》虽只18案，但均为疑难杂病之证治，且多达17案系他医救治无效甚或误治最后被易氏治愈者，另一例徐文淙妻卧病三年虽未提误治，最后还是被易氏治愈。可见易氏挽狂澜于既倒，匠心独运。瑞昌王既白之妃患泄泻，屡用脾胃门消耗诸药，四五年不能止，一医用补中益气汤、人参三钱服一月，不泄。忽一日，胸膈胀满，腹响如雷，大泻若倾，昏不知人，口气手足俱冷。易氏认为："此乃亢极之病，火极似水，若以为虚弱而用补药，是抱薪救火矣！"以黄连入平胃散与之，饮药少顷，熟睡二时，不索食，不泄泻，饮五日方知药味甘苦，既用通元二八丹，与汤药间服，一月，饮食调和其病遂愈。瑞昌王孙毅斋年五十二，素乐酒色，癸酉九月初，夜起小解，忽倒地昏不知人，若中风状，目闭气粗，后足厥冷，身体强硬，牙关紧闭。诸医有以为中风者，有以为中气、中痰者，用乌药散等药俱不效；又有作阴治者，用附子理中汤愈加痰响。易氏诊为寒湿相搏痉证，先用稀涎散一匕，吐痰一二碗，昏愦即醒，随进羌活胜湿汤六剂痉愈，以八味丸调理一月精气复常。一春元下第归，得寒热病，每日申酉二时，初以微寒，即作大热，而躁甚如狂，过此二时平复无恙，惟小便赤黄而涩，往时一有心事，夜即梦遗。他医皆以病为疟，用清脾饮、柴苓汤并截药，俱不效。余氏诊得六脉惟左尺浮，中沉取之皆洪数有力，余部皆平。认为"此潮热病也"，以加减补中益气汤治之，日进一服，三日而病渐退复用六味地黄丸兼前药调理一月而安。此类纠正误治之例，文中俯拾即是。

（三）《寓意草》

喻嘉言是我国清初三大名医之一。其代表作《寓意草》是医文并茂、卓有影响的医案珍品，现代研究者趋之若鹜，论文繁富。撷其要者，从创"议病式"、法遵《伤寒》、治重脾胃、善治急症、力挽误治、特色治法、用药特点七个方面对其全面剖析，基本可窥其全豹，旨在使古代名医经验古为今用，薪火相传。

1. 创"议病式"

《寓意草》开篇是《先议病后用药》和《与门人定议病式》二节。篇中强调："故治病必先识病，识病然后议药。""某年、某月、某地、某人、年纪若……以何汤名为加减和合，其效验定于何时？——详明，务令纤毫不爽，起众信从，允为医门矜式。""议病式"内容包括病人一般情况、病人病情的总体表现、病程、主要症状、判断疾病的性质、治疗原则、治疗药物及预后等，已具备现代病历的框架，具有标准化、规范化的特征，体现了喻昌严密的辨证思维。该书对医案内容的书写要求作了详细规定，试图建立规范化的病案格式。它是早期中医病案书写标准化的尝试，是中医辨证理论体系的归纳与总结，是临证辨证和中医病案书写的雏形，是中医基础理论的提炼。"议病式"是中医历史上医案书写的典范，更体现着中医整体观念和辨证论治的基本法则，有助于中医医案的规范化，对后世医案辨证部分的撰写有启发和示范作用。

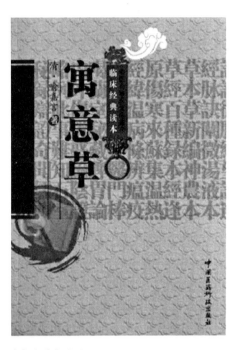

《寓意草》书影

难能可贵的是，"议病式"还体现出现代医学中循证医学的思想。议病、识证、施药，其思想方法是应用议病、识证，获取最佳临床证据，应用'药物验者'，减少甚至消除无效的、不恰当的和可能有害的临床实践活动，是循证医学思想的体现，反映出喻昌思考问题的逻辑性和完整性。这与他严谨规范的治学态度是分不开的。

2. 法遵《伤寒》

喻氏对《伤寒论》有深刻造诣，其《尚论张仲景伤寒论》（简称《尚论篇》）就是著名的研究伤寒专著。《寓意草》所载医案均为喻昌亲手治疗内科杂病或伤寒等疑难病证的案例。《寓意草》30余则有方药案中，其中伤寒案11则，运用《伤寒论》方药者有25案，可见其分量之重。喻氏长于运用仲景思想，又多有创新，对《伤寒论》等书能融会贯通，表现出对经典文献的高度娴熟与深刻理解。《寓意草》诸案中多援引仲景条文分析病情病机，善用经方，巧于加减变通，又不拘泥于仲景言论，处方立法多有创新之处。如"辨黄长人伤寒疑难危症治验并详诲门人"案中对《伤寒论》条文的理解与辨析，这类将临床实例与经典理论结合而论的"议病"内容，在《寓意草》中占了很多篇幅。《寓意草》伤寒诸案多为危急重症，病证错综复杂，往往寒热虚实并见，给辨证处方带来很大困难。然喻氏能够从复杂的症状中抓住诊断要点，明辨真假，果断处方，临证能够通权达变，真正将张仲景思想融会贯通，巧妙化裁，而不仅仅拘泥于张仲景言论，且对《伤寒论》中并无论述，或仅有脉证、而无方治的疾病，喻昌亦能大胆创新，补张仲景所未备。

3. 治重脾胃

喻嘉言在疾病治疗中，特别注重调治脾胃。他强调指出："理脾则百病不至，不理脾则诸疾续起。"又提出："脾气者，人身健运之阳气，如天之有日也。"创健脾之阳"三善论"："一者，脾中之阳气旺，如天青日朗，而龙雷潜伏也；一者，脾中之阳气旺，而胸中窒塞之阴气，如太空不留纤翳也；一者，脾中之阳气旺，而饮食运化精微，复生其下竭之阴血也。"明确指出土为万物之母，人体生命活动与脾胃息息相关。病理上亦认为："中央气弱，不能四迄，如母病而四子失乳，故现饥馁之象耳。"因此，喻氏在治疗上十分注重调理脾胃，提倡甘温建中，扶正固本，认为："中气不足者，非甘温不可，阴阳俱虚者，必调以甘药。"如治阴火动血之证，若采用凉血清火之药以水制火之常法，则必助其虐，惟温补脾中阳气为大法。并告诫曰："子后遇此病，必以崇土为先，土厚则阴浊不升，而血患必止，万物以土为根，元气以土为宅。"喻氏承古创新，可谓善用理脾者。如用培养招纳法治单腹胀脾虚将绝候，用逆流挽舟法治危重下痢，用连理汤塞源遏流治胃酸过多等，确是别具匠心。书中多次以格物的方法，以之与天之日相类比，说明其在人体中的地位以及在治疗中的重要意义，并解释为："天包地外，地处天中，以生以长，以收以藏，玄穹不尸其功，而功归后土，故土膏一动，百草莫不蕃茂，土气一收，万物莫不归根。"此外，喻昌还独创性地提出"痰随脾气往返论"："人之食饮太过，而结为痰涎者，每随脾之健运，而渗灌于经隧，其间往返之机，如海潮然，脾气行则潮去，脾气止则潮回。"

4. 善治急症

《寓意草》虽然有不少篇幅谈及老年病、癫疾、消渴、痹症、痰饮等慢性病的治疗，但对急症的治疗则显示出他的独到之处。所载医案 60 余篇，多属内科杂病，其中危急重症验案近 30 则。《寓意草》所记的危急重病医案，医意贯通，议病精详，用药独特，胆识过人，服药善变，独具匠心。喻嘉言在诊治危急重症时，果断大胆，特别是在群医争执不休时，往往凭借其渊博的学识和丰富的临证经验，力排众议，坚持己见，多能力挽狂澜，化险为夷。喻嘉言于危重急证之治十分重视阳虚的辨证，认为重危急证的病理都是以元气衰竭为归宿，故特别重视元气的救脱。他把真阳分为上脱、下脱、上下俱脱等类型："上脱者，妄见妄闻，有如神灵；下脱者，不见不闻，有如聋聩。上脱者，身轻快而汗多淋漓；下脱者，身重着而肉多青紫……上下一时俱脱者，此则暴而又暴，不多经见者。"治疗多以涩固脱，以重治怯，以补理虚；用药遵仲景之方，善用人参、附子、干姜等温阳益气之品。因其辨证准确，立法果断，遣方用药通常达变，故能屡起沉疴。

5. 力挽误治

《寓意草》中60余例疑难病案中，误诊误治的病案居然多达36例，这是喻氏独到过人之处。对于误诊失诊病例，喻氏能针对不同的对象、不同的情况，采取各种方式予以对待处理。喻氏通过查求病因、考究体质等手段，重视辨证，认证准确，挽狂澜于既倒。书中此类病例颇为多见，如"论吴吉长乃室及王氏妇误药之治验"案，患者新秋洒淅恶寒，寒已发热，渐生咳嗽，服解表药不愈，体日尪羸。初冬后饮用参术补剂后，觉厌厌欲绝，食饮不思，有咳无声，泻利不止。喻氏诊后曰："是病总由误药所致。始先皮毛间洒淅恶寒发热，肺金为时令之燥所伤也。用表散已为非法，至用参术补之，则肺气闭锢，而咳嗽之声不扬，胸腹饱胀，不思饮食，肺中之热无处可宣，急奔大肠，食入则不待运化则直出。食不入，则肠中之垢污，亦随气奔而出，是以泻利无休也。今以润肺肠之药兼润其肠，则源流俱清，寒热、咳嗽、泄泻一齐俱止矣。但取药四剂，服之必安。"方用黄芩、地骨皮、甘草、杏仁、阿胶。一剂泻即少止，四剂寒热俱除，再数剂而咳嗽俱全愈。本案从病因入手，探寻致病根源，根据肺与大肠相表里，重新辨证，分析准确，故效如桴鼓。

6. 特色治法

《寓意草》创造性地提出了多种特色疗法，至今还在临床被广泛应用。现概述如下。

（1）逆流挽舟法

该法为治疗痢疾变法，是针对外邪内陷导致的痢疾而采用的一种提邪出表的治法，代表方剂为人参败毒散。喻氏在治疗热、暑、湿三气杂病时，主张必从外而出，用汗法先解其外，后调其内。书中记载有"阳邪陷入于阴之证"案，即用此法。患者周信川，73岁，平素体坚，不觉其老，秋月病痢，久而不愈，一昼夜10余行，面自浮肿，肌肤晦黑，脉沉数有力。以人参败毒散煎服，嘱用厚被围椅上坐定，置火其下……良久又进前药……如此约二时之久，皮间津润总未干，病者心躁畏热，忍不可忍，始令连被卧于床上，是晚止下痢二次。以后改用补中益气汤，一昼夜止下三次。不旬日而全愈。后世医家在这一思想的启发下，不仅运用逆流挽舟法治疗痢疾、腹泻，而且广泛用于多种疾病的治疗，如运用逆流挽舟法治疗肾炎、肾病。

（2）畜鱼置介法

该法是喻嘉言提出的治疗真阳上脱的一种治法。实际体现了以阴阳为一体，补阳补阴相结合，于阴中求阳的思想。鱼虽潜物，其性乐动，属阳；介类沉重，下伏不动，属阴，故置介类于鱼池之中，可使阴阳既济。作为治则寓有温补阳气时又需滋生阴分之意，特别是在温补下元时，不能过于温燥刚猛，从而悟出"同气相求"的原理。如"金道宾后案"记载肾水亏虚，真阳上脱之证，治疗时须加入介类以潜纳浮阳："畜鱼千头者，必置介类于池中，不则其鱼乘雷雨而冉冉腾散。盖鱼虽潜物，而其性乐于动，以介类沉重下伏之物，而引鱼之潜伏不动，同气相求，理通玄奥也。故治真阳之飞腾屑越，不以鼋鳖之类引之下伏，不能也。"说明虚阳浮越必以介类潜阳纳浮，才能使真阳复返其宅，与真阴相恋，恢复阴平阳秘之态。

（3）崇土伏火法

该法是指温补脾阳以治疗虚火内盛的病症。此法并非喻嘉言首创，早在金元时期李东垣运用补中益气汤等治疗内伤热证即开崇土伏火法之先河，但喻氏在"答门人对州守钱希声先生吐血治法"一文中对此进行了明确详细的论述，认为："血病有新久微甚，无不本之于火，然火有阴阳不同，治法因之迥远……阳火者，五行之火，设其暴也，复可以五行之水折之，不能暴矣。惟夫龙雷之火，潜伏阴中，方其未动，不知其为火也。"提出治疗此证以"健脾中阳气为第一义"："此病，必以崇土为先，土厚则阴浊不升，而血患自息。"现代临床常用崇土伏火法治疗咽喉肿痛、口腔溃疡、牙龈肿痛等属阴虚火炎型，具有很好疗效。

（4）乘机利导法

此治实际是一种治疗策略，无具体固定治法，指在治疗有矛盾时，打破常规，创造条件，然后利用机会施以相应的治疗，是临证非常重要的法则。喻嘉言在"论闻君求血证兼痰证治法"中提出此法。患者有失血之疾，咳嗽有痰上气，面青少泽，喘促胀闷，辨证属阴血不足而致，须滋阴养血，"将浮游之气，摄入不息之途，乃为良治。然胸膈肺胃间，顽痰胶结，既阻循环，又难培养，似乎痰不逐除，别无生血之法矣"。但是欲驱痰浊则易耗其血，欲补阴血又反滋其痰。对此两难之治喻氏提出了乘机利导法："先以微阳药开其痰，继以纯阴峻投，如决水转石，逐过痰之关隘，迨至痰之开者复闭，所用生血之药，早已从天而下。日续一日，久久而生血……此际始加除痰之药，庶几痰去气存，累年之疾，至是始得痊安耳！"乘机利导法常在虚实互见、寒热错杂、阴阳逆乱等病情复杂、治疗矛盾的情况下发挥重要作用，往往是取效的关键。

7. 用药特点

该书《先议病后议药》中谈及："病既议明，则有是病即有是药，病千变，药亦千变。"《寓意草》医案中用药，每有特色。

首先表现在善用经方。在《寓意草》中，所载病案60余例，其中列处方的共30余案，用《伤寒论》处方的就有25案。书中善用经方，临机应变，随症损益，有用张仲景原方者，有巧事加减者，亦有与他方合用或继用者，既有渊源，自又见地独特，皆辨治精当，多能立起沉疴，效若桴鼓。如采用理中汤治愈溺水高热、疟疾、痢疾、痞块等病。又如"面议倪庆云危症再生治验"案中，患者膈气至粒米不入咽，始吐清水，次吐绿水，次吐黑水，次吐臭水，呼吸将绝，医已歇手，喻昌先用理中汤六剂，继用旋覆代赭石汤而愈。

其次表现在善用人参。人参为治虚劳内伤之第一要药，功善大补元气。喻氏在许多危急重证中，均是时医反对运用人参，或者病家惧怕运用人参，而喻氏力排众议，妙用人参，使患者转危为安。书中有27篇提及人参用法，还特立专篇"论治伤寒药中宜用人参之法以解世俗之惑"，可资临床借鉴。

再次体现在一般药的运用。通过"辨治杨季登二女奇验"案分析，杨氏长女经闭大汗，化源未竭又无阻隔之证，喻氏别开生面提出宜用极苦寒之药，以敛其血入内，而下通于冲脉，用了极苦寒的龙荟丸来治疗，也可谓别出心裁。分析"论吴圣符单腹胀治法"案，认识到喻氏之用赤石脂，可谓尽其技巧之能事。如治吴圣符单腹胀用赤石脂，填其膜囊，以塞其大肠空窍，使痰浊无复入其窠臼，此即"寻其罅漏缄固之"之意。

（四）《谢映庐医案》

清代著名医学家谢星焕理论治验俱丰，所著《谢映庐医案》被誉为医案珍品，为习医者撰写医案之楷模。书中临床经验和临证思路又为医家所推崇。目前学界对谢星焕临床学术思想的研究主要从临证注重四诊，尤以脉诊超群；善治疑难杂证；用方博采众长，又独具特色等方面着眼。

1. 穷究脉理

谢星焕临证，注重四诊，于脉诊尤为高超，善于据脉叩证，精推细勘，抓住主要论点，肯定治法，临证以切脉所得最多。如李赓扬严寒外束，虚热内蕴，渐至咳嗽吐血，医者谬诊痨损，与养阴之药，遂至胸紧食减，卧床不起。谢氏根据其脉六部

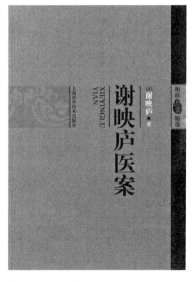

《谢映庐医案》书影

俱紧，重按无力，略有弦意，并无数大之象，诊为风寒两伤营卫之病，采用东垣麻黄人参芍药汤治之，一剂微汗血止，再剂神爽思食。谢氏还善于推求脉理，据脉以探求疾病的病理变化。如温邪入气之脉象模糊，系风温热邪蒙闭上焦气分所致。谢氏于脉学研究有素，造诣颇深，善于据脉准确地判断疾病的预后，往往料事如神，令其门人惊叹不已。对于结代脉的预后，谢氏指出："必缓中一止，方为可治，若急中一止，便为参伍不调，乍疏乍数，安可治乎？"谢氏常对真假错杂莫辨之疾，凭借脉象直断病情。如在"述治张高腾兄暑温病书"的暑温病案中，详细论述如何舍证从脉，独凭脉象变化，进行调整治疗，而达到病愈的过程。"伤暑自汗"案论述伤暑之脉曰："夫暑属阳邪，心属离火，故伤暑必先入心，心主血脉，故脉虚大……且暑脉多芤，状如葱管，浮沉二候易见，中取正在空处，故断为脉绝。"本案先从脉象机理分析，再到脉形及切脉手法，进而分析误诊原因，有理有据。谢氏对"七绝脉"的机制研究亦有自己的见解，凭脉辨证，判断吉凶。如治王玉溪脱营失精案，症状类似癫狂，诊其脉象浮大而软，非弦劲有力。脉象浮软为虚，大脉为病进，脉证合参，当用归脾汤加味以补之。诸医不听，认为邪实，或投当归龙荟丸，或进行礞石滚痰丸，病情越治越重。后再请谢氏诊之，脉来如火发燃，残阳尽逼指下之真脏脉，断为不治证，果如其言而死。

2. 善治疑难

《谢映庐医案》书中载录治验 250 余案，是谢氏数十年临床治验的记录。所载医案，大多是经过误治、失治或久治不愈的疑难病证，案中分析精详，首尾贯串，对病机变化更说得明白晓畅。综观全书，谢氏医案以疑难病证为主，因其辨证得当，多能药到病除，医案中屡见不鲜。其座右铭是："下笔虽完宜复想，用心已到莫多疑。"足见他熟虑深思，胆大心细。其临证时，遇危重病证而不惧，见疑难病证而不惑，当机立断，毫不犹豫，往往药到病除，化险为夷。如治都昌某舟子大小便闭，遂根据"无阴则阳无以化"之经旨，内外兼治，二便顿解，患者得救。谢氏古方今用，善于识机观变，灵活施治。在"七情郁结"案中提出："夫药犹兵也，方犹阵也，务在识机观变，因地制宜，相时取用，乘势而举，方乃有功。若不识地势，不知时宜，敢任战伐之权哉？"如治吴发明噎食病，初诊为痰火素盛，加以七情郁结，扰动五志之阳，疏以四七汤合四磨饮而安；次年复发，患者自服前方不应，依据脉滑而带数，唇燥舌赤，诊为上焦火郁，故以四七汤除半夏，加石斛、桑叶、丹皮、瓜蒌皮，数剂复安；而越年又发时却与五磨饮合四七化裁运用而安。此外，若遇复杂病症，或尚无对应成方时，亦常创制一些新方。如自制霹雳劫巢汤，治寒痰闭塞、中脏脱绝之证；自制扶阳丹，治小儿夏月吐泻致成慢惊、脾肾阳衰之证，兼治男妇中寒、呕吐腹痛、一切火衰等证，并皆神验。

3. 博采众方

谢星焕曾说："余自幼从不肯用错杂之方。"故勤求古训，博采多方，临证善于运用古方成法，必要时才自立方治；议病亦不肯拘泥于一家一派之中，而善博采众长，作为自己化裁运用的凭藉。如治曾魁星之中气大虚、清阳不升、浊阴不降的头痛不息，选用东垣益气聪明汤以补中益气；治黄锦盛肝肾阴虚的头痛，又仿仲景济阴复脉之例，参入喻嘉言畜鱼置介之法；治汪亮辉虚风内动之偏头痛，乃仿《金匮》候氏黑散，内取桂枝、牡蛎、菊花祛风填窍，更取叶天士养肝息风之法，如首乌、黑芝麻、钩藤之属；治火烁金伤，兼之阳明失节，以致机关不利之足痛病，取丹溪大补阴丸及虎潜合法。谢氏博览群书，熟谙经典，临证很少采用拼凑方，多用名人古方，以经方为多，其他诸如刘河间、李东垣、张景岳、喻嘉言以及《千金》《局方》《指迷》《鸡峰》亦有涉及。其治法也不拘一格，每临急症，博纳众法，如涌吐、针灸、擦牙、鼻饲、卷痰、敷脐等皆简便易施，适于急救。

4. 体证合参

谢星焕临证善于体证合参，不仅是对《内经》中"因人制宜"思想的最好体现，也与叶天士的"治病固体"、张景岳的"治病存体"一脉相承，可谓现代中医体质治疗学的先驱。如《伤寒门》中治疗"汗不得法"案，患者症见畏寒头痛、发热无汗，连进发表，皮肤干涩，发热愈炽，关弦尺迟，面白露筋，乃为外感寒邪，体有中气虚而血不足，故宗仲景"亡血家不可发汗"之旨，以当归建中汤获效。本案充分体现了谢氏"治病相体"论的学术观点。谢氏认为有邪自当驱邪，然老年患病每邪盛正虚，不但贼邪多不受驱，且强行驱之反能戕伤正气。主张"养正之法可转为驱贼之方"，认为"养正则邪自除"。故临证治疗老年病注重匡扶正气，俾正胜邪祛而诸疾自瘥。如《杂症门》中"颊颐浮烂"案，许静堂内人，年近花甲，患口疮唇裂，顶生痱疹，久至两颊满颐浮烂淋滴，诸医技穷。惟谢氏慧眼独具，指出该病系"禀赋虚弱，素多劳虑，离宫自燃，心火外炎，此本身之元气外越，收之养之不暇，尚可视为毒火而清之驱之乎"。对于老年便秘之证，临床上年老体虚之人尤为多见。《便闭门》有云："治大便不通，仅用大黄、巴霜之药，奚难之有？但攻法颇多，古人有通气之法，有逐血之法，有疏风润燥之法，有流行肺气之法，气虚多汗，则有补中益气之法……无往而非通也，岂仅大黄、巴霜哉？"如现代临床采取塞因塞用法治疗虚性便秘，取得显著的疗效。谢映庐对于便秘灵活施治，《谢映庐医案》中记载"治疗大便不通，阴气凝结，有开冰解冻之法"；对于骨折后出现大便干涩，辨证属脾肾阳虚者，用温脾汤取效。谢氏据证辨别详细，并创造性地提出燥泻一证。如治周祥彩一案，对燥泻阐发，尤为周详，认为因"肺火肆虐，奔迫大肠"所致，法当"仿壮水镇阳之法，使无上僭下竭之虞，效泻南补北之意，而无金热土伤之虑"，治以"取甘寒之味，端清肺火而存阴"而愈。

此外，谢氏治"寒毒中脏"案中载有："汤胜参傍山而居，其地甚小，均以农为业，时值暑月，沿门合境患腹痛呕吐者纷纷，已亡数人……盖六月天时，阴气在下，人身阴气在内，再逢山脉之变，阴毒内侵，酿成种种寒证。"谢氏通过观察时令节气、山脉变化、水土之异结合辨证治疗，非博学广取，焉得此乎？此系中医因时、因地制宜之活用法。

5. 纠正误治

观谢氏《得心集》，立论平正，不拘一家之言，其审病处方，详慎简洁，不刻意于古而饶有古趣；临床用药因人、因时、因地制宜，多角度、多方位综合分析，尽量减少误诊误治。如《便闭门》治"脾阳不运"案中提及："行医治大便不通，仅用大黄、巴霜之药，奚难之有？但攻法颇多，古人有通气之法，有逐血之法，有疏风润燥之法，有流行肺气之法。气虚多汗，则有补中益气之法；阴气凝结，则有开冰解冻法。"治曾魁星"清阳不升"头痛误治案："但因前药辛温过亢，肾水被劫，故舌苔满黄，小便短赤，乃用益气聪明汤，果一剂而愈。"又如《虚寒门》"误表戴阳"案中载有陈怡太误治案："患者年老体弱，辛苦劳力之人，得伤风小病，头身作痛、发热恶寒。医者不以劳力伤风之例施治，乃以败毒散两服，遂变大汗如雨、舌干如刺、满面赤色、神志昏惑。问其小便不利，大便不通，俨似极热之症，余故知为误治所致……诊脉洪大，按之寂然，虽无急疾之象，然恐误表戴阳于面，元气随汗立散。意欲行真武坐镇之法，但津液内竭，难受辛温之亢味；将欲与生脉救阴之意，而甘酸之药何以回垂绝之元阳。继思独阳不生，盖阳无阴则孤阳失所，而飞越戴出矣；必得扶阳之药，而兼济阴可也。处古益元汤，回阳生阴。药一下咽，果获熟睡，舌刺少减。再剂，热退身凉，汗收食进。与理阴煎调理而康。"书中如此纠正误治验案，不胜枚举。

6. 用药经验

谢星焕医理渊深，经验丰富，在辨证、立法、选方、遣药等方面均达到了炉火纯青之境界，值得后来者学习。其对药物性能的研究，亦颇有独到之处。如其对甘草的灵活运用，就可见一斑。他认为："且甘草之功用甚长……发表药中，如桂枝、麻黄、大小青龙辈，必用甘草者，欲以载邪外达，不使陷入阴分也。若邪入里，必无复用甘草之理，如五苓、承气、陷胸、十枣诸方，俱不用也。至桃核、调胃两方，以其邪兼太阳，尚属用之。若阴血大伤，竟重用甘草以复脉。"对于甘草资满之说则认为："甘草味甘补土，土健而满自除也……阴气内盛之满，法所必忌；阴气下亡之满，法所必施。如发表药中之甘草，必不可少；攻利药中之甘草，有断不可用者。"强调："前贤用药，取舍自有法度，而后之叶天士、黄宫绣辈，每视甘草为畏物，致令良药见屈，固不识此取舍之妙，又不察资满、泄满之意也。"对风火交炽之证，先生亦善用甘草缓其火势，取"甘以缓之"之意。《产后门》中载"谵语自汗"案，即为产后误用滋腻之品所致。"患者黄杏帘之媳，体气孱弱，素禀肝火，且平素颇劳心神。今秋产后，即下榻如常，因目中觉燥，自取旧方，药只熟地、白芍二味，立时恶露顿止，目瞪反张，逾时方醒，醒而复发。"谢氏诊其两脉，幸无洪大，知为神魂不藏……且恶露虽止，腹无着痛，实因芍地酸寒凝滞之故，乃用收敛温通之法，重用参、归、姜、桂、龙齿、五味、茯神、钩藤、龙眼，叠进不辍，其势渐缓，恶露随下而痊。如本案尽管肝肾阴虚，亦不宜任用白芍、熟地"酸寒凝滞"之品。产后恶露宜通，而"血气喜温而恶寒，寒则凝而不流，温则消而去之"。

（五）《医案偶存》

《医案偶存》内容丰富，涉及内、外、妇、儿、五官各科，所载医案记录翔实，论述精当，可供当代临床启发思路，提高辨证水平。

1. 机圆法活　随证灵变

因堂兄死于误治，李铎对"视人命为儿戏"的庸医行为十分痛恨，临床治病力求严谨，而治法强调因时、因地、因人而灵活机变："同一病也或治之于此而效，或治之于彼而不效，禀受异也。同一方也，或施之于南而宜，之于北而不宜，地气殊也。同一病也，同一方也，或前日用之而应，后日用之而不应，其时令有变更也。"

庸医误治除墨守成规外，往往还失于对病情变化的体察。李氏尤其重视对病情密切观察，及时跟踪治疗。如卷一中风篇载"治徐丹辉中风"案，患者年近八十，每当季节交替则中风发作，舌蹇难言，肢痿力乏。初诊考虑为年事已高，阴液亏虚，夏秋交际，内风时起，治以滋阴清热、活血通络。但第二天病人自述夜卧不安，复诊见胃脉鼓大而躁，为阳明仍有燥矢未解，故第二次处方加服大黄丸，便通后即止。此后病情稳定，但言语仍欠清楚，治用通心益肾之法。但病人又因食用米粉等滞气之物，出现不思饮食，半夜口干咽燥，痰黏难咳等症状，切脉见右关弦实而坚，

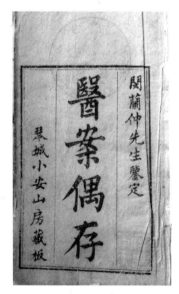

《医案偶存》1865年安山房藏板木刻本

此为有食滞夹痰，故又随治以宣畅中焦，导食消滞。但本病关键还在于肾脏亏虚，津液亏乏，风淫火炽，故再用甜梨汁、甘蔗汁、鲜藕汁、生地汁等第四方。其后十五日，患者自述睡觉时发齿龂，自己服用西瓜大泻胃热而止。李氏诊其脉象与之前相同，但语言清楚好转，于是第五次改方用甘露清胃饮二剂。又二十四日后复诊，其脉象渐渐缓和，为用甘寒苦降之品后燥气已平。李氏考虑秋风寒凉渐至，要在气候变化之前防患于未然，所以第六次改方，仿用叶天士摄纳肝肾真气，补益下虚法，方用熟地、肉苁蓉、石斛、怀牛膝、沙苑蒺藜、枸杞子、生杜仲、柏霜、天冬等。

可见李氏深得《内经》"风淫于内，治以辛凉，佐以苦甘，以甘缓之，以辛散之"之旨，对于病情分析精确详尽，在正确认识病因病机的基础上辨证施治，用药灵活，不拘泥于前人。正如闵芳言序言中所说："但观其临一症如老将临敌，非不精心筹划而意思安闲，用一药如国手对局，扼要争奇即寻常布置无闲着，不待局毕而胜算预操。"

另在《医案偶存》凡例中，李铎特意说明其书中大多数用药不载药量，其原因是因为即使是同一病在不同的时期或者一天之中的变化也是不能确定的，所以临证药量要随病加减，灵活变通，不可生搬硬套而误人病情。

2. 准确辨证　纠正误治

书中所载医案有很多是经过失治误治或久治不愈的疑难危症，李氏认为为医者要能够对相似证候进行鉴别诊断，从而准确用药，以免贻害患者。

《医案偶存》卷一肝风病篇，治余某头晕目眩一案。余某年六旬，头晕目眩、耳鸣作呃已久，近日右耳竟至气塞失聪。有医者辨为年高虚证，用补肾补气诸方无效，又断言病人脉有间歇停跳，患者听后心慌，于是请先生诊病。李氏诊其脉象为右大于左，皆弦滑，而并没有间歇。认为其耳鸣作呃、气塞失聪皆为肝胆风火上扰，并非是肾虚耳鸣。目赤，神志不识，夜寐不安，也是由肝火上扰所致，所以议用镇肝息风宣窍法，方用当归、芦荟、生牡蛎、白芍、石斛、龟板、夏枯草、菊花、沙参、菖蒲，每早加服当归龙荟丸一钱五分。按照此法治疗效果显著。但有其他医者说此方苦寒太过，必定会伤元气并阻止患者继续服用，李铎坚持己见，使患者终获痊愈。

卷十二幼科记载治"黄时和女角弓反张案"，患者八岁，清瘦面白，一日午饭后，猝然角弓反张，眼目上翻，手足搐搦。有儿科医生辨为急惊风，治投丸药不效，后请李铎诊治。患儿母亲鸣咽急求牛黄丸。李氏诊后认为此非急惊风而是寒袭太阳，血虚病痉，若治以豁痰截风之剂则耗其血反为其害，用《伤寒论·厥阴病篇》当归四逆汤一剂取效。李氏在案后说明，太阳经脉起于目内眦，上额，由颈下背脊至足小趾，如有血虚不能荣养经络，一旦感受寒邪，则收引而急，出现戴眼反张等症状，与惊风相似，多被误诊误治，应该引起重视。

3.议病议药　效法嘉言

李铎所录医案分两部分，多先录患者性别、年龄、体质、面色及症状、治疗经过，再加按语分析病因病机治则治法及注意事项。从其编排体例和临床证治来看都深受喻嘉言影响。

喻嘉言，江西新建人，为清初名医，也是旴江医学代表人物。其著作《寓意草》为个人笔记式医案，其中有"与门人定议病式"一节，提出医案的书写格式："某年某月，某地某人，年纪若干，形之肥瘦长短若何，色之黑白枯润若何，声之清浊长短若何，人之形志苦乐若何，病始何日，初服何药，次后再服何药，某药稍效，某药不效，时下昼夜孰重，寒热孰多，饮食喜恶多寡，二便滑涩有无，脉之三部九候何候独异，二十四脉中何脉独见，何脉兼见，其症或内伤，或外感，或兼内外，或不内外，依经断为何病……一一详明，务令纤毫不爽，起众信从，允为医门矜式不必演文可也。"李铎数十年临证，十分注重病案的收集整理，《医案偶存》所载医案格式均是按照喻氏所定，案中记载病者年纪多少、体质盛衰、暴病久病、脉症治法，因脉以知证，缘证以明治。

李铎不仅在病案格式上依照喻嘉言所定范式，临床诊治更是遵循喻氏"先议病后议药"的法则。卷一中载先生治一病人，因有客在座，不能静心拟方，待客人晚间离开后，随即去病人家中再次询问分析病情，然后拟方，体现了"治病必先识病，识病然后议药"的严谨作风，保证了处方的有的放矢，避免失治误治。当诊断明确之时，李氏也常常仿喻氏之法宗喻氏之方进行治疗。

如其治吴元丰长女心神先虚邪祟为患，即用喻嘉言治杨季登女邪祟附入脏腑一案之法。又如治其宗兄脱症即仿喻嘉言治金道宾上脱，先嘱病人绝欲，再用介类药潜伏之性引真阳复返，从而协调阴阳摄敛神气。再如治鼓胀，李铎亦十分推崇喻氏三法："一曰培养，宜术附汤加干姜、陈皮；一曰招纳，宜补中益气汤；一曰攻散，桂甘姜枣麻辛附子汤、金匮枳实汤。"此外，李氏医案也有多处仿效喻氏推崇仲景经方以起沉疴。

（徐春娟　李丛撰稿）

第六章

盱江医学的专科成就

XUJIANG

一、旴江医学妇产科学术成就

妇产科学术成就是旴江医学最显著的成就之一。据史料考证，旴江名医中有擅长妇科者 96 位，有妇科专著 19 部。其中对中医妇产科学做出最突出贡献的医家，当首推南宋临川医家陈自明，他的著作《妇人大全良方》是我国现存第一部系统的全面的妇产科专著。此外，现存的妇产科专著还有龚居中的《女科百效全书》、万全的《万氏家传女科》、龚定国的《内府秘传经验女科》、曾鼎的《妇科指归》、舒诏的《女科要诀》、刘式宋的《妇科生化新编》、傅常的《乳产备要》等。其他一些旴江医家的著作如《寿世保元》《万病回春》《寿世仙丹》《医学入门》《世医得效方》《医学六要》《黎居士简易方论》等书中，亦有丰富的妇产科学内容，这些都对中医妇产科学的发展产生了重要影响。现代旴江流域也产生了一批妇科名家，如刘文江、李元芳、潘佛岩、沈波涵、黄国祥、姜璜、万伯贤、包博如等，他们在妇科疾病治疗方面积累了丰富的临床经验，提出过诸多独特的学术见解。下面以《妇人大全良方》（下面简称《良方》）学术内容为主体，结合其他相关医家学术思想，对旴江医学妇产科学术成就作一概述。

（一）陈自明的妇产科学术贡献

陈自明（1190-1270），字良甫，南宋抚州临川县人，旴江医学最有成就的医家之一，也是中国医学史上最有影响的妇科专家之一。《妇人大全良方》全书共 24 卷，分为调经、众疾、广嗣、胎教、妊娠、坐月、产难、产后等 8 门，共计 260 余论，1100 余方，48 例医案，涉及妇科病症 200 余种。该书理、法、方、药紧密结合，立论、方药、验案一目了然。此书深受历代医家的重视而不断被引用、重订、重刻或编次。该书自刊行后流传甚广，后世出现多个版本，其中以明代薛己的《校注妇人良方》流传最广。此书与陈自明原书相比，删去方剂 600 余首，新增 260 余方，并将原书 48 例医案增至 530 余例。《四库全书总目》曾给予《妇人大全良方》高度评价："采摘诸家，提纲挈领，对妇科证治详悉无遗。"该书为后世中医妇产科学的发展奠定了坚实的基础。

1. 阐述妇科生理病理

《妇人大全良方》按妇女生理病理特点，分门列病，按证缕析，先论后方，使"纲领节目、灿然可观"。陈氏首先在卷一调经门"月经绪论第一"篇中引《内经》对妇女生理的认识："女子七岁肾气盛，齿更发长；二七而天癸至，任脉通，太冲脉盛，月事以时下。"提出："凡医妇人，先须调经；经脉不调，众疾生焉，故以次之；众疾既无，须知求嗣，故以次之；求嗣已明，须知胎教，故以次之；胎教已明，须知妊娠疾病，故以次之；妊娠疾病已明，须知坐月，故以次之；坐月已明，须知产难，故以次之；产难已明，须知产后疾病，故以次之。"可见《良方》是从女子"二七而天癸至"开始进行研究，详细阐述了妇女在各个环节的生理病理。该书着重从气血、脏腑和经络理论来详述妇科生理病理，尤其重视冲任二脉、肝肾两脏以及气血与妇科生理病理的关系。

（1）冲任与妇科生理病理

《良方》十分重视冲任二脉在妇人生理病理中的作用，将冲任置于举足轻重的位置。《良方》认为冲任二脉为总领诸经气血之要冲，能调节十二经之气血，且任脉具有妊育胎儿的作用。生理上"妇人冲任二脉，为经脉之海，外循经络，内容脏腑，若阴阳和平经下依时""肾气全盛，冲任流通，经血既盈，应时而下"；病理上若冲任二脉气血不足，就会出现经、带、胎、产诸疾。如"妇人月水不利"篇中指出月水不利是"伤于冲任之脉故也"；"月水不断方论"篇中指出妇人月水不断是"由损伤精血，冲任脉虚损故也"；"胎动不安方论"引《产宝方》云："妇人妊娠常胎动不安者，由冲任经虚，胞门、子户受胎不实故也。""妊娠漏胎下血方论"中指出："夫妊娠漏胎者，谓妊娠数月，而经水时下也。此由冲任脉虚，不能约制手太阳、少阴之经血故也。"

（2）肝脾与妇科生理病理

《妇人大全良方》认为肝脾二脏是月经的化源，若肝脾受伤，脾不生血，肝无藏血，化源断绝，月经自然不通。若肝失条达，疏泄无度，或脾气不足，血失统摄，均可影响冲任而发病。"月水不通方论"中云："月水不来，病本在胃。胃气虚，不能消化水谷，使津液不生血气故也。"又云："醉以入房，则内气竭绝伤于肝，使月水衰少不来。所以尔者，肝藏于血，劳伤过度，血气枯竭于内也。又先唾血及吐血、下血，谓之脱血，名曰血枯，亦月水不来也。所以尔者，津液减耗故也。"另外陈氏把妇人的生理病理按三个阶段即室女、已婚、七七天癸数尽之后来分述，他认为室女经闭多为"积想在心，思虑过度"，多为心脾为病；而七七数尽月经下者，多为肝肾虚热，从另一个角度体现了陈氏重视肝脾与妇科生理病理关系的学术特点。

（3）气血与妇科生理病理

《妇人大全良方》特别重视气血与妇科生理病理的关系，强调"妇人以血为基本"。妇科疾病大多是劳伤气血、感受风冷；病机关键为气血亏损或逆乱，月水不循常道，而诸病蜂起；此外，妇人妊娠生产，多易郁怒，重伤气血，所以"妇人以血为本"。《产宝方》序论中云："气血者，人之神也。然妇人以血为基本，苟能谨于调护，则血室行，其神自清，月水如期，血凝成孕。"由于妇人的经、孕、产、乳都是以血为本，血气充沛则经、孕、产、乳等各项生理功能正常。而冲任二脉气血不足，则会出现月经不调，经闭或不孕等证。他在"室女经闭成劳方论"中引寇宗奭语："夫人之生，以气血为本。人之病，未有不先伤其气血者。"故"大率治病……女子调其血"。

2.注重妇科辨证论治

中医辨证论治融整体观念和辩证思维于一体，是中医独特的临床思维方法。《良方》编写体例为以病著论，详论各证，依证列方，充分体现了中医辨证论治的精神。陈自明对妇科病的治疗方法主要有补气血、调肝脾、固冲任。下面重点介绍其在妇科经、带、胎、产诸病临证方面的诊疗特色。

（1）月经病辨治

《妇人大全良方》于妇科诸病中首论月经病，提出"凡医妇人，先须调经"，首列"调经"门论述月经生理及各种月经病证治，涉及月经病症有月经不调、月水不通、月水不利、月水行止腹痛、崩暴下血不止、崩中漏血等，列方 80 余首，详细地概括了月经病的病因病机，立法详备，方药独特。作者引经据典，采撷诸家之说，结合自己的临床实践详细阐述月经病病因证治。陈氏认为月经病病因多为过度劳累、情志失调，或感受外邪所致，气血亏损、肝脾失调和冲任失养是其主要病机。如月水不调的病因为"劳伤气血致体虚，风冷之气乘也"；月水不通的病因为"劳伤血气致令体虚"，或"风冷邪气客于胞内……风冷伤其经血，血性得温则宣流，得寒则涩闭；既为风冷所搏，血结于内，故令月水不通也"等。

可见陈氏分析月经病病机多从虚瘀寒热立论，他特别强调了妇女月经与肝脾二脏和气血的关系。陈氏认为肝脾二脏是月经的化源，若肝脾受伤，或肝失条达，或脾气不足均可影响冲任而发病。所以陈氏在脏腑方面以肝脾为纲，在治疗上亦以调治肝脾为重点来治疗妇科疾病，常用归脾汤、逍遥散等方随证加减。比如月经不通，临证时如因脾虚而不行者，补而行之；脾郁而不行者，解而行之；肝郁而血闭者，当行气活血；水不涵木而经闭者，宜滋肾养肝。

关于月经病治疗，陈氏则从气血调治，重在冲任、肝脾。他引用《产宝方》论曰："大率治病，先论其所主。男子调其气，女子调其血。气血，人之神也，不可不谨调护。然妇人以血为基本，气血宣行，其神自清。"所以陈氏临证常用当归、白芍、丹参等养血行血之品，善用四物汤化裁调治妇科诸疾。如在"通用方序论"中提出："加减四物汤治妇人经病，或先或后，或多或少，疼痛不一。腰、足、腹中痛，或崩中漏下，或半产恶露多，或停留不出。妊娠腹痛下血、胎动不安，产后块不散，或亡血过多，或恶露不下。服之如神。"

首先为了预防月经病的发生，陈氏提出经期卫生的主张，包括精神不宜过度紧张，身体不宜过度疲劳等。他说：若遇经行，最易谨慎，否则与产后症相类。若被惊怒劳役，则气血错乱，经脉不行，多致劳瘵等疾。在治疗方面强调行气活血、养血止血。如对于风冷客于胞络，经行腹痛者，宜温经汤（当归、川芎、芍药、桂心、牡丹皮、莪术、人参、甘草、牛膝）行气活血，温经止痛；对女子七七数尽，而经脉不据时者，血有余也，不可止之，宜服当归散（当归、川芎、白芍药、黄芩、白术、山茱萸肉）或茱萸鹿茸丸（鹿茸、五味子、苁蓉、杜仲、赤石脂、吴茱萸、附子、干姜、黑龙骨、肉豆蔻、白茯苓、干地黄）补肾养血调经；特别指出对于妇人血崩不止，用五灵脂散、荆芥散、独圣散三方，陈氏谓："此三方似非止血之药，如灵脂、荆芥、防风，皆是去风之药，然风为动物，冲任经虚，被风所伤，致令崩中暴下。"仆因览许学士《伤寒脉歌》曰："脉浮而大，风伤荣。荣，血也。而用此药，方悟古人见识深奥如此矣！"另外对于经闭成痨，经候微少，渐渐不通，日渐羸瘦，当养血益阴，慎无以毒药通之，宜柏子仁丸（柏子仁、牛膝、卷柏、泽兰叶、续断、熟地黄、泽兰叶）。

（2）带下病辨治

陈自明把妇人带下病分为五类，以为"妇人带下其名有五，因经行产后，风邪入胞门，传入脏腑而致之"。认为带下的病因不仅是风邪客入胞门，而且与人体脏腑、经络有关。并根据带下的五色与五脏之关系，认为："若伤足厥阴肝经，色如青泥；伤手少阴经，色如红津；伤手太阴肺经，色如白涕；伤足太阴脾经，黄如烂瓜；伤足少阴肾经，黑如衃血。人有带脉，横于腰间，如束带之状，病生于此，故名为带。"这种以白带色泽来对妇人带下病进行脏腑辨证，对后世带下病的诊断产生了重要的学术影响。

（3）胎产病辨治

对于产难病，陈自明在《产难论第一》中首先讲到：夫产难之由有六，所受各异，故治疗之方不同。产难之一为缺少运动，导致血凝而不流畅，胎不转动，以致生理失宜，临产必难，甚至闷绝。产难之二为妊娠六七个月，房事不节，使败精、瘀血聚于胞中，临产必难。产难之三为产母心惊神恐，忧恼怖惧，临产必难。产难之四为临产初腹痛，不候时至，便令试水，试水频并，胞浆先破，风飒产门，产道干涩，致令产难。产难之五为产妇用力太过，产母困睡，抱腰之人又不稳当，致令坐立倾侧，胎死腹中，其为产难。产难之六，时当盛暑，宜居深幽房室，日色远处，打开窗户，多贮清水，以防血晕、血闷、血溢妄行、血虚发热之证。如冬末春初，天色凝寒，宜密闭产室，窒塞罅隙，内外生火，常令暖气如春，仍下部衣服不可去绵，方免胎寒血结，毋致产难。凡孕妇入月断不可洗头，方免产难及横生逆产。可见陈氏认为产难病病机多为气滞血瘀、气血亏虚或寒凝血滞。

产难病治疗方法不外药物催生和手法助产。其中陈氏于"催生方论"节下收录31首催生方，如"催生丹"（兔脑髓、乳香、母丁香、麝香）疗产妇生理不顺，产育艰难。"催生丹"中除兔脑髓外，其他三味药味芳香，性善走窜，具有行气止痛、活血通经、催生等作用，是古代催生方中的常用药物。现代药理研究表明丁香、乳香、麝香均有不同程度的收缩子宫的功用，尤以麝香更为显著。诸药配合可用于宫缩无力或经日久产等难产病症，为后世产科医家所推崇。陈氏在记述催生丹功用之后，有一处小注，指出兔脑髓等配方的来历，谓："出《圣惠方》，《局方》同。"《太平圣惠方》是北宋初年（992）朝廷编纂出版的大型方书，由王怀隐等人广泛收集宋代以前的医药方书及民间验方汇编而成，可见这一则验方在我国民间使用的年代更为久远。陈氏所采用的催生丹处方，几乎与《太平惠民和剂局方》所载完全相同，只删去"或横或逆"四字，说明陈氏对催生丹的应用范围更为广泛，临床经验更加丰富。西医发现动物脑垂体后叶的催产素的催生功用是20世纪30年代至40年代的事，至于催产素产科临床应用那就更晚一些了。由此可见，我国古代医家创造性将兔脑髓用于催产，应早于西方医学家知用动物脑垂体后叶的催产素千余年。对于手法助产，横产、倒产、偏产、碍产等均有不同的施治手法。总之都是强调：难产催生手法为先，须结合内服催生药，加上医者、稳婆、产母三者通力合作，密切配合。这种多法并用综合调动多方积极因素的治疗方法，传承至今。

（4）妇科杂病辨治

《妇人大全良方》记载和汇集了很多妇科杂病用药经验，如"妇人腰痛方论"中对腰痛的用药或原方照用，或加减化裁，他说："古方亦有五种之说，如风腰痛，宜小续命汤加桃仁、杜仲煎服；脾胃气蔽及寒湿腰痛，宜五积散加桃仁；如虚损及五种腰痛者，青娥丸、神应丸（诸方并见《和剂局方》）皆可用也。如气滞腰痛，如神保丸、黑牵牛、茴香、橘核必有功也。"另外在"妇人中风自汗方论第六"中提到："中风自汗，仲景虽处以桂枝汤，至于不住发搐，口眼㖞动，遍身汗出者，岂胜对治？当此之时，独活汤、续命煮散复荣卫，却风邪，不可阙也。"这些经验至今为妇科临床所应用。

如众疾门卷之三论中风、角弓反张、风痹、偏枯、口噤、骨节痛风等症，陈氏提出先明其大体，察脉之虚实，辨证之冷热，相人之强弱，入脏入腑，在络在经，提倡首以《局方》调治，不要猛浪用药。又如"妇人恶寒方论"篇曰："夫妇人恶寒者，亦有阴阳二证。发热而恶寒者，发于阳也；无热而恶寒者，发于阴也。发于阳者宜解表，脉必浮数；发于阴者宜温里，脉必沉细。"再如"胎动不安方论第四"篇中提到："妊娠胎动，或饮食起居，或冲任风寒，或跌仆由触，或怒伤肝火，或脾气虚弱，当推其因而治之。若因母病而胎动，但治其母，若因胎动而病，唯当安其胎。"这些论述为后人辨证用药提供了思路。

关于治疗女子不孕，陈自明提出："凡欲求子，当先察夫妇有无劳伤痼疾，而依方调治，使内外平和，则有子矣。"并指出妇人无子的原因："或劳伤气血，或月经闭涩，或崩漏带下，右尺浮则为阳绝，或尺微涩，或少阴脉浮紧，或尺寸俱微弱者，皆致绝产。""若调摄失宜，饮食不节，乘风袭冷，结于子脏，亦令无子也。"这些论述在今天看来也有很好的指导意义。

3. 讲究药物用法和炮炙

在用药方面，陈自明不仅善于内服药物的配伍选择，亦长于外治法的运用，而且还特别注重药物炮炙。《妇人大全良方》是陈自明在继承古代医籍精华的前提下，经过临床验证与实践，搜集、筛选大量临床证据，验证前人方证使用效应，对疗效欠佳的方剂加减化裁、另立新法，对疗效确实可靠的原方照用，融辨证论治与辨病论治为一体。纵观《妇人大全良方》，其妇科用药特色主要体现在以下几方面：

（1）药物选择

陈自明特别重视药物的选择，如伤寒之证，一般不分男女皆可使用汗、吐、下法，但妊娠用药宜清凉，不可妄用桂枝、半夏、桃仁、朴硝等。凡用药，病稍退则止，不可尽剂，此为大法。又如对"妊娠胎动，或饮食起居，或冲任风寒，或跌仆击触，或怒伤肝火，或脾气虚弱，当各推其因而治之，若因母病而胎动，但治其母，若因胎动而母病，唯当安其胎"。并在妊娠禁忌歌诀中指出：牛膝、三棱、牛黄、大戟、斑蝥、巴豆、芒硝、牵牛子、芫花、桃仁、藜芦等药对胎儿都有不利影响，有可能引起早产或流产。

（2）药物炮炙

陈自明对药物炮炙亦非常讲究，《妇人大全良方》之首即列"识别修制药物法度"，指出："凡药有宜火、宜酒者，有用子、用皮者，有去子、去皮者，有去苗、芦者，有别研入药者，有煎成汤去滓后入者，若此之类，各各不同。今备于前，无复更注于逐方之下。"文中提到一百余味药均是妇科常用药，这些辨药的经验在临床上有重要的实用价值。

4.重视妇科护理方法

陈氏在胎教、坐月、产难、产后门中详述妇人妊娠、产褥期等一系列护理知识。其在"娠子论第二"中就说:"自妊娠之后,则须行坐端严,性情和悦,常处静室,多听美言,令人讲读诗书、陈礼说乐,耳不闻非言,目不观恶事,如此则生男女福寿敦浓,忠孝贤明。不然则男女既生,则多鄙贱不寿而愚,此所谓因外象而内感也。"对于产母,陈氏强调:若未满月,不宜多语、嬉笑、惊恐、忧惶、哭泣、思虑、恚怒、强起离床行动,久坐或做针线,恣食生冷、黏硬果菜、肥腻鱼肉之物,及不避风寒、脱衣洗浴,或冷水洗濯,若不加注意,则满月之后即成褥劳。"迫产时,不可多人喧哄怆惶……"产妇务要"熟忍",宜"用力存养调停",或食软饭或粥少许,勿使产妇无力困乏,以保证有足够的体力以待正常分娩。产后,则"且令饮童子小便一盏,不得便卧,且宜闭目而坐,须臾方可扶上床仰卧,不得侧卧,宜立膝,未可伸足。高倚床头,浓铺茵褥,遮围四壁,使无孔隙,免被贼风"。产后气血虚竭,脏腑劳伤,补虚须适中而不得过。

5.倡导优生优育

提倡晚婚,反对多产。陈氏认为:"男虽十六而精通,必三十而娶;女虽十四而天癸至,必二十而嫁,皆欲阴阳完实,然后交而孕,孕而育,育而子坚壮强寿。"故陈氏特别强调"合男女必当其年"。同时,针对妇女多孕多产指出:"虚人产众,则血枯杀人。"又告诫"若产育过多……血气已伤",患病"尤难治"。为了减少生育,还撰有《难产方论》,谓:"妇人有临产艰难,或生育不已,而欲断之,故录验之,以备所用。"并反对用峻烈和毒副作用较大的药物堕胎,认为"若服水银、虻虫、水蛭之类,不怀孕不复怀,且祸在反掌"。

（二）万全的妇科学术成就

万全,号密斋(约1482-1579),为我国明代著名医学家。其祖父梅素,字杏坡;父亲万筐,号菊轩,均为豫章(今江西南昌)著名的儿科医生。明成化庚子年(1480),万筐为避兵荒,行医至湖北罗田县大河岸,且时值大旱,民多疾患,为救治病民,遂定居于此。明成化十八年(1482)生子万全。万全天禀聪颖,早年习儒,经史律历之学造诣尤深,一试即获"廪生"之位。其间又留心家学,兼攻岐黄之术,常代父出诊,施术于乡里,渐有医名。三次乡试未中,30岁父亲卒逝,且目睹连年天灾,民生疾苦不堪,于是放弃科举功名,矢志继承世医祖业,专攻岐黄之术,成为万氏第三代名医。万全不仅医术精湛,而且医德高尚,行医50余年,足迹涉及鄂、豫、皖、赣、陕、闽等各省，精于切脉、望色，尤长于儿、妇科。万全治学勤奋，临证之余勤于笔耕，一生著作颇丰，内容涉及儿科、妇科、痘疹、内科、外科、养生等方面。他总结整理前人的医学理论，结合万氏家传经验和本人平生临证心得，撰写了医著共10部，108卷，即《养生四要》5卷，《保命歌括》35卷，《伤寒摘锦》2卷，《广嗣纪要》16卷，《万氏女科》3卷，《片玉心书》5卷，《育婴家秘》)4卷，《幼科发挥》2卷，《片玉痘疹》13卷，《痘疹心法》23卷。万氏学术思想影响深远，明清时期中医界给予了万氏高度的评价，在康熙年间被追封为"医圣"。万全精于妇科，代表著作《万氏女科》《广嗣纪要》中的独特见解、精辟论述和丰富的临床经验，为促进中医妇科学的发展做出了卓越贡献。

1. 治妇人病注重调理脾胃

"脾胃者，气血之本也。"万全在《万氏女科·调经章》中指出了妇人经水不调有三大原因："一曰脾虚，二曰冲任损伤，三曰脂痰凝塞。"认为脾胃虚弱是导致月经不调的最首要原因。若罹患经、带、胎、产诸病，败伤气血阴津，则易导致脾虚，脾虚则气血生化之源不足，而易生"血枯，血闭及血少，色淡，过期后行，数月一行"之病。为此，万氏把调补脾胃作为治疗妇科疾病的根本大法。如《妇人科》所云："调经专以理气补脾胃为主，胎前专以清热补脾为主。"对妊娠病的治疗，万氏更是强调调理脾胃："妇人妊娠养胎全在脾胃。非缩砂不止，必择连壳者研用之。"又说："养胎全在脾胃，譬之钟悬于梁，梁软则钟下坠，梁断则钟下堕，故白术补脾，为安胎要药。"

2. 调月经病重视情志体质

万氏调经之法，讲究"对证施治，以平为期"。他十分重视情志、体质对月经病的影响，并据此处方用药。例如对月经不及期而先行者曰："如德性温和，素无他疾者，责其血盛且有热也，用赤芍、生地、知母、麦冬、地骨皮、归身、川芎、甘草；如性急躁，多怒多妒者，责其气血俱热具有郁也，用当归、川芎、白芍、生地、条芩、黄连、香附、生草。"根据患者的体质胖瘦施治是万氏的又一特点，如对经行后期者曰："如形瘦无他疾者，责其脾胃衰弱，气血虚少也，用异功散加当归川芎汤主之；如肥人及饮食过多之人，责其湿痰壅滞，躯肢迫塞也，用文君子加归芍汤主之。"此外，对于素体脂痰凝塞者，万氏说："惟彼肥硕者，膏脂充满，元室之户不开，夹痰者痰涎壅滞，血海之波不流。故有过期而经始行……为经闭、为无子之病。"《万氏女科》中还详述以上数证的辨证及治法方药。

3. 疗妊娠病倡导安胎祛邪

在《广嗣纪要》和《万氏女科·胎前章》中论述了各种妊娠期疾病及其治疗。万氏在治疗妊娠疾患时，注重安胎与祛邪并举，指出"胎气宜养，病气宜攻"。如在治疗妊娠泄泻时以补中安胎为主，药用四君汤加白芍，同时辨其寒热的不同而治之；妊娠漏胎属正虚兼有胎热的，用增损八物汤补气养血，安胎祛邪。综观全章，其治疗妊娠疾病，选药组方十分考究，大多选用性味平和的药物，使邪去而不伤胎。万氏安胎重在清热养血，指出："黄芩为安胎圣药，清热故也。谓温经之药可养胎气，误人多矣。"他治疗妊娠目鼻咽唇口诸疾，均以清热为主，用东垣凉膈散随症加减。

4. 理产后病兼顾补虚行滞

妊育产后，不免气血俱损，然产妇瘀血易留滞胞宫，形成虚中夹瘀之证。因此万氏认为，产后病的治疗原则应以"大补气血兼以行滞为主"。产后扶正，每用十全大补、八珍汤类，兼用补肾之地黄丸等；理气行血，常用当归（酒炒）、赤芍、川芎、香附、五灵脂、蒲黄、益母草等。尤擅用四物汤，因四物汤既能活血，又能养血。如产后恶露不止，因"产后冲任损伤，气血虚惫，旧血未尽，新血不敛，相关而下……大补气血……十全大补汤主之"，以补正固本并兼行血。瘀血明显，"小腹刺痛者，四物汤加延胡索、蒲黄、干姜"，以补血活血、温经行滞。其他各种产后疾病，万氏亦根据"大补气血兼行滞"的原则组方用药。

5. 孕育胎儿倡导优生优育

万氏在长期医疗实践中，探古求今，对优生优育亦有深刻见地，《广嗣纪要》用大量篇幅论述优生优育的内容。万氏认为，"男女配匹，原以广嗣，厥系匪轻"，告诫人们"勿择族类，芝草无根，醴泉无源也"。结婚年龄，万氏提倡"男子三十而后娶，女子二十而后嫁""男虽十六而精通，必三十而娶；女虽十四而天癸至，必二十而嫁，皆欲阴阳气血充实而交合，则交而有孕，孕而育，育而为子，坚壮强寿"。万氏指出："阴阳交合，而成其身，父母强者，生子亦强；父母弱者，生子亦弱。"他强调男女交合时宜，认为"冲力劳倦，愁闷恐惧，悲忧思怒，疾病走移，发赤面黄，酒醉食饱，病体方痊，女子行经，以上所忌，不可交合，令人虚损，耗散元气""非惟无子，令人夭寿"。万氏还十分重视胎养，提出妇人受胎之后当"戒房事，节饮食，调节情，适起居，慎医药，勿越险，勿负重"。对难产的原因总结为七个方面，即因安逸，因奉养，因淫欲，因忧疑，因软弱，因仓皇，因虚乏，并提出做好产前准备和接生的注意事项。

万全妇科学术思想内容丰富，对中医妇科疾病的病因病机认识和辨证论治颇多创见，其家传的妇科经验方有些至今仍广泛用于临床，其学术内容仍有重要的研究价值和实用意义。

（三）龚廷贤的妇科学术成就

龚廷贤妇科临证经验丰富，治疗注重调理脾胃，善用补中益气汤；而对月经病的治法丰富多彩，采用调气养血、清热凉血固崩、养血健脾、调经理气、滋阴降火、破血逐瘀等诸法，或通补并用，或消补兼施，皆以四物汤为基础化裁变化。

龚廷贤亦认为："妇人诸病者，多是气盛而血虚。"指出"调经之要法"在于"养其心则血生，实其脾则血足，气盛则血行矣"。因此，固护脾胃、养心健脾是其妇科诸病主要治疗大法。所用方剂多效法李东垣，善用补中益气汤加减化裁，在《万病回春》调经、闭经、血崩三节 10 个病案中有 7 个用了补中益气汤。

龚廷贤在不孕诊治方面也积累了相当丰富的经验。他认为："妇人无子者，其经必或前或后、或多或少、或将行作痛、或行后作痛、或紫或黑、或淡或凝而不调，不调则血气乖争不能成矣。"说明妇人不孕与月经不调密切相关，因此龚氏在《寿世保元》中介绍了一系列调经种子的经验方。如"调经种玉汤"，此方常服，顺气养血，调经脉，益子宫，疗腹痛，除带下，种子屡效；"种子济阴丹"孕育子嗣，全在调经理脾，血气充旺，调其经候，去其忧郁，再服孕方，自然有子；"调经育子方"治妇人阴血不足，久无子者，能使胎孕。

龚廷贤在《万病回春》中介绍了不少妇科外治法，如纳药外治法，即将外治药物按需要制成栓剂、膏剂或粉剂放置于子宫穹窿或子宫颈部位的方法。如一粒仙丹（巴豆、斑蝥、穿山甲、皂角、苦葶苈、大黄），"用绵茧张开裹药在内，穿入三寸竹筒上，头后仍留系二三寸余，挽一转，不令药气出外。用时先以温水洗阴内，令洁净，拭干，却以葱汁浸湿药头，送入子宫极深处，整一日一夜，取出药不用"，谓"此药用后，少间耳，冷气下行……半日即通，或鲜血，或死血，一切恶物悉下"，主治"妇人干血痨，并赤白带下，种子如神"。另外敷贴外治法，即将药物敷贴病变患处表面的方法，如治疗急性乳腺炎所用的"治吹乳仙方"，即"用葱一大把捣成饼，一指厚摊乳上"，再用"炭火一罐覆葱上"，可使"肿痛立消"。还有将药物敷贴脐部的外治方法，如在"妊娠伤寒护胎法"中以"井底泥、青黛、伏龙肝，上为末搅交，涂于孕妇脐中二寸许；如干，再涂上"，可以保胎孕。

（胡素敏　何晓晖撰稿）

二、旴江医学骨伤科学术成就

旴江医学名医众多，著述浩繁，学术渊博，涉及医学基础理论与临床内、外、妇、儿、针灸、骨伤、五官等各科，其中在骨科方面成就丰硕。元代危亦林的《世医得效方》、明代龚信的《古今医鉴》、明代龚廷贤的《万病回春》《寿世保元》等，给后世留下了一份极为宝贵的骨伤科遗产，其中以五代业医世家南丰骨伤科专家危亦林所编纂的《世医得效方》为最杰出代表。

危亦林（1227-1347），字达斋。元代，南丰人，享年71岁。曾任南丰州医学教授。《世医得效方》于1307年写成，1345年刊行。《世医得效方》第18卷"正骨兼金镞科"是其在骨伤科方面突出成就的代表著作之一。书中有大量骨伤疾病的治疗经验和经方秘方，尤其是多项治疗方法为世界医学之最，对中国及世界骨伤学科发展产生了深远的影响，现将其在骨伤科成就略论如下。

（一）骨折脱位整复

1. 脊柱骨折脱位

危亦林首次记载了脊柱屈曲型骨折，并首创悬吊过伸法复位和固定方法，书中云："凡锉脊骨，不可用手整顿，须用软绳从脚吊起，坠下身直，其骨使自归窠，未直则未归窠，须要坠下待其骨直归窠，然后用大桑皮一片，放在背皮上，衫树皮两三片，安在桑皮上，用软物缠夹定，莫令屈，用药治之。"指出由于外力导致脊柱骨折，不可以用手法整复，而需借助悬吊将脊柱过伸法复位。这与现代医学对治疗脊柱骨折所提出的治疗原理基本一致。脊柱屈曲压缩性骨折，多由人体从高处坠落，由于防御性反射作用，机体多处于屈曲状态，在臀部或双足着地的瞬间，躯干前屈，使应力最集中在椎体的前半部，致使上下位椎体和椎间盘受到挤压，而使椎体前、中柱压缩呈楔形改变。现代医学针对屈曲压缩性脊柱骨折的治疗，如果是轻度的压缩性骨折，压缩的骨折仅累及前柱，多采取保守治疗方法，临床上多采用的平卧硬板床，并行腰部垫枕法，以使腰部呈过伸状。如果是严重的压缩性骨折，骨折伤及前、中柱压缩性骨折，临床上多采用手术开放治疗，手术多以椎弓根钉撑开复位。因此，无论是保守治疗还是手术治疗，都是使屈曲压缩的脊椎，向后伸展，以便使椎体前、中柱恢复压缩的高度。屈曲压缩性脊柱骨折的复位关键是使受伤的压缩脊椎后伸，否则骨折不能复位。危氏在骨折复位后用木夹板固定，与现在临床应用过伸复位法、石膏背心或支具过伸位固定方法治疗轻度屈曲压缩性脊柱骨折同出一辙。危氏是世界上第一个采用"悬吊复位法"治疗脊柱骨折的医生，相比近代英国医生达维斯（Davis）于1927年才提出悬吊复位法，要早600多年。危氏悬吊过伸复位法及脊柱夹板固定法治疗屈曲压缩性脊柱骨折，成为中医学骨科对世界医学重要贡献之一。

2.四肢骨折脱位

危亦林将四肢骨折和关节脱位，归类为"六出臼，四折骨"。"六出臼"，指四肢肩、肘、腕、髋、膝、踝六大关节脱位；"四折骨"，则指肱骨、前臂骨和股骨、胫腓骨四大长骨干骨折。书中详细记述了治疗各骨折脱位的手法整复步骤和要点。这说明了我国在14世纪就对全身主要的骨、关节骨折脱位有了较深的研究。

（1）髋关节脱位

危氏将髋关节脱位分为前、后两型。书中云："此处身上骨是臼，腿根是杵，或出前，或出后，须用一人手把住患人身，一人拽脚，用手尽力搦归窠，或是锉开。又可用软棉绳从脚缚倒吊起，用手整骨节，从上坠下，自然归窠。"现代医学解剖学认为，人体髋关节为杵臼关节，其骨性结构由髋臼、股骨头组成。并由关节囊包绕而成，同时关节周围韧带、肌肉对髋关节的稳定，起到重要作用。可见危氏已认识到髋关节是杵臼关节，并指出了髋关节脱位分为前脱位、后脱位两种。同时利用杵臼关节特点，采用对抗牵引或利用身体的重量作牵引的情况下，用手法整复脱位。现代医学治疗髋关节脱位，多采用手法整复的方法，其中危氏手法复位方法就是其中之一。

（2）肩关节脱位

危氏对肩关节脱位的复位方法有"杵撑作凳法"和"架梯坠下法"二种，均是借助于身体坠下之力及杠杆作用原理来进行复位的。对于"肩胛上出臼"（肩关节脱位），危氏继承唐·蔺道人的骨伤学说，采用并改良为"架梯（或立凳）复位法"治疗。方法是"用春杵一枚，小凳一个，令患者立凳上，用杵撑在下出臼之处。或低，用物策（垫）起，杵长则簟（垫）凳起，令一人把住手尾，拽去凳，一人把住春杵，令一人助患人放身从上坐落，骨已归窠矣。神效。若不用小凳，则两小梯相对，木棒穿从两梯股中过，用手把住木棒，正棱在出臼腋下骨节蹉跌之处，放身从上坠下，骨节自然归臼矣"。现代临床针对肩关节脱位，多采用手法整复，其中的椅背复位法，就是借鉴危氏发明的杠杆作用原理复位法进行复位。危氏所采用的架梯（立凳）复位法整复肩关节脱位，也被认为较现代外科奠基人之一的巴累（AmbroisePare）氏1572年采用的类似方法要早200多年。

（3）踝关节骨折脱位

危氏对踝关节骨折脱位分为内翻、外翻两型，介绍了应用牵引，反向复位的方法："须用一人拽足，自用手摸其骨节，或骨突在内，用手正从此骨头拽归外，或骨突向外，须用力拽归内，则窠。"还强调复位时不能单纯牵引，需用揣按手法整复，"若只拽，不用手整入窠内，误人成疾"。这种逆创伤机制的手法整复法，对后世的手法整复骨折脱位，起到积极的指导作用。同时还强调拔伸牵引及端提挤按手法对骨折脱位手法整复的重要性。

（4）肘关节骨折脱位

危氏对肘部骨折脱位的认识，也具有划时代的意义。他详细地介绍了肘关节的解剖结构、脱位机制："凡手臂出臼，此骨上段骨是臼，下段骨是杵，四边筋脉锁定，或出臼亦锉损筋，所以出臼。"明确地指出了肘关节为杵臼形状，关节周围包绕肌腱、神经血管，并且指出了肘关节脱位，多有关节周围肌腱、神经血管的损伤。同时，记录了肘部骨折脱位的手法复位及外固定的方法："此骨须拽手直，一人拽，用手把定此间骨，搦教归窠。看骨出那一边，用竹片夹定一边，一边不用夹，须在屈直处夹。"详细介绍肘部骨折脱位先予对抗牵引纠正重叠移位，再予两手环抱肘部行端提挤按的手法进行复位，然后依据骨折脱位方向不同而将夹板置于伸侧或屈侧，并且固定在半屈曲位，这种手法整复肘部骨折脱位的方法，对现代临床仍具有极强的指导作用，现代医学对于肘关节脱位的手法整复，大多采用这种方法，尤其是小儿的肱骨髁上骨折。危氏又云："不可放定，或时又用拽屈拽直，此处筋多，吃药后若不屈直，则恐成疾，日后曲直不得。"强调肘关节屈伸功能锻炼的重要性，同时指出了肘、膝部骨折脱位常见并发症是肘关节屈伸功能障碍，这与现代医学认为关节部位骨折、脱位，易引起关节屈伸活动功能受限是一致的。尤其是肘部的骨折、脱位，甚至可出现骨化性肌炎，而导致肘关节僵直。危氏治疗下肢损伤造成功能活动障碍的舒筋法——"滚竹筒法"，用大竹管一尺一长左右，凿通竹节，穿绳击于腰间，平坐"举足搓滚之，勿计工程，久当有效"。这些重视功能活动锻炼，以利肢体功能活动恢复的方法，是对唐代以来骨伤科治疗方法的继承和发展，不但丰富了我国古代骨伤科治疗的内容，而且为后来骨伤科学的全面发展开创了一条新路。

（二）骨科用药

危氏记载内服药方35首，外用药方40首，共用药有178种。在外用药方中，包括汁剂、水剂、散剂、糊剂、药膏、膏药等数种。在伤科方药应用方面，危氏起到了承前启后、继往开来的作用，不但载有经验古方，而且详述了家传秘方及医疗绝技，有很多独特的见解。例如对自然铜的运用，危氏提出骨折早期要禁用，要"临欲好时却入用之"，确实是宝贵的经验。早期内服自然铜无助于骨折的愈合，尤其是外敷药中，骨折，特别是软组织损伤，若用自然铜可造成局部瘀血很难吸收，且极易机化而形成硬结等。

1. 麻醉药的应用

麻醉药是《世医得效方》中的重要内容之一，有相当高的应用价值。伤科疾病中疼痛是最常见且棘手的一个症状，对患者的身心健康危害较大。危氏记载了3个止痛方，即寻痛丸、应痛丸、乳香散。寻痛丸组成"草乌，乳香，没药，五灵脂，生麝香"，功效"止痛清心，行气活血"，用法"上为末，酒糊丸如指头大，朱砂五钱研为衣。每服一丸，薄荷、生姜研汁磨化，痛止"。应痛丸组成"生苍术，破故纸，茴香，骨碎补，穿山甲，生草乌"，功效"治折伤后，为血气所侵，手足疼痛"，用法"上用草乌半斤，用生葱一斤，连皮生姜一斤，擂烂，将草乌一处淹两宿，焙干。连前药同焙为末，酒煮面糊丸，梧桐子大。每服五十丸，酒或米饮下"，忌热物。有时有片刻麻木。乳香散组成"白术，当归，粉草，川白芷，没药，交趾桂，明乳香"，功效"治打仆伤损，痛不可忍者"，应用"上为末，入别研药令匀。每服二钱，酒调，痛时服"。上述方药对于伤科外用药物止痛有较高的指导意义。

危氏在学习吸取前人经验的基础上，创制了麻醉药"草乌散"，其药物组成是：猪牙皂角、木鳖子、紫荆皮、白芷、半夏、乌药、川芎、杜当归、川乌、茴香、坐拏、草乌、木香，"治伤损骨节不归窠者，用此麻之，然后用手整顿"，还可以"麻倒不识痛，或用刀割开，或用剪剪去骨锋者，以手整顿骨节归元，或箭簇入骨不出，亦可用此麻之，或用铁钳拽出，或用凿凿开出，后用盐汤或盐水与服立醒"。无论闭合性损伤，还是开放性损伤，在进行手法整复和手术治疗之前，都必须"先用麻药服，待其不识痛处，方可下手"。服"草乌散"若见麻不倒者，又旋添些"，可连续用药，以麻倒为度。又"服后麻不倒，可加曼陀罗花及草乌五钱，若其人如酒醉，即不可加药"。并特别强调对老弱幼和出血多者要慎重，采取少量，"相度入用，不可过多"。危氏主张治疗骨折脱位，当手法难以整复时，再行麻醉，然后再行手法整复。还认识到在麻醉无痛状态下，行骨折脱位、外伤的外科手术治疗，这与现代骨科临床治疗骨折脱位的方法完全相同。现代医学在治疗骨折脱位时，多先予手法整复，如手法难以整复，及伴有高血压、心脏病的患者，宜行麻醉在肌肉松弛、无痛状态下，行手法整复。另外麻醉必须按患者年龄、体质、创伤（出血）等具体情况，来决定麻醉药物的用量，这些要求与现代医学麻醉原则基本相同。同时指出了先予服用草乌散进行麻醉，如麻醉效果不理想，再加曼陀罗花及草乌，直至患者如酒醉状即可，麻醉药物不能再增加用量。又指出了患者手法或手术结束后，麻醉苏醒的方法，即采取服用盐汤或盐水的方法。草乌散中的川乌、草乌、坐拿等，现代药理研究表明具有麻醉成分，如能适当掌握用量，麻醉效果相当可靠。危氏认识到曼陀罗花的麻醉作用，比日本著名外科医生华冈青洲于1805年使用曼陀罗作为手术麻醉药，约早450多年，且危氏早在14世纪就认识到多种麻醉药物的协同作用，以及麻醉苏醒的方法，令人赞叹。

2.内服用药

《世医得效方》列举了内服的伤科方剂达数十种，其中常用的有20多种，但各方的药物组成，都是在"二十五味方"和"清心药方"两方基础上化裁而成，可以说"二十五味方"和"清心药方"为内服方药的基本方。危氏本着由博返约的原则，筛选了二十五味治伤药，即活血化瘀的常用药组成了二十五味方，"治颠仆损伤，骨碎骨折，筋碎骨折，筋断刺痛，不问轻重，悉能治之，大效"。其方药物组成：香白芷、紫金皮（地骨皮）、刘寄奴、川当归、赤芍药、白芍药、黑牵牛、生地黄、川芎、川牛膝、乳香、没药、破故纸、木通、自然铜（骨不折不用）、木香、藿香、木贼、官桂、羌活、独活、半夏、草乌（醋炒，孕妇不用）、川乌（火煨，孕妇不用），或加土当归、熟地黄、牛膝、土川芎，此方及其加减法，成为后世少林寺派治伤的主要药物，临床应用于"折骨者，则用（加减后）二十五味接骨方治之，再加自然铜、白芷、乳香、没药、川芎各五钱，立效""或筋断接筋者，用二十五味加川芎五钱""凡损若不折骨不碎者，则不可用自然铜，于药内除去；无瘀则不用半夏""老人有伤者骨脉冷，每用加当归、川芎、川乌、木香、人参五钱，去白芍药、生地黄，此亦是二十五味内加减"等。危氏还在"二十五味方"基础上化裁创有自然铜散方，本方药简效专，"治打折骨损断，正骨科中经验方也"，故为后世骨伤医家所喜用。本方的组成是：乳香、没药、苏木、降真香、川乌、松明节、自然铜、地龙、真血竭、龙骨、土狗。用法：共为末，每服五钱，用无灰酒调下。如病在上，食后服；病在下，空心服。在基础方上再加减，例如"伤有深浅"，体有强弱，因此应"随其吉凶用药"，不能机械地固守一方。本方加减也成为后世少林寺派治伤的主要药物，更为后世医家所推崇。如明代朱棣之《普济方》记载："次服止痛药，即二十五味药中加减用，凡伤有浅深，随其吉凶用药。如折骨者，则用后二十五味接骨方治之。"明代徐春甫《古今医统大全》记载："老人有伤损骨脉冷者，每服药加当归、川芎、川乌、丁香、木香、人参，去芍药、生地黄，此亦是二十五味中加减之法耳。或伤脏腑者，不问老少如有血并瘀从口中出者，用清心药加丁皮、川芎、半夏，入二十五味内同服；或皮肤热者，加黄柏、皂角半两，入二十五味内同服。二十五味治损丸，一切损伤骨碎筋疼，不问轻重并治。"

在骨折损伤早期，活血化瘀法为主要治疗方法，其中主要有三种方法，即攻下逐瘀法、凉血活血法、行气活血。攻下逐瘀法是治疗跌损重症，特别是用于胸腹内伤的大法。其药物配伍，主要以大黄为主，一般配合活血化瘀药归、芍、乳、没或理气药，如危氏的"大紫金皮散"，此方由清心药方化裁而来，专"治打仆伤折，内损肺肝、呕血、血不止，或瘀血停积于内，心腹胀闷。紫金皮、降真香、续断、无名异、琥珀、蒲黄、牛膝、当归、补骨脂、桃仁各一两，大黄、朴硝各一两半，为末，服二钱，浓煎苏木，当归酒调下，并进三服，利即安"。本方也是当时治疗内伤的主要方剂。

凉血活血法的适应证主要是跌仆骨折早期的瘀血肿痛。在损伤早期瘀血初聚，正气未虚，或瘀血化热，邪正交争，局部往往出现红、肿、热的症状。凉血活血药物，既可清热，又能凉血活血化瘀，恰到其分，在开放骨折、内伤以及骨折早期的治疗中有着重要的临床价值。其代表方剂为"清心药方"。清心药方是本书中的主要内服方剂，药物组成有"降真香、香白芷、苏木、枳壳、藿香、丁皮、紫金皮、木香、丁香、木通、山栀子、大黄、莲子肉、沉香、人参、当归、川芎、羌活、独活、花蕊石、乌豆、灯心、赤芍药"，"凡外伤疾病所致""大小便不通""或恶血污，或烦闷暴死，均可服此"。后世多用清心药方治疗内伤重病，如明代朱棣之《普济方》记载："凡仆刀石伤，诸般伤损至重者，皆先服清心药。"

行气活血法的方剂，一般外敷以消肿止痛，内服以行气活血化瘀止痛。受李东垣"恶血必归于肝"的影响，危氏在治伤方剂中，广泛应用疏肝理气药，如枳壳、沉香、降真香、木香、陈皮、木香、薤白、香附、丁香、檀香、青皮、茴香、柴胡、元胡等。如危氏的"木香匀气散"（丁香、檀香、木香、砂仁、白豆蔻、沉香、藿香、甘草）治疗跌伤，行气以活血，从而达到消肿止痛作用。这一疗法，成为后世少林寺派治伤的主要方法。

概言之，大抵攻下逐瘀必用大黄，凉血活血多用生地，行气活血以枳壳、木香、苏木为主，一般活血药则用自然铜、当归、乳没。

在骨折损伤的中期，肿痛已消，出现气血亏虚的症状，宜补气养血，活血舒筋。危氏的"活血丹"用当归、熟地、川芎、白芍、续断、白术，"治患者血脉不和，筋急，行步不可，服之宽筋"。此法为后世的"平补派"用药提供了实践经验。

在骨折损伤后期，瘀血尽清，气血已虚，采用培元补肾法，适用于"筋骨未合，肌肉未生"者。

3. 外用药物

外用药亦是《世医得效方》的重要组成部分，主要有敷药、掺药等以收敛生肌。敷药，就是将药物制膏、研末、捣泥或炒热外敷、外贴、外敷于伤处。危氏运用敷药，独具匠心。例如治打扑损伤，臂臼脱出，及一切痈肿未破者，"用生地黄研如膏，木香为末，以地黄摊纸上，掺木香末一层，又再摊地黄贴上，明旦痛即止"；治刀伤血出不止，"用葱白一大握，炒熟捣烂，乘热敷定，痛与血随止，葱冷再易，立效"；疮口不合者，可"用黄丹、白滑石研细敷之"等。敷药因其药力直接作用于伤处，故往往"傅（即敷）之大效"。

掺药是将药物研成粉末，直接掺入疮口之内以助疮口收敛，新肉生长。"如疮孔大甚，可用药物洗净消毒"，然后"用降真香、龙骨、没药掺之，肉即生长""疮孔给用油单贴，待脓血汁出，莫待蔽塞。如夏月用药，以薄荷叶贴疮孔，一日一度汤洗，又用药掺，如肉上满疮口，用手搦不痛，如好肉一般，即用收疮口药敷上"。危氏的外用方药及治疗方法，弥补了骨伤科内服药之不足，内外兼治，更能很好地提高临床疗效，值得临床借鉴应用。

总之，危亦林之《世医得效方》治病用方，深思熟虑，遣方用药，立方稳当，药无偏袒，善于在继承前人遗产的基础上做到有所发挥，有所创造，充分显示了他精深的临床造诣。其内服、外用及麻醉止痛等方面方药应用，对于现代临床有着重要的指导及借鉴意义，值得我们更进一步探讨及研究。

（三）手术治疗

对于一些复杂的骨伤疾病，如开放性骨折、粉碎性骨折、肚肠皮肉破损等，危亦林主张进行手术治疗。他创造了各式各样的刀、剪、钳、凿、针等手术器械，以麻缕或捶桑白皮线作为外伤科缝合线，提出施行手术应该遵守指征，谨慎小心，"须要详细审视，当行则行，尤宜仔细"。在《正骨兼金镞科》中，危氏具体记载了一些外伤疾病的手术方法、步骤和过程，今天看来，这些记载还是比较科学、合理的。例如，治"脚手骨被压碎"的粉碎性骨折，"须用麻药与服，或用刀割开，甚者用剪剪去骨锋，便不冲破肉，或有粉碎者，与去细骨，免脓血之祸，然后用大桑白皮，以二十五味药和调糊药，糊在桑白皮上，夹在骨肉上，莫令差错"。再如，治"肠及肚皮破者""用花蕊石散敷线上，轻用手从上缝之，莫待粪出，用清油捻活，放入肚内""肚皮裂开者，用麻缕为线，或捶桑白皮为线，亦用花蕊石散敷线上，须用从里重缝肚皮，不可缝外重皮"。危氏的外伤手术法，可谓已经达到了当时的最高水平。更为可贵的是，危氏还清楚地认识到预防感染在外伤手术的重要作用。他指出，手术之后，必须"三日一洗，莫令臭秽"，伤口须"用糊药封角，切不可使风入浮肿"；缝合线应以"花蕊石散敷之"以止血消炎；"若牛瓜肠出不损者"，在"缝合肚皮"之后，"并不得封裹疮口，恐生脓血"。这些论述确属经验之谈。

综上所述，危亦林在脊柱骨折用悬吊过伸法复位和固定方法，四肢骨折脱位的手法整复及固定方法，麻醉药的合理运用及方法，中药内服外用的应用，骨折脱位后康复的功能锻炼，以及骨外科手术等方面，均达到了相当的科学水准，对后世骨伤科学术的发展产生极大的影响，为中医骨伤科学、中医学及世界医学做出了杰出的贡献。

（张国福　撰稿）

三、盱江医学外科学术成就

盱江医家的外科学专著有陈自明的《外科精要》、龚居中的《外科活人定本》《外科百效全书》、龚廷贤的《复明眼方外科神验全书》、万全的《万氏秘传外科心法》、邹岳的《外科真诠》等，其他的医著中也有一些外科论述。盱江医家对中医外科学理论和技术的成熟完善做出了一定贡献。《外科精要》是现存最早的以"外科"命名的专著，《世医得效方》在外科和骨伤科方面的成就对中医外科产生了一定的影响，《外科真诠》则是外科全生派的代表著作之一。本文对盱江医家的外科学术成就进行初步综述，以展示盱江医学在中医外科学发展中所做出的贡献。

（一）陈自明的外科学术成就

陈自明（1190-1272，江西临川人）参考名医李嗣之《李氏集验背疽方》、伍起予《外科新书》、曾孚先《保生护命集》等外科著作，"采摭群言，自立要领"，编撰了《外科精要》。本书为中医治疗痈疽的专论，其主要学术思想如下：

1. 痈疽病因穷本溯源

对于痈疽的发病原因，陈自明认为除了外在病因，内在火热之外，"毒"更加重要。其根据有三：其一，痈疽多生于膏粱之人。此类人多食荤腥，多服用补药，热毒之气熏蒸五脏六腑，致血败肉腐，化脓生痈。其二，古人所用宣热拔毒药物，虽没有直言病因为毒，但其用药之意自明。其三，华佗《中藏经》言："夫痈疽疮肿之作者，皆五脏六腑蓄毒，不流则皆有矣，非独因荣卫壅塞而发者也。"

此外，陈氏认为背疽的病因，包括五个方面："一天行；二瘦弱气滞；三怒气；四肾气虚；五饮冷酒、食炙煿、服丹药。"其治疗不可只是考虑热毒，上述原因也要详细辨识。

2. 痈疽辨证条分缕析

陈氏引述先贤之言，对痈疽辨证从表里内外、阴阳深浅缓急、善恶生死形证等进行了详细论述。

对于痈疽表里内外辨证分别引用伍起予和李嗣之所言。痈疽发背者，五脏六腑不调所生也。五脏主里，气行经络而沉；六腑主表，气行经络而浮。腑气浮行于表，故痈肿浮高易治；脏血沉寒主里，故疽肿平陷，状如牛颈之皮，因而内蚀，伤骨烂筋，为难治。初发疽时，一粒如麻豆大，身体便发热，生疽处肉亦热，肿大而高，多生疼痛，破后肉色红紫，此为外发。如初发疽时，不拘大小，身体无热，自觉倦怠，生疽处亦不热，数日之间，渐渐开大，不肿不高，不疼不痛，低陷则坏烂，破后肉色紫黑，此为内发。

对痈疽阴阳深浅缓急之辨，则引述曾孚先所言。若初发肿䯏使高者，势虽急而毒气却浅，盖散越于表，此乃六腑不和为痈，其证属阳，虽急而易疗；若初发至微如粟粒，甚则如豆许，与肉俱平，或作赤色，时觉痒痛，其证乃五脏不调为疽，属阴，盖毒气内蓄已深，势虽缓而难治。

3. 痈疽治法内外合用

内外合用的整体治疗一直是中医的特色，早在《内经》中即有"汤药攻其内，针灸攻其外，则病无所逃矣"的记载。在中医外科痈疽病证中，针灸、药物合用也被诸多医家所采用。《外科精要》开篇即为"疗痈疽发背灸法用药要诀第一"，强调"凡有此病，未要辨问是痈是疽，是疮是疖，是虚是实，是冷是热，首先便服内托散五七服，次服五香连翘汤，宣泄毒气，便以骑竹马取穴法灸之，或隔蒜灸之，庶使毒气有路而出，不攻于内，更灸足三里，引热就下，此皆良法"。可见，陈氏对于痈疽的治疗十分提倡内外合治。

其外治之法，有针、灸、烙、蛴针（水蛭）等法，目的在于使毒气有出路，或引热下行，避免毒气伤于内脏。陈氏反对痈疽患者外用膏药，内服温品，由此则外被敷药闭其毫孔，内服温药助其毒气，导致毒气无处发越，内攻脏腑，倾人性命。其内治之法，主要是以内托散、五香连翘汤、沉麝汤，甚者追毒丸等宣热拔毒。

此外，陈氏引述李嗣之所言，较为系统地总结了痈疽不同时期的用药大纲。如初觉得背疽之疾，便合服内托散；即合，继服五香连翘汤；疽破后，多服洪遵的排脓内补散。痈疽初作之时，便要著艾；痈疽才破有口，便合用猪蹄汤洗；痈疽既破，脓血溃多，五七日后方可用神异膏贴；痈口将收之际，忌用急涩敛口之药，只宜用神异膏贴；疽疾将安之际，宜多服加味十全汤等。除此内外合用之法外，陈氏也收录了一些临床行之有效的其他疗法，如麦饭石膏、神异膏用于痈疽有奇效。

（1）外治重视灸法

陈氏认为痈疽不论早期或后期，脓未成或脓已成，未溃或已溃，均可以用灸法进行治疗，方法有艾炷直接灸、隔蒜灸、隔药蒜饼灸、隔净土饼灸、隔豆豉饼灸、骑竹马灸法等，反对一概应用寒凉攻伐之品，纠正当时"艾灸疗法火热太过"的错误思想，指出"痈则皮薄肿高，疽则皮浓肿坚，初发并宜灼艾"。

陈氏根据痈疽病情与类型选择灸疗方法，轻者间用艾炷灸，重者则隔蒜艾灸。如背疽漫肿无头者，宜隔药蒜饼灸，即先用贴湿纸法找到疮头，然后用大蒜、淡豆豉、乳香研烂作饼于疮头上着艾灸之，借助蒜药之力加强破毒溃坚，拔引热毒之功，亦可选用灸腑穴、足三里穴或骑竹马灸法等。痈疽脓未成时，特别是红肿热痛甚者，更强调用灸，使毒随火散，痛者必灸使不痛，不痛者必灸使痛；脓已成则先灸后裂，痈宜灸后用针，疽宜灸后用烙，以排脓泄毒；脓溃后亦可用灸，如妇人流注，溃而寒凝，疮口不敛者，采用隔豆豉饼灸治，以祛散寒邪，促进疮口愈合。书中详细论述了灸法具有宣泄毒气外出的作用："凡灸法，未溃则拔引郁毒，已溃则补接阳气。"陈氏对发背采用隔净土饼灸，即以净土调水，量疮大小作饼，厚分许，贴疮上艾炷灸。对时人禁用隔蒜灸局部的头项疽，认为"亦宜灸之，只是艾炷宜小，壮数宜少"。

（2）内治多辛香宣泄

陈氏痈疽的内用方药，目的在于宣热拔毒，多以辛香之品。其引述伍起予方论阐明了其原因，即气血闻香则行，闻臭则逆。而痈疽疮疖多因荣气不从，逆于肉理，郁聚为脓，稍得香味，血行气通，必无凝滞。同时陈氏所引五香连翘汤、沉麝汤、国老膏、万金散等多药性不冷不热，不问老幼少壮、阴阳虚实冷热，均可服用。

（3）重视调理脾胃

陈氏善从内脏论治痈疽，提出"大凡疮疽，当调脾胃"的新治则。该书《调节饮食当平胃气论篇》曰："大凡疮疽，当调脾胃。盖脾为仓廪之官，胃为水谷之海，主养四旁，促进饮食，以生气血。"这种"调脾胃、促饮食、生气血、愈疮疽"的学术观点，是《伤寒论》"胃气和则愈"思想在外科病治疗中的应用。陈氏据此治疗思想，辨证论治，选方用药，若胃气虚弱，用四君子汤、六君子汤；若胃气下陷，用补中益气汤；若脾气郁结，用归脾汤；脾虚不食，用嘉禾散。此从脾胃入手调治外科疮疡的学术思想，为后世中医外科学内治法的发展做出了重要贡献。

（4）痈疽护理宜忌

陈氏引述伍起予之言，要体察病人、勤心爱护。对全身和局部症状均要注意，如饮食视其美恶，脏腑防其秘泄，疮口防其奢裂。并要求病人病躯且忍恚怒，令一念坚正。对痈疽后期愈合阶段，更加调护，切勿轻触。不可恣情触犯、喜怒不测、饮食倍伤、强作房劳。并且强调病者之房，要保持干净，焚香，使有利于气血流畅。有腋气之人、孕妇人、月经现行妇人等不可进入，也忌见鸡犬猫畜。另外，因大抵病疮毒后，焮热痛楚，心气烦壅，胸膈烦闷，不能饮食，故陈氏也重视痈疽患者病后的脾胃调理，可服茯苓开胃散、人参内补散、嘉禾散等。

（二）危亦林的外科学术成就

危亦林（1277-1347），江西南丰人，生于世医之家，有感于"方书浩若苍海，卒有所索，目不能周"，于是"依按古方，参以家传"，历时10年编成《世医得效方》。《四库全书总目提要》称该书"所载古方至多，皆可以资考据"。危氏五世行医，其鼻祖为大方脉，伯祖传妇人、正骨、金镞等科，大父得小方科，伯父学眼科及疗瘵疾，至危亦林又研究了疮肿、咽喉、口齿等科，其所撰《世医得效方》中均有详细记载。其第十八卷专论正骨兼金镞科，因为正骨、伤科已经从中医外科中独立出来。中医外科的内容主要是其第十九卷专论疮肿，另有一些内容散在其他各卷中。

危氏《世医得效方》不仅以骨伤科著名于世，对外科多种疾病亦有精彩的论述。在疮肿一卷中对痈疽疮疖等疾患，如心肾肺痈、肠痈、附骨疽、疔疮、瘰疬、漏疮、瘾疹等的病因病机、诊断、治则等都进行了较深入的论述，介绍了许多宝贵的治疗经验。

1. 治疗疮肿重敷掺洗法

危氏治疗疮肿首重外在敷药、洗剂和掺药。其言："焮赤肿高者为实，软慢冷肿者为虚。初作宜宣热拔毒，外以洗涤、角敷，以敛其痕瘢，是大要法也；已溃则排脓止痛，朝夕亦洗涤，以舒其毒气；脓尽，则生肌敷痂。次第施治，不可仓惶失序，亦不可拘一。"

危氏并不拘泥上述一法，同样也应用针灸、内服药的方法，内外合治疮肿。如其在总论中说："导以针石，灼以艾炷，破毒攻坚，以平为期。"其在乳痈、便毒、癣疮、瘰疬、疔疮、项瘿等病证治疗中均配合了灸法。对于内在脏腑失调所致疮肿，提出要同时调理脏腑气血，如治疗心痈时，因"心痈乃心经有热，或好饮酒，或嗜热物，积聚成热，久而不散，熏发于皮肤之外，气血不流，凝滞而生，虽曰原道颇险，而实可治。宜用托里活血之剂，攻出外来，肿高不陷，可保无虞。若陷入里，亦不可恃。如不饮食，急需扶脾……"

2. 博采古方传五世秘药

危氏收集了许多先贤的外敷、内服方药，其中许多是濒临失传的古代验方，这为后世医家的选用提供了宝贵资源。尤其是危氏还在书中介绍了许多家传或自己的经验秘方，如在总论之后、各具体病证分论之前即介绍了秘传十方，其中有内服药四方、外敷药一方、外洗方一方、外用膏药两方、外掺散剂一方及替针丁香丸一方。

3.勇于探索创手术治疗

手术治疗是中医外科的薄弱环节，危亦林在继承前人经验基础上，积极探索并开展外科手术疗法。他创制了各式各样的刀、剪、钳、凿、针等手术器械，以麻缕或捶桑白皮线作为外伤科缝合线，并提出施行手术应该遵守的指征，"须要详细审视，当行则行，尤宜仔细"。危氏具体记载的肠破裂、腹皮开裂等外伤疾病的手术方法、步骤和过程，从今天来看还是比较科学、合理的。危氏应用草乌散对病人进行全身麻醉，"待其不识痛处，方可下手"，这是世界麻醉史上已知的最早全身麻醉的医学文献记载。更为可贵的是，危氏还清楚地认识到预防感染在外伤手术的重要性，他指出手术之后，必须"三日一洗，莫令臭秽"，缝合线应以"花蕊石散敷之"以止血消炎；在"缝合肚皮"之后，"并不得封裹疮口，恐生脓血"。危氏的外伤手术法，已经达到了当时的最高水平。

（三）龚廷贤的外科学术成就

龚廷贤（1522-1619，江西金溪人），其医术极高，有"医林状元"之称，一生撰写了许多著作。此仅对其1587年撰成的《万病回春》和1615年撰成的《寿世保元》及《龚氏廷贤复明眼方外科神验全书》中的外科诊疗特色进行初步评述。

1.《万病回春》

《万病回春》是龚氏在刊行《古今医鉴》《种杏仙方》后，感叹"频年以来，经历愈多，施济愈验"，于是"苦心十祀，祖轩、歧，宗仓、越，法刘、张、朱、李及历代名家，茹其英华，参以己意，详审精密"所集成。其中第八卷专论外科病证。其外科诊疗特色主要体现在两个方面：①辨脉象为先明治法预后。与内科等病证类似，在痈疽一处，龚氏开篇即论脉象，通过脉象大致判断痈疽的治法预后。其言："痈疽脉数，浮阳沉阴；浮数不热，但恶寒侵；若知痛处，急灸或针；洪数病进，将有脓淫；滑实紧促，内消可禁；宜脱里者，脉虚濡迟，或芤涩微，溃后亦宜；长缓易治，短散则危；结促代见，必死无疑。"②承前贤之意，兼内外治法。对于外科痈疽疮疖等的治疗，龚氏采用内外合治的方法。其外治之法主要是灸法和敷贴法。如在痈疽初发之时即提出采用灸法，累试累效；外治敷贴之药列举了琥珀膏、白龙膏等。而对于痈疽的内服方药，更是收集了许多有效方剂，如用于初发的荆芥败毒散、千金漏芦汤，用于脓已成的神功散、神仙排脓散等，用于里虚扶正托里的托里消毒散、千金内托散等。

2.《寿世保元》

《寿世保元》是龚廷贤在编撰《古今医鉴》《种杏仙方》《云林神彀》《万病回春》

和《鲁府禁方》五书之后所著，如其自序中言："倦游家居，见闻觉日益多，谙练觉日益熟。乃采掇名藩之异授，内府之珍藏……间亦窃附己意，发诸前人所未发，参互勘验，百投百效者，分门别类，汇次成篇……于以补诸书之缺。"可见此书是龚氏治病经验更为成熟之作。此书第九卷为外科诸证专论，与《万病回春》相应内容比较，则更为丰富。以痈疽为例，除了重新论述痈疽的病因病机、五善七恶、审证虚实之外，还提出了较为规范的治疗方法，即初起，内服飞腾神骏膏，若无此膏，则服槐花酒或千金消毒散，患处并用灸法灸之，若不灸，则外贴葱蜜膏或金蟾膏或芙蓉膏；痈疽作脓后，用替针丸频点疮头，自然皮破出脓，并同服真人活命饮，使泻下脓血；若疮溃烂，用猪蹄汤洗，以三神膏搽之，内服千金内托散，间服蜡矾丸。并嘱咐以上治法，俱要依次第而行，未有不奏效者，皆予百发百中之良法。书中对痈疽的护理宜忌也有精辟的论述。

龚氏补录了肠痈一证，除了介绍前人的病因病机和有效方药外，还特别记载了一手术方法：用铁打一尺长三棱针，将鸭肠一条，贯针在内。将鸭肠曲转，轻轻送入粪门内，送到痛处，方是疮痈之处，即将鸭肠扯动，针尖出，刺破其毒，脓随针而出，用手重按痛处，脓出尽而愈。此秘法也。

3.《龚氏廷贤复明眼方外科神验全书》

《龚氏廷贤复明眼方外科神验全书》，清代名《新锲鳌头复明眼方外科神验全书》及《眼方全书》，是龚廷贤所撰眼科、外科两部方书的合本。其中外科分为"疮疡总论""急救神方"和"凡例"三部分。其首先叙述了疮疡辨证治疗原则和用药法则，进而以治某病证的方为纲，述及所适应病证、药物组成、方药制备用法、化裁应用，并后附类似方药。其主要特点是：①以病证方名为纲，使学者能对方药的适用病证一目了然。如治痈疽方、治骨疽方。②方药的适用证明确了外科病证的阶段、所在部位等，使临床应用能按图索骥。如治痈疽方适用于初起未破者，其后又列举了多个"又痈疽方"及"痈疽备用方"分别适用于肿毒不散者、疮毒已成者等。又如治骨疽方适用于附骨疽初发于太阳厥阴分者，此后所举"又方"适用于发于足少阳阳明分者等。

（四）邹岳的外科学术成就

邹岳（清，江西南城人），清代外科名医，其精习经方，洞晓针药，尤其擅长外科，是中医外科全生派的代表。全生派继承与发扬张景岳《外科钤》外证阴阳辨证，主张以消为贵，以托为畏，反对滥用刀针和丹药，倡导宣开腠理排毒外出，以温通法为主要大法。代表著作有《外科证治全生集》《外科证治全书》和《外科真诠》。邹岳认为外科书籍卷帙浩繁，真诠隐晦，遂广收博采，删繁就简，分门别类，将师授之心法、既效之秘方、可法之医案，编辑成册，于1838年撰成《外科真诠》一书。该书分上、下两卷，上卷载有疮疡总论、治疮疡要诀、膏散丹方和发有定位之各部疮疡，共计271种外科病证；下卷囊括发无定位部、小儿部及怪症外科疾病；书末附经络图注、内景图说、脉学提要、疮疡杂症揭要、十二经补泻温凉药品大略和其师胡俊心、吴锦堂的外科医案，共计95种外科疾病。此书是学习和研究清朝中晚期中医外科学的重要文献，对当今中医外科临床具有重要指导价值。后世对其评价："虽《肘后》奇书，不是之过。""每婴小疾，屡试屡验。"近代名医秦伯未赞曰："分析之细，罗列之富，为外科书籍所仅有；而处处以经验为依归，辅以相当之理论，使学者得收切实效果，尤觉难能而可贵。"《外科真诠》的主要学术思想如下：

1. 兼收并蓄，温凉有度

《外科真诠》集外科诸家之长，记载的治疗方法十分丰富，除内服、外用药物外，还有手术、砭镰法、针灸等。全书共载方352首，其中内服方224首，9种剂型，以汤剂、散剂和丸剂为主；外用方128首，12种剂型，以散剂、油剂和膏剂为主。

外科疮疡论治，一般均遵从"凡疮未破，毒攻脏腑，一毫热药断不可用；若已破溃，脏腑既亏，饮食不进，一毫冷药亦不可用"的原则。邹氏用药除注重传统的"消、补、托"之法外，也倡导以温通为大法宣开腠理、排毒外出。如他认为："头为诸阳之首，巅乃髓海所居，此处患毒，不可轻敷凉药，逼毒入脑。"骨槽风虽为风热所致，但亦不可过用寒凉之药，否则"肌肉坚凝腐臭，非理中汤佐以附子不能回阳"。

2. 注重经络辨证用药

邹氏在外科辨证中非常注重经络，其书中专载有《经络图注》一论。根据疮疡所生部位判断病变所属经络，进而决定用药。他认为，疮疡生于头顶中间，属督脉经之病；生于头项两边，属足太阳膀胱经之病；生于面、乳，属足阳明胃经之病；生于耳前后，属足少阳胆经之病；生于肋，属足厥阴肝经之病；生于手心，属手厥阴心包络之病；生于足心，属足少阴肾经之病。

因此，邹氏用药亦按经络而行。其在书中言："凡治毒必须按经加引经药，方能奏效。"大概来说，上身之毒，常用当归、川芎，忌用白术；下肢之毒，用当归，不用川芎。头部用藁本；手部用桂枝；胸前用桔梗；腰部用杜仲；小腿用牛膝；耳内用石菖蒲；耳后用柴胡、夏枯草；鼻部用辛夷、桔梗；唇口用栀子、白果；项背用羌活；腰部用独活；肛门用枳壳；颧骨和乳房用蒲公英；有儿吃乳者，用漏芦或穿山甲等。另邹氏专设"十二经补泻温凉药品大略"一论，将常用药物按归经等分类，为临证按经络用药提供参考。

（五）龚居中的外科著作

明代金溪县医家龚居中著有外科专著《外科百效全书》《外科活人定本》。《外科百效全书》成书于明崇祯三年（1630），共六卷。卷一总论痈疽的脉因证治；卷二至卷六分脑颈部、胸腹部、背腰部、臂脚部、手足部、遍身部、杂治部、急救部、中毒部、虫兽部，共268病症，详细论述其病因、病理、发病部位及治法方药，有些病症附有插图。另外首附外科补遗秘授经验奇方51首。《外科活人定本》也成书于明崇祯三年，共四卷。卷一首叙调治心法，阐发经义，概述疮疡病因、病机、治则、辨证等，次为秘传口诀、十善十恶证候、用药性、搽药性及外科常用药方，继按图形分述脑发、发背、骑马痈、对口发、搭手等三十种病症；卷二乃按图形分述赤面疔、蝼蛄三串、赤面疯、上眼丹、下眼丹等50种病症；卷三叙述瘿瘤、疮癣、流注、大麻疯、杨梅疮诸病及头面、耳、鼻、口舌、牙、喉诸疮症图形；卷四叙述杖疮、折伤、破伤风等外科疾病及误吞、诸刺、中毒、虫兽伤等。书末附有经验通用方32首。

（王萍　撰稿）

四、盱江医学针灸学成就

针灸是盱江医学的重要组成部分。自宋代开始，盱江流域涌现了一批蜚声医林的针灸学家，形成了以席弘为代表的江西针灸流派。魏稼教授主编的全国高等中医院校教材《针灸各家学说》所记述的全国历代 62 家针灸流派代表人物中，葛洪、席弘、龚居中、龚廷贤、李梴、万全、黄石屏、鲁之俊等人均为盱江流域的医家，形成了具有盱江针灸学术特点的地方流派。盱江针灸学术思想博大精深，是我国针灸学宝库中一颗光耀夺目的明珠。

（一）盱江针灸源流

江西针灸流派的起源可追溯到晋代。著名道医葛洪曾隐居于盱江流域的南城麻姑山、清江阁皂山、洪州西山修炼、炼丹、采药、治病，他擅长灸疗，所著《肘后备急方》十分重视灸法的应用。书中所列述的 72 种病症中，有近一半采用了艾灸治疗，全书共有灸方 99 条，广泛应用于内、外、妇、儿、五官科等病证，对灸法治病的作用、效果、操作、宜忌等做了全面的论述。葛洪的重灸思想，对盱江后世医家产生了深远的学术影响。

南宋时期，抚州临川的席弘，开启了盱江针灸流派之先河，所著《席弘赋》集中体现了当时盱江流域针灸学术特点。据《神应经》传宗图中记载，从宋朝到明代，席氏家族家传针灸十二代，历久不衰。《神应经》朱权序云："独宏纲乃遇信卿席真人所授之术。"可知席弘第十代传人席信卿把针灸术传给了陈宏刚，陈氏又授徒 24 人，其门徒众多，遍布江西、广东、四川、安徽、江苏等多地，其中尤以江西南昌的刘瑾最为突出。宁王朱权，曾封王于南昌，他崇尚方术和道教，爱好针灸，撰有《寿域神方》《乾坤生意》等针灸著作。刘瑾受宁王之嘱托，将其师著作改成《神应经》，使席弘学派针道远扬。自此开始，席氏针灸由家传变为师传，并且由单一的传习扩大为多人的传习，这是针灸传习的一大发展。席氏弟子众多，遍及赣抚大地，形成了我国历史上较著名的地方针灸流派。明代江西另一位针灸学家徐凤，其著作《针灸大全》收集的《席弘赋》是现存古医籍中最早的韵文文本，为传播推广席弘针法起到重要作用，徐凤针灸学术思想也受到席氏的深刻影响。以席弘为代表的江西针灸学派对于中国整个针灸学术发展起到了重要的推动作用。

元代危亦林，其家族五代世医，危氏深受葛洪重灸思想的影响，其代表之作《世医得效方》中有50多种病症运用了灸疗。明代南丰著名儒医李梴传承危氏的学术思想，在其《医学入门》"杂病穴法歌"等篇中均引用了危氏的针灸经验。李梴亦是席弘针刺学术思想的传人，并在前人基础上推陈出新，对针刺学术颇多独特见解，其"南丰李氏补泻"法，流传甚广。明代金溪的龚居中对灸疗具有独特的认识和经验，在其传世医著《红炉点雪》中提出"痰火灸法"，突破前人"热证禁灸"的禁忌，应用灸法治疗痨瘵，为后世用灸法治疗热病和扩展灸疗的治疗范围起到积极的推动作用。明代龚廷贤受其父龚信重灸和脐疗的学术思想影响，其代表性著作《寿世保元》《万病回春》中灸法内容甚多，他受李梴"炼脐灸法"的影响，创立了"熏脐""蒸脐""温脐"等脐疗新法，传播海内外。

（二）盱江医家针法特点

1. 重视针刺补泻

以席弘为代表的江西针灸学派在临床施治时十分重视迎随补泻等补泻手法的应用，其著作《席弘赋》凝聚了席弘一生宝贵的针灸临床经验。席弘临证用针非常注重补泻手法的应用，在其临床诊治过程中，对每位患者所患疾病的属性和个体差异进行区别对待。其手法特点是补泻时注重捻转提插以及针感，他提出的"平补平泻"手法进一步发展了针刺补泻理论，对于临床用针具有十分重要的参考价值。其"行针审穴""补泻迎随"等穴位手法并重的针刺学术思想，对后世针灸学发展曾产生过重大影响。后世对席弘的针灸学术思想研究整理颇多，其针刺手法主要有"行针审穴"和"补泻迎随"。所谓审穴，主要是指对拟治疗的腧穴进行筛选取舍，对穴位的部位、取法以及针刺深度、针灸宜忌和艾灸壮数等的审察。《神应经》的处方选穴配穴，内容丰富，其处方用穴具有如下特点：每个病症用穴一般1～10个，少数为1穴，多数为4～6穴，极少数超过10穴；用穴范围不广，多局限于十四经的100多个穴位，且又多是五输穴；很少用到经外奇穴。席弘指出，针灸治病，应该在辨明穴位的基础上，明确所要使用的补泻迎随的手法。

席氏的复式补泻法有如下特点：①泻法随着患者咳嗽时进出针，补法在患者吸气的时候转针或出针。②针患者左侧时医者用右手大拇指食指持针，针患者右侧时医者用左手大拇指食指持针，补泻皆同。③泻法是进针后大拇指向前，食指向后捻转；而补法是进针后食指向前，大拇指向后捻转。④泻法捻针时向上轻提，补法捻针时向下插入1～2分。⑤搓针次数，补泻均为三下，补法用大拇指，泻法用食指，谓之"三飞"。⑥泻法搓后轻提针，然后左转或右转，谓之"三飞一退"；补法搓后再深入1～2分，针尖向左或向右，谓之"一进三飞"。⑦泻法针下沉紧即可，补法还要求针下有热感。⑧补法要求入针捻转后用指轻弹针3次，出针后按穴，泻法则不必。⑨补泻均按上法行针五六次，然后拔针。⑩以上均为针刺除任督脉以外的补泻法。其头面躯干中线的补泻，则按男女阴阳不同施行左转或右转。

李梴临证时亦非常注重针刺补泻，在其《医学入门·神针大要有四》中详细讨论了"迎随"与"飞经走气"补泻手法，认为"迎随"与"飞经走气"是神针的两大纲要，指出"迎者，迎其气之方盛而夺之，为泻；随者，随其气之方虚而济之，为补"。李氏认为所谓"迎随"应泛指逆顺的关系而言，顺为随为补，逆为迎为泻，并且根据针刺捻转的左右、手足的上下左右、呼吸、经脉、男女、数序的奇偶、午前午后等阴阳属性，再结合针刺方向与经脉循行的顺逆，创立了明代诸多复合补泻手法中最为繁复的一种多元阴阳迎随补泻法，这是继何若愚之后对迎随补泻手法的又一阐发。李氏将手、左侧、捻针左转、呼气、阳经、男性、奇数、午前归为阳；足、右侧、捻针右转、吸气、阴经、女性、偶数、午后归为阴。凡阳与阳或阴与阴相顺为随为补；阳与阴或阴与阳相逆为迎为泻。

黄石屏是一位驰名海内外的"金针大师"，一生中不用药石，只以针灸治疗内外科疑难病症。他认为只有精通少林拳术和内外气功，才能将全身精、气、神三宝运于二指之上，施于患者患处，而有不可思议之妙。其补泻手法与其他针灸医家略有不同，深浅、迎随、缓急、主客、上下、左右、腹背、脏腑、经络、辨脉等等，凡下针前必慎重。可针不可针，可灸不可灸的，则反复审察。诊治病人时，必先切脉，沉思良久，立眉目，生杀气，将左右两手握拳运力，只闻骨喇喇作响，然后操针在手，擦磨数次，将针缠于手指上，衔于口内，手如握虎，势如擒龙，聚精会神，先以左手指在患者身上按穴，右手持针在按定穴位处点数次，将针慢慢以阴劲进入肌肉内，病者不觉痛苦，直达病所，针到病除。

2. 擅用八脉交会穴

所谓八脉交会穴，即指公孙、内关、足临泣、外关、后溪、列缺、申脉、照海等腧穴，这8个穴位均位于四肢腕踝部附近，又称八法针、八法神针。李梴《医学入门》卷一首载"子午八法"，谓"八法者，奇经八穴为要""周身三百六十穴，统于手足六十六穴，六十六穴又统于八穴"。李梴临床擅用八脉交会穴，在临床上十分重视八法针的应用。明清时期的《饶州府志》称江西乐平的洪魁八擅于八法神针；《江西通志》谓项世贤"精于八法用针之旨";《彭泽县志》称陶钦臣精于八法针。现如今八脉交会穴仍普遍用于临床，疗效显著，如江西省中医院的刘建武教授擅用申脉、照海穴治疗阴阳跷脉疾病。

3.注重针刺调气

在针刺导气方面，《内经》有很多原则性的论述，明初江西针灸名家徐凤深受席弘学术影响，并发展了席弘针法，提出了具体的针刺调气法："及夫调气之法，下针至地之后，复人之分，欲气上行，将针右捻；欲气下行，将针左捻……气不至者，以手循摄，以爪切掐，以针摇动，进捻搓弹，直待气至。以龙虎升腾之法，按之在前，使气在后，按之在后，使气在前。运气走至疼痛之所，以纳气之法，扶针直插，复向下纳，使气不回。若关节阻涩，气不过者，以龙、虎、龟、凤通经接气。"此法主要是综合运用提插、捻转和指压等针刺手法，以催导气在经脉中上下循行或气至病所。在调导气的过程中，如果候气不至，用手循摄等催气手法；运气至病所使气不回，用纳气法；行气时遇到关节阻滞，用龙、虎、龟、凤通经接气。此外他还提出"倒针朝病"，当针尖朝向病所，则能导气行至该处。

徐凤还提出了"进气法"："进气法，针入天部，行九阳之数，气至，速卧倒针，候其气行，令病人吸气五七口，其针气上行，此乃进气之法，可治肘、臂、腰、脚、身疼。"此法有催气、行气作用，有先补后导之功，适用于体虚而需导气的病人。徐凤的这些针刺调气方法至今仍在临床上广泛使用并被不断开发挖掘。

4.倡导五官针法

危亦林不仅精于内、外、妇、儿、骨科，而且精通五官科，擅用针灸治疗五官科疾病。如"赤眼，挑耳后红筋，针攒竹穴即安"；治咽喉诸证，"风府穴针入四分，少商穴针入八分"；治牙关不开，"合谷穴、阳灵穴各刺一刺出血，针刺入二分，关窍即开"；"上星穴，治颊肿及缠喉风等证。又气急者，实热针足三里，虚热灸足三里"。自危氏以后，针灸治疗五官科相关疾病开始在盱江流域兴起，一直延续到现代临床，并不断扩大应用，如江西省中医院的谢强教授临床上就擅用针刺治疗耳鼻喉科疾病，首创的五官刺营微创针刀法、转移兴奋灶针灸法、聪耳窍八法、通鼻窍八法、利咽喉八法、特色针灸八法、谢氏龟式吐纳导引法等实用技术简易高效，已在全国推广运用。

（三）盱江医家灸法特点

1.诸病用灸

历代众多盱江医家擅长灸疗，如陈自明、危亦林、龚信、龚廷贤、李梴、龚居中、喻昌、黄石屏等临证都善用灸法治疗疾病。危亦林擅用灸法，在其书中所载的

276 个病症中有 50 多种病症运用到了灸疗，对于阴毒、伤寒、痼冷等阴寒之证，多以灸治为主。《世医得效方·卷第一》载："阴毒……面黑，四肢厥冷，则理中汤、四逆汤投之。未效，则灼艾法惟良，复以葱熨法佐之。阴厥，同此法治之。"对于阴毒伤寒，危氏也擅用灸法，如"治阴毒伤寒，心神烦躁，头痛……每服二三十丸，煎艾汤下，顿服，汗出为度。未退，乃大著艾炷灸脐下丹田、气海……其法亦治气虚阳脱，体冷无脉……不省人事，及伤寒阴厥，百药不效"。这些都体现了危氏"阴毒宜灸"的学术思想。凡此虚寒诸证，大多取用神阙、气海、关元、百会、膏肓、肾俞等穴以振奋阳气，从而达到祛寒、升提、挽阴回阳的目的。

陈自明的《外科精要》开篇即论灸法，并有 10 篇灸疗专论，其应用的灸法有艾炷直接灸、隔蒜灸、隔药蒜饼灸、隔净土饼灸、隔豆豉饼灸、骑竹马灸法等。陈自明将灸法广泛应用于妇产科和外科疾病。陈氏在其传世之作《妇人大全良方》中介绍了多种妇人疾病的灸法治疗。如治疗妇人厥逆头痛灸曲鬓穴七壮，此穴在耳尖上，若左边痛则灸左，右边痛则灸右；治妇人瘰疬应该及早灸膏肓俞、崔氏穴（名四花），这样可以达到事半功倍的效果，若灸治晚了则效果不明显；治妇人滞下"若下痢纯白……灸气海、丹田二穴"；治妇人痢后呕哕症见咳逆不止，服诸药无效者"灸期门穴，不三壮而愈"；用葱熨法治产后小便不通，"用盐于产脐中填，可与脐平……用葱白……十余根作一缚，切作一指厚，安盐上，用大艾……葱饼子大小，以火灸之……即时便通，神验不可具述"。

明代名医龚廷贤传承其父龚信重灸学术思想，对灸疗情有独钟，临证擅用灸法治病。《万病回春·凡例》载："灸法余取素所经验者，附于方末，以便采用。其未试者姑已之。"由此可知，龚氏书中所载灸法，并不单单是文献抄录，而是都已经被验证了的。《寿世保元》卷末附有灸法专论，其对灸法的选穴、艾炷大小及其壮数、艾灸点火方法、减轻灸时疼痛方法、灸疮灸后调摄等都做了比较系统的论述。书中还附有"灸诸病法"专论，所论疾病颇多。他在《寿世保元》《万病回春》等多本著作中论及针灸，其中灸法就占十之八九，用灸所治病证多达 60 余种。龚氏既常用灸抢救昏迷、卒中、暴厥、霍乱、溺死、小儿惊厥、难产等危急重症，又常用灸治疗癫狗咬伤、破伤风、癫痫、不孕等疑难病症，且用灸法治疗疮痈等外科疾患。

李梴在《医学入门》中说："药之不及，针之不到，必须灸之。"认为灸法有温、清、补、泻之功，既用灸法抢救绞肠痧等危重病症，也用灸法治疗外科痈疽初起。

2. 卒病用灸

龚廷贤常用灸法抢救昏迷、卒中、暴厥、霍乱、溺死、小儿惊厥、难产等危急重症，擅用灸法回阳救急，正如其所说："脏寒虚脱者，治以灸也。"在其著作《万病回春》中载有用灸法救治各种急症，如暴厥、霍乱已死、溺死、卒中、破伤风、阴症中寒、阴症腹痛冷极等。如："治阴症冷极，热药救不回者……用大艾炷灸脐中，预将蒜捣汁擦脐上，后放艾，多灸之。"再如："溺水死者，急解死人衣带，艾灸脐中，即活。"龚氏对急症施灸选穴少而精，其著作中使用灸法救治的急症有数十种，然而选取的穴位仅有脐中、气海、丹田、百会、合谷、颊车、水沟等穴位。如救治卒中暴厥、溺死、霍乱已死、阴症腹痛冷极等病均只选用神阙穴进行施灸，使传统的艾灸疗法有了新的发展。

《医学入门》广泛应用灸法抢救危急之症，例如霍乱吐泻、四肢厥冷、脉微欲绝者，可取盐填脐中（隔盐灸）灸之，便可温中回阳；中风脱症，鼾呼痰鸣、面色苍白、多汗、手撒、目合、口张、脉细而弱者，宜急取气海、关元、神阙（隔盐灸），用大艾炷灸之，具回阳固脱之功。又如小儿惊风灸印堂，妇女崩漏灸隐白、鼻衄灸上星，昏晕卒仆灸人中等。

3.热证用灸

明代医家龚居中是"热证可灸派"的代表人物，擅长用灸治疗痨瘵。历代许多医家认为艾灸属"火""热"之法，把热证及阴虚证列入禁灸范围。而龚氏在长期的治痨实践中大胆探索，突破前人"热证禁灸"的禁忌，应用灸法治疗痨瘵，为后世用灸治疗热病和扩展灸的治疗范围产生了积极的推动作用。他在《红炉点雪》卷四中设"痰火灸法"一章，认为"火有拔山之力""灸法去病之功，难以枚举，凡寒热虚实，轻重远近，无往不宜"。

明代李梴在《医学入门》中指出："寒热虚实，皆可灸之。"他认为："虚者灸之，使火气以助元气也；实者灸之，使实邪随火气而发散也；寒者灸之，使其气之复温也；热者灸之，引郁热之气外发也。"这些论述，确系李氏临床实践的宝贵经验，是难能可贵的。临床实践表明，灸疗法不但对阴症、寒症、虚症有效，而且对阳症、热症、实症也有效，如疔疮、疖肿、痔疮等疾患，于初起时灸之，辄获良效。

危亦林在临床上十分重视灸法，不单单用于属虚属寒的慢性疾患，对于实热性病症，也用灸法治之。如"治肺痈正作，吐脓血不已""灸肺俞穴二七壮及灸谚𧭯二穴二七壮，肺腧穴在第二椎与第三椎中间，各去脊一寸半处。谚𧭯二穴在肩膊内胠第六椎两边各旁开三寸，抱肘取穴"。灸法治疗癣疮，"取肩头小垂际骨解宛宛中灸之，两火俱下，各三壮，若七壮，十日愈"。灸法治疗疮，"掌后横纹后五指，男左女右，灸七壮即差。屡效"。除此之外，还有治胃中积热，灸足三里三十壮；由脏腑实热所致的五毒痣，不能食，灸胃脘穴十壮，此穴在心下三寸；灸治截疟，多取大椎、大陵、谚𧭯穴为主等等。

4. 养生用灸

灸法养生是中医保健学重要的组成部分。艾灸之所以成为重要保健之法，是因为灸法有温阳散寒、助元固本之功，加之灸物价廉易得，灸法简便可自行操作等，这就使得艾灸能普遍推广，成为经济有效的延年益寿保健手段。盱江医著中有丰富的灸法养生之论述，龚廷贤倡导以灸法养生保健，"却病延年"，认为熏脐能"壮固根蒂，保护形躯，熏蒸本原，却除百病，蠲五脏之痛患，保一身之康宁"。

李梴在前人经验基础上加以创新的"炼脐"之法，既用于治病疗疾，又用于防病保健，在其著作《医学入门》中即提到："凡一年四季，各熏一次，元气坚固，百病不生。"从而"延年益寿"。为了验证针灸保健的实际临床效果，一些医家还做了亲身试验。如盱江医家王执中在《针灸资生经》中记述："令人既本能不以元气佐喜怒，若能时灸气海使温，亦其次也。予旧多病，常恐气短，医者教灸气海，气遂不促，自是每岁须一二次灸"。

5. 善用脐灸

肚脐也就是脐中穴，也叫神阙穴，是人体一个非常重要的穴位，是人体保健强壮要穴之一。古人列为禁刺穴，故临床以灸或药物敷贴为主。盱江医家擅长脐疗，创造了许多脐疗新法。李梴《医学入门》载有"炼脐"之法，此法是用盱江吴省斋公录赠的彭祖固阳固蒂长生延寿丹，即用麝香、龙骨、乳香、没药、雄黄、附子、槐皮、艾叶等20多种药物为末填于脐中，上盖槐皮一片，艾火灸五六十壮，使遍身大汗，如不出汗，三五日后再灸直至出汗。李氏称此法不仅可治劳疾，还可治百病，益气延年。《医学入门·炼脐法》载："凡一年四季各熏一次，元气坚固，百病不生。及久嗽久喘……子宫极冷，凡用此灸，则百病顿除，益气延年。"《医学入门·针灸》载有"温脐种子方"，其法是以白芷、五灵脂、麝香、青盐为末填脐中，用艾火灸之，当感觉脐中温暖的时候即可停止艾灸，此温脐种子方可以治疗霍乱欲死及小便不通。李氏的炼脐法对如今临床仍有指导意义。如孙氏等用隔物灸治疗原发性痛经42例，其方法是将食盐填于神阙穴中，使之与脐平，然后将新鲜的姜片放置在上面，用统一制作的大艾炷施灸，艾炷燃尽后易炷再燃，根据痛经的轻重程度选择艾灸壮数，轻度灸4壮，中度灸6壮，中度灸8壮，疗效显著。

龚信临证擅用脐疗，如其用葱、麦麸、盐用水和匀炒至极热，重绢包之，乘热熨脐，可治寒邪直入三阴及一切虚寒。二便不通，亦可用此方法，使热气入腹以达到通阳便通的目的。其子龚廷贤受其影响，也擅用脐疗，龚氏在继承家学的同时并对其有所发展，其温脐用到了熏、熨、蒸、灸、揉、药物敷贴诸法，选穴也有所扩展，如脐周的气海、关元等。其法主要有隔药熏灸温脐法、隔药熨热温脐法、烘炒加揉温脐法和膏药温脐法等。同一时代旴江流域的李梴擅长用"炼脐"法，龚廷贤的"熏脐""蒸脐""熨脐""温脐"法虽与李梴的"炼脐"法不尽相同，但其基本内容与方法等颇为相似，明显反映了其学术传承轨迹。脐疗思想一直影响至今，现如今旴江流域仍有许多医生临床上擅用脐疗方法治疗疾病，如江西省中医院的喻文球教授就善用脐疗治疗皮肤病。

（四）旴江著名针灸医家

1. 席弘

（1）生平和著作

席弘，著名针灸名家，字宏达，号样桑君。约生活在公元1300年前后，元代临川席坊村人（今江西抚州人）。他一生潜心研究针灸，精益求精，对感冒、中暑、风湿、麻痹、半身不遂及高烧不退诸症，辨穴施针，有立竿见影之效。著有《席弘家针灸书》《席弘赋》等著作。

（2）针灸学术贡献

① 开启江西针派。席弘是旴江医学针灸学派鼻祖。其著作《席弘赋》凝聚了席弘一生宝贵的针灸临床经验。其所载歌赋内容丰富，取穴精准，针法考究，治法灵活多变，辨证求本。据《神应经》传宗图中记载，从宋朝到明代，席氏家族家传针灸十二代，历久不衰。席氏门徒众多，遍及赣抚大地，形成了我国历史上较大的地区针灸流派。明代徐凤曾在《针灸大全》一书中称赞席弘"潜心医学，治病技艺高超，在当时医界享有较高声誉。"

② 强调行针审穴。《席弘赋》说："凡欲行针须审穴。"审穴即对穴位部位、取法及其针刺深度、艾灸壮数、针灸宜忌等的审察。席弘临证用针，注重辨证施治，强调行针先审穴，在其临床诊治过程中，对每位患者所患疾病的属性和个体差异进行区别对待。《席弘赋》论述了50多种病证的用穴，其中腹痛用内关、公孙为后世所效法，大便秘涩用大敦，咽喉急闭用百会、太冲、照海、阴交，经验独特。

③ 发展针刺补泻。席弘在长期的临床实践中积累了丰富的针刺经验，提出"补泻迎随"说，创造了复式补泻法，其针刺补泻手法注重捻转提插以及针感，对后世针刺补泻理论和手法的发展产生了深刻的学术影响。如2002年由管遵惠主编的《管氏针灸经验集》中所载管氏初级补泻手法，就是在席弘复式补泻法基础上不断发展而形成的。其补法是随患者呼气时进针；刺入皮肤后，分几度缓慢捻转进针；进针时，手法以重插轻提为主；捻针的时候，食指向前，大拇指向后，用力要轻而缓；留针时间短或者不留针；随患者吸气时出针，出针时要轻而快；出针后按揉针孔。泻法则与之

相反。

2. 龚居中

（1）生平和著作

龚居中，字应园，别号如虚子，江西金溪人，明代著名医家，其生卒年代不详。龚氏出身医学世家，生前曾就职于太医院，他精研医学，其医学理论渊博，临床经验丰富，对内、外、妇、幼各科都有所长，尤擅长于"痨瘵"的治疗，是中国医学史上一位杰出的治疗"痨瘵"的专家。其著述颇多，有《红炉点雪》《福寿丹书》《幼科百科全书》《外科百科全书》《小儿痘疹医镜》等，其中以《红炉点雪》最负盛名，该书是专门讨论了虚损痨瘵的证治，全书共4卷，卷4专论痰火灸法。

（2）针灸学术贡献

龚氏临证擅用灸法治病，认为其病欲除其根，非药力所能除，必借火力以拨之。他从实践中总结提出凡痰火宜灸的学说。龚氏用灸的见解非常独到，从制艾、取火、定穴、艾炷大小、壮数多少、禁忌、灸疮、保养等都有其独到见解，这是其长期临床实践的经验总结，其"痰火灸法说"对热病用灸的推广有积极的作用，至今仍有临床指导意义。如王氏报道用灸法治疗肺结核53例，结果对肺结核的全期（进展期、好转期、稳定期）均有明显的临床疗效。治疗方法取膏肓（双）、三阴交（双）、膻中为主穴，每天治疗1次，每次治疗每穴灸9～15壮，以15天为1个疗程。对于病程比较久、病灶比较难吸收者，可以实施瘢痕灸。蔡氏用艾条温和灸为主，配合药物局部外涂治疗80例褥疮患者，经过20天的观察，治愈了70例，有效6例，无效2例。说明该法治疗褥疮具有见效快、疗效高、痛苦小、经济方便等优点。可见龚氏的灸疗学说在后世临床得到了验证，对扩大灸法的应用范围、提高某些疾病的疗效具有借鉴意义。

3. 李梴

（1）生平和著作

李梴，字健斋，江西南丰人，明代著名儒医。其生卒年代不详，约明代嘉靖至万历年间（16世纪）。李氏因早年体弱多病而学医，博览群书，常以儒理释医理，行医于江西、福建两省数十载，积累了丰富的临床经验。晚年，李氏将其数十年累积起来的临床经验，历时4年，编撰了《医学入门》八卷，该书于明代万历三年（1575）刊行于世。

（2）针灸学术贡献

① 提倡"明穴法"。《医学入门》卷首有明堂仰伏脏腑图，形象直观地呈现了人体正背面孔穴，记载了治病要穴、治病奇穴、禁针穴、禁灸穴等。《医学入门·针灸》

中论"神针大要有四",首先提出"明穴法"的观点,反对取穴不分主次、以"满身针"为善。他认为:"百病一针为率,多则四针,满身针者可恶。"他主张无论外感还是内伤疾病,取穴不过一到两个,如风寒暑湿邪、头痛发热针外关穴,五淋病针血海穴,并认为一穴可治疗多种病症。书中记载了89个治病要穴和17个治病奇穴,其中每个穴位都可治疗多种疾病且效果明显。如三阴交穴可以治疗痞满、瘕冷、疝气、脚气、遗精、妇女月经不调、久不成孕、难产、赤白带下淋滴等。

②阴阳迎随补泻。李氏以《黄帝内经》"阴阳者,天地之道也,万物之纲纪,变化之父母"为依据,认为针灸应该司阴阳之根本,创立了一种多元阴阳迎随补泻法。他将捻针左转、手、左侧、阳经、呼气、男性、午前、奇数归属于阳;捻针右转、足、右侧、阴经、吸气、女性、午后、偶数归属于阴。以病者固有的手、足经脉左右侧的阴阳综合属性,医者操作时捻针左右、呼气吸气的阴阳属性为依据,凡阳与阳相顺为随为补,阳与阴相逆为迎为泻;阴与阴相顺为随为补,阴与阳相逆为迎为泻。手三阴与足三阳远心而行,针向内下为顺随为补;手三阳与足三阴向心而行,针向外上为顺随为补。反之为迎逆为泻,按此原则演绎成一种复式补泻法。这是对《灵枢·终始》"阴盛而阳虚,先补其阳,后泻其阴而和之;阴虚而阳盛,先补其阴,后泻其阳而和之"理论的应用和发挥。

③发展开穴学说。《医学入门》指出:"燕避戊己,蝠伏庚申,物性且然,况人身一小天地乎。"李梴通过对自然界的观察,认为时间是临床选穴不可忽视的因素,所以提出"缓病必俟开阖",认为子午流注是"按日起时,循经寻穴,时上有穴,穴上有时,分明实落,不必数上衍数",主张"宁守子午,舍尔灵龟",从而以子午流注的开穴方法来取代灵龟、飞腾八法。他将子午流注的开穴规律从徐凤"逐日按时定穴诀"中一时一穴的一元开穴说演变成一时开六穴的多元开穴说,从而大大丰富和发展了子午流注的开穴学说。

④重视艾灸应用。《医学入门》说:"药之不及,针之不到,必须灸之。"李氏强调灸法有温、清、补、泻之功,"虚者灸之,使火气以助元阳也;实者灸之,使实邪随火气而发散也。寒者灸之,使其气之复温;热者灸之,引郁热之气外发,火就燥之也。"认为无论寒热虚实皆可以灸之,并可应用于急重症的抢救。如《医学入门·急救诸方》中记载了用灯火灸治疗绞肠痧之阴痧。他还将艾灸用于痈疽初起的治疗。

⑤发明炼脐灸法。脐疗是中医外治疗法中重要的组成部分,李氏认为"人之脐,受生之初,父精母血相受,凝结胞胎混沌""人常熏蒸脐部,可以调和荣卫,安魂定魄,寒暑不侵。"所以十分重视脐疗的应用。他根据前人经验和民间所传,发明了炼脐法:用麝香、丁香、虎骨、艾叶等为末填脐中,上盖槐皮,置艾绒施灸五六十壮,

使遍身出汗，如不汗，三五日后再灸一百二十壮。此法"外可去风寒湿之邪，内可治诸劳虚损，无病灸之可益气延年"。李梴的炼脐法能温经散寒、强筋壮骨、补肾填髓、祛病延年，曾传播海内外，对后世脐疗法的发展影响深远。

4.龚廷贤

（1）生平和著作

龚廷贤（1522-1619），字子才，号云林，别号悟真子，江西金溪人，明代医家，曾任太医院吏目。其一生精勤不倦，学验丰厚，治愈者不计其数，他的医术和品行也因此而得到世人传颂。龚氏的代表作有《济世全书》《寿世保元》《万病回春》《小儿推拿秘旨》《种杏仙方》《鲁府禁方》《云林神彀》等。书中有部分篇幅论述了针灸治疗，其中，艾灸疗法治疗疾病的案例颇多。

（2）针灸学术贡献

① 擅长艾灸治疗中风。龚氏借鉴古人艾灸治疗经验，以中医学整体观念为指导，遵循"从阴引阳、从阳引阴"的治疗原则，采用前病后治、后病前治、左病右治、右病左治、上病下治的方法，广泛应用艾灸治疗中风，其著作中有大量运用灸法治疗中风的记载。譬如，《寿世保元·卷十·灸诸病法》中记载："一论中风，口噤不开，牙关紧闭，及中气，皆效。人中（一穴），颊车（二穴），三里（二穴），合谷（二穴）。""一论风中腑，手足不遂等症，百会（一穴）、肩髃（二穴）、曲池（二穴）、风市（二穴）、三里（二穴）、绝骨（二穴）。""凡病人脸部㖞向右者，为左边脉中风而缓也，宜灸左脸㖞陷中，灸十四壮；脸部㖞向左者，宜灸右脸㖞陷中，灸十四壮。"龚氏应用艾灸治疗中风的经验为后世医家开拓了新的思路。

② 扩展"火郁发之"的治疗范围。"火郁发之"出自《素问·六元正纪大论》。前人多把"火郁发之"方法用于内科辨证用药，龚氏则拓展"火郁发之"治则的应用，以其指导艾灸治疗各种疔疮。《寿世保元·卷十·灸诸疮法》中提出："一切疮毒，不论疼痛或不痛，或麻木，只要用艾灸熏，让其毒随火而散，则可以治愈。"古人认为疔疮多由四时更迭，阴阳交变，形成一些恶劣的天气而病人没有避之，侵袭皮肤，入于四体，传注经脉，遂使腠理结满，阴阳二气不得宣通，龚氏依据"火郁发之"的原理，运用艾灸温散特性来宣通阴阳，达到治疗的目的。对于一些虫兽咬伤，其著作《济世全书》中记载了用艾灸的方法以治其毒，如《济世全书·卷八·疔疮》载："以艾灸灸痘疮，蛇、蝎、蜈蚣、犬咬，瘰疬，皆有效。"龚氏"火郁发之"的艾灸治疗思想对后世医家用艾灸治疗外科、皮肤科诸疮有指导和借鉴作用。

③ 擅用艾灸治疗妇科疾病。龚氏在治疗妇科疾病方面有很深的造诣，特别是在求嗣和难产方面独树一帜，时常运用灸法而取得奇效。如《寿世保元·卷十·灸诸疮

法》中记有：“一论妇人难产及胞衣不下，急于产妇右脚小指尖上灸三壮，柱如小麦大，立产。”《济世全书·卷六·求嗣》中载：“妇人子宫久冷不孕，加干姜、肉桂各五钱，灸丹田七壮。”“白带、白淫、白浊时，灸中极七壮极效。”他认为妇女致病多为虚、寒、瘀交结，因此推崇用干姜、肉桂等辛温大热之药配合艾灸以达到温中补虚、温通经络、散寒去瘀之疗效。

④ 擅长艾灸治疗小儿疾病。小儿致病易虚易实，易寒易热，转变迅速，容易衰危，故小儿用药应当谨慎。龚氏在治疗儿科疾病方面力荐灸法，其《云林神彀》《寿世保元》等书中有大量用灸法治疗小儿疾病的记述。如《云林神彀·卷四·慢惊》记载：“小儿慢惊、慢脾等危重病，药力不到者，灸百会穴灸三到五壮。”《寿世保元·卷十·灸诸疮法》中有：“小儿脐风，用艾灸灸脐下即活。”“小儿雀目，晚上视物不清，灸手大指甲后一寸内廉横纹头白肉际处各一柱。”儿科针灸疗法简、便、验，对儿童的生长发育没有不良影响，具有广泛的发展前途。

5. 危亦林

（1）生平和著作

危亦林（1277—1347），字达斋。元代著名医家，盱江医学代表人物之一。祖籍抚州，后迁南丰。在行医和任州医官时，继承和发展危氏本家四代医学经验，积五世医方，于至元三年（1337）著成《世医得效方》20卷50余万字。《世医得效方》的骨伤科成就，代表了金元时期中国骨伤科的发展水平，居于当时世界医学的前列，该书中针灸治疗内容也十分丰富，涉及内、外妇、儿各科病症。危氏尤其重视灸法，对于灸疗的取穴、艾炷大小、艾灸方式、适用范围等皆有详尽的阐述。

（2）针灸学术贡献

①穴位选取精妙。宋代以来医家在针灸治疗中，取穴的一个显著特点是精而少。纵观危氏《世医得效方》应用针灸治疗的62个病症，发现其配穴简练，往往一穴多用。如《世医得效方·卷第十七·喉病》中记载：“第一穴风府穴，治咽喉诸证，及毒气归心等项恶证，并皆治之，无不有效。”指出风府一穴除治疗咽喉诸证外还有多种功效。又如《世医得效方·卷第十五·子嗣》中云：“妇人绝子灸然谷。”《世医得效方·卷第十二·脱肛》中载：“治疗脱肛灸尾翠骨。”《世医得效方·卷第五·咳嗽》中载：“上气咳逆，短气，胸满多唾，唾恶冷痰，灸肺俞。”等等，每个病症都仅用1～2个穴位即可取效。

②擅取任脉穴位。在《世医得效方》中时常使用任脉上的穴位治疗各种病证。在其用针灸治疗的62个病症中，取任脉穴位的多达26个，涉及内、外、妇、儿、五官各科病症。如伤寒阴证、咳嗽、喘急、反胃、虚劳、子嗣、产后、阳毒、唇病、霍

乱、脱肛等。取穴多选气海、神阙、气海、关元、中极、中脘、水分、天突、承浆等。如《世医得效方·卷四·干霍乱》中记载："治霍乱，转筋欲死，气绝，惟腹中有暖气者可用。其法纳盐于脐中令实，就盐上灸二七壮，名神阙，立效。并灸脐下一寸半，名气海穴二七壮。"《世医得效方·卷五·咳嗽》中记载："咳嗽咽冷，声破喉溃溃，灸天突五十壮。"《世医得效方·卷十五·求嗣》中记载："绝嗣胞门闭塞，灸关元三十壮。"

③重视经外奇穴的应用。奇穴有补充、辅佐正穴以治疗各种疾病的作用，临床上常起到立竿见影的效果，但却往往容易被医家忽略。危氏在《世医得效方》中记载有10个病症用到奇穴，且治疗效果明显。在内科方面，《世医得效方·卷第三·虚冷》中记载："又治疝气偏坠。量患人口角，两角为一折断，如此则三折成三角。以一角脐心，两角在脐之下，两旁尽处是穴。"在外科方面，如《世医得效方·卷第十九·便毒》中记载："用细草或软篾，随所患左右手量中指，自手掌尽处横纹起，通三节至指尽则住不量，指爪绝断。却将此草于手腕横纹量起，引草向臂当中，草尽处即是穴。"在五官科方面，如《世医得效方·卷第十六·翳障》篇中记载："风翳，患右目灸右手中指本节头骨上五壮，炷如小麦大，左手亦如之。"

④重视针灸禁忌。针灸之法，从古至今，其效昭著，然而施之不当，亦有意外。关于针灸禁忌，《内经》中有许多精辟论述，危氏在其著作中提出在针灸前、针灸时以及针灸后要注意一些禁忌。在针灸前有些穴位需要注意病人的体位。如《世医得效方·卷第十七·喉病》中记载："第一穴风府穴，治咽喉诸证，及毒气归心等项恶证，并皆治之，无不有效。针入四分（穴高主晕。恐伤人，不可不知。须令人扶护乃针）。"他提出在针刺风府穴时针刺深度较深，必须让人扶护方可进针。在针刺过程中危氏提出有些病证适合灸而不适合针。如《世医得效方·卷第四·癥瘕》中记载："久冷及妇人癥瘕，肠鸣泄利，绕脐绞痛，灸天枢百壮，其穴在脐旁二寸。勿针。"提出癥瘕之病宜灸不宜针。

6. 陈自明

（1）生平和著作

陈自明（1190-1270），字良甫，又作良父，晚年自号药隐老人，江西临川人。出身世医之家，嘉熙年（1237-1241）间为建康府明道书院医学教授，著有《外科精要》《妇人大全良方》《管见大全良方》等。《外科精要》全书3卷60篇，重点叙述痈疽发背的诊断、鉴别及治法等，内容简要，切合实用，其中灸治一法颇受重视。

（2）针灸学术贡献

①强调辨证施灸治病求本。《素问·阴阳应象大论》云："治病必求于本。"提示

我们在治疗疾病的时候要善于寻求疾病的根本原因，并针对根本原因进行辨证论治。陈氏痈疽化脓反用灸法的原因正在于求本，《外科精要·灸法论要引证辨惑论》中说："《素问》云：有寒化热，热化为脓。人皆惑此说，以为热极不可复灸，殊不知本寒邪所伤，艾火攻散乃善。所以灼艾火功，特破其肌，则邪毒无所容留，而真气不耗，如此向安之理备矣。"认为痈疽发背者根本病因在于寒邪所伤，导致血化热盛，蕴于分肉之间，不能外泄，皮肤顽厚，渐逼入内。所以要用艾灸火攻，特破其肌，使得邪毒没有藏身之处，而真气也不至于耗散，这样就可以治愈。同时陈氏也强调治疗痈疽发背，不可拘泥于一种方法，要根据病程长短、病势轻重、形证顺逆等临床具体情况，辨证求本，采用艾灸、针石等不同治法。如《外科精要·痈疽发背分表里证论第二十三》中云："治法，初觉便宜热拔毒，已溃则排脓止痛，脓尽则长肌傅痂，次序施治，切不可拘一法。酌量轻重，形证逆顺，寒则温之，热则清之，虚则补之，实则泻之，导之以针石，灼之以艾炷，破毒攻坚，以平为期。"

②提出上病下灸原则。《灵枢·终始》云："病在上者，下取之。"由此确立了"上病下取"的治疗原则。陈氏创造性将此原则运用于痈疽的灸疗，《外科精要·脑疽灸法第十》中记载："凡脑疽及项以上有痈疽疖毒，断不可用大蒜钱子就疽顶上灸之，灸之则引其气一上，痰涎脓血并起上攻，倾人性命，急于反掌。但当急灸足三里穴并气海穴，乃渐渐服凉胸膈化血之药，入可安。凡脑疽、咽喉生疽，古法皆不治之证，用此灸法，引毒气鬼下，其理颇长。"陈氏认为脑疽及项上有痈疽疖毒者，可以灸足三里和气海穴引毒气下行，以达到治愈的目的。又如《外科精要·疗发背疽灸法用药要诀第一》中记载："凡人年四十岁已上，头顶、鬓颐、背脊、腰胁间，或筋骨之上，所视不见之处，稍有疮疖，便不可轻易待之。更灸足三里，引热就下，此皆良法。"陈氏遵此治则应用艾灸治疗痈疽等外科疾病取得了很好的效果，也扩宽了上病下治的治疗范围。

③擅长灸药兼施为用。病有兼证，法有兼治，灸治其外，药治其内，陈自明在《外科精要》中多用灸药并施治疗外科疾病。如《外科精要·疗发背疽灸法用药要诀第一》中记载："凡有此病，首先便服内托散五七服；次服五香连翘汤，宣泄毒气，便以骑竹马取穴法灸之。"如《外科精要·痈疽备论第二》中云："尝究痈疽之作，皆积微而至著。法当自外以火艾引泄毒气，使之散越于外；内则以五香连翘汤导之，甚者则以转毒散及托里之药解之。"又如《外科精要·脑疽灸法第十》中记载："凡脑疽、咽喉生疽，用灸法引毒气下行，内服五香连翘散、漏芦汤、五香汤去大黄，加人参、黄芪、犀角，国老膏、万金散，皆可选服。"灸所不及，药以辅之；药有所不宜者，灸为之。灸药并施，可达事半功倍之效。

④ 善用多种灸式灸法。陈自明擅长艾灸疗法，其《外科精要》一书开篇即论灸法，并有 10 篇灸疗专论。其灸式灸法多种多样，如艾炷直接灸、隔蒜灸、隔药蒜饼灸、隔净土饼灸、隔豆豉饼灸、骑竹马灸法等等，其中骑竹马灸法、隔蒜灸、蒜饼灸颇具特色。《外科精要》特别重视骑竹马灸，不仅文中多处记载，还专辟一节《骑竹马灸法第四》进行讨论，详细介绍了骑竹马灸的主治、取穴和操作。隔蒜灸是用蒜做间隔物而施灸的一种灸法，《外科精要》中多处使用隔蒜灸，如《论隔蒜灸得效须先知庶使预前有备第五》中云："治疽之法，著艾之功，胜于用药。薄切如小钱大，亦如钱厚，以蒜钱贴于疽顶尖上，以热艾炷安于蒜钱上灸之，三壮一易蒜钱。"又如《疗发背痈疽灸法用药要诀第一》中云："凡有此病，未要辨问是痈是疽，是疮是疖，是虚是实，是冷是热。或隔蒜灸之，庶使毒气有路而出，不攻于内。"

⑤ 重视灸疗禁忌。灸法治疗疮疡，虽然适应证广泛，但亦有所禁忌。《外科精要》十分重视灸治禁忌，告诫后人注意施灸禁忌，切勿滥用。如《论隔蒜灸得效须先知庶使预前有备第五》中记载："但头上见疽，或项以上见疽，则不可用此法，灸反增其疾。"认为头上及项上见疽不可用灸法，用之则病情加重。又提出疮疖初始禁用灸法。如《痈疽点烙法》说："世人于疮疖始发，辄用针灸，十死八九，盖毒方殷，以火助火，宜其危也。"

7. 黄石屏

（1）生平和著作

黄石屏，名黄灿（1850-1917），号石屏，祖籍清江大桥乡程坊村。他先后在上海、扬州、南通一带挂牌："江右金针黄石屏"。他不用药石，只以针灸治疗内外科疑难病症，是一位驰名海内外的"金针大师"。石屏先生不只是为达官名人、外国人治病，也为平民百姓治病，一视同仁，以金针济人。他在福州不过 10 天，针治 400 余人，经他诊治聋者聪、瞎者明、偻者直、跛者驰、咳者平，无不感激。上海督军等拟聘为医官，亦不到任。外国人重金礼聘他出国，更遭拒绝。他对欲聘出国的法国人毗亚那说："欧州人持科学进步，侵我中华，我感到耻辱。金针疗法是少林绝学，从来不传授给异国他人。我怎么能贪图财宝，为外国人张目，向他们去讲学传技，丧失我中华民族的人格呢！"义正词严，道出赤子爱国之心。1916 年著《针灸诠述》一书。

（2）针灸学术贡献

黄氏的学术贡献主要有：首次提出针灸相得益彰、取穴宜识变通、萃全力于指、金针三善、药灸三益等，认为金针之善有三："性纯而入肉无毒，一善也；质软而中窍无苦，二善也；体韧而经年无折，三善也。"对于药灸，他认为："药灸之益亦有三；培元可助兴奋力，一益也；宣滞可助疏通力，二益也；攻坚可助排泄力，三益也。""用药灸亦难，（药灸）贵用精力以透之。"其临床精于四科，即中风、咳证、痹证、霍乱。黄氏针技之高超，曾在上层社会与国际社会产生过巨大的影响，像他那样诊治外国人之众、涉及国家之广、震撼力度之大、媒体报道之多，可谓是前无古人了。黄氏生于中国国门大开的晚清时代，在那国人饱受屈辱、深感西方科技发达而妄自菲薄之际，黄氏凭借一枚小小的金针使"老外"不得不为他的神奇疗效而倾倒时，对国人而言无异注射了一针兴奋剂，开创了针灸走向世界之先河。

8. 鲁之俊

（1）生平和著作

鲁之俊（1911-1999），江西新城（今黎川）人。著名外科学和针灸学家，中国中医科学院的主要创建人，新中国中医科研和中西医结合事业奠基人，为革命、为人民的健康而研究及推广针灸疗法，从而使人民军队及边区百姓对中医有了新的认识。鲁之俊的主要著作有《新编针灸学》，为解放战争时期部队学习针灸的教材。他坚持中西医团结，中西医结合，与中西医专家共同在继承和发扬中医、运用现代科学研究中医，以及教材编写和人才培养等方面做出了巨大贡献，为中医学继往开来、走向世界奠定了良好的基础。20世纪80年代，为争取中医药学、针灸学在世界各国的合法地位，为维护国际上众多针灸医学组织的团结，在我国政府与世界卫生组织的支持下，由40多个国家和地区的70多个团体会员组成的世界针灸学会联合会于1987年在北京成立。鲁之俊被全体执委一致推选为终身名誉主席。

（2）针灸学术贡献

鲁之俊认为，中国传统针灸学是一门科学的医学。他在其著作《新编针灸学》中批判了那些以科学自居的人提出的针灸不科学的论点，列举了许多针灸治病简便廉验的事实。另一方面，鲁氏承认古代针灸带有"浓厚的封建迷信外衣""理论近乎玄乎"与"神秘的面孔"等，批判那些宁古不化，认为针灸是国粹不能改动的错误思想，明确指出针灸应当与西医学相结合，走科学化之路，从而使针灸学成为一门科学医学。鲁氏突破因循守旧的惯性思维，大胆革新，在其《新编针灸学》中全部以现代医学理论来阐述传统针灸学。鲁氏认为针灸治病机理与现代医学中的神经理论有共通处，例如刺激人体末梢某一点，可以引起机体某一部分或全身反应。鲁氏的刺激神经理念，贯穿《新编针灸学》全书，强调学习针灸要先熟悉掌握神经系统的解剖生理。鲁氏采用现代解剖学名称来命名刺激点，采用西医病名来阐述腧穴的作用主治，使广大西医更容易接受运用。鲁氏的刺激神经理论为发展针灸确立了一条中西医汇通之路。

鲁氏归纳针灸有三大效能：一是调整自主神经功能。二是对造血器官的影响，如白细胞减少者通过针灸2～3次可使白细胞增加2～3倍；淋病、霍乱、疟疾由原虫或细菌引起，针后可以治愈或减轻，鲁氏认为可能是针灸增强了机体造血功能和抵抗力以及血细胞吞噬作用。三是有消炎止痛的作用，如针灸可使炎症病人增高的白细胞降低，针灸对肌肉神经炎有效等。《新编针灸学》中对临床疗效，分别用了"特效""著效""奇效""有效""治根""减轻""痊愈"等词表述。如称治失眠、疟疾、肠胃痛有特效；急性风湿性关节肌肉神经痛、急性肠胃炎、急性扁桃体炎有著效；夜盲有奇效，妇科一般炎症有效；有些三叉神经痛与胃神经痛能治根；某些湿疹可痊愈等。层次分明，可信度高。

（五）盱江针灸的学术影响

1. 盱江针灸的传承与发展

宋代盱江针灸名家席弘是地道南迁的客家人，其所著《席弘赋》集中体现了当时江西地区针灸学术特色及其家学特点，对整个针灸学起到了推动作用。席氏门徒众多，遍及赣抚大地，形成了我国历史上较大的地方针灸流派——"席弘学派"。明代江西南丰著名儒医李梴，在其所撰的《医学入门》中竭力宣扬其针灸学说，该书流传甚广，影响较大，杨继洲的《针灸大成》对《医学入门》的原文有所收录，杨氏称其为"南丰李氏补泻"。

当代江西中医挖掘和传承了席弘及历代盱江医家的针刺学术经验，并加以发扬与创新。如南昌魏氏无创痛针刺术、谢氏五官飞针术，抚州余氏多穴浅刺术等，疗效显著，开创了针刺疗法新领域。如元代名医危亦林从师临川范叔清，善用针灸治疗咽喉疾病。江西省中医院的谢强教授在学习危氏喉科针法基础上加以创新，创立的"五官飞针法"广泛治疗耳鼻喉科疾病，取得良好的临床疗效。谢强教授通过文献研究发现，江西盱江流域是我国喉科的最早发祥地，盱江医学"喉针"流派的学术思想及其临床经验，不但在盱江流域流传而且传播至鄱阳湖区域、赣江流域、长江流域等，对后世喉科基础学、临床学的发展以及喉症临床分类、辨治的创新起着至为重要的作用。

盱江医家重灸学术思想在当代得到最好的传承和发扬，并取得了世人瞩目的科学成果。《妇人大全良方》《世医得效方》都有艾灸至阴穴治疗横生逆产的记载；20 世纪 80 年代江西中医研究所余鹤龄研究员等开展艾灸至阴穴矫正胎位的临床规律及原理研究，结果表明艾灸至阴穴矫正胎位疗效确切，而促进垂体 - 肾上腺皮质系统是实现艾灸转胎的主要机制。该项研究获得 1987 年卫生部中医药重大科技成果甲级奖。江西中医药大学陈日新教授在继承《内经》腧穴敏化理论的基础上创立了辨敏定位、消敏定量的热敏灸新技术，大幅度提高了艾灸治疗难治病症的疗效，改观了全国灸疗萎缩的临床现状。原国家中医药管理局局长佘靖曾给予了高度评价："北看天津针，南看江西灸。"热敏灸新技术荣获 2007 年度江西省科技进步一等奖，2015 年获得国家科技进步二等奖。热敏灸技术已在全国 27 个省市 28 家三甲医院、109 家二级医院推广应用。热敏灸科技成果已成为联合国开发计划署重点推广的国际合作项目。2010 年在上海世博会国际信息发展网馆举行了"中华热敏灸日暨中华热敏灸全球启航"仪式。热敏灸技术被专家鉴定为世界领先水平，近年来不但在国内广泛推广，并且传播于全世界。

2. 旴江针灸的国际影响

旴江医学不但对我国中医学的发展产生了重要的推动作用，而且在国际医学上也有重要影响。如明代名医龚廷贤的医学著作多达近 20 本，其中《万病回春》现在国内馆藏就有 21 种明清刻本，《寿世保元》现在国内有 63 种明清刻本被收藏，另外还有日本正保二年乙酉（1645）风月宗知影刻本在我国图书馆收藏。龚廷贤的脐疗法很早就传入朝鲜。

朝鲜《东医宝鉴》针灸篇引用次数最多的文献是《灵枢》《铜人腧穴针灸图经》《医学纲目》《医学入门》《世医得效方》等，后两部著作均为旴江医著。《医学入门》针灸学术经验盛传国外，是古朝鲜 1613 年问世的《东医宝鉴》针灸篇中引用最多的文献之一。《东医宝鉴》中转载了李梴的"炼脐"灸法，并盛赞其保健却病之功。炼脐法传入日本后，也被应用于临床，代田文志的《针灸临床治疗学》中就载有获效的案例。

（杨宗保　李丛撰稿）

五、盱江喉科流派的溯源寻流

盱江医学医家林立，流派纷呈。盱江喉科流派，是盱江医学中颇具特色的一支临床专科流派。溯源寻流，盱江喉科源于晋代，传衍不息，传衍模式多而灵活，擅喉科医家97人，医门30门。在此，以《盱江医家医籍及地域分布略考》为主，参考《江西杏林人物》《杏林医选——江西名老中医经验选编》等文献，对盱江喉科流派医家的时空分布及传衍规律探析于下。

（一）时空分布状况

1. 医家状况

晋时有葛洪，宋元咽喉独立设科，迄民国计有席弘、陈自明、席灵阳、席玄虚、席洞玄、范叔清、危亦林、席松隐、席云谷、席素轩、席雪轩、席秋轩、席顺轩、席肖轩、席天章、陈会、席伯珍、刘瑾、刘瑜、康叔达、聂尚恒、聂杏园、李梴、龚信、龚廷贤、龚廷器、龚守国、龚守宁、龚懋升、龚懋官、龚定国、龚安国、龚秉赤、龚乾郎、龚福郎、龚复郎、龚居中、喻嘉言、罗子尚、舒诏、黄宫绣、刘文江、徐佩庭、熊吉之、唐于梅、龚应耀、周纪秋、谢用章、谢灵孙、吴明仙、刘孔书、刘茂林、刘茂兰、刘久和、刘范卿、董演四、吴志卿、李文谟、隋志先、聂松园、聂詠丰、范云溪、李铎、黄明生、周联辉、李祥麟、刘式宋、包钧台、赵稻村、张尘生、张如鳌、谢星焕、谢甘霖、谢甘棠、谢甘澍、谢佩贤、谢佩玉、谢傭耕、谢六韬、谢厚祖、蔡抗四、严式祖、严绳祖、周士燮、邓泽材、罗碧涛、余仲甫、杨满金、吴其昌、张慧玲、李元馨、熊雨田、徐少廷、江公铁、严振声、封九余等97位擅长喉科的医家。这些医家的籍贯绝大多数为盱江流域，个别为外地籍但长期在盱江流域行医或迁居于此。

古代医学不同当今分科明细，为医是救人与谋生之职业，各科都应该知晓，凡病人投医，一般来说都应接诊，即全科医生，但各又有自己的专科特长。上述医家中有的临床涉及多科，但皆擅长于喉科。

2. 医门状况

上述擅长喉科的医家中，凡有门人传承其衣钵者计有葛洪、席弘、陈自明、范叔清、危亦林、龚信、聂尚恒、喻嘉言、黄明生、张尘生、谢星焕、董演四、吴志卿、隋志先、周纪秋、谢用章、周联辉、李祥麟、严式祖、吴明仙、徐佩庭、熊吉之、刘孔书、刘范卿、唐于梅、李元馨、封九余、江公铁、吴其昌、张慧玲等30门。

3. 时间分布状况

晋代医家1人，医门1门；宋代医家5人，医门2门；元代医家6人，医门3门；明代医家26人，医门3门；清代医家42人，医门19门；民国医家18人，医门12门（注：实际医家为97人，医门为30门。因为有的医门传衍跨越多个朝代，故计算有重复）。

4. 空间分布状况

南丰医家13人，医门5门；南城医家16人，医门5门；金溪医家23人，医门2门；乐安医家5人，医门3门；宜黄医家1人；临川医家23人，医门9门；丰城医家6人，医门3门；清江医家6人，医门2门；进贤医家2人；南昌医家18人，医门9门（注：实际医家为97人，医门为30门。因为有的医家、医门多地行医，故计算有重复）。

（二）传衍状况

1. 家传

旴江喉科流派医家的传承模式，以家传为主，世医之家众多。父兄之教，子弟之学，家族传习，一脉相承，形成家族链。

葛洪，晋代著名医家，丹阳人，传叔公葛玄之学。葛玄，汉代著名医家，隐居清江樟树阁皂山和南城麻姑山传道行医42年，弟子郑隐承其衣钵下传葛洪。葛洪于西晋太安二年（303）相继隐居洪州（今南昌所辖新建）西山、南城麻姑山及清江阁皂山，采药炼丹，传道行医。葛洪擅治喉症，授徒众多，所撰《肘后备急方》中记有吹喉、嚼化、熏洗、熨敷、针灸等多种喉科外治法及方药，这对后世旴江喉科发展有着重要的影响，旴江后世医家私淑其学，形成了旴江喉科流派针药并治的独特临床风格。

席弘，宋代著名医家，临川人，世业医，撰《席弘赋》《席弘家针灸书》，擅喉科，善针治喉风、咽痹，开旴江喉科针治喉症之先河，其下传至明代席伯珍共12代，传人有席松隐、席云谷、席素轩、席雪轩、席秋轩、席顺轩、席肖轩、席天章、陈会、席伯珍、刘瑾、刘瑜、康叔达等37位。其十一代传人陈会总结席氏医门经验撰成《广爱书》，十二代传人刘瑾将其重校改名《神应经》刊出，使席氏经验流传后世。后世私淑其学代不乏人，如元代的范叔清和明代聂杏园以及清代黄明生、安徽新安之郑梅涧之喉科皆与其有渊源，如郑梅涧的喉科名著《重楼玉钥》中引用和传承了《席弘赋》和《神应经》的针治喉症的经验和针法，《席弘赋》和《神应经》在明清时已远传国外。

陈自明，宋代著名医家，临川人，三世医，擅喉科，善治咽喉口舌生疮菌，撰《妇人大全良方》《外科精要》等，同里后学元代的范叔清私淑其与席弘之学，并授徒危亦林，创盱江喉科针药并治之独特临床风格，其医籍在明清时已远传国外。

危亦林，元代著名医家，祖籍临川，迁居南丰，五世医，擅喉科，善治咽喉18种喉风证，不仅传承家学，并从同里我国最早的喉科医家范叔清习喉科，撰成我国最早的喉科专卷《世医得效方·卷第十七·口齿兼咽喉科》，促使盱江喉科流派兴起，其《世医得效方》在明清时已远传国外。

龚信，明代著名医家，金溪人，擅喉科，善治多种喉风、喉痹、喉暗、乳蛾、梅核气、咽喉骨鲠等，撰《古今医鉴》《云林医彀》，下传多代，其子孙三代皆为太医，传人有龚廷贤、龚廷器、龚守国、龚守宁、龚懋升、龚懋官、龚定国、龚安国、龚秉赤、龚乾郎、龚福郎、龚复郎、戴笠、王宁宇等14位，其学术在明朝时已远传日本、朝鲜及东南亚。

聂尚恒，明代著名医家，清江人，擅喉科，善治喉症，一脉相承15代，传人有聂杏园、聂松园、聂咏丰、聂明鉴等，其子聂杏园撰《咽喉说》。

周联辉，清代医家，南丰人，传承家学，世业喉科。

李祥麟，清代医家，南丰人，传承家学，世业喉科。

严式祖，清代医家，南城人，擅喉科，下传弟及子孙，其孙严振声撰《喉科验案验方》。

张尘生，清代医家，南城人，世医，传承家学，擅喉科，撰《论喉科三十六种》，其子张如鳌承其业。

谢星焕，清代著名医家，南城人，三世医，传承家学，擅喉科，善治喉风、喉暗、喉痹，撰《谢星焕医案》，下传后裔4代，传人有谢甘霖、谢甘棠、谢甘澍、谢佩贤、谢佩玉、谢傅耕、谢六韬、谢庄泉、谢厚祖、蔡抗四等10位。

董演四，清代医家，乐安人，世医，传承家学，擅喉科。

吴志卿，清代医家，乐安人，传承家学，世业喉科，撰《牙疳疔疮咽喉秘传》。

隋志先，清代医家，乐安人，传承家学，世业喉科，撰《白喉丹痧述要》。

谢用章，清代医家，临川人，世医，传承家学，业喉科，下传后裔4代，传人有谢灵孙、杨满金等，撰《喉症十九种临证手录》《眼喉药方录》。

吴明仙，清代医家，临川人，传承家学，世业喉科。

刘孔书，清代医家，丰城人，世医业喉科，传承家学，下传 7 代。

刘范卿，清代医家，丰城人，世医，传承家学，业喉科。

徐佩庭，清代医家，祖籍南京溧水，迁九江，后迁南昌，世医，擅喉科，善治乳蛾，随其子业医南昌，下传三代。传人有徐少廷、徐震飞、徐大成、魏稼等。

熊吉之，清代四川名医，祖籍南昌，世医，擅喉科，下传三代，传人熊雨田。

唐于梅，清代医家，南昌人，七世喉科，传承家学。

周纪秋，清代医家，豫章人，世业喉科，传承家学，并且授徒，传徒七代，传人有张龙升、张和元、张在德、张家翰、张有为、张有芬、张恒泉、张纪玲等 12 位。

封九余，民国医家，南城人，十世喉科，传承家学，撰《喉科临证手札》。

李元馨，民国赣东名医，临川人，世医，传承家学，擅喉科。

江公铁，民国江西名医，安徽旌德人，十三世医，传承家学，随祖父、父亲南昌行医，擅喉科，善治疫喉，下传 3 代，传人有江声璧、江声瑞、江声道等，撰《江公铁医案》。

吴其昌，民国医家，临川人，传承家学，世业喉科。

张慧玲，民国医家，临川人，传承家学，世业喉科。

2. 师承

盱江喉科流派医家以师徒相授的模式传承亦不少，名师出高徒，代有传人。

席弘之席氏医门，不仅内传后裔，其第十代传人席肖轩并且外收丰城陈会为徒，陈会根据师传及自己临床经验撰《神应经》并授徒 24 人，其中 6 人为外省籍。

范叔清，元代江西喉科名医，临川人，私淑同里先贤席弘、陈自明，专业喉科，成为我国有史籍记载的第一个临床喉科医家，收同里后学危亦林为徒。危亦林总结其师和前人及家学经验撰成我国最早的喉科专卷《世医得效方·卷第十七·口齿兼咽喉科》，使盱江喉科经验流传后世，成就盱江喉科近千年之伟业。

龚廷贤，明代著名医家，金溪人，太医龚信之子，擅喉科，善治疫喉、各种喉风、喉痹、喉暗、乳蛾、咽喉骨鲠，他不仅内教子孙而且对外授徒，传人有龚廷器、龚守国、龚守宁、龚懋升、龚懋官、龚定国、龚安国、龚秉赤、龚乾郎、龚福郎、龚复郎、戴笠、王宁宇等，其徒戴笠、王宁宇东渡日本，将盱江医学及盱江喉科传入日本，龚廷贤的《万病回春》被奉为日本后世派的经典。

喻嘉言，明末清初著名医家，新建人，行医南昌、新建、靖安、常熟等地，终老葬于南昌东汉徐稚墓侧。擅喉科，精于《伤寒论》少阴咽痛辨治，注重传承，广收门徒，有徐忠可、程云、罗子尚等数十传人，其中南昌罗子尚又再传进贤舒诏。撰《寓意草》《尚论篇》《尚论后篇》《医门法律》，其"秋燥论"和治温病保阴为主的思想以及清燥救肺汤的保阴经验，对后世温病学派以及疫喉辨治有较大的影响，清代郑梅涧《重楼玉钥》的治白喉名方养阴清肺汤也是这种思想的传承。

黄明生，清代医家，南丰人（祖籍福建），业喉科，善治喉风三十六症，撰《喉科三十六症》；注重传承，收清代新安喉科名医郑梅涧的父亲郑于丰、叔父郑于蕃为徒，两人回故里后专业喉科相传至今12代，郑梅涧以黄明生所撰《喉科三十六症》为祖本原坯撰成后世名著《重楼玉钥》，成就后世享誉全国的新安喉科，使盱江喉科流传八方。

周纪秋，清代医家，豫章（今南昌）人，世业喉科，收湖南醴陵张龙升为徒，张龙升下传7代，有湖南醴陵张氏喉科及江西新余张氏喉科传世至今。

谢傭耕，民国江西名医，谢星焕第六代传人，擅喉科，他不仅内教子孙而且对外授徒，收金溪蔡抗四为徒，蔡抗四后成为一方名医。

徐少廷，民国南昌名医，九江人，徐佩庭之子，擅喉科针灸，善治乳蛾，他不仅内教子孙而且对外授徒，在南昌收徒魏稼。其徒魏稼还师承国内名医赵尔康、邱茂良并承家学，终成国内名医；魏稼祖父魏显杨以儒通医，擅喉症并撰《喉针治验》，叔父魏荷生医名甚隆，并撰《临证辑要》《喉症》。

3. 私淑

盱江喉科流派医家以私淑的模式传承亦有之，因为慕人学说或医术，以其著作为师，在学术上遥承其衣钵而成名家。

范叔清，私淑同里先贤席弘、陈自明，专业喉科，终成我国有史籍记载的第一个临床喉科医家，亦为盱江喉科流派的创始人。

李梴，明代著名医家，南丰人，私淑张仲景、王叔和、陈自明、席弘、刘河间、朱丹溪、刘纯以及同里先贤危亦林（祖籍临川，迁居南丰）等，擅喉科，善治喉风、喉痹，撰成《医学入门》等6种医籍，终成大家。

龚居中，明代著名医家，金溪人，私淑张仲景、陈自明、席弘等先贤，苦读医经，擅喉科，善治喉痹、喉喑、咽喉结核，撰成《红炉点雪》《外科活人定本》等医籍10种，终成大家。

黄宫绣，清代著名医家，宜黄人，私淑张仲景、成无己、张洁古、朱丹溪、李东垣、李时珍、李士材、喻嘉言，擅喉科，善治喉痹、喉喑、乳蛾、咽喉骨鲠等，尤其是精于辨脉识喉痹之顺逆以及喉症的临证选药，撰《脉理求真》《本草求真》《医案求真初编》等，终成大家。

黄明生，清代江西喉科名医，私淑盱江先贤席弘、陈自明、范叔清、危亦林、喻嘉言、张尘生等，寻求古训，博采医技，专业喉科，终成一代名医。

此外，诸如清代的李铎、刘式宋、包钧台、赵稻村、李文谟、隋志先、范云溪、周士燮、刘文江、龚应耀等医家，皆因私淑先贤，苦读医经，终成一方名医。

（三）时空分布规律

1. 时间分布规律

（1）源于汉晋

盱江喉科，起源于晋代道医葛洪之葛氏医门。建安七年（202），丹阳道士葛洪的叔公葛玄隐居清江樟树阁皂山和南城麻姑山，传道行医 42 年。弟子郑隐承其衣钵下传葛洪。葛洪于西晋太安二年（303）相继隐居洪州（今南昌所辖新建）西山、南城麻姑山及清江阁皂山，采药炼丹，传道行医，传叔公葛玄之学，授徒众多。葛洪擅治喉症，所撰《肘后备急方》中记有吹喉、嚼化、熏洗、熨敷、针灸等多种喉科内、外治法及方药，如治疗咽喉危症，"毒病攻喉咽肿痛，取真蔺爪甲大，内口中，以牙小嚼汁以渍喉，当微觉异为佳也。"治疗咽喉急症，"喉痹不语，大豆煮汁并调如怡，含之并饮之。"喉科外治吹药及喉科外治工具，"若卒口噤不开者，末生附子，置管中吹内舌下即差矣。"喉科外治敷药法，"治喉卒肿不下食，以韭一把捣熬薄之，冷则易。"又"毒病攻喉咽肿痛，切商陆炙令热以布藉喉，以熨布上，冷则易"等。这对后世盱江喉科发展有着重要的影响，盱江后世医家私淑其学，形成了盱江喉科流派针药并治的独特临床风格，促进了盱江喉科流派的发展。

（2）兴于宋元

盱江喉科流派，因为宋元时咽喉独立成科，席弘、陈自明、范叔清、危亦林四位大家注重传承以及倡导针药结合的喉科独特诊疗风格，出现了我国有史籍记载最早的咽喉科医家和医籍咽喉科专卷，元政府太医院批准刊行危亦林《世医得效方》等因素而兴起。

喉科，在我国古代医学分科中出现较晚，咽喉疾病大多由内、外、妇、儿等科诊疗；医籍中仅见咽喉病症，未有"喉科"或"咽喉科"，少了"科"字，即没有独立形成专科，至宋元以来国家重视医学，盱江临川王安石任北宋丞相推行新法，咽喉才独立成科，由此推动了我国喉科的形成和发展。大多学者认为，喉科兴起于清代的江南；也有学者认为喉科兴起于明代，因为明代江苏的薛己撰有《口齿类要》，可看作是喉科的医家和医籍，其实严格的说薛己《口齿类要》属口齿科而不属于喉科，书名更没有"咽喉两字"；此外，曾有传说，清代出现的《咽喉脉证通论》为宋代异僧所传，但此书校订者许楗指出："苟非宋，亦不出元明间一巨手耳。"当代著名耳鼻喉科学家干祖望教授亦辨其"为伪书，无作者"。

然而，就在此时，盱江临川出现了医学大家席弘、陈自明，两人擅喉科，注重立说和传承，对后世影响极大。席弘医门并下传12代，传人37位。同里后学元代的范叔清，私淑两位先贤之学，传承席弘针治和陈自明药治经验，从而专业喉科，创盱江喉科针药并治之独特临床风格，成为我国有史籍记载的第一个临床喉科医家，并收同里后学危亦林为徒；危亦林总结老师和家学以及前人的经验撰成咽喉科专卷《世医得效方·卷第十七·口齿兼咽喉科》，这是我国有史籍记载的最早的喉科专卷，他在喉科临床形成了应用喉针、喉枪、喉药的针药结合、内外兼治独特风格。并且，《世医得效方》经元政府太医院批准刊行而广为流传，危亦林又任南丰州医学教授传授医学，使盱江喉科经验代代相传，开创了盱江喉科流派。

（3）盛于明清

明清时期，是江西盱江医学繁荣时期，这与宋元以来国家重视医学密切相关，亦促进了盱江喉科的发展。此时期，盱江喉科传衍繁盛，医家众多，有医家68人，医门22门，出现了我国有史籍记载的第一部喉科专著——明代聂杏元所撰《咽喉说》，成为我国喉科兴盛的标志。如明代，席弘之席氏医门，下传至明代12代；龚信之龚氏医门，其子孙三代皆为太医，传人14位，其传人并且携其学术在明清时已远传日本；聂尚恒之聂氏医门，传衍15代，其子聂杏园撰《咽喉说》。清代，喻嘉言之喻氏医门，下传2代，传人甚多。谢星焕之谢氏医门，流传6代，有传人10位；黄明生之黄氏医门，下传安徽新安郑于丰、郑于蕃兄弟，喉科流传12代；周纪秋之周氏医门，下传湖南醴陵张龙升，因此张氏喉科流传7代，有传人12位；刘孔书之刘氏医门，流传7代；唐于梅之唐氏医门，流传7代；谢用章之谢氏医门，流传5代；徐佩庭之徐氏医门，流传4代；熊吉之之医门，流传3代；此外，清代还有周联辉之周氏医门、李祥麟之李氏医门、严式祖之严氏医门、张尘生之张氏医门、董演四之董氏医门、吴志卿之吴氏医门、隋志先之隋氏医门、吴明仙之吴氏医门、刘范卿之刘氏医门等流传。

（4）衰于民国

盱江喉科流派，到了民国，由于西学东渐及民国政府不重视中医，而导致发展停滞，仅有医家18人，医门12门。如仅有封九余之封氏医门、江公铁之江氏医门、李元馨之李氏医门、吴其昌之吴氏医门、张慧玲之张氏医门以及谢用章之谢氏医门、徐佩庭之徐氏医门、熊吉之之熊氏医门、严式祖之严氏医门等的传人存在，许多喉科特色传统诊疗方法和方药失传，但席弘、陈自明、范叔清、危亦林开创的针药结合、内外兼治的临床遗风仍存。

2.空间分布规律

（1）医药圣邦南城清江为发祥地

盱江喉科流派，起源于药业繁盛之地南城、清江以及紧邻的南丰和丰城。因为汉晋时葛玄、葛洪之葛氏医门隐居南城的麻姑山和清江的閤皂山，采药炼丹，传道行医，促进了医药兴起，逐渐形成了后世全国著名的江西两大中药药帮——建昌帮、樟树帮，名列于全国十三大药邦中。紧邻麻姑山和閤皂山的南丰和丰城两地亦是药帮的形成区域，医药相济，药业的繁盛加速了四地的医学的昌盛。并且，由于葛洪治疗喉症的经验流传，后世传承其学，促进了盱江喉科的起源，所以四地的喉科医家众多，医门有 14 门，医家有 42 人，代有传人。如聂氏医门流传 14 代，清代时已流传至湖南；封氏医门流传 10 代；刘氏医门流传 7 代，谢氏医门流传 6 代；陈会授徒 24 人，其中外省籍 6 人。尤为可赞的是，黄明生之黄氏医门，授徒安徽新安郑于丰、郑于蕃兄弟，因此开创安徽新安喉科，传承 12 代，享誉国内，使盱江喉科流派流传八方。

（2）文化盛地临川为传衍中心

盱江喉科流派，兴起于文化昌盛之地抚州临川。临川历史悠久，是郡、州、府治所，文风昌盛，英才辈出，素有"才子之乡"和"名医之乡"赞誉，喉科亦很发达。宋代迄民国，临川一县擅喉科医门有 9 门，流传最长的医门达 12 代，医家有 23 人。

从宋至清，仅临川一县进士及第者 720 人，列入《中国名人辞典》的鸿儒 100 多人，特别是北宋著名词人晏殊、伟大改革家王安石、明代剧坛伟人汤显祖等，不仅对中华民族文化的发展做出了彪炳史册的贡献，而且赢得了世界性的崇高声誉。临川王安石任北宋丞相推行新法，改革太医局和医学教育，熙宁九年曾一度医学分十三科，口齿科与咽喉科分开，咽喉首次独立成科，虽然王安石于当年罢相退隐，其后又调整为九科，口齿与咽喉又合为一科，但无疑此次咽喉独立分科促进了我国喉科的兴起。

临川又是江南地方戏曲出现最早和最兴盛地之一，尤其是明代中国戏曲家汤显祖之"临川四梦"这一世界闻名的戏曲在临川诞生，使临川戏曲更呈繁荣之势，戏曲极受当地人民的青睐，由于人们对戏曲的传唱很容易损伤咽喉而发生各种咽喉嗓音病症，所以临川医家和艺人在行医和传唱过程中逐渐摸索总结出许多独具特色的诊疗方法和防治经验，由此推动了盱江喉科的兴起与发展。至今，盱江临川喉科传人还存留不少养嗓治喉验方如观音茶、乌梅茶、南安子茶等。临川的席弘、陈自明富有治喉经验，并且注重传承，授徒著书，后世私淑者代不乏人，对盱江流域的医家以及海内外影响极大。如陈自明、席弘的医籍在明代时已远传东南亚；席氏医门流传 12 代，传人遍及多省，清代安徽新安喉科郑梅涧《重楼玉钥》中即私淑了席弘《席弘赋》及其门人陈会《神应经》中的针法经验。至元时，同里后学范叔清私淑两位先贤之学，成为我国最早的喉科医生；范叔清又收同里危亦林为徒，危亦林总结先贤和师传及家学经验，并且遵元政府医学十三科分科要求撰《世医得效方》，书中首设咽喉科专卷，又任医学教授传授医学，使旴江喉科经验得于流传八方。

（3）印刷名邑金溪为学术传播中心

旴江喉科流派流传至今，与明清时金溪文风鼎盛、雕版印书业发达密切相关。金溪是旴江文化重要发源地之一，被誉为"百世大儒"、中国"十大思想家"之一的南宋著名教育家、思想家陆象山就出生于金溪。自古流传"临川才子金溪书"，金溪县浒湾镇，明清时曾是全国雕版印刷业的中心之一，有60余家印书堂号，其中善成堂、旧学山房等以刊刻医籍为主。凡在这里刊刻的经、史、子、集各类书目称之"江西版"，销往全国，海内称善，并流经海外。据李文藻所撰《琉璃厂书肆记》记载："数年前，予房师纪晓岚先生买其书，亦费数千金，书肆中……其余不著何许人者，皆江西金溪人也。正阳门东打磨厂，亦有书肆数家，尽金溪人卖新书者也。"可见乾隆中期金溪人在北京书市已形成很大规模。

浒湾刊刻了繁多的医籍，如龚廷贤的《寿世保元》、谢星焕的《得心集医案》等，促进了医家著书立说、教学授受、医家成才以及医学交流，进而亦促进了旴江喉科的繁盛。金溪，自明清以来有擅喉科的医家23人，如龚信之龚氏医门，一脉相承13人，出版医籍20余种。他不仅内传子孙而且外授徒弟，其徒戴笠、王宁宇在清初携其10余种医籍东渡日本，将旴江医学及旴江喉科传入日本，龚廷贤的《万病回春》被奉为日本后世派之经典。谢星焕谢氏医门相传13人，出版医籍6种，自其父谢职夫始即在金溪和老家南城两地行医，在金溪开设赞育堂和泰山堂行医6代。

（4）政治重地南昌为传承聚集中心

南昌历史悠久，一直是州府治所和王府重地，是江西的政治、经济、文化和医学的中心，亦是旴江喉科流派的传承聚集中心，有喉科医家18人，医门9门。明清两代，在南昌这一王府重地，由明太祖朱元璋第十七子朱权和席弘传人刘瑾等为主角，在南昌开摆轰轰烈烈的传扬中医学术的"大讲堂"，医家云集，尚学成风。宁献王朱权崇尚方术，爱好针灸，学习并倡导席氏针术，命刘瑾将其师即席氏医门第十一代传人陈会的《广爱书》重校缩编刊出，赐书名为《神应经》。陈会在南昌府授徒24人，其中6人来自外省。由于宁献王的关注和推动，使席氏医术及针治喉症经验得以远扬。清初，喻嘉言在南昌、苏州等地传徒授业，还大开讲堂，辩论新说，听者如云，既有门生亦有同业医者，来自各地而以浙江、江苏、安徽等外籍居多，培养了一大批有成就的医学家，并且传衍多代。

综上所述，通过对盱江喉科流派医家群体的时空分布及传衍规律分析表明：从时间分布看，晋时，因为葛洪治疗喉症的经验流传，盱江喉科由此起源；宋元时，出现最早的喉科医家范叔清和医籍咽喉科专卷《世医得效方·卷第十七·口齿兼咽喉科》，促进了盱江喉科流派的兴起；明清时期，传衍繁盛，医家众多，有医家68人、医门22门，出现了最早的喉科专著《咽喉说》，由此盱江喉科进入繁荣时期；民国时，因为西学东渐及政府不重视中医，医家乏少，盱江喉科发展处于停滞状态。从空间分布看，盱江流域，以医药圣邦南城清江为发祥地，文化盛地临川为传衍中心，印刷名邑金溪为学术传播中心，政治重地南昌为传承聚集中心，使喉科流派的医家传衍和学术发展渐趋昌盛。盱江喉科走过近二千年时光，传衍不息，学术繁荣，医家之传人及学术远传八方，对我国喉科的发展产生了重要的影响。

（谢强　撰稿）

六、盱江医家肿瘤相关病学术成就

盱江医籍卷帙浩繁，论述丰富，影响深远。在陈自明、龚廷贤、危亦林、李梴、喻嘉言等医家的著作中，除了对中医理论和常见病多发病的辨证论治上有所发明、有所创新之外，在肿瘤相关病的认识和治疗方面也多有独到见解。我们检索了盱江著名医家的主要医籍中与肿瘤相关的记述，参考《中医肿瘤治疗学》《现代中医肿瘤学》《临床中医肿瘤学》《历代中医肿瘤案论选萃》《妇科肿瘤中医调治集萃》《中医证病名大辞典》等现代肿瘤专著的认识，进行了初步的分析与探讨，试图探寻盱江医学中肿瘤相关病学术思想及思辨特色。

（一）病证认识

历史上中医学虽然没有肿瘤专科专著，但对肿瘤相关病的记载，起源很早。早在殷商时期的甲骨文就有关于"瘤"的记载，后日渐丰富，根据普通高等教育"十五"国家规划教材《现代中医肿瘤学》记载，中医关于肿瘤的记载和命名，散见于众多病名之中，有类似于恶性肿瘤的噎膈、反胃、积聚、脾积、肝积、失荣等，类似于良性肿瘤的瘿瘤、脂瘤、筋瘤、血瘤、息肉、耳菌、痣、疣等。盱江医学是中医发展过程中具有浓厚地方特色的学术流派，其对肿瘤相关病的病名、证候名的认识在整体上不离传统中医的认识，但有几点显著的学术贡献。

1. 陈自明详述症候，首创乳岩

对乳房疾病的记载最早见于《灵枢》，把其归于痈疽类疾病。第一个较详细描述乳岩的文献是东晋葛洪的《肘后备急方》将其归于石痈类疾病，此后隋巢元方《诸病源候论》里称其为"乳石痈"，唐孙思邈《备急千金要方》则云："妇人女子乳头生小浅热疮，痒搔之黄汁出，浸淫为长百种，治不差者，动经年月，名为妒乳。"根据"妒乳"的病症描述来推测很可能是一种恶性肿瘤的病变。另外，唐王焘《外台秘要》所述的"乳痈大坚硬，赤紫色，衣不得近，痛不可忍"，近似乳痈或炎性乳癌。"乳岩"之病名首见于宋代盱江名医陈自明的《妇人大全良方》："若初起内结小核，或如鳖棋子，不赤不痛，积之岁月渐大，岩崩破如熟榴，或内溃深洞，血水滴沥，此属肝脾郁怒，气血亏损，名曰乳岩，为难疗。"此病名一直沿用至今，并作为乳腺癌的常用中医病名。

2.喻嘉言倡导石水与瘕统一

石水出自《素问·阴阳别论》，而《金匮要略》将石水归属于五水之一，并且分属五水中的阴水，认为："石水其脉自沉，外证腹满不喘，此因肾气并于水而不动，故脉沉。水蓄膀胱之内胞，但少腹满硬，气不上干于肺，故不喘。"与《内经》"阴阳结斜，多阴少阳曰石水"和"肝肾并沉为石水"论述相似，提示石水属肝肾之为病，后世隋代巢元方做了进一步详解。至清代，喻嘉言在《医门法律·胀病论》中言："凡有癥瘕、积块、痞块，即是胀病之根，日积月累，腹大如箕，腹大如瓮，是名单腹胀，不似水气散于皮肤、面目、四肢也。仲景所谓石水者，正指此也。"同时，其在《医门法律·水肿论》中云："石水其脉自沉，外证腹满不喘，所主在肾，不合肺而连肝，经谓肝肾并沉为石水，以其水积胞中，坚满如石，不上大腹，适在厥阴所部，即少腹疝瘕之类也。"明确指出石水和瘕其实同属一病，石水水停少腹，局部坚硬，实属邪犯厥阴肝经。"瘕者假也，假血成形，腹中虽硬，其实聚散无常也。"后世《罗氏会约医镜》言："瘕者得之伤血，肋间有块如石，按之痛引少腹。"提出石水与瘕同犯少腹，故而石水与瘕其为一病，以水停和积聚成块于少腹为特征，其治疗尤其需要注意，"寒疝瘕即石水之类，腹中痛，宜温不宜下，下之而伤其胸中之阳，则浊阴上攻，胸满短气也。"指出石水与瘕治疗宜温通而不能攻下，攻下则可伤及阳气。喻嘉言亦说："凡治水肿病，遇少腹素有积块疝瘕，误行发表攻里，致其人浊气上冲胸胃，大呕大逆，痛引阴筋，卒死无救者，医杀之也。"进一步阐明石水和瘕治疗时切忌发汗攻下伤及阳气，使浊阴上犯，蒙蔽心窍而无救，此乃石水和瘕不辨之故。

（二）病因认识

纵观盱江医学古代名医医著不难发现，盱江医学对肿瘤相关病的病因认识不外两个方面，即内因和外因，外因指大自然中的六淫邪气等，其次就是饮食所伤；而内因则主要是不良精神刺激、先天因素和脏腑功能失调等诸多方面。在其各因素中，盱江医家尤其强调情志因素是发病关键，对此命题的专门论述亦较多。

七情致病是中医病因学的主要内容之一，长期强烈的情志刺激，可使脏腑气血功能紊乱导致疾病甚至肿瘤的发生。龚廷贤认识到："今之人不知忿怒惊恐悲哀而损其身，忧愁思虑以伤其气，故人之病，多从气而生，致有中满腹胀，积聚喘急，五膈五噎，皆由于气也。"认为情志不调可致气机失常，导致疾病发生，甚至包括积聚和噎嗝等肿瘤相关病。如其在《寿世保元·翻胃》中指出："噎膈、翻胃之症，皆由七情之气太过。""五噎者，气忧劳食思也……皆忧恚嗔怒，寒气上攻胸膈。""胃脘痛者……朝伤暮损，日积月深，自郁成积，自积成痰，痰火煎熬，血亦妄行，痰血相杂，妨碍升降……皆膈噎、反胃之渐者也。""妇人乳岩……此症多生于忧郁积忿。""朝夕积累，脾气消伤，肝气横逆，遂成隐核如大棋子，不痛不痒，数年之后，方为疮陷，名曰乳岩。"均提示情志内郁，肝失疏泄，肝气郁结，"郁则生火生痰而致病"，或横逆犯脾，肝脾不调，或气机不畅，气血凝滞，变生痰瘀，日久"耗气耗血以致虚。气虚不能运化而生痰。血虚不能滋润而生火"，怪病丛生，诸症纷呈。李梴在临床实践中，十分重视情志因素如忧思、恼怒、悲伤等在肿瘤相关病的作用，其在《医学入门·外集·卷四·杂病提纲·内伤·部》中描述"脱营"时指出："有郁结在脾，半年不食，或午后发热，酉戌时退，或烦闷作渴加呕……妇人经水极少，男子小便点滴，皆忧思气结。"直接点明忧思气结在脾，脾失运化，气机失调，气血不足而变生脱营。同时还引用薛立斋之言指出："肝统筋，怒动肝火，血燥筋挛，曰筋瘤""脾主肉，郁结伤脾，肌肉消薄，外邪搏而为肿，曰肉瘤。""积聚、痃癖，壅逆于胸臆之上，而为心腹刺痛等证，多因七情饮食，郁为湿热，成痰与积也。"认为情志不畅，或引动肝火，火盛灼津，血燥津枯而为筋瘤，或忧思郁结，脾失运化而气血亏虚，肌肉不充，合外邪而肿成肉瘤，或化生湿热，积而成痰，升降失司而日久变生积聚痃癖，从多角度阐明了情志因素在肿瘤相关病发生过程中的作用。

（三）病机认识

中医肿瘤相关病涉及的种类十分繁多，其发病机制也各有不同，各位盱江医家对其病理机制的认识也不一致，学说纷呈，各有千秋。

1.李梴：发病以痰气互结为主

痰系体内津液输布障碍而成，有有形无形之分。中医多认为怪病多痰，痰为百病之源，痰气交阻，气血失和，气滞血瘀，痰浊与瘀血内结，肿块形成，变生癌肿。李梴认为痰气致瘤多与情志不畅有关，如其认为脱营有"郁结在脾"者皆"忧思气结"所致，忧思气结伤脾，脾失健运，水湿内停，"郁为湿热，成痰与积"而见"积聚痃癖"，又如其指出："伏（伏梁）主忧郁，多痰，心肺二经，积聚胸中。"即亦为痰聚胸中所致。而其所述"瘰疬马刀属少阳，风热痰气结核囊"，则提示痰气互结于少阳经，且"凡咽痛喉闭，膈噎胸痞，癫狂惊悸，怔忡健忘之类，皆痰火滞中之所为也"，认为痰可化火，痰热互结于中焦乃变生喉癌、咽癌等病。

2.陈自明：乳岩因于肝脾郁怒、气血亏损

中医认为情志因素是乳腺癌发病的关键，不良心理刺激是"促癌剂"。历代医家对乳腺癌的病机认识主要为气滞血瘀、痰浊凝滞、肝脾郁结、阴寒内盛、阳气虚衰、肝肾不足、冲任失调。陈自明明确指出：乳岩为肝脾郁怒，气血亏损。乳头属足厥阴肝经，乳房属足阳明胃经。忧郁伤肝，思虑伤脾，肝郁克脾，脾胃受伤，故不思饮食，食少则气血生化无源，由于长期肝气郁结不舒，在肝经循行之处，肿块渐成，而情绪消沉则肝气更加郁结，而积块亦逐日增大，气机壅塞不通，则疼痛不已。他强调情志因素的重要性，认为多数乳岩患者具有情志抑郁或刺激史，致肝气郁滞，横逆犯脾，气与痰结，经络不通。

3.喻嘉言：鼓胀其本在脾虚，其标在水停、血瘀、气滞

鼓胀属中医内科疑难杂症，因腹胀大如鼓、皮色苍黄、腹壁脉络暴露为特征而得名，与肝癌等相关病相似。喻嘉言之前，大多认为该病多因"水毒气结于内"或气、水、湿、浊、瘀血、热等一并积于腹中，形成鼓胀。而喻嘉言在《医门法律·胀病论》中指出："胀病与水病，非两病也。水气积而不行，必至于极胀，胀病亦不外水裹、气结、血凝。"其《寓意草·面议何茂倩令媛单腹胀脾虚将绝之候》则云："单单腹肿，则中州之地，久窒其四运之轴，而清者不升，浊者不降，互相结聚，牢不可破，实因脾气之衰微所致。"认为脾气亏虚，中州失司，水湿不运，清阳不升，浊音不降，气滞气虚，水阻、瘀血、气滞三者互结，相互包裹，三者各自偏重，致"腹中坚"而"大如瓮"，其本在脾虚，其标在水停、血瘀和气滞。

4.喻嘉言：邪热陷于荣卫，滋生恶疮

喻嘉言专立"明营卫之法"，并著有"营卫论"，强调"营卫之义，圣神所首重"，十分重视营卫之和谐。恶疮是指脓液多、严重而顽固的外疡，其病程长，病位深，范围大，难敛难愈。恶性肿瘤往往被称之为恶疮。喻嘉言在《医门法律》中指出："邪热未陷于脾，但郁于荣卫，主生恶疮而已。"认为热陷于荣卫而致恶疮，而非热陷脾胃，这与通常认为恶疮是脾气亏虚及新肉不生的传统认识不同。"荣不从卫，匿于脉中则为潜。荣卫之间，热潜之邪，相搏而至，则肺气不能布化，故自结而沉也。"提示邪热内陷荣卫，荣卫不和，潜于脉中，气血相搏，肉腐成疡，久则"其身必甲错；发热不止者，必生恶疮"，或"甲错者，皮间枯涩，如鳞甲错出也。发热不已，热入肉腠，必生恶疮，留结痈脓也"。其肉腠即荣卫，先由瘀至热，热陷荣卫，气滞血瘀，生恶疮。可见喻嘉言主张荣卫内陷日久，与瘀血胶着而生恶疮。

（四）辨证思路

辨证论治是中医认识疾病和治疗疾病的基本原则，是中医学对疾病的一种特殊的研究和处理方法。其包括了两个过程：即辨证与论治，在这两个过程中，辨证的思路和手段纷繁复杂。针对肿瘤相关病，旴江医家们往往采用多种辨证思路和方法。

1. 气血辨证

龚廷贤擅长于气血辨证，《寿世保元·血气论》认为："血气者，乃人身之根本乎，气取诸阳，血取诸阴。""人生之初，具此阴阳，则亦具此血气，所以得全性命者，气与血也，血气者，乃人身之根本乎。"只要"血荣气卫，常相流通，何病之有"？若"一窒碍焉，则百病由此而生"。其在《寿世保元·诸气》亦有类似论述，并指出："中满腹胀，积聚喘急，五膈五噎，皆由于气也。"气属阳，血属阴，受先后天多种因素影响，如饮食不节、七情（喜怒忧思）太过、素体久病、风寒内搏、宿冷于内等，或发为寒热、或聚则中满（如积痞、疝瘕、癥癖）、或气弱血枯（如五噎、血瘕块硬）、或气郁生火生痰，日久气血亏虚（如噎膈、翻胃），或血虚受寒（恶露不下，结生瘕聚），或气血所伤、血凝结皮肉（如瘿瘤）。因此龚廷贤治疗肿瘤相关病时多通过气血辨证而施治，如治疗噎膈、翻胃之当归活血润膈汤、人参利膈丸、香砂养胃汤、补中益气汤等，治疗牙疳之补中益气汤等，治疗五膈五噎之沉香化气丹，治疗鼓胀之木香顺气汤，治疗五积六聚、七癥八瘕之加减补中益气汤，或治疗乳岩之十六味流气饮、小柴胡合四物汤、神效栝楼散、八珍汤等。即使在其他治法中也往往选用理气活血、益气补血之品，这些都体现了其气血辨证的思想。

2. 循经辨证

六经辨证始创于仲景《伤寒杂病论》，是指将疾病演变按太阳、阳明、少阳、厥阴等六经不同特点概括成各种证候群，辨明病位、病性、病机等的辨证方法。龚廷贤将这种思路也用于肿瘤相关病的辨证中，如其指出："瘰疬属血气痰热，必起于少阳一经。""一论疮生腿外侧，或因寒湿，得附骨疽于足少阳经分，微侵足阳明经，坚硬漫肿，行步作痛，或不能行。""疝，足厥阴经受寒，则阴肿也。"又如："乳房阳明所经，乳头厥阴所属，忿怒所逆，郁闷所遏，厚味所酿，以致厥阴之气不行，故窍不得通，而汁不得出。"指出乳岩发病亦有循经发病临床表现。这些都提示肿瘤相关病的发病往往具有循经发病的特点，可以通过循经辨证进行鉴别分析。

3. 脏腑辨证

脏腑辨证是根据脏腑的生理功能和病理特点，辨别脏腑病位及脏腑阴阳、气血、虚实、寒热等变化，为治疗提供依据的辨证方法，是临床各科辨证的基础，也是其他各种辨证方法的最终落脚点。龚廷贤在《寿世保元·卷六》中论述茧唇时，将其分成五型，其中前三种分别辨证为"肝经怒火""阴虚火动""中气伤损"，其中肝经怒火则生风，风热扰脾经，上延口唇，致"唇肿裂"，日久则损及肾阴，阴虚火旺，津亏液少，致"唇燥裂如茧"；或耗伤中气，脾失运化而致"肢体倦怠，食少自汗"。其对积聚的认识，既承古人衣钵，也有所创新。他认为："积者，生于五脏之阴也，其发有根，其痛有常处，脉必结伏；聚者。成于六腑之阳也，其发无根，其痛无常处，脉必浮结，由阴阳不和，脏腑虚弱，四气七情失常。"他在《寿世保元·卷五》中根据胁痛不同的部位进行辨证，认为"左胁下痛"为"肝积属血，或因怒气所伤，或颠仆闪挫所致"，而"右胁痛者，肝邪入肺也"。

李梴在辨证脱营一医案时云："愚者眠食废，先顺后逆，虽不中邪，病从内生，令人饮食无味，神倦肌瘦，名曰脱营……郁结在脾。"认为脱营病位在脾，脾气亏虚为本。李梴一方面同意薛立斋关于五瘤的论述，即根据五脏的不同，将瘤分为筋瘤（肝主筋）、血瘤（心主血）、肉瘤（脾主肉）、气瘤（肺主气）、骨瘤（肾主骨）；另一方面，他认为"瘿、瘤本共一种，皆痰气结成，惟形有大小，及生颈项、遍身之殊耳"。故治疗时可以"药治相同"。五脏积聚不同，其脉象也不同，如"肝积脉弦而细，肺积脉浮而毛，肾积脉沉而急滑，心积脉沉而芤，上下无常处，脾积脉实而长、食则多吐"。其在选用增损五积丸时，也根据五脏不同而加减化裁。

4. 以脉辨证

李梴在对肿瘤相关病的辨证过程中十分重视以脉为中心的辨证与鉴别诊断相结合的辨证体系。以脉为中心的辨证体系主要包括如下几个方面。其一，以脉为中心的五脏辨证，李梴承《内经》观点将积证根据脉象之不同按五脏来分类，如"肝积脉弦而细，肺积脉浮而毛，肾积脉沉而急滑，心积脉沉而芤，上下无常处，脾积脉实而长"。提示不同脏腑之积其脉象不同；同时，同一脉象其兼象不同则积之性质亦不同，如赤脉，或兼"喘而坚"提示"有积在中，名心痹"，或兼"得之思虑，白脉喘而浮"，则提示"有积在胸，名肺痹"。其二，通过脉象来鉴别诊断，即脉象不同表明积聚间存在差异。如其在鉴别五积六聚时指出："五积属阴，沉伏附骨，肝弦心芤，肾沉急滑，脾实且长，肺浮喘卒。"而"六聚"则"结沉，瘤则浮结。又有癥瘕，其脉多弦，弦急瘕疾，弦细癥坚，沉重中散，食成癖疢。左转沉重，气癥胸前；若是肉癥，右转横旋"。其三，通过脉象辨别病变的位置，即同一脉象，其寸关尺所在位置不同，则其积聚发病位置也不同。以脉沉伏而细为例，就有"在寸，积在胸中""微出寸口，积在喉中""在关上，积在脐傍""上关上，积在心下""微下关，积在小肠"等等，而脉沉重也有"中散""左转""右转出不至寸口"之不同，其所主积证也各有不同。其四，以脉辨轻重预后，李梴引用《难经》所述，如"结微则积微，结甚则积甚"，即通过脉象来判断肿瘤相关病的病情轻重。

5. 火热辨证

龚廷贤非常重视火热在肿瘤发病中的作用。火热有内外之分，外者六淫，内则多变，有虚实之分，实者如五志七情太过化火，厚味甘辛香辣积火，虚者有胃阴虚、肺阴虚、肝阴虚、肾阴虚而化火，火热可灼津成痰，炼血成瘀，血沸而出，热盛肉腐成脓，热极化毒生风而变生多种病证。如"因七情动火伤血，或因心火传授脾经，或因厚味积热伤脾"等可致茧唇；胃中客热致牙疳，热结于咽喉终致缠喉风、喉痹，甚至走马喉风；而"膈噎翻胃之疾，得之六淫七情，遂有火热炎上之作，多升少降，又有外为阴火上炎翻胃者，作阴火治之"。此外还有血气痰热之瘰疬、肝火内盛所致乳痈乳岩等。因此，治疗时实则多选苦寒清热之品，如黄芩、黄连、黄柏、山栀、菊花、石膏、知母、芦荟、青黛等以清热泻火，如用柴胡清肝散治疗肝经怒火之茧唇；用加味清胃散、甘露饮、清胃升麻汤、立效散等治疗阳明客热之牙疳；广术溃坚汤、加味保和丸中配黄芩、黄连治疗积聚鼓胀；疏肝散中配黄连治疗肝积；黄连消毒饮治疗附骨疽；竹沥枳术丸治疗恶疮等。虚则多选滋阴降火之品，如用济阴地黄丸治疗茧唇等。同时，他还特别提醒，在治疗的同时须戒慎厚味甘辛香辣，不可误投、过用香燥攻克之药，以防积热助火。

（五）转移认识

肿瘤转移是恶性肿瘤细胞脱离原发部位，在不连续的靶组织中继续增殖生长形成性质相同的肿瘤的过程。尽管中医学没有明确的肿瘤转移和浸润的论述，然而在旴江医学的众多论著中关于相似肿瘤转移的阐述却十分丰富。

1. 五行传变转移

五行学说是以五种物质的功能属性来归纳事物或现象的属性，并以五者之间的相互滋生、相互制约来论述和推演事物或现象之间的相互关系及运动变化规律，在脏腑学说方面其相生相克主要反映的生理状态下脏腑间相关性，而相乘相侮则反映的是病理状态下的脏腑关系。在肿瘤的转移方面，五行生克也得到充分体现。李梴在论述积聚时就指出："病有积聚者……凡阳病欲得寒冷，又欲见人者，属腑；阴病欲得温热，又欲闭户独处，恶闻人声者，属脏。然脏病所以难治者，传其所胜也。假令心病传肺，肺传肝，肝传脾，脾传肾，肾传心，一脏不再传，故言七传者死。"提示积聚作为一种肿瘤相关病，有可能按照五脏相克的规律进行传变，而且如果"传其所胜"即属难治，预后不良。

2. 转移季节相关性

根据五行五脏与四季之间的对应关系，有古代医家认为，疾病的发作和传变往往和季节有着密切的关系，五行与四季之间的关系主要体现在"五行旺相休囚"，如"春木旺，火相，土死，金囚，水休；夏火旺，土相，金死，水囚，木休；秋金旺，水相，木死，火囚，土休；冬水旺，木相，火死，土囚，金休"，与五脏生理病理相联系，提示五脏应四季，四季不同则五脏功能状态及受病能力亦有不同。李梴在《医学入门》中就说："肾病传心，心当传肺，肺秋旺，旺者不受邪，心复欲还肾，肾不肯受，故留结为积，故知伏梁以秋庚辛日得之。"提示心系肿瘤相关病其发病按相克规律当传变至肺，但秋肺旺盛，不得而传而"火囚"以困，故而心之伏梁以秋季多见。又如"肝之积名肥气，在左胁下如覆杯，有头足，久不愈，令人咳逆痎疟，连岁不已，以季夏戊己日得之。何以言之？肺病传肝，肝当传脾，脾季夏适旺，旺者不肯受邪。肝复欲还于肺，肺不肯受，故留结为积。"表明肝系肿瘤相关病发病于夏季之时，当传之于脾，但长夏脾旺而不受邪侵，然时肺金克木，肺亦不受，而流滞于肝木，木休为病成积聚之证。再如"脾之积名痞气，在胃脘，大如覆杯。以冬壬癸日得之，何以言之？肝病传脾，脾当传肾，肾以冬适旺，旺者不受邪。脾复欲还肝，肝不肯受，故留结为积。"表明脾系肿瘤相关病，多源自肝病传变，按五行相克规律，当传至肾，然冬季肾气旺盛而不受邪，反之应肝木克脾土，而不得回复，瘤结于脾土而成积，名脾气。旴江医家认识到肿瘤相关病具有相应季节性的发病规律，据此可推断某一相应脏腑在某一季节属所不胜时则可导致肿瘤转移，或可致"死、囚或休"，表明肿瘤转移与季节性有一定关联。

3. 局部组织转移

恶性肿瘤可以通过局部组织间隙和淋巴管向周围组织扩散和淋巴道转移，旴江医著中也有不少这方面的记述，如李梴在《医学入门》中指出："脏毒或瘥后项下颈边生风堆数枚，不红不痛如瘰疬之状。"龚廷贤则在《寿世保元·卷九（外科诸症）·瘰疬》记载："一论瘰疬者，经所谓结核是也，或有耳前后连及颈项，下连缺盆，皆为瘰疬，或在胸前，及胸之侧，下连两胁，皆为马刀。"此二段论述表明以脏毒、瘰疬等为主的肿瘤相关病可在项下颈边、耳前后连及颈项、下连缺盆或在胸前及胸之侧，下连两胁等部位触及肿块数枚，这似乎非常类似现代医学中的霍奇金氏病（淋巴癌）及相关恶性肿瘤的锁骨上窝淋巴结、肺门部淋巴结、胸锁乳突肌后、颌下耳后等处淋巴结转移。李梴在《医学入门》中记述："项后耳旁连颊腮有结核硬肿者，谓之发颐。或下之不尽，热气流于大肠或肛门，并小腹肿痛，谓之脏毒。""癥瘕得冷则发……入于子脏则绝产，入于胞络则经闭（《医学入门》）。""瘰疬属血气痰热，必起于少阳一经，不守禁忌，延及阳明（《寿世保元》）。"这些都表明癥瘕、瘰疬等肿瘤相关病可以通过经络向邻近组织或相关联组织进行转移。

4. 六腑间传变转移

肿瘤相关病还可以在六腑间进行转移，如"要知癥瘕、痃癖、石瘕、肠覃、食瘕、血瘕、食癥、血癥，种种不一，尽皆痞块之异名耳。经云：大肠移热于小肠，小肠移热于大肠，两热相搏，则血溢而为伏瘕（《医学入门》）"。意在说明癥瘕虽然有种种不同分类或别名，但都不过是痞块（肿块）的不同称呼罢了，可在大小肠之间进行转移，并伴有发热和出血者称之为伏瘕。

5. 腹膜转移

恶性肿瘤的种植性转移在中医古籍中几无此名称，然在盱江医学的古籍里则有类似恶性肿瘤转移至腹膜的记载，如："伏梁以秋庚辛日得之，其积形有似手臂，而在脐畔萦系，伏而不动，如屋之栋梁然。久不愈，令人心烦而闷，或夜眠不安。"（《医学入门》）提示属于心系肿瘤相关病表现在肚脐周围，其具体特征为形如手臂，推之不动，此与恶性肿瘤转移腹膜淋巴结非常类似。

6. 六经传变转移

张仲景在《伤寒论》中系统地论述了外感疾病的发生发展规律，创立了完整的六经传变理论。这一理论在盱江医家关于肿瘤相关病的论述中也有一定的体现。李梴在《医学入门》中指出："瘰疬、马刀……总皆手足少阳相火所主。盖耳前后与缺盆、肩上、腋下，属足少阳部分；延及颏、项、颊车与颈，属足阳明部分；延及胸中、中府、云门肺经部分者死。"说明瘰疬、马刀这两种肿瘤相关病原本起于少阳经在项前颔下，缺盆、肩上、腋下等处生出肿块数枚，一方面可向足阳明胃经如颏、项、颊车与颈等部位传变转移，另一方面，也可向手太阴肺经如胸中、中府、云门等类似肺门部位传变转移，这些表现和现代医学亦有相似之处。尽管肿瘤相关病不属于外感病，但其六经传变转移与仲景六经传变相同，比如少阳向阳明传变，少阳向太阴传变，均属于顺传入里，病情加重，甚至死亡，从而进一步提示肿瘤相关病存在按六经传变转移的可能。

（六）治疗策略

1. 内治思路

（1）实脾和血、以固其本

脾胃为后天之本，具有主运化、主气生血，其运化失司，气血生化无源，或气血亏虚，或血行无力，可致水湿不化，郁而化热，或变生痰浊，怪病由生。如陈自明治疗附骨疽即是因痛伤脾胃之气，故"其始治宜实脾土，和气血"（《外科精要·卷中·论疮口冷涩难合第三十二》），以大补汤倍用参、芪、归、术为基础调治。龚廷贤认为茧唇不外燥热风寒四端，其"有唇肿重出如茧者，有本细末大，如茧如瘤者，或因七情动火伤血，或因心火传授脾经，或因厚味积热伤脾，大要审本病，察兼症，补脾气，生脾血，则燥自润；火自除，风自息，肿自消，若患者忽略，治者不察，妄用清热消毒之药，反为翻花败症矣"（《寿世保元·卷六·茧唇》）。提示通过补脾生血，可润燥灭火除风，如不察易成翻花败症而误治。

对鼓胀的治疗历来争议较大，或攻，或补，或攻补兼施。喻嘉言则倡导理脾健中，反对峻剂攻劫伤胃，其思想主要体现于立法重在理脾健中，指出"唯理脾一法，尚能治之"，并以此定三法。首先"补益元气，升举阳气，开鬼门洁净府"。其二，用药忌损伤脾胃，如其所言"凡用劫夺药者，始则遽消，继则不消，再则攻正而致肝脾肿硬如铁石"，终则无法可治。告诫虽早期可消散，但久则复发，并导致肝脾肿大硬化。其三，治后养生则重调理脾胃。他认为"理脾则百病不至，不理脾则诸疾续起"，故鼓胀善后之治，"以理脾为急，而胃则次之"。可见喻嘉言对整个鼓胀治疗均围绕理脾健中而展开。

（2）调畅情志、从肝论治

肝主疏泄，调畅情志，这为从肝论治各种情志相关病提供了理论依据。情志不畅，抑郁日久，耗伤肝阴，横逆犯脾，脾失运化，痰浊内生变生怪病，甚至肿瘤相关病。李梴在《医学入门》中有例说明："肝积肥气，肺积息贲，发作有时，虽皆肝木有余。"龚廷贤在《寿世保元·卷三·翻胃》中指出："一论膈有十般之病，其实同出一源，皆因动性不能发泄，则郁于肝。人之膈膜，属肝木，否则木乘土位，木曰曲直作酸，然酸则能收塞，胃脘因之而收小窒碍，乃作膈症。"认为噎嗝翻胃之症，属情志致病，病位在肝，从而为食管癌从肝论治奠定了基础。他还指出："因忧愁郁闷，朝夕积累，脾气消伤，肝气横逆，遂成隐核如大棋子，不痛不痒，数年之后，方为疮陷，名曰乳岩。以其疮形峻曲似岩穴也，不可治矣。若于始生之际，便能消释病根，使心清神安，然后施之治法，亦有可安之理。"（《寿世保元·卷七·乳病》）不仅表明乳岩可由情志不畅日久而致，且告诫早期应以疏肝调畅情志、清心安神为要，否则不可治，提示从肝论治肿瘤相关病是重要思路之一。

从肝论治，其实质就是以调理肝脏为中心，通过调整肝脏功能状态，纠正或改善病理状态，以消除病理产物的思路或策略。喻嘉言基于从肝论治肿瘤相关病，其策略主要体现在三个方面：其一，直接调理肝脏。正盛则疏肝理气、清肝泻火，如其在治疗肝经怒火之茧唇时用柴胡清肝散，肝积属血因怒气者用疏肝散，其治疗乳岩，更是

"初便宜服疏气行血之药，亦须情思如意则可愈"。即在肿瘤相关病初期就须以疏理肝气为第一要务，肝气条达，情志舒畅则疾病易愈。在治疗过程中，往往多配伍疏肝理气之品，如柴胡、青皮、香附等。正虚则滋肝阴、养肝血，如肝经血少之乳岩，肿稍退后服八珍汤、四物汤以补肝血，而阴虚火动之茧唇用济阴地黄丸以滋肝肾之阴。其二，软坚散结、行气开痰为要。肿瘤多表现为新生的肿块等，即有形之物，究其原因多痰气、食积、死血，故龚廷贤认为宜"咸以软之，坚以削之，行气开痰为要，积块不可专用下药，徒损其气，病亦不去，当消导，使之熔化其死血块"。他在选用疏肝理气之品，如柴胡、香附、木香、青皮、枳实、莱菔子、沉香、丁香等的同时，常使用行气止痛、破血消积、活血化瘀之品，如三棱、莪术、干漆、桃仁、红花、虻虫、水蛭、鳖甲、乳香、没药等以软坚散结，代表方有治疗五积六聚、癥瘕痃癖的化坚汤、消积保中丸、大七气汤、三棱煎丸、消癥破积丸、保安丸、加味保和丸、化铁膏、千金化铁丸等，治疗瘰疬、马刀的消毒化坚汤、内消调经散等。其三，顾护脾胃。脾气健运，元气渐复，气血充盈，则"养正积自除"，故而其在治疗过程中多用健脾护胃、益气养血之品，如黄芪、人参、白术、白茯苓、当归、川芎、生地等，如治疗中气伤损之茧唇，直接选用补中益气汤；治疗噎嗝之香砂养胃汤、五噎丸、保和丸、六君子汤等；治疗癥积的加味补中益气汤等，既能扶助正气，亦可防攻邪之品伤正。

（3）治痰为要，灵活加减

历代医家已经注意到痰浊内阻是肿瘤形成的主要成因之一，脏腑功能失调，气机失畅，痰浊内生，气滞血瘀，痰气相搏，痰瘀互结，内生肿瘤，或化火伤阴，或耗气耗血，或蒙蔽心窍。如李梴在《医学入门》中指出："盖瘿、瘤本共一种，皆痰气结成。"龚廷贤在《寿世保元》中也阐述："痰与气搏……血气留于咽嗌，五噎结于胸膈者为五膈。"且痰多与情志有关，而变生诸症，"法当顺气化痰、温脾养胃。"故治痰"以二陈汤为主"，"痰火上炎者按阴火治之"。如脱营，忧思气结者治宜温胆汤，或二陈汤加参、术、红花；痰火甚者，以痰药吐之、下之，后用越鞠丸调理。李梴认为凡咽痛喉闭、膈噎、胸痞、癫狂、惊悸、怔忡健忘之类，皆痰火滞中之所为也，可用小调中汤、大调中汤调治。痰是引起肿瘤的重要因素，可派生多种变化，因此在治疗过程宜灵活处置，同时必须注意与相关脏腑如肝脾等相结合。

（4）整体与局部同治，扶正与祛邪并行

陈自明治疗乳岩提出："乳岩初患，用益气养营汤、加味逍遥、加味归脾，可以内消。若用行气破血之剂，则速其亡。"同时又重视局部与整体配合，认为临证时应详辨寒热虚实，切忌主观臆断。他指出，外科疮疡并不是局部的病变，而是与人体脏腑气血的盛衰和寒热虚实密切相关的，从而使痈疽发病机理由重视局部向局部与整体并重转折，治疗重视局部与整体配合，不忘整体辨证。

陈自明认为乳头属足厥阴肝经，乳房属足阳明胃经，乳腺肿瘤与肝脏的关系最为密切，多由情志不畅、肝脾郁怒导致，同时乳岩形成都是日积月累，有一段相当漫长的病史，故以正气虚为主要矛盾。整体治疗上以补益、疏肝为法则。这些思想一直影响着后世医家。现代中医认为，乳腺癌的中医治疗原则主要包括扶正和祛邪两个方面，具体表现为扶正固本、补益气血、活血化瘀、疏肝理气、清热解毒等多种具体治疗方法。乳岩早期多属肝气郁结，故治疗应当疏肝理气、健脾和胃，兼以化痰散瘀；对于冲任失调型患者应当滋补肝肾、调和冲任、柔肝健脾，兼以理气活血；乳岩中期热毒蕴结，气滞血瘀，治疗应当清热解毒、活血化瘀；气血亏虚多在乳岩晚期，此时正虚邪盛，肝肾阴虚，气血两亏，治疗应当益气养血、调补肝肾、培元固本。中医中药可以从整体出发，调整机体阴阳气血脏腑功能的平衡，起到治本的作用。这些都体现了陈自明对乳岩的辨证论治思想。

（5）攻坚泄毒，衰其大半

肿瘤相关病多属有形肿块，常见癥瘕痞块，多因毒邪内蕴结块，或痰浊与死血胶着成块。旴江医家多根据患者体质及标本虚实，采用攻坚泄毒之法。如陈自明在治疗疮伤之症时，"若气血壮实，脓成不溃者，宜用此方以泄其毒，则肌肉易生，疮口易敛""若附骨疽及紧要之地，当及时针砭为善"，认为患者体质壮实可直接泄其毒。龚廷贤认为："积聚久则为癥瘕成块，块乃有形之物，痰与食积死血，此理晓然，治法（当）咸以软之，坚以削之，行气开痰为要。积块不可专用下药，徒损其气，病亦不去，当消导，使之熔化其死血块。"（《寿世保元·卷三·积聚》）如使用化坚汤、消积保中丸、消癥破积丸、大七气汤、三棱煎丸等攻坚散结。李梴运用攻坚泄毒之法，主张攻补兼施，衰其大半则止，他指出："善治癥瘕者，调其气而破其血，消其食而豁其痰，衰其大半而止，不可猛攻峻施，以伤元气。宁扶脾正气，待其自化。""凡攻击之药，病重病受，病轻胃气受之而伤矣。"（《医学入门》）选用开郁正元散，后期则用乌鸡丸、八珍汤等调理脾胃正气。

（6）转毒截断，以绝传变

旴江医家对肿瘤的转移也有一定的认识，在治疗过程中十分重视防止肿瘤的传变。如陈自明在《外科精要》中运用"转毒散治一切痈疽，利去毒根，以免传变之症"或预服神仙截法治痈疽发背，一切恶疮则毒气不入内。可见陈氏已有较强的防止恶疮转移传变的思想。

2. 外治思路

（1）局部给药，内外合攻

局部给药，外敷患处能直接作用病所而迅速取效。盱江名医充分利用外敷、外搽等方法治疗肿瘤相关病，如龚廷贤用川椒、铜青、硼砂等研末外搽治疗牙疳可使流涎立止，或用白硼砂、白枯矾、芦荟、青黛、轻粉、雄黄、冰片等研末以竹管引药吹于牙疳之上进行治疗，或用立效散、玉蟾散药末掺入患处治走马牙疳。陈自明治疗背疽漫肿无头者，用湿纸贴肿处见一点先干处即是疮头，将蒜、淡豆豉、乳香少许捣烂外敷，并用艾灸之。类似方法在多部盱江医著中有记述。

（2）膏药外贴，分部施治

膏药外贴是局部外治的方法之一，在某些肿瘤相关性疾病中同样可用，如男子痞积、妇人血瘕及腰胁诸般疼痛、结核瘰疬、顽癣顽疮等均可使用。龚廷贤在《寿世保元》中记载按"五部外贴法"治疗肿瘤相关病，五部即"患处、脐上、前心、后心、脐下"。"如杨梅肿块未破者，俱贴患处；肚疼腹痛，泻痢疟疾，俱贴脐上；痢白而寒尤效，咳嗽哮喘，受寒恶心，胸膈胀闷，面色痿黄，心疼气痛，俱贴前心；负重伤力，浑身痛者，贴后心；眼痛小肠气等症，贴脐下"，往往"治无不效"。其常用膏药如神异膏及傅参将方。膏药外贴对缓解局部疼痛、改善临床症状体征等颇具效果。

（3）针灸气功，相得益彰

肿瘤相关病属于疑难杂症，病属难治，无论古今都是多种治疗手段相结合。盱江流域针灸疗法盛行，针灸也被广泛应用于肿瘤相关病的治疗。如龚廷贤治疗翻胃噎嗝，常灸膏肓、膻中、三里诸穴（《寿世保元》）。李梴运用更加频繁，如用灸奇穴膏肓治膈噎，或针与灸相结合；灸府舍治积聚；针灸脾俞、三焦俞、膀胱俞、太溪、商曲治疝癖、积聚；针灸支沟、阳辅、临泣、侠溪、太冲治疗马刀、瘰漏、喉痹、妇人乳痈、腋肿等（《医学入门》）。龚居中采用气功导引的鼓呵消积滞法治疗积聚以缓解痛苦，"怡然运五七次，即时通快"（《福寿丹书》）。

（4）砭针出血，以泻其热

放血疗法，起于《黄帝内经》，又称"针刺放血疗法"，是用针具刺破或划破人体特定的穴位和一定的部位，放出少量血液，以治疗疾病的一种方法，其理论源于《素问·血气形志篇》中的"凡治病必先去其血"。龚廷贤也将这种方法运用于肿瘤相关病的治疗，如其在《寿世保元·卷六·喉痹》中记述："至于走马喉痹……其最不误人者，无如砭针出血，血出则病已。"并用此法成功治疗一例妇人舌胀满口者，证明放血疗法是治疗喉痹的有效方法之一。

（5）外科手术，雏形暂现

外科手术是治疗肿瘤的主要治疗方法之一，在肿瘤早中期具有重要价值。李梴对某些疾病已经采取了外科手术合并外敷的方法进行治疗，如《医学入门》记载治疗内痔，"以钩刀决其根，烧铁烙以止其血；次以雄黄、轻粉、粉霜、白芷、白蔹为末，敷之以槐枝作枕，支其牙颊间，毋使口合。一两时许，疮瘢定合，口自梗。次日出脓，以生肌散敷之。"即采用外科手术的方法截断其根部，并用烧铁烙以止其血，类似于现代采用激光刀和用烧灼的方式止血，这是肿瘤相关病外科手术治疗的雏形。

（七）用药特色

1.脏腑虚实，标本用药式

明代旴江名医龚居中继承和发扬刘完素和李杲等用药思想，在《痰火点雪》中发挥脏腑虚实标本用药式，通过脏腑辨证，辨清脏腑虚实，同时分清标病和本病，根据标本轻重缓解综合用药。如龚居中认为，大瘕泄其源不外"脾病湿渍所致，约其治，无乃健脾渗湿为先"，若兼痰火病则属脾肾两虚，故本病"法当君以实土，臣以益水，佐以清金，使以兜涩"，而标病则"虽有外寒内热，饮食积滞，但宜解散消导，不可妄攻"。又如其认为噎膈、翻胃属于本病，而标病可见"发热蒸蒸，身前热，寒热发狂谵语"等，故而"标热和之"，而作为本病的痃瘕，其标病则可见"寒热疟，头痛吐涎，目赤面青"等，同样作为本病的骨瘘、疝瘕，其标病可见"发热不恶热，头眩头痛，咽痛舌燥等"，故"标寒散之"，这种方法后世在肿瘤相关病的治疗中亦有较好地运用。

2.巧用引药，循经化裁

肿瘤的发病部位有时具有明显的经脉循行特点，尤其是瘿瘤、瘰疬、马刀等以及肿瘤发生转移时。旴江医家在治疗肿瘤相关病时常注意根据肿瘤发病的部位选择用药，尤其重视借助引经药使药物更迅捷的到达病所，以发挥药效。如李梴在《医学入门》中记述，瘰疬、马刀"总皆手足少阳相火所主。盖耳前后与缺盆、肩上、胛下，属足少阳部分；延及颔、项、颊车与颈，属足阳明部分；延及胸中、中府、云门肺经部分者死"。治以补中胜毒饼，然后根据其部位不同选加不同的引经药，如足阳明引药陈皮、升麻；足少阳引药柴胡。"治瘰疬、马刀、挟瘿"，如足阳明部疮多，倍升麻，加漏芦、干葛；手足太阳项脊背腰强者，加羌活，独活；肿甚，加鼠黏子；坚硬，加昆布；硬甚，加三棱、莪术；寒月身凉，或有腹痛，加肉桂；暑月身热，或有烦闷，加酒黄连、黄柏；肠胃有瘀血，加牡丹皮；少食，加麦芽、神曲；便秘，加酒大黄，或麻仁、桃仁、秦艽；阴寒秘结，去诸苦药，加附子，姜煎冷服；如疮属阳明部分，忌柴胡、鼠黏子；属少阳部分，为马刀挟瘿，忌独活、漏芦、升麻、干葛，加瞿麦。体现了李氏在肿瘤相关病治疗中按经络辨证论治的思想及其用药规律。

3. 五脏辨证用药

肿瘤相关病如积聚癥瘕等多有五脏发病，李梴在脏腑辨证的基础上，根据积证的五脏分类选择不同的药物，并确定药物剂量。如增损五积丸由黄连、厚朴、干姜、人参、茯苓、巴豆霜、蜂蜜等药物组成，而这些药物因五脏积证的不同，同一药物的剂量有所不同，如"黄连，肝积五钱，脾积七钱，心肺一两半；厚朴，肝心肺五钱，脾肾八钱；川乌，肝肺一钱，心肾脾五分；干姜，肝心五分，肺肾一钱半；人参，肝脾肺二钱，心五分"。因五脏积证的不同其加减也有不同，如"肝积加柴胡一两，皂角、昆布各二钱半，川椒四钱，莪术三钱；心积加黄芩三钱，肉桂、茯神、丹参各一钱，菖蒲五分；肺积加桔梗、三棱、天门冬、青皮、陈皮、白豆蔻各一钱，紫菀、川椒各一钱半；脾积加吴萸、黄芩、砂仁各二钱，泽泻、茵陈各一钱，川椒五分；肾积加延胡索三钱，苦楝肉、全蝎、附子、独活各一钱，泽泻、菖蒲各二钱，肉桂三分，丁香五分"。虽然都叫增损五积丸，但其各自组成不同，治疗方向也发生改变。可见李梴辨证诊治五脏积证用药之娴熟，经验之丰富。

4. 善用毒药，中病即止

李梴治疗癥瘕痞块、血蛊气蛊、恶疮骨疽等邪实而正不衰之证，往往采取"调其气而破其血，消其食而豁其痰，衰其大半而止"，如其在"量体虚实"之后，"治癥瘕痞块，当先下此药（消块丸），不令人困"就是先解决实邪之所困，其常用药物如硝石、虻虫、巴豆、斑蝥、芫花、三棱、轻粉、朴硝、枯矾、大枫子、木鳖子、蟾酥等。如巴豆有大毒，属峻下逐水药，具有破积、逐水、涌吐痰涎等功效，现代研究表明其活性成分中有较好的抗癌成分，同时可延缓皮肤癌发展。这些药物因有大毒临床运用受限，但李梴临证经验丰富，广泛应用于肿瘤相关病，如单用巴豆膏治疗"恶疮、臁疮久不收敛，内有毒根，以纸捻蘸药纳入，根去即敛"，或用炉灰膏（含有巴豆、蟾酥等）"调匀如泥，将患处用针拨开，以药点之，治一切无名肿毒、恶疮及外痔瘰疬、气瘙，除瘤点痣等症"。同时，李氏也告诫这些药物均属于有毒之品，药性峻猛，容易损伤正气，故必须慎用，中病即止，不可久用多用，或攻后必须重视补气健脾以扶助正气。

（八）预后认识

恶性肿瘤预后多不良，明确预后有助于对疗效的评价。龚廷贤多以某一症状体征来明确预后生死。一以脉辨预后，如积聚者"脉坚强急者生，虚弱者死""脉来大强者生，沉小者死"。二以有无化热辨预后，如妇人瘰疬，"其月经如期，不作寒热者，易治。积久转为潮热，危矣。自非断欲食淡，神仙不治也。"三以溃破与否辨预后，如中年妇人乳岩"未破者尚可治，成疮者终不可治""瘿瘤二者，切不可针破，针破则脓误漏，则杀人。惟脂瘤可破去脂粉，即为异"。四以汗出与否辨预后，如"疔疮走黄过心者，难治之，汗出冷者，亦难治"。陈自明在《外科精要·卷下·论痈疽成漏脉例第五十四》中提到："若妇人经一二载溃者，名曰乳岩，不治。"《妇人大全良方》中亦提到："……名曰乳岩，为难疗。""若用行气破血之剂，则速其亡。"对乳岩的恶性性质和不良预后已有了清晰的认识。

对石水（瘕）等的预后，喻嘉言在《医门法律》有较多的论述："少腹有瘕，即石水之证。偶因感发，痛楚叫喊，医不察，误以柴胡药动其肝气，且微下之，呕血如污泥而死。"喻嘉言认为该病如肝气妄动，挟势上攻伐胃，与水毒气结血瘀相合，或挟浊阴上逆蒙蔽心窍；或胃络失固，血溢脉外，阳气失脱，阴阳不相顺接而亡。因此"治其本，当先温其疝瘕"。喻嘉言提醒不可攻下，否则"下之即胸满短气"，若"反用寒下，虚其胸中之阳，则阳不布化，阴得上干，乃至胸满短气，败浊一齐上涌而死也"。指出不温反寒下，则耗损阳气，阳气亏虚，浊阴上犯而蒙蔽神志。喻嘉言在治疗石水中指出："恣用驱水恶劣之药，及禹功、舟车、导水等定方者，杀人之事也。"认为治疗石水时，如发汗散邪、误利其水、发表攻里等则妄致水随汗越，或中土受困，或浊气上冲胸胃而终致卒死无救，皆医之罪。

在浩瀚的中医学发展历史长河中，盱江医学作为具有浓厚地域特色的地方医学，是中医药学宝库中的璀璨瑰宝，具有不可忽略的历史意义和地位。盱江医家们因受到历史条件的限制，对肿瘤的认识比较粗浅，尚未形成系统的理论，临床辨证分型也尚属模糊，但他们在长期与肿瘤斗争的临床实践中积累了丰富的诊疗经验，并在病名证候、病因病机、辨证论治、治疗策略、用药策略、转移预后等诸多方面具有独特的认识和见解，形成了较为丰富的肿瘤思辨特色，为后世肿瘤学术发展产生过重要影响，对今后中医肿瘤学的理论发展、临床治疗实践也将提供丰富而有价值的借鉴与参考。

（刘端勇　赵海梅撰稿）

附

录

XUJIANG

一、旴江医学大事年表

公元前 86 年 – 公元前 74 年　浮丘公擅丹术，昭帝时与其徒弟王方平、郭族驻足南城麻姑山修行，炼丹制药，开建昌制药先河，诚为建昌药业之始祖，后世发展为"建昌帮"。

公元 1 年 – 公元 5 年　九江梅福隐居南昌青云谱及西郊梅岭修行，采药、炼丹。

公元 91 年　丰县道士张陵隐居樟树閤皂山西峰修行，炼丹、制药、治病，撰《神仙得道灵药经》，开樟树医学及制药先河，诚为樟树药业之始祖，后世发展为"樟树帮"。

202 年　丹阳道士葛玄隐居樟树閤皂山及南城麻姑山修行，炼丹制药、传医治病，撰《葛氏杂方》《广陵吴普杂方》。受其影响，业医药者纷起，由此旴江医学兴起。

244 年　丹阳道士葛玄于閤皂山卧云庵逝世，至此他在江西修行 42 年，将生平所学皆传于大弟子郑隐。

280 年　南昌许逊经豫章太守举荐任四川旌阳县令，曾用自己所学秘方救治当地瘟疫患者，活人无算。许氏离任时，不少人送至南昌西郊逍遥山，并定居不返改姓许。

291 年前后　南昌许逊隐居洪州西山修行，采药、炼丹、治病，亦曾在丰城河西炼丹、制药、济民。

265–420 年间　豫章道士张道龄撰成《辨灵药经》。是书为江西第一部医药学专籍，亦为江西最早载于史册的医经研究专籍。

302 年　循阳道士郑隐逝世，将生平所学皆传于葛玄的侄孙葛洪。郑隐生前曾隐居洪州西山、南城麻姑山及樟树閤皂山修行，采药、炼丹、授徒、治病。

303 年　丹阳道士葛洪传道旴江流域，曾在洪州西山、南城麻姑山及樟树閤皂山修行，采药、炼丹、传医、治病，撰有《抱朴子内篇》《太清神仙服食经》《玉函煎方》《肘后备急方》等著作。其中，《抱朴子内篇》叙及方药养生之道，是书为中国丹术史上一部极其重要的典籍；《肘后备急方》为国内第一部临床急救手册，书中对某些传染病的认识达到很高的水平。

650–699 年　豫章喻义撰成《疗痈疽要诀》《疗肿论》，为国内较早的外科专籍。

702 年　新建胡超僧，擅丹术，通医术，武则天召其入京合长生药。

712 年　樟树閤皂山道士孙智谅奉诏进京，御赐閤皂山主观为閤皂观，乃改草堂为台殿，修行求药者日增，从此山中道教日益繁荣。

739 年　南城麻姑山道士邓思瓘逝世，唐玄宗命于麻姑山设观，归葬本山。邓氏生前在麻姑山修行、传道、炼丹、制药，很得玄宗赏识，多次应召入京，被封为天师，从此麻姑山声名大噪。

805 年　南城麻姑山道士邓延康（邓思瓘的侄孙）在南城传道、炼丹、制药。

820 年　南昌道士施肩吾隐居洪都西山修行，以炼养形气、养生治病，撰成《群仙会真记》《华阳真人秘诀》,为国内较早的气功专籍。

880年　豫章道人崔隐士曾治大疫,撰成《入药镜》。是书强调只有通过"静定为药镜",修炼精气神,才能长生久视,对后世内丹术学说影响很大,被夏宗禹称为"金丹之枢辖"。

992年　樟树镇设"药市"。

1068-1077年　樟树镇枳壳、枳实因质量上乘,作为"贡品"入皇宫内苑。

1072年　建昌军(今南城)推行王安石的市易法,设立建昌军药局,推行《太平惠民和剂局方》中的膏丹丸散,提倡成方规范,依法炮制,使药材集散交易兴隆,成为全国的一个药材集散地,有"无建不成材""药不至建昌不行"之誉。宋代官府医药的兴起,标志着建昌药业的兴起。

1076年　临川王安石改革太医局,改革医学教育,建立完善了医学专科学校,创办了太医局熟药所。

1127年　临川席弘世业针灸,撰有《席横家针灸书》《席弘赋》,创席派针灸,下传至明代有12代。

1151-1217年　南昌姚谷清开创南昌姚湾姚氏医门,传衍至今。

1162年前后　崇仁吴曾博采古方,撰成《医学方书》,影响极为广泛。

1180年　绍兴人陆游,为官江西抚州,在抚州任上撰成并刊刻《陆氏续集验方》。

1194年　清江徐梦莘撰成《集医录》。是书为清江最早的传世医籍。

1230-1307年　南昌姚澄开创南昌斗门姚氏医门,传衍至今。

1237年　临川陈自明撰成《妇人大全良方》。是书集宋以前妇科学之大成,是中国现存最早的妇科专籍,被誉为"中国妇科奠基之作",书中有关"乳岩"(即乳癌)的论述,为世界之最早。是年,临川陈自明受聘为建康府(今南京)明道书院医谕。

1258年　樟树建药师院,每逢9月开办药市,自此成为南方药材集散中心,获"药市""江南药都"称誉,有"药不过樟树不灵,药不到樟树不齐"之赞,标志着樟树药业的兴起。

1260年　南城黎民寿撰成《辑方》《简易辑方论》,后传入日本、朝鲜。此外,还撰有《广成先生函经解》。

1263年　临川陈自明撰成《外科精要》。是书开外科疾病辨证施治之先河,为国内最早明确"外科"名称的医籍,标志着当时外科的确立。

1269年　临川李駉撰成《黄帝八十一难经纂图句解》。是书以句解注释,异于诸家,别具一格。后在日本刊行。是年,临川周与权撰成《难经辨证释疑》。是书注解《难经》,析其精微,辨疑正误。

1271年　临川陈自明撰成《管见大全良方》。

1279年　据《草堂诗余》载:词人宋远在《意难忘·题樟树镇华光阁志别》词中有"更与谁题诗药市,沽酒新丰"之句,此为樟树"药市"留名之始。

1288年前后　南城严寿逸撰成《医说》。是书论述原脉、原证、原病、原治。元代理学家吴澄为《医说》作序曰:"盱江名医黎民寿,著论《辑方》,至今盛行于世;医学教授严寿逸,亦盱江人,用药去疾,随试辄效,何盱江独多工巧医欤?"

1290年　清江侯逢丙逝世。侯氏以医药济世度人,在樟树创"侯逢丙药店",中药炮制"术遵岐伯,法效雷公",独具一格,享誉东南,炮制技艺历代相传沿袭,奠樟树"设肆制药"之基。

1299年　南丰州设医学司,配提领掌管医事政令。

1301-1328年　南丰危亦林从我国最早的喉科医家临川范叔清习咽喉口齿科,开创盱江喉科流派。

1323年　建昌太守萨谦斋所撰《瑞竹堂经验方》刊行。是书考查名家方书，搜集民间效验之方，选方精要，对后世影响深远。

1328年　南丰危亦林任南丰州医学学录，后改任官医副提领，再改任医学教授。

1337年　南丰危亦林撰成《世医得效方》。是书为方剂学巨著，亦是国内最早冠以"喉科"名称的医籍，标志着当时临床喉科的确立。书中的"草乌散"麻醉法，为世界麻醉史上的先例；治疗脊椎骨折的"悬吊复位法"，比西方早600多年。

1341年　清江杜本撰成《敖氏伤寒金镜录》。是书为国内现存第一部文图结合的验舌专籍，对舌诊的发展起了承前启后的作用。

1370年　南丰设惠民药局于医学司内，掌管药政。

1425年　南昌刘瑾（席弘十二传弟子）受宁王之命将老师陈会（席弘十一传弟子）的《广爱书》改编成《神应经》并刊行。是书所论补泻法皆古贤所未明者，其取穴发挥古人所未尽处。

1495年　益端王朱祐槟就藩建昌，在益王府设医学，建良医所，聘良医正和医学教授，刻印医籍，建作坊精制丸散，设惠民和剂局，推崇炮制遵古法，使药材加工步入手工作坊式生产模式，使传统炮制技艺历代相承。药界至今还有"樟树的路道，建昌的制炒"之说。

1521-1592年　金溪胡朝风用针治愈楚王风痹顽疾，楚王赠"国医神针"匾额。后胡氏又治益藩王王妃久病不起痼疾，针到病除。

1548年　临川陈自明撰、薛己注《太医院校注妇人良方大全》刊行。是书即陈自明的《妇人大全良方》。

1549年　南昌籍医家万全撰成《万密斋医学全书》。是书论及儿、妇、内科病证辨治、经典医籍研究、养生保健、优生优育等，为继《千金方》后国内又一部中医学全书。

1563年　清江陈恩上书为征云南大军献除瘴方药，用之有效。诏赐冠服，临江知府延为医学正科，陈氏均辞不就。

1575年　南丰李梴所撰《医学入门》刊行。是书善采诸说，不乏己见，为医学启蒙与入门专籍。后流传至日本、越南等国。

1577年　金溪龚信所撰《古今医鉴》刊行。是书汇集上自《内经》下至元明诸家之论，广辑约取，为一部切合实用的综合性医籍。

1579年　南城程式所撰《医彀》刊行。是书将金元四家学说融贯于临证中，为一部医学入门医籍。

1581年　金溪龚廷贤所撰《种杏仙方》刊行。是书所选方药，简便验廉，按病不同，分门别类，随证用药，为一部简易方书。

1586年　金溪龚廷贤在大梁（今开封市）用"二圣救苦丸"治"大头瘟"瘟疫，全活甚众，名噪一时，被尚书荐为太医院吏目。

1587年　金溪龚廷贤所撰《万病回春》刊行，是书为一部涉及内、外、妇、儿、五官诸科的综合性医籍。

1591年　金溪龚廷贤所撰《复明眼方外科神验全书》刊行。是书与其所撰《秘授眼科百效全书》皆为江西最早的眼科专籍。

是年　金溪龚廷贤所撰《云林神彀》刊行。是书记载各科疾病证治，选方颇多，有些是内府秘方，为一部综合性医籍。

1593 年　金溪龚廷贤治愈鲁王妃鼓胀病，鲁王赐其"医林状元"匾额，为医学史上荣获"状元"美誉的第一位医家。

1594 年　金溪龚廷贤所撰《鲁府禁方》刊行。是书收集鲁王府中秘方并结合己之所集验方合并编成。

1604 年　金溪龚廷贤所撰《小儿推拿秘旨》刊行。是书为国内现存最早的一部儿科推拿专籍，亦是现存最早冠以"推拿"名称的医籍。

1607 年　金溪涂绅所撰《百代医宗》刊行。是书男、妇、小儿、内外诸科方论俱佳，被时人称为医学之指南，百代之宗主。

1609 年　南城籍医家张三锡撰成《医学六要》。是书采辑《内经》《难经》《伤寒论》等历代医著中有关诊法、经络、病机、药性、治法、运气等六个方面内容汇编而成，为一部综合性医学全书。后传入日本。

1611 年　金溪龚廷贤所撰《万病回春》在日本刊行，距国内初版仅 25 年，从 1611 至 1714 年的 103 年间共翻印 18 次。

1612 年　清江聂尚恒撰成《八十一难经图解》。是书对《难经》原文逐一加以阐释，唯恐说理未彻，每难更附一图以说明之。

1613 年　金溪龚廷贤所撰《万病回春》在朝鲜刊行。

1615 年　金溪龚廷贤撰成《寿世保元》。是书搜集众多方药和治法，切于实用，为一部曾被内府秘而不示的医养奇书。

1616 年　清江聂尚恒所撰《活幼心法》刊行。是书对后世痘疹专著影响较大，一直为儿科学者所重视。聂氏以儿、喉科行世，下传 11 代。其子聂杏园，精喉科，撰有《咽喉说》。

是年　清江聂尚恒撰成《医学汇函》《奇效医述》《本草总括分类》《医学源流》《历代医学姓氏》《运气》《导引》等医籍。

是年　金溪龚廷贤所撰《济世全书》刊行。是书择龚氏平生所见"奇异古怪之疾"，治以"简切精当"之方，"随试辄效"之验录，涉及内、外、妇、儿、五官诸证。

1624 年　豫章籍医家张卿子所撰《仲景全书》《集注伤寒论》《金匮要略方论》刊行。后传入日本。

是年　金溪龚居中所撰《福寿丹书》刊行。是书设安养篇、延龄篇、服食篇、采补篇、玄修篇、清乐篇、脏腑篇，为一部养生专籍。

1630 年　金溪龚居中所撰《红炉点雪》刊行。是书为我国第一部理论与临床紧密结合的痨瘵（结核病）治疗专书，首次记载了咽喉结核病，并记载有静坐养生、却病延年的秘诀。

是年　金溪龚居中所撰《外科活人定本》刊行。是书论治外科病证，涉及瘰瘤、流注、麻风、杨梅、疮癣及头、面、耳、鼻、口舌、牙、喉诸疮，内外兼治，膏丹丸散并举。

是年　金溪龚居中所撰《外科百效全书》刊行。是书论治全身、四肢、腹背、二阴、皮肤、面、牙、舌、咽喉诸病；先论证候、次述治法。

1636 年　金溪龚廷贤所撰《济世全书》改名为《新刊医林状元济世全书》在日本刊行。

1643 年　新建喻嘉言因政治抱负不能实现，遂以医为业，终成大家。

是年　新建喻嘉言著成《寓意草》。是书载录疑难病案，主张"先议病，后议药""与门人定议病式"，并较早记载了我国人工种痘的病例，一直受到后世医家的重视。

是年　豫章籍医家张卿子撰成《张卿子伤寒论》。是书采诸家之精华，且补充发明，为后世学者推崇。

1645年　金溪龚廷贤所撰《寿世保元》在日本刊行。

1648年　金溪龚信所撰《古今医鉴》《鲁府禁方》在日本刊行。

是年　新建喻嘉言所撰《尚论篇》前四卷刊行，后四卷在其去世后由族人整理刊行。是书推崇"三纲鼎立"，发明伤寒之理，是研究《伤寒论》的一部重要专籍。

1650年　金溪龚廷贤所撰《种杏仙方》在日本刊行。

1651年　清江邓苑撰成《一草亭目科全书》。是书为眼科专书，首为议论，次为治法，切于实用。

1655年　金溪龚廷贤所撰《医学入门万病衡要》刊行。是书由清代医家洪正立重加编录又名《医衡》。

1658年　新建喻嘉言所撰《医门法律》刊行。是书以"法"和"律"的形式来确立行医规范，同时对《金匮要略》多有发挥。

1661年　清江聂尚恒所撰《奇效医述》在日本刊行。是书收病案40余则，多为聂氏治验，每案备述因机证治、方药、服法等，颇为详备。

1662-1722年　樟树药市进入全盛时期，有药行、号、庄、店200家，其中外地药商50余家，因药材齐全，选料上乘，遵古炮制，饮誉南北。

1664年　金溪龚定国撰成《云林女科秘方》。后传入日本。

1668年　日本人松下见林为南丰李梴所撰《习医规格》（原为《医学入门》中的一篇）加注刊刻单行本行世。是书指出为医应该注重医德修养，做到"不欺、养性、行仁"。

1677年　金溪龚廷贤所撰《医学入门万病衡要》在日本刊行。

1695年　南丰罗俊彦用艾灸治愈建昌知府于翔汉之母"死"疾，知府赐"国手佛心"匾额。

是年　南丰罗俊彦又治愈两江总督于成龙之子危疾，总督赐"仁心仁术"匾额。

1707年　金溪周朗所撰《奇方》附钱峻《经验丹方汇编》中刊行。是书为作者访求名医效验方药汇集而成。

1711年　南昌舒时卿，将家藏明代龚廷贤《小儿推拿秘旨》授藻文堂王大卿予重刊出。

1717年　休宁叶风，参南昌郡幕，于南昌任上辑《亟斋急应奇方》《达生篇》。

1713年　南昌朱纯嘏所撰《痘疹定论》刊行。是书结合临床详述痘疹的病理、诊断、症状及治法，并介绍了用人痘接种预防的历史和方法，在辨证论治方面颇有见地。

1724年　金溪唐见所撰《医学心镜录》刊行。

1736年　宜黄黄宫绣撰成《本草求真》。是书辨伪订讹，发前人所未发。

1739年　樟树帮在湖南湘潭开设10家药行，包揽湘潭全部药材经营，从业人员400余人。

是年　进贤舒诏撰成《辨脉篇》。是书倡以浮、沉、迟、数为纲分列诸脉，并批评"脉可意会不可言传"之论。

1741年　张琰撰成《种痘新书》，书中自序云："余祖承聂久吾先生之教，种痘箕裘，已经数代。"可知张氏祖上是位种人痘专家，其祖得之聂久吾，种痘术已连续数代。聂久吾即清江儿科名医聂尚恒。

1750年　宜黄黄宫绣撰成《医学求真录》。是书标明宗旨、议论畅晓、明白易解。

是年　进贤舒昭所撰《伤寒集注》刊行。是书融汇前贤论述《伤寒论》之精要，并记述了舒氏本人及其门人弟子的一些学术见解；还补充《伤寒论》113方方论，将原方列于条文之下，阐析立方之旨、命名之义及药物性能。

1769 年　李文藻所撰《琉璃厂书肆记》记载："数年前，予房师纪晓岚先生买其书，亦费数千金，书肆中……其余不著何许人者，皆江西金溪人也。正阳门东打磨厂……尽金溪人卖新书者也。"由此可见，乾隆中期金溪人在北京书市已形成很大规模，促进了医学交流及旴江医学的繁盛。

是年　宜黄黄宫绣撰成《脉理求真》，是书为脉学专籍，对后世脉学发展有着重要影响。

1770 年　进贤舒诏撰成《再重订伤寒集注》《伤寒六经定法》。后书承喻嘉言之学，以六经辨治各科疾病，于伤寒研究之中，别开一家之言。

1777 年　新建熊立品所撰《治疫全书》刊行，是书明辨伤寒与瘟疫，同时对春温的阐述颇具特色，为治疫之重要参考书。

1782 年　临川姚学瑛所撰《奇效丹方》刊行。

1786 年　南城曾鼎所撰《痘疹会能》刊行。并撰成《医宗备要》《妇科宗旨》《幼科宗旨》《妇科指归》《幼科指归》《外科宗旨》。

1795 年　建昌太守萨谦斋所撰《瑞竹堂经验方》在日本刊行。

是年　清江熊家骥撰成《治痢慈航》。是书立论以肝木为主，选方以人参败毒和芍药甘草汤为主。

1796 年　豫章周纪秋收张龙升为徒，至此张氏喉科流传七世，有江西新余、萍乡及湖南醴陵张氏喉科闻世。

1797 年　临川陈自明所撰《外科精要》在日本刊行。

1800 年　新建曹彦绳所撰《本草纲目万方类编》《古今名医万方类编》刊行。

1806 年　南城邓学礼所撰《目科正宗》刊行。是书将目疾按病因、病症分类论述，收载方剂甚多，内容丰富居历代眼科专著之魁。

1814 年　南城曾鼎所撰《曾氏医书四种》刊行。是书包括曾鼎所撰的《医宗备要》《妇科指归》《幼科指归》《痘疹会能》等医籍四种。

1818-1884 年　丰城陈瀚琇撰成《十二时辰血脉歌》《三十六桩歌》《小手扣拿点穴》《医方封血止痛秘诀》，于推拿疗法尽有发挥。

1820 年　金溪傅金铨撰成《炉火心笺》刊行。是书为外丹学专籍。

1821 年　樟树药商凭借人员众多，遍布国内津要，正式形成了"樟树帮"，进入全国三大药帮之列。

1823 年　清江范云溪手录杨鸿山《秘传喉科大法宝书》，重序命名为《咽喉要诀》传世。是书其后并附有唇、舌、齿诸病的论述。

1824 年　金溪郑昭所撰《医学寻源》刊行。是书论述脏腑内景、脉候经络、阴阳运气，尤重脉诊。郑氏喜用温补，并撰有《姜附赞》。

1825 年　崇仁游光斗所撰《简便良方》刊行。是书以民间单方、验方为主，列内、外、妇、儿、五官各科常见病证，载方 3000 余首，多为简便廉验效方。

1831 年　南城谢星焕适逢南城因饥荒致时疫大作，诸医以发表攻里致病不起，谢氏独以温补托邪，活人无数。

1833 年　清江黄金怀在南昌府学前街开设黄庆仁栈药店，至 1903 年黄庆仁栈药店达到鼎盛时期，其营业额约占南昌药业总数的四分之一，是全省最有影响的大药店之一。

1838 年　南城邹岳所撰《外科真诠》刊行。是书上卷述及身体各部发有定处的疮疡，下卷述及发无定处的疮疡、小儿诸疮及奇怪疮毒；强调整体辨证，虚实寒热，较有影响。

1845年　清江何本立所撰《务中药性》刊行。是书将《本草纲目》中有名而无用、有功而未识的药物，加注解，附图识，标注释，论断精，考证详。

1850年　金溪黄梦菊所撰《急用要方》刊行。

1856年　黎川杨希闵因太平军攻克黎川而流落福建，先后被福建学政吴南池和布政使周开锡延聘。撰有《盱客医谭》《伤寒论百十三方解略》《金匮百七十五方解略》等。

1858年　南城谢星焕所撰《得心集》由其子谢甘澍整理成《得心集医案》刊行，书中并附甘澍之《一得集》医案18篇。是书载内科250余病案，附有述治、答问若干则，颇切临床。

1865年　南丰李铎所著《医案偶存》刊行。是书以杂病医案为主，旁及妇、儿、咽喉、口齿、伤寒、温病诸科，用方简切。

1867年　金溪龚廷贤所撰《神彀金丹》刊行。

1871年　清江余文藻所撰《医方录验》刊行。是书择古医书中验方"删其繁冗，补其缺略"。

1877年　南城谢甘澍撰成《寓意草注释》。

1878年　梅启照，所撰《梅氏验方新编》刊行。是书辑录临床各科民间验方，辑入了"叶天士眼科"及《痧症全书》等内容，受到后世推崇。

1883年　樟树王鸿献（明代太医院医官王显达十二世孙）守先世外科医业，尽心医道，医术益精，临江府知事王云藩赠之"著手回春"匾。

1887年　樟树药材铺公建三皇宫，为与四方药商进行交易场所，成为药帮固定活动中心。

1890-1911年　徐卿生、胡惠冈、谢品纯等5人集资开办樟树最大的中药"咀片药店"，经营饮片600余种、成药和草药近700余种，其饮片炮制技艺独具一格，为国内少见。

1894年　金溪龚廷贤所撰《寿世保元四言药歌》刊行。

1902年　南昌官办江西医学堂，这是江西省最早举办的高等医学校，"培养中西医汇通的医生"，隶属于江西大学堂。校址设在南昌市高桥。张佩宜、文霞甫曾任医学堂堂长。开设中西医学课程。1905年学堂停办。

1904年　宜黄邹筱兰在抚州市开设药铺，坐堂行医，制药售药。邹氏治愈抚州知府王乃徽顽疾，知府即在城内创办抚郡医学堂，聘邹氏行医、讲学。

1913年　神州医药会江西分会成立，先后有文霞甫（1913）、刘文江（1920）、江镜清（1923）、姚国美（1927）担任会长。抗日战争时期停止活动，抗日战争胜利后恢复活动。1945年由江公铁出任会长，姚荷生、卢荫曾任副会长。

是年　清江危海珍、杜季良、谢子瑾和高安胡秉泉、胡慧周等5人集资创长春药号。药号有秘藏《古方成药》手抄本，自制膏、胶、丸、散、酒等制剂50余种，咀片700余种，行销全国，其炮制技艺独具一格，为国内少见。至今，樟树镇有名气的老药工多出自长春药号。

是年　清江黄石屏经张謇引荐赴京以金针治愈袁世凯偏头风病，袁世凯赠"一指回春"匾额。其后，又治愈英国人李那路、德国人黛丽丝、意大利人雷罗生、法国人毗亚那等外国人顽疾，轰动西欧。

1914年　北洋军阀袁世凯提出"废止中医，不用中药"，江西警察厅颁布取缔中医章程32条，遭到中医界人士的坚决反对。

是年　南昌孙馥棠积极推广痘苗接种，举办痘疹讲习所，撰成《痘疹讲义录》刊行。是书对小儿体质"纯阳"和"稚阴稚阳"理论，见解精辟。

1916年　南城谢佩玉所撰《方论集腋》刊行。

是年　清江黄石屏撰成《针灸铨述》，张謇作序。

1918年　乐安隋志先撰成《白喉丹痧述要》。是书融贯前人所传之经验良方，参以己意。

是年　清江熊鼎成所撰《鹤膝风医案》收入何廉臣编纂的《全国名医验案类编》中。

1924年　南昌喻政所撰《虺后方》辑入裘庆元《三三医书》中刊行。

1925年　神州医药会江西分会附设中医诊所。

1929年　国民政府卫生委员会通过"废止旧医"案，取缔中医，江西中医药界组织请愿团，由南昌中医江公铁、吴琢之等为代表率团上南京请愿。

是年　姚国美带头捐资修建南昌市佑清古寺，并提议将寺名改为佑民寺，在寺中开设中医诊所。

是年　抚州李行清治愈游秋兰（著名学者游国恩之妹）全身性脓疮危症，医名远播，踵门求医者不绝，乃至福建、上海等外省求医者亦众。

1930年　神州医药会江西分会更名为南昌神州国医学会。

是年　清江黄邦彦任清江县苏维埃政府卫生股股长、红五军军医。适逢参加救治红军中暴发痢疾患者，黄氏积极救治，并治愈了叶长庚连长（后任江西省军区副司令员）久痢。

1931年　中央国医馆江西分馆在南昌成立，吴琢之任馆长、曾芷青任副馆长。

1931-1939年　杨志一在上海编著出版《实用验方》。该书选方切合实用，临床验证效验可靠，具有方剂手册的性质。同时撰有《儿病须知》《妇科经验良方》等20余种医籍，其中有的医籍在海外刊行。

是年　崇仁骨伤科70岁老中医肖金标在江西省第七行政督察专员公署举办的运动会上表演国术，获得专员赠送"国术纯精"银瓶一对。

1933年2月　姚国美主持南昌神州国医学会会议，决定以学会名义发起成立江西国医专修院。成立筹备会，由姚国美主持教务、曾芷青主持事务。校址设在南昌市进贤门罗家塘。

是年5月　江西国医专修院成立。校董会组成：杨广甫任主席校董、刘文江任校董兼校长、江公铁任校董兼秘书、姚国美任校董兼教务主任、杨度普任校董兼训育主任、曾芷青任校董兼事务主任，张佩宜、姚穉山、谢双湖等为校董。学制4年（本科），招收学生35人。

是年9月　江西国医专修院开学。姚国美主讲病理学和诊断治疗学、张佩宜主讲中医病理学、江公铁主讲内科学、刘文江主讲妇科学、谢佩玉主讲《内经》、谢双湖主讲《伤寒论》、吴琢之主讲方论学、赵惕蒙主讲脉学、吴爱棠主讲医学史和国文、黄善卿主讲中药学、孙晓初主讲儿科学、曾芷青主讲国文、廖幼民主讲《伤寒论》和脉学。

1934年　江西国医专修院招收第二批学生35人。

是年　南城谢甘澍所撰《寓意草注释》刊行。是书悉取喻氏全帙，略加改动，重新编次，前以己见为之注释，后详按语彰明心法。

1935年　江西国医专修院招收第三批学生36人。

1936年12月15日　全省卫生处在南昌豫章公园中山纪念堂举办了规模宏大的江西省中药展览会，以展示中医药的风采。

是年　清江何财瑞因中药熬胶技艺精湛受聘于樟树长春药号任熬胶头柜。

是年　清江陈祥可创制"四日两头疟疾丸"，颇受群众欢迎。因加工炮制中药技艺精湛，后受聘于樟树长春药号任头扎。

是年　南城谢星焕所撰《得心集医案》更名为《谢映庐医案》，收入裘庆元辑《珍本医书集成》内刊行。

是年　江西国医专修院第一批本科生毕业，同时专修院更名为江西中医专门学校，招收第四批学生，学制5年。

1937年　丰城李克蕙所撰《国医的科学·药理篇》《中国发明之科学药方》《疗养食谱》《中华医药验方辑要》刊行。

1938年　日本侵略军轰炸南昌，江西中医专门学校沦为废墟，师生离散，学校被迫停办。至此，学校共招收学生4期共106人，毕业35人。

1942年　南城县遭日本侵略者轰炸，全城几乎沦为废墟，大批药商及从事药业者迁至闽、浙、粤等地。

1944年　金溪蔡益三撰成《医学三字诀》。是书执简驭繁，便于诵记。

1947年　许寿仁发起在南昌创办了江西中医学校，由许寿仁、江公铁等10余人组成董事会，校址设在南昌市肖公庙。

1948年　是年春季，江西中医学校开始招生，学制3年，许寿仁任校长、吴公陶任董事长，聘江公铁、吴公陶、徐克明等授课，培养学生140余人。

（谢强　撰稿）

二、主要参考文献

（一）主要参考书目

［1］复旦大学历史地理研究.中国历史地名辞典［M］.南昌：江西教育出版社，1986

［2］杨巧言.江西省自然地理志［M］.北京：方志出版社，2003

［3］谭其骧.中国历史地图集·宋辽金时期［M］.北京：中国地图出版社，1982

［4］谭其骧.中国历史地图集·元明时期［M］.北京：中国地图出版社，1982

［5］谭其骧.中国历史地图集·清时期［M］.北京：中国地图出版社，1982

［6］江西省水利厅.江西省水利志［M］.南昌：江西省科学技术出版社，1995

［7］高振华.江西省地图册［M］.长沙：湖南地图出版社，2012

［8］穆彰阿，潘锡恩等纂修（清）.大清一统志［M］.上海：上海古籍出版社，2007

［9］吴小红.江西通史［M］.南昌：江西人民出版社，2008

［10］常世英.江西省科学技术志［M］.北京：中国科学技术出版社，1994

［11］周标.江西省卫生志［M］.合肥：黄山书社，1997

［12］余瀛鳌，李经纬.中医文献辞典［M］.北京：北京科学技术出版社，2000

［13］李云.中医人名辞典［M］.北京：国际文化出版公司，1988

［14］日·丹波元胤.中国医籍考［M］.北京：人民卫生出版社，1956

［15］陈荣，熊墨年，何晓晖.中国中医术语集成·中医文献［M］.北京：中国古籍出版社，2007

［16］《中国医籍大辞典》编纂委员会.中国医籍大辞典［M］.上海：上海科学技术出版社，2002

［17］郭霭春.中国分省医籍考［M］.天津：天津科学技术出版社，1984

［18］薛清录.全国中医图书联合目录［M］.北京：中医古籍出版社，1991

［19］杨卓寅.江西杏林人物［Z］.南昌：江西省卫生厅编印，1988

［20］江西省卫生厅中医处.江西省当代中医名人志［Z］.南昌：江西省卫生厅编印，1989

［21］何晓晖.黄调均，赣东名医（李元馨专辑）［Z］.抚州：江西省卫生厅中医处、江西省抚州地区卫生局编印，1991

［22］章天生.何晓晖，赣东名医（第二辑）［Z］.抚州：江西省卫生厅中医处、江西省抚州地区卫生局编印，1991

［23］姚瑞琪.广昌县志［M］.上海：上海社会科学院出版社，1994

［24］夏长老.南丰县志［M］.北京：中共中央党校出版社，1994

［25］章添元.南城县志［M］.北京：新华出版社，1991

［26］江舢.黎川县志［M］.合肥：黄山书社，1993

［27］游锦生.资溪县志［M］.北京：方志出版社，1997

［28］徐克成，赵水泉.金溪县志［M］.北京：新华出版社，1992

［29］熊寿松.乐安县志［M］.南昌：江西人民出版社，1989

［30］徐禹谟.宜黄县志［M］.北京：新华出版社，1993

［31］陈勋民.崇仁县志［M］.南昌：江西人民出版社，1990

［32］抚州市志编纂委员会.抚州市志［M］.北京：中共中央党校出版社，1993

［33］杨佐经.临川县志［M］.北京：新华出版社，1993

［34］饶雪贵.东乡县志［M］.南昌：江西人民出版社，1989

［35］金达迈.丰城县志［M］.上海：上海人民出版社，1989

［36］柳培元.清江县志［M］.上海：上海古籍出版社，1989

［37］朱啸秋.进贤县志［M］.北京：中国科学技术出版社，1989

［38］南昌县志编纂委员会办公室.南昌县志［M］.海口：南海出版公司，1990

［39］谢日新.新建县志［M］.南昌：江西人民出版社，1991

［40］宋·陈自明.妇人大全良方［M］.王咪咪整理.北京：人民卫生出版社，2006

［41］宋·陈自明.新编备急管见大全良方［M］.清抄本影印.北京：中医古籍出版社，2005

［42］宋·陈自明.外科精要［M］.盛维忠校注.北京：中国中医药出版社，2007

［43］宋·李骃.黄帝八十一难经纂图句解［M］.北京：人民卫生出版社，1997

［44］元·危亦林.世医得效方［M］.北京：中国医药科技出版社，2011

［45］元·杜碧清.史氏重订敖氏伤寒金镜录［M］.史介生重订.上海：上海卫生出版社，1956

［46］元·萨谦齐.重订瑞竹堂经验方［M］.浙江中医研究所、湖州中医院重订.北京：人民卫生出版社，1982

［47］明·万全（密斋）.万氏家传广嗣纪要［M］.罗田县万密斋医院校注.武汉：湖北科学技术出版社，1986

［48］明·万全（密斋）.万氏妇人科［M］.罗田县万密斋医院校注.武汉：湖北科学技术出版社，1986

［49］明·万全（密斋）.万氏家传养生四要［M］.罗田县万密斋医院校注.武汉：湖北科学技术出版社，1986

［50］明·万全（密斋）.万氏秘传片玉心书［M］.罗田县万密斋医院校注.武汉：湖北科学技术出版社，1986

［51］明·万全（密斋）.万氏家传点点经［M］.罗田县万密斋医院校注.武汉：湖北科学技术出版社，1986

［52］明·万全（密斋）.万氏家传伤寒摘锦［M］.罗田县万密斋医院校注.武汉：湖北科学技术出版社，1986

［53］明·万全（密斋）.万氏秘传外科心法［M］.罗田县万密斋医院校注.武汉：湖北科学技术出版社，1986

［54］明·万全（密斋）.万氏家传幼科指南心法［M］.罗田县万密斋医院校注.武汉：湖北科学技术出版社，1986

［55］明·万全（密斋）.万氏家藏育婴秘诀［M］.罗田县万密斋医院校注.武汉：湖北科学技术出版社，1986

［56］明·聂尚恒.痘疹活幼心法［O］.日本明和元年（1764年）木刻

［57］明·聂尚恒.奇效医述［M］.北京：中医古籍出版社，1984

［58］明·王文洁编撰.太乙仙制本草药性大全［M］.北京：中医古籍出版社，2001

［59］李世华，王育学.龚廷贤医学全书［M］.北京：中国中医药出版社，1999

［60］明·龚廷贤.万病回春［M］.北京：人民卫生出版社，2007

［61］明·龚廷贤.寿世保元［M］.北京：中国医药科技出版社，2011

［62］明·龚居中.福寿丹书［M］.广诗等点校.北京：中医古籍出版社，1994

［63］明·龚居中.痰火点雪［M］.傅国志，王庆文点校.北京：人民卫生出版社，1996

［64］明·龚居中.红炉点雪［M］.上海：上海科学技术出版社，1959

［65］明·龚居中.新刻幼科百效全书［O］.明崇祯刻本影印本

［66］明·龚居中.外科百效全书［O］.三酉堂

［67］明·李梴.医学入门［M］.金嫣莉，何源，乔占兵校注.北京：中国中医药出版社，1995

［68］陈熠.喻嘉言医学全书［M］.北京：中国中医药出版社，1999

［69］清·曾鼎.曾氏医书四种［O］.忠怒堂刻本，清嘉庆十九年甲戌（1814）

［70］清·徐文弼.寿世传真［M］.吴林鹏点校.北京：中医古籍出版社，1986

［71］清·王琦.医林指月·易氏医案［O］.上海：上海图书集成印书局，光绪二十二年

［72］清·邹岳.外科真诠［M］.陈其华，杨坚贞整理.北京：人民军医电子出版社，2015

［73］清·谢映庐.谢映庐医案［M］.上海：上海科学技术出版社，1962

［74］清·黄宫绣.脉理求真［M］.北京：人民卫生出版社，1959

［75］清·黄宫绣.本草求真［M］.席与民，朱肇和点校.北京：人民卫生出版社，1987

［76］清·李省斋.医案偶存［O］.琴城小安山房刻本，清同治四年乙丑（1865）

［77］清·杨希闵.盱客医谈［O］.清光绪四年戊寅（1878年）抄本

［78］邓富明，余寿祥，张海云.樟树中药传统炮制法［M］.南昌：江西人民出版社，1983

［79］魏稼，高希言.各家针灸学说［M］.北京：中国中医药出版社，2007

［80］郑金生.海外回归中医善本古籍丛书［M］.第6册.北京：人民卫生出版社，2003

［81］曹洪欣.海外回归中医善本古籍丛书（续）［M］.第2～3，7册.北京：人民卫生出版社，2010

［82］曹洪欣.海外回归中医古籍善本集萃（20）［M］.北京：中医古籍出版社，2005

［83］胡志方，黄文贤.盱江医学纵横［M］.北京：人民卫生出版社，2012

［84］滕军.中日文化交流史考察与研究［M］.北京：北京大学出版社，2011

［85］魏稼，高希言.各家针灸学说［M］.北京：中国中医药出版社，2007

［86］梁繁荣.中国民间奇特针法［M］.上海：上海科学技术出版社，1999

（二）当代研究文献

［1］杨卓寅.江西杏林大事纪要（202—194）［J］.江西中医药，1992，23（4）：14～16

［2］杨卓寅.地灵人杰的"盱江医学"［J］.江西中医学院学报，1988，1（1）：53～55

［3］杨卓寅.江西十大名医谱（续）［J］.江西中医药，1987，18（3）：43～44

［4］杨卓寅.江西十大名医谱（续）［J］.江西中医药，1987，18（1）：10～11

［5］杨卓寅.江西十大名医谱（续）［J］.江西中医药，1986，17（6）：37～38

［6］杨卓寅.江西十大名医谱（续）［J］.江西中医药，1986，17（4）：58～59

［7］杨卓寅.江西十大名医谱（续）［J］.江西中医药，1986，17（3）：50～52

［8］杨卓寅.江西十大名医谱（续）［J］.江西中医药，1986，17（2）：45～46

［9］杨卓寅.江西十大名医谱（续）［J］.江西中医药，1985，16（6）：11～12，6

［10］杨卓寅.江西十大名医谱（续）［J］.江西中医药，1985，16（3）：50～52

［11］杨卓寅.江西十大名医谱（续）［J］.江西中医药，1985，16（1）：54～56

［12］杨卓寅.江西十大名医谱（续）［J］.江西中医药，1984，15（5）：12～15

［13］杨卓寅.江西十大名医谱［J］.江西中医药，1983，14（3）：57～60

［14］杨卓寅，熊昌华.江西历代医家著作存佚考［J］.江西中医药，1984，15（1）：5～12

［15］谢宇锋，杨宗保，陈赟，等.盱江针灸流派的学术源流及特色探析［J］.中国针灸，2016，36（3）：327～330

［16］谢强.盱江医学史考（先秦—汉晋）［J］.江西中医药，2016，47（1）：3～5，11

［17］徐春娟，王河宝.在教学实践中传承江医学［J］.江西中医药，2016，47（1）：6～8

［18］何晓晖，李丛，徐春娟，等.盱江名医成才规律探讨（续二）［J］.江西中医药大学学报，2015，27（6）：4～7

［19］何晓晖，李丛，徐春娟，等.盱江名医成才规律探讨（续一）［J］.江西中医药大学学报，2015，27（6）：4～6

［20］何晓晖，李丛，徐春娟，等.盱江名医成才规律探讨［J］.江西中医药大学学报，2015，27（4）：1～3

［21］李丛.盱江喉科学术特点及成因分析［J］.中医文献杂志，2015（6）：34～37

［22］谢强，卢娜环.盱江喉科流派对艺术声病的分类辨识及分证辨治（续三）［J］.江西中医药，2015，46（12）：6～10

［23］谢强，卢娜环.盱江喉科流派对艺术声病的分类辨识及分证辨治（续二）［J］.江西中医药，2015，46（11）：6～9，14

［24］谢强，卢娜环.盱江喉科流派对艺术声病的分类辨识及分证辨治（续一）［J］.江西中医药，2015，46（10）：6～9，10

［25］谢强，卢娜环.盱江喉科流派对艺术声病的分类辨识及分证辨治［J］.江西中医药，2015，46（8）：3～7

［26］谢强.盱江喉科流派医家时空分布规律探析［J］.中华中医药杂志，2015，30（11）：3915～3917

［27］李丛.盱江流域戏曲文化及对喉科发展的影响［J］.江西中医药大学学报，2015，27（5）：

7～10

［28］赵海梅，罗浪，赵蕾，等.盱江名医对肿瘤转移理论的贡献与解析［J］.光明中医，2015，30（9）：1835～1836

［29］徐春娟，何晓晖，王河宝.试析盱江医学中的医学独创性［J］.中华中医药杂志，2015，30（8）：2744～2747

［30］傅杰，刘静.盱江医家灸法特色及成就述要［J］.中医研究，2015，28（8）：1～2

［31］张发祥.元代抚州书院述论［J］.东华理工大学学报（社会科学版），2015，34（4）：305～308

［32］黄小英，刘端勇，胡蓉，等.盱江名医对肿瘤相关病的治疗策略分析［J］.中医研究，2015，28（3）：1～4

［33］黄利兴，刘英锋，石强.盱江脉学的成就与特色［J］.江西中医药大学学报，2015，27（3）：4～6

［34］谢文强，戴家超，毛穗，等.盱江医家论痰饮［J］.江西中医药大学学报，2015，27（2）：8～12

［35］胡素敏，叶平贵.盱江医家妇产科学术成就概述［J］.江西中医药大学学报，2015，27（2）：5～7

［36］何晓晖，谢强，李丛，等.盱江医家医学教育思想探析（续）［J］.江西中医药大学学报，2015，27（2）：1～4，7

［37］何晓晖，谢强，李丛，等.盱江医家医学教育思想探析［J］.江西中医药大学学报，2015，27（1）：1～4

［38］彭贵珍.宋代医学文献征集小考［J］.江西中医药大学学报，2015，27（1）：14～17

［39］张发祥.清代抚州书院考略［J］.东华理工大学学报（社会科学版），2014，33（4）：306～310

［40］徐春娟，何晓晖，陈荣，等.盱江医学文化探源［J］.中医杂志，2014，55（10）：893～895

［41］孙悦，丁成华，熊德梁，等.盱江医学文化蠡测［J］.江西中医药大学学报，2014，26（3）：8～10

［42］何晓晖，葛来安.盱江医家脾胃学术思想述略［J］.江西中医药大学学报，2014，26（5）：1～4

［43］李丛.从《夷坚志》看宋代盱江医家为医处世之道［J］.医学与哲学（A），2014，35（10A）：83～84

［44］邹来勇，涂国卿，汤群珍.浅析盱江医家医德的价值［J］.中医教育，2014，33（5）：54～55

［45］李丛.盱江古县金溪医学文化遗址探寻［J］.江西中医药大学学报，2014，26（4）：4～7

［46］刘晓庄."盱江医学"概念辨析［J］.江西中医药大学学报，2014，26（4）：1～3，7

［47］王萍.盱江医家对金元四大家学术思想的继承与创新初探［J］.江西中医药大学学报，2014，26（3）：10～12

［48］谢强.盱江支流清丰山溪考——兼论清江丰城的盱江医学地域属性［J］.江西中医药大学学报，2014，26（3）：5～9

［49］何晓晖，徐春娟.传承创新是盱江医学最鲜明的特征（续）［J］.江西中医药大学学报，2014，26（3）：1～4，12

［50］何晓晖，徐春娟.传承创新是盱江医学最鲜明的特征［J］.江西中医药大学学报，2014，26（2）：4～7

［51］谢强.源远流长的盱江医学—盱江医学发展探寻［J］.江西中医药大学学报，2014，26（2）：1～3

［52］曹征.盱江医家养生述略［J］.江西中医药大学学报，2014，26（2）：11～13

［53］刘晓庄.盱江医学的精气神［J］.江西中医药大学学报，2014，26（1）：1～6

［54］谢强.盱江医学的区域属性及地域分布研究［J］.江西中医药大学学报，2014，26（1）：7～11

［55］谢强，周思平.盱江医家医籍及地域分布略考（续二）［J］.江西中医药，2013，44（5）：3～8

［56］谢强，周思平.盱江医家医籍及地域分布略考（续一）［J］.江西中医药，2013，44（4）：3～8

［57］谢强，周思平.盱江医家医籍及地域分布略考［J］.江西中医药，2013，44（3）：3～6

［58］徐春娟，陈荣，裴丽，等.盱江医家针灸学术思想初探［J］.时珍国医国药，2013，24（6）：1436～1438

［59］谢强，黄冰林.盱江医学发展纪年［J］.江西中医学院学报，2013，25（3）：15～23

［60］徐春娟，裴丽，陈荣，等.试析盱江医学的国际影响［J］.中医杂志，2013，54（4）：273～276

［61］谢强，黄冰林.盱江医学发展纪年［J］.江西中医学院学报，2013，25（3）：15～23

［62］谢强，魏小明，杨淑荣，等.盱江医学喉科"喉针"流派溯源［J］.中医耳鼻喉科学研究，2013，12（1）：18～19，22

［63］周步高，喻松仁，刘静，等.盱江医学著名医家针灸学术思想和成就述要［J］.江西中医学院学报，2012，24（6）：39～40

［64］谢强，周思平，黄冰林.盱江流域及盱江医学地域分布今考［J］.江西中医学院学报，2012，24（6）：11～14

［65］徐春娟，陈建章，陈荣，等.试论盱江医学在中医学术史上的地位和影响［J］.时珍国医国药，2012，23（4）：985～986

［66］陈建章，邹来勇.盱江医学形成因素探析［J］.时珍国医国药，2011，22（10）：2511～2512

［67］真柳诚著，郭秀梅译.中日韩越古医籍数据的比较研究［J］.中国科技史杂志，2010，31（3）：243～256

［68］王和鸣，刘俊宁.中医传统正骨在海外的影响——历史源流与现状［J］.中医正骨，2009，21（2）：2

［69］申东原，权东烈.《东医宝鉴》针灸学特色探析［J］.上海中医药杂志，2009，43（11）：63～65

［70］马继兴.日本古旧遗址中发现的零残中医古文献概况［J］.天津中医药大学学报，2008，27（3）：139～142

［71］万少菊."盱江医学"印象［J］.中医药文化，2007（2）：28～31

［72］刘景超，张秀传.日本汉方医学的发展现状［J］.世界中西医结合杂志，2006，1（1）：13～16

［73］胡滨.中医学术流派散论［J］.中医文献杂志，2004，23（4）：1

［74］李才栋.李觏与盱江书院［J］.抚州师专学报，2003，22（2）：1～4

［75］艾儒棣，艾华.中医外科学的起源及形成［J］.成都中医药大学学报，2002，25（4）：52～55

［76］靳士英，靳朴.明代六部综合性医书的传日及其影响［J］.中华医史杂志，1999，29（3）：131～134

［77］何晓晖，傅淑清."盱江医学"形成因素的探讨［J］.中华医史杂志，1998，28（2）：100～103

［78］马玉良，蔡武承、骆正熙，等.脊柱复位架治疗胸腰椎压缩性骨折173例报告［J］.中医正骨，1992，4（3）：23～25

［79］谢强，卢娜环.葛洪在盱江流域创教行医及对耳鼻咽喉科急症的贡献［J］.江西中医药大学学报，2014，26（6）：1～3，14

［80］黄剑煜.《席弘赋》源流及腧穴应用的研究［D］.广州中医药大学，2014

［81］徐春娟，陈荣，杨永寿.席弘、席弘学派与《席弘赋》［J］.中国针灸，2008，28（11）：845～847

［82］李鼎.此诀出自梓桑君——席弘学派及其针法［J］.上海中医药杂志，1993，27（2）：1～4

［83］杨红梅，曾倩.《妇人大全良方·求嗣门》治疗不孕症思路探赜［J］.四川中医，2016，34（2）：22～23

［84］王河宝，薛小虎，曹征.《妇人大全良方》情志养生研究［J］.江西中医药，2015，46（12）：3～5，10

［85］范楷，张建伟.《妇人大全良方》"角药"配伍应用探析［J］.光明中医，2015，30（11）：2448～2449

［86］范培，梁瑞宁.盱江医家陈自明助孕安胎学术特色探析［J］.新中医，2015，47（7）：303～304

［87］杨海燕，王萍，吴飞华，等.《妇人大全良方》治疗产后外感的证治特点研究［J］.江西中医药大学学报，2015，27（3）：7～9

［88］孟萍，梅芳，傅淑清.盱江医家陈自明妇科用药特点探析［J］.中国民间疗法，2015，23（5）：5～6

［89］程雅群.中国传统生育文化的道教情怀——以《妇人大全良方》为例［J］.中华文化论坛，2015（4）：168～172

［90］王安然，张建伟.风药在《妇人大全良方》中的应用及其特点探析［J］.江苏中医药，2015，47（3）：72～73

［91］胡素敏，叶平贵.盱江医家妇产科学术成就概述［J］.江西中医药大学学报，2015，27（2）：5～7

［92］胡蓉，罗浪，赵蕾，等.盱江名医陈自明论"乳岩"辨证思想分析［J］.光明中医，2015，30（2）：250～251

［93］付水冰，谈珍瑜.从《妇人大全良方》看陈自明的妇产科论治特点［J］.中医药学报，2015，43（1）：124～125

［94］岐黄.妇人大全良方［J］.现代养生，2015（1）：25～26

[95]甄雪燕，梁永宣.妇科的"大全良方"[J].中国卫生人才，2014（12）：88～89

[96]孟萍，高晓静，傅淑清.旴江医家陈自明妇科应用莪术经验[J].时珍国医国药，2014，25（11）：2734～2736

[97]韩雪梅，蓝婧，王田平，等.论《妇人大全良方》崩漏证治特点[J].黑龙江中医药，2014（6）：8～9

[98]邓霭静.中医诊治带下病学术源流探讨及文献整理研究[D].广州中医药大学，2014

[99]宋亚巍，周铭心.《妇人大全良方》中治疗痛经所用止痛药方剂计量学分析[J].四川中医，2014，32（2）：29～31

[100]相宏杰，闫石，刘艳辉，等.陈自明治疗月水不通的用药特点探析[J].世界中西医结合杂志，2013，8（3）：287～289

[101]徐春娟，何晓晖，陈荣.中医妇科学奠基者陈自明学术思想的现代研究[J].江西中医学院学报，2012，24（6）：7～10

[102]相鲁闽.陈良甫及《妇人大全良方》[J].河南中医，2012，32（11）：1472

[103]杜河洪，李丛.旴江医家龚廷贤陈自明月经病证治异同辨析[J].江西中医药，2012，43（10）：7～8

[104]肖小惠.《妇人大全良方》主要学术思想探析[J].光明中医，2012，27（8）：1524～1525

[105]周南阳，梅洪萍，赵虹，等.略论陈自明朱丹溪薛己陈实功辨治乳岩的经验[J].四川中医，2012，30（7）：22～24

[106]张越平，阮氏水.从《妇人大全良方—胎教门》看中医胎教学[J].天津中医药，2012，29（6）：606～607

[107]蔡秀珠，秦玉龙.从《妇人大全良方》看陈自明对丹参的应用[J].中医药通报，2011，10（3）：29～31

[108]闫石，刘桂荣.陈自明治疗妇人便秘遣方用药探讨[J].山东中医杂志，2011，30（4）：224～225

[109]杨明，王波.《妇人大全良方》中陈自明妊娠护理思想探析[J].环球中医药，2010，3（3）：222～223

[110]杨明，李月凤，郑少萍，等.《妇人大全良方》产后门护理思想与现代医学辨析[J].辽宁中医药大学学报，2010，12（7）：67～68

[111]孟萍，陈建章.从《妇人大全良方》三"夺命"方看旴江医家陈自明从瘀论治产后病证[J].江西中医药，2010（9）：11～12

[112]李春娜，任晓红，周铭心.陈自明治疗闭经方药功效特点分析[J].新疆中医药，2010，28（2）：18～21

[113]李春娜.《妇人大全良方》方药运用规律研究[D].新疆医科大学，2010

[114]韩葆贤.医海拾贝——《妇人大全良方》读后[J].新疆中医药，2009，27（5）：76

[115]刘双琴.中医妇科学的创始人——陈自明[J].文史知识，2009（3）：98～101

[116]蔡秀珠，秦玉龙.陈自明辨治中风病的经验[J].天津中医药，2009，26（3）：256～258

[117]朱鹏，古继红.《妇人大全良方》中乌梅的应用特点[J].广州中医药大学学报，2009，

26（2）：191～193

[118]卢美芳.陈自明对张仲景妇科诊治思想之继承与发展［D］.北京中医药大学，2009

[119]韩楠.陈自明论治闭经特色及用药规律研究［D］.成都中医药大学，2009

[120]于绍卉，张红.《妇人大全良方》中调经门的特点［J］.长春中医药大学学报，2008，24（2）：125

[121]杜耀战，张慧珍，郭林芝.《妇人大全良方》论乳痈［J］.世界中西医结合杂志，2008，3（9）：506～507

[122]张梅.《妇人大全良方》治疗月水不通学术思想探微［J］.甘肃中医，2008，21（4）：5～6

[123]崔轶凡.浅议《妇人大全良方》对中医妇科学的贡献［J］.山西中医学院学报，2007，8（4）：7～8

[124]尹燕，张婷婷.《校注妇人良方》对外治法应用与发展的贡献［J］.陕西中医，2007，28（3）：366～367

[125]李丛.旴江医家陈自明学术特色探析［J］.江苏中医药，2007，39（8）：12～13

[126]方燕.宋代生育巫术的社会和文化语境［J］.四川师范大学学报（社会科学版），2007，34（3）：125～132

[127]黄艳辉，司徒仪.从《妇人大全良方》看子宫内膜异位症的病机与治疗［J］.河南中医，2006，26（5）：19～20

[128]陈丽云.《妇人大全良方》妇科疾病诊治特色［J］.上海中医药大学学报，2005，19（3）：11～13

[129]王光辉，王琦.谈《妇人大全良方》的主要学术成就［J］.长春中医学院学报，2005，21（3）：4～5

[130]张继.试论中医妇产科学的形成［J］.南京中医药大学学报（社会科学版），2004，5（4）：212～217

[131]段祖珍，尤昭玲.《妇人大全良方》论治特点探析［J］.湖南中医学院学报，2004，24（2）：31～32

[132]刘洋.清以前《妇人良方》版本考略［J］.中华医史杂志，2004，34（2）：108～111

[133]谭抗美.陈自明妇科学术思想运用体会［J］.实用中医药杂志，2004，20（1）：39

[134]谭抗美.《妇人大全良方》临床应用体会［J］.新中医，2003，35（7）：68

[135]罗英.《妇人大全良方》的胎教思想浅析［J］.黑龙江中医药，2003（6）：4～5

[136]周一谋.从陈自明的胎教论说起［J］.家庭医学，2002（1）：11

[137]朱兰，林宝杏，林笑治，等.良方温经汤治疗子宫内膜异位症临床研究［J］.中国中西医结合杂志，2000，20（9）：696～697

[138]张清奇.《妇人大全良方》之学术思想及对后世的影响［J］.现代中医，1999（3）：35～36

[139]韩慧敏，翟书正.论《妇人大全良方》人尿入药特色［J］.光明中医，1998，13（6）：49～50

[140]谢德聪.陈自明《妇人良方》论治崩漏的特色［J］.福建中医学院学报，1998，8（3）：40～42

[141]魏跆光.陈自明对中医产科学的贡献［J］.中华医史杂志，1998，28（1）：23～25

[142]旴江医学研究课题组.《妇人大全良方》与《校注妇人良方》[J].江西中医药,1994,25（5）：2

[143]来雅庭.《校注妇人良方》并不迥同《妇人良方》[J].中医药学报,1991,19（4）:4～6

[144]段光堂.学博于百家术精于实践——陈自明《妇人大全良方》评述[J].上海中医药杂志,1991,25（2）：32～34

[145]戴月笙.谈陈自明对妇科调经的认识[J].福建中医药,1989,20（3）：24～26

[146]长青.陈自明[J].山西中医,1988,4（1）：47

[147]蔡景峰.中国医学妇产科学奠基者陈自明[J].自然科学史研究,1987,6（2）：188～192

[148]周一谋.南宋医家陈自明[J].中国农村医学,1986,14（4）：55

[149]朱定华,王咪咪.我国古代妇产科学的瑰宝——介绍元·勤有书堂刻本《妇人大全良方》[J].浙江中医学院学报,1985,9（2）：39～40

[150]王咪咪.浅析《妇人大全良方》与《校注妇人良方》之异同[J].湖北中医杂志,1984,6（5）：36～37

[151]王光辉,亓逢君.陈自明《妇人大全良方》优生学术思想探讨[J].山东中医杂志,1984,3（6）：7～8

[152]王大鹏.《妇人大全良方》对中医妇产科的贡献[J].黑龙江中医药,1983（4）：45～47

[153]辛智科.陈自明和《妇人大全良方》[J].陕西中医,1983,4（2）：45～46

[154]高德明.我国古代的妇产科专家——陈自明[J].中医杂志,1958（6）：431～432

[155]潘鑫,李丛,冯倩倩.旴江医籍《外科精要》的灸治特点[J].江西中医药,2016,47（1）：9～11

[156]陈柏书,柴铁劬,米建平,等.《外科精要》治疗痈疽之灸法特色浅谈[J].新中医,2014,46（6）：245～246

[157]相宏杰,闫石,刘艳辉,等.陈自明应用灸法治疗痈疽经验探析[J].四川中医,2013,31（9）：30～31

[158]王风云,陈明岭.从《外科精要》浅谈痈疽[J].四川中医,2012,30（10）：27～28

[159]徐春娟,陈荣,艾瑛,等.王安石与"药不瞑眩,厥疾弗瘳"[J].南京中医药大学学报（社会科学版）,2012,13（2）：92～93

[160]徐春娟,陈荣,袁名华.安得斯人术,付之经国手——读王安石赠医生陈景初诗三首[J].江西中医学院学报,2012,24（1）：91～92

[161]徐春娟,陈荣,邓棋卫,等.试论王安石变法对中医药的影响[J].南京中医药大学学报·社会科学版,2010,11（4）：137～139

[162]陈荣,徐春娟,芦琴.从《抚州招仙观记》谈王安石对医德医术的推崇[J].江西中医药,2009,40（10）：5～6

[163]徐春娟,陈荣.王安石的医学情怀[J].中医药文化,2008（4）：27～28

[164]罗尧岳,刘锐.浅论危亦林学术思想对后世的影响[J].中国中医药现代远程教育,2011,9（3）：1～2

[165]李永健,邸若虹.《外科精要》学术特点[J].河北中医,2011,23（1）：117～118

［166］和中浚，王缙.早期外科专著关于痈疽的学术成就和价值［J］.中华中医药杂志，2011，26（1）：25～27

［167］喻国华，陈建章，邹来勇.旴江医家陈自明《外科精要》的学术特点探析［J］.中医文献杂志，2010，29（6）：35～36

［168］刘青林，吴积华，刘天骥.浅析《外科精要》的学术贡献［J］.中医文献杂志，2001，20（4）：19～20

［169］杨昆蓉.陈自明外科治疗特色之简析［J］.中国自然医学杂志，2000，2（1）：41～42

［170］尹国有.略论陈自明在痈疽证治上的成就［J］.河南中医，1995，15（2）：80～81

［171］管济生.《外科精要》复元通气散临床举隅［J］.北京中医，1992，11（4）：26～27

［172］郑陆骅.陈自明外科学术思想及经验简介［J］.江苏中医，1988，20（9）：10～12

［173］谢兴生.陈自明的针灸学术思想探析［J］.江西中医药，1988，29（3）：42～43

［174］方晓颖，谢强，曾敏华.旴江名医陈自明喉科学术思想探讨［J］.江西中医药，2015，46（7）：3～5

［175］陈立怀，徐琨.陈自明对护理学的贡献［J］.长春中医学院学报，1999，15（4）：3～4

［176］罗华富，姚凤云，左铮云，等.旴江医家陈自明治疗痢疾遣方用药思想浅析［J］.光明中医，2015，30（3）：481～482

［177］明·薛己校注.外科精要［M］.北京：人民卫生出版社，1982

［178］来雅麻.琐谈龙胆泻肝汤出源与演变［J］.中医药信息，1987（2）：28～29

［179］许爱英，刘锋.从仙方活命饮的配伍看痈疡肿毒的治法［J］.现代中医药，2010，30（2）：48～49

［180］诸伯星.朱承汉老中医运用固经丸的经验［J］.浙江中医药大学学报，1981（2）：43～44

［181］黄纪彬，谢强.南宋旴江名医黎民寿耳鼻喉科辨治特色［J］.江西中医药，2015，46（10）：3～5

［182］叶明花，蒋力生.黎民寿脉神论及其学术影响阐要［J］.中医药通报，2015，14（1）：34～36

［183］叶明花，蒋力生.《玉函经》撰注考［J］.江西中医药，2014，45（12）：3～4

［184］肖永芝.《玉函经》注者新考［J］.北京中医，2006，25（6）：345～347

［185］党志政.《东医宝鉴》引录中医文献研究［D］.中国中医科学院硕士论文，2015

［186］甄雪燕，梁永宣.“悬吊复位法”的创立［J］.中国卫生人才，2015（2）：90～91

［187］卢嫏环，谢强.旴江名医危亦林喉科学术特点初探［J］.江西中医药大学学报，2014，26（2）：8～11

［188］黄辉.《世医得效方》导读［J］.中国中医药图书情报杂志，2014，38（2）：32～36

［189］张佳丽，刘密，刘金芝，等.《世医得效方》灸法浅议［J］.福建中医药，2013，44（3）：48～49

［190］谢强，魏小明，杨淑荣，等.旴江医学喉科“喉针”流派溯源［J］.中医耳鼻喉科学研究，2013，12（1）：18～20

［191］谢强，魏小明.我国最早的喉科医生——旴江医家范叔清、危亦林考［J］.江西中医药，2012，43（11）：10～12

［192］吴海霞，杨宗保，魏稼.危亦林针灸学术思想探讨［J］.江西中医学院学报，2012，24（5）：3～5

［193］徐春娟，陈荣，陈建章.对元代名著《世医得效方》的研究［J］.中国实验方剂学杂志，2012，18（14）：317～319

［194］邹来勇，何忠锅.浅析盱江医家危亦林之《世医得效方》敷药特色［J］.中医文献杂志，2012，31（4）：30～31

［195］相鲁闽.危亦林及《世医得效方》［J］.河南中医，2012，32（5）：590

［196］李强.《世医得效方》对古代日本接骨术的影响［J］.中国中医骨伤科杂志，2010，18（4）：58～61

［197］邹来勇，涂国卿，汤群珍.《世医得效方》伤科证治特色［J］.上海中医药杂志，2010，44（3）：56～57

［198］王莹莹，杨金生.古今刮痧法的比较研究［J］.中医杂志，2010年，51（3）：274～277

［199］姜赫俊.《东医宝鉴》方剂引文与主要中医原著比较研究［D］.中国中医科学院博士论文，2009

［200］戴铭，周祖亮，傅锡钦，等，校注.世医得效方［M］.北京：中国中医药出版社，2009

［201］付笑萍.《世医得效方》校注"血崩"辨［J］.中医文献杂志，2008，27（4）：25～26

［202］付笑萍.《世医得效方》校正本文字错讹辨正举隅［J］.中医文献杂志，2006，25（4）：13～14

［203］齐秀娟，陈建国，沈霖.《世医得效方》的骨伤科成就［J］.中国中医骨伤科，2005，13（5）：66～6

［204］梁润英.《世医得效方》中骨折的康复特色［J］.中医研究，2005，18（2）：49～50

［205］周利.《世医得效方》校注错讹辨析［J］.医古文知识，2005（1）：37

［206］周利，贾成祥.《世医得效方》难解词语考释［J］.河南中医，2004，24（12）：84

［207］黎建.浅谈危亦林学术思想［J］.实用中西医结合临床，2004，4（6）：77～78

［208］刘晓庄.危亦林杂病治疗经验举隅［J］.江西中医药，1996，27（2）：2～3

［209］胡立敏.危亦林创伤"十不治症"刍议［J］.江西中医学院学报，1995，7（4）：8

［210］刘晓庄，杨卓寅.危亦林《世医得效方》骨伤科学术内容探讨［J］.江西中医药，1993，24（2）：15～17

［211］肖家翔.《世医得效方》眼科学术成就举要［J］.黑龙江中医药，1991（3）：50～51

［212］黄俊卿，韦贵康，李桂文.《世医得效方》对骨伤科正骨手法的贡献［J］.广西中医药，1990，13（5）：33～34

［213］常敏毅.《世医得效方》中十九畏药物并用的探讨［J］.中国药学杂志，1988，23（9）：560～562

［214］刘艺.谈宋元时期解剖学对骨伤科发展的影响［J］.福建中医药，1988，19（2）：55～56

［215］危北海.对危亦林及《世医得效方》的学术探讨［J］.云南中医杂志，1987，8（6）：29～32

［216］黄世福，蔡国弘.谈《世医得效方》的灸疗特色［J］.江苏中医杂志，1987（4）：42～44

［217］杨大鹏.《世医得效方》在骨科学上的贡献，天津中医学院第一附属医院院刊，1984（Z2）：

79～80

[218]盛受苏，方凡.危亦林刺灸经验述要［J］.江西中医药，1983，14（5）：36～37

[219]危北海.危亦林与《世医得效方》［J］.江苏中医杂志，1982（5）：46～47

[220]王育学.《世医得效方》在骨伤科学术上的贡献［J］.青岛医学院学报，1975（1）：32～34

[221]吴树勋，兰庆荣，张建新.参附注射液的药理研究［J］.中药药理与临床，1985（2）：25～26

[222]金岚.天王补心丹的传统认识与现代研究［J］.中成药，1982，4（5）：30～32

[223]王绪前.二妙散使用沿革［J］.湖北中医学院学报，1999，1（1）：25

[224]马玉芳.《瑞竹堂经验方》小肠疝气使用香药特色分析［J］.宁夏医科大学学报，2015，37（11）：1370～1372

[225]任伊梅，谢强.旴江名医沙图穆苏《瑞竹堂经验方》耳鼻咽喉科特色初探［J］.江西中医药，2015，46（9）：5～6，69

[226]陈怡萌，党毓起，王晶.瑞竹堂经验方加减治疗糖尿病周围神经病变60例临床观察［J］.宁夏医科大学学报，2015，37（2）：117～120

[227]张枢明.瑞竹堂经验方治瘅用药特点及其启示［J］.中国骨伤，1995，8（5）：35

[228]梅沄.《小史料》瑞竹堂经验方［J］.内蒙古中医药，1991（1）：42

[229]梁嵘.《敖氏伤寒金镜录》在日本流传情况的若干调查［J］.中华医史杂志，2003，33（1）：3～6

[230]梁嵘，王召平.《敖氏伤寒金镜录》学术渊源探讨［J］.中华医史杂志，2002，32（3）：148

[231]叶明花.朱权刊刻《神应经》考辨［J］.江西中医学院学报，2010，22（6）：22～24

[232]叶明花，蒋力生.朱权《救命索》内丹思想初探［J］.中国道教，2010（4）：47～50

[233]叶明花，蒋力生.宁王朱权著作分类述录［J］.江西中医学院学报，2009，21（6）：18～25

[234]叶明花，蒋力生.宁王朱权著述考［J］.江西中医学院学报，2009，21（5）：22～28

[235]叶明花，蒋力生.朱权中和养生观阐论［J］.中国中医基础医学杂志，2009，15（7）：492～493

[236]叶明花.朱权医药养生文献研究［D］.北京中医药大学博士论文，2009

[237]叶明花，蒋力生.朱权神隐养生观阐论［J］.上海中医药杂志，2009，43（4）：56～58

[238]叶明花，蒋力生.朱权医药养生著作考述［J］.江西中医学院学报，2009，21（1）：9～12

[239]肖爱娇，欧阳镇.《神应经》辨析：兼论道教医学［J］.中医药通报，2013，12（5）：28～29

[240]孙悦榕.《神应经》捻转补泻法特色的探讨［D］.广州中医药大学博士论文，2011

[241]马小平，杨兆民.《神应经》刺法特色浅探［J］.南京中医学院学报，1991，7（3）：165～166

[242]李艳生.万全中医儿科生理病理特点探析［J］.黄冈职业技术学院学报，2015，17（6）：122～124

[243]李艳生.万全优生优育学术思想探析［J］.黑龙江医药，2015，28（5）：1050～1051

［244］王伟.浅议万全调理小儿脾胃三法［J］.天津中医药，2014，31（4）：222～223

［245］范崇峰.万全《养生四要》评介［J］.中医药文化，2013（6）：45～46

［246］焦磊，方朝义.万全小儿"脾常不足"学术思想研究［J］.江苏中医药，2013，45（7）：4～5

［247］李艳生.万全妇科学术思想探析［J］.黄冈职业技术学院学报，2013，15（5）：101～104

［248］张玉辉，杜松，蔡秋杰，等.万全养生学术思想探析［J］.中国中医基础医学杂志，2012，18（11）：1198～1200

［249］黄喜梅.试论万全对产前期保健的贡献［J］.光明中医，2011，26（12）：2404～2405

［250］陈炜，王力宁，杨岩.通过以法类方探析万全调理脾胃理论［J］.江苏中医药，2011，43（7）：9～11

［251］文颖娟，潘桂娟.万全痘疹诊治思想探析［J］.中医杂志，2011，52（6）：545～548

［252］陈慧.试论万全对儿童治未病理论的贡献［J］.四川中医，2011，29（6）：33～34

［253］王淑玉."小儿王"万全［J］.养生大世界（B版），2011（6）：27

［254］文颖娟，潘桂娟.明代儒医万全［J］.医学争鸣，2011，2（5）：22～24

［255］宗旨，吴丽萍.浅析万全辨治小儿惊风［J］.中医儿科杂志，2011，7（4）：15～16

［256］袁华娣，潘金波.万全对儿科中医护理的贡献［J］.福建中医药，2011，42（3）：50～51

［257］郭军军.《幼科发挥》调理脾胃思想浅析［J］.江西中医药，2011，42（3）：5～6

［258］李晓钟.明代名医万全对《黄帝内经》养生思想之探析［J］.中医学报，2010，25（6）：1238～1239

［259］张媛媛.浅析万全辨治儿科疾病之经验［J］.中医药导报，2010，16（1）：24～25

［260］郁晓维.万全《幼科发挥》调理脾胃思想探析［J］.陕西中医学院学报，2009，32（4）：11～12

［261］严飞飞，张士卿.浅析《幼科发挥》的学术思想［J］.中医儿科杂志，2009，5（3）：10～12

［262］任耀全.万全《幼科发挥》调理脾胃思想探析［J］.浙江中西医结合杂志，2009，19（2）：85～86

［263］潘利忠，张振尊，孙淑华.万全的学术思想对现代中医儿科学的指导意义［J］.中华中医药学刊，2009，27（1）：184～187

［264］张文娟，吴丽萍.浅谈万全《幼科发挥》的小儿脾胃观［J］.甘肃中医，2008，21（10）：11～12

［265］刘建军.谈万全"育婴四法"的治未病观［J］.中医药通报，2008，7（5）：40～41

［266］潘利忠，张振尊.万全儿科学术思想探讨［J］.新中医，2008，40（9）：14～15

［267］李成年，李成文.万全优生优育观探讨［J］.中医药学报，2008，36（6）：72～74

［268］李成年，李成文.万全养生思想与方法探讨［J］.中医药学报，2008，36（5）：69～70

［269］李成年.万全妇科学术思想浅谈［J］.世界中西医结合杂志，2008，3（5）：296

［270］邵金阶，邵迎新.试论万全对温病学说形成与发展的贡献［J］.湖北中医杂志，2008，30（4）：27～28

［271］丁峰.浅谈万全对小儿痢疾的证治［J］.福建中医药，2008，39（3）：58

［272］刘建军.万全"预养以培其元"学术观点浅析［J］.江西中医学院学报，2007，19（6）：8

［273］朱立鸣，左先邦.万全"肝常有余、脾常不足"论学术思想探析［J］.中医儿科杂志，2007，3（6）：10～11

［274］唐彦，李宜瑞.万全对小儿心身医学的论述和贡献［J］.北京中医，2007，26（6）：344～345

［275］李成年.略论万全养生观的现代意义［J］.河南中医，2006，26（7）：29～31

［276］张振尊，张士卿.万全其人及对儿科学的贡献［J］.中医儿科杂志，2006，2（4）：53～57

［277］李成年，刘琼.万全医德医风浅谈［J］.湖北中医学院学报，2006，8（1）：56～57

［278］郭海英.万全养生思想探析［J］.辽宁中医学院学报，2005，7（6）：559～560

［279］丁东婧.浅谈万全对泄泻的诊疗方法［J］.江西中医学院学报，2005，17（4）：10

［280］姜桂荣，焉洁.万全汤治疗小儿外感发热40例临床观察［J］.时珍国医国药，2004，15（5）：293～294

［281］李江全.明代医家万全预养、胎教及婴幼儿保健学术思想探析［J］.甘肃中医，2003，16（11）：4～5

［282］高桂奇.万全《幼科发挥》重视脾胃思想述略［J］.辽宁中医学院学报，2001，3（4）：293

［283］邓吉华.万全《幼科发挥》学术创见举要［J］.江西中医学院学报，1999，11（3）：133～134

［284］傅沛藩，姚昌绶，王晓萍.万全儿科妇科学术思想初探［J］.湖北中医学院学报，1999，1（2）：6～7

［285］禹正玲.万全"五脏论治"治疗思想探微［J］.贵阳中医学院学报，1997，19（3）：4～5

［286］濮正琪.万全论"法时"养生［J］.江西中医药，1997，28（6）：3

［287］濮正琪，陈本川.万全论"慎动"养生［J］.江西中医药，1996，27（4）：56

［288］濮正琪.万全的"寡欲"养生观［J］.江西中医药，1996，27（3）：2～3

［289］万芳，钟赣生.万全小儿脾胃观论说［J］.中国医药学报，1995，10（5）：30～32

［290］毛德华.万全生平若干史事考［J］.中华医史杂志，1995，25（2）：108～110

［291］毛德华.万全家世及生卒考［J］.湖北中医杂志，1992（4）：21～23

［292］赵延坤.明代医家万全对温病学的贡献［J］.山东中医学院学报，1992，16（2）：24～25

［293］蔡华珠，黄信超，刘启鸿，等.《痘疹活幼心法》版本初考［J］.福建中医药大学学报，2014，24（6）：54～56

［294］蔡华珠，黄信超，刘启鸿，等.《痘疹活幼心法》学术思想及其若干问题考［J］.山西中医学院学报，2014，15（6）：4～5，8

［295］李思宏，谢强.盱江名医聂尚恒辨治喉症经验初探［J］.江西中医药，2014，45（8）：5～6，26

［296］邓月娥.《活幼心法大全》———一本值得关注的儿科临床著作［J］.福建中医药大学学报，2011，21（2）：49～51

［297］陈国献，李红．明代医家聂尚恒学术经验初探［J］.四川中医，2011，29（2）：40～41

［298］邱玏，朱建平．明代医家聂尚恒实地调查记［J］.江西中医学院学报，2010，22（6）：24～26

［299］魏小虎，梁进学．《痘疹慈航》与《活幼心法》同书异名考辨［J］.上海高校图书情报工作研究，2005（2）：48～52

［300］陈代斌．明代医家聂尚恒麻疹"四忌"浅识［J］.中医药学刊，2003，21（9）：1469

［301］王景祥．聂尚恒与《奇效医述》［J］.河南中医，1996，16（5）：285～286

［302］黄龙飞，张振辉．聂尚恒治痢经验探讨［J］.福建中医药，1995，26（5）：7～9

［303］刘晓庄．聂尚恒生平及其学术思想初探［J］.江西中医药，1992，23（5）：14～16

［304］聂尚恒，姜春华，叶橘泉，等．《奇效医述》评述［J］.中医药研究，1987（1）：34～36

［305］叶橘泉，姜春华，张琪，等．《奇效医述》评述［J］.中医杂志，1986（12）：50

［306］史崧，傅海燕．明本《医学汇函》对《古今医鉴》的纠误举隅［J］.山东中医药大学学报，2015，39（6）：546～548

［307］史崧，傅海燕．《古今医鉴》勘误举隅［J］.长春中医药大学学报，2015，31（5）：1077～1079

［308］谢强，李思宏．旴江名医龚信喉病论治特色［J］.江西中医药大学学报，2015，27（5）：1～4

［309］曹志平．明代父子御医龚信与龚廷贤的医学伦理思想［J］.职大学报，2011（2）：33～36

［310］苗萌，刘健，王米渠．《古今医鉴》七情五郁的心理学思想探讨［J］.现代中西医结合杂志，2006，15（13）：1713～1714

［311］黄仲阳．《古今医鉴》外治法特色及贡献［J］.江西中医药，1997，28（1）：6～7

［312］何倩，唐林，孟静岩．《寿世保元》论治翻胃［J］.吉林中医药，2015，35（11）：1085～1087

［313］潘馨莹，蔚振宇．《鲁府禁方》美容方药探析［J］.河南中医，2015，35（6）：1439～1440

［314］沈尔安．"医林状元"龚廷贤的保健养生观［J］.长寿，2015（6）：14～15

［315］亢婷婷，杨淑荣，谢强．旴江名医龚廷贤《万病回春》对耳鼻喉科的贡献［J］.江西中医药，2015，46（4）：3～5

［316］刘鲲，刘娜．龚廷贤养生思想研究［J］.黑河学刊，2015（2）：141～142

［317］孙晓霞，杨帆，席鹏飞，等．龚廷贤治疗肿瘤方药用药规律探析［J］.辽宁中医杂志，2015，42（1）：149～151

［318］李友玲，李廷保．基于数据挖掘明代龚廷贤治疗妇科疾病用药规律探析［J］.中医研究，2015，28（1）：56～57

［319］黄毅勇，付芳，赵海梅，等．旴江名医龚廷贤小儿推拿辨证思维解析［J］.中医研究，2015，28（1）：54～56

［320］李丛，潘鑫．旴江儒医龚廷贤艾灸思想撷要［J］.江西中医药大学学报，2015，27（1）：8～11

［321］纪征瀚，王淑斌，祖娜．一源三歧的"云林歌括"［J］.浙江中医药大学学报，2014，38（9）：

1056～1058

[322]洪婷，刘端勇，黄青，等.旴江名医龚廷贤肿瘤辨证论治学术思想鉴赏［J］.中医研究，2014，27（4）：57～59

[323]李思宏，谢强.旴江名医龚廷贤《寿世保元》喉痹论治思想初探［J］.江西中医药大学学报，2014，26（3）：13～15

[324]孙晓霞，杨帆，席鹏飞，等.龚廷贤关于肿瘤的治则治法探析［J］.天津中医药，2014，31（6）：350～352

[325]陈耀辉.龚廷贤治疗喘证阐微［J］.广西中医药大学学报，2014，17（S1）：4～5

[326]徐春娟，何晓晖，陈荣，等.龚廷贤《万病回春》学术思想的现代研究［J］.时珍国医国药，2013，24（11）：2766～2768

[327]王大忠.宫藏秘本《种杏仙方》的医药内容及价值探析［J］.陕西中医学院学报，2013，36（6）：27～29

[328]杜河洪，李丛.儒医龚廷贤内科诊疗思想现代研究进展［J］.江西中医学院学报，2013，25（5）：84～86

[329]聂建军，熊云.龚廷贤的针灸学术思想［J］.中国社区医师（医学专业），2013，15（8）：206～207

[330]姜厚德.龚廷贤缓补治"虚劳"［J］.家庭中医药，2013（7）：14～15

[331]左玉静，朱建贵，王玉玲.《万病回春》头痛病案赏析［J］.吉林中医药，2013，33（2）：198～199

[332]陈明霞，冷伟.龚廷贤便秘诊治思想浅析［J］.陕西中医学院学报，2013，6（2）：3～4

[333]艾华，蒋一玮，赵建磊，等.龚廷贤《万病回春》对当代医德与医患关系的借鉴［J］.中国医学伦理学，2013，26（1）：62～63

[334]王东坡，张惠敏，林燕，等.龚廷贤饮食损伤证治特色研究［J］.安徽中医学院学报，2013，32（1）：10～12

[335]舒艳芳，滕磊.《万病回春》辨治耳聋的特点［J］.长春中医药大学学报，2013，29（1）：5～7

[336]晨明.龚廷贤故里［J］.中医药文化，2012（4）：封3

[337]张炅，蒋宁.龚廷贤防治老年病经验［J］.河南中医，2012，32（7）：819～821

[338]孟萍，王静，陈建章.《万病回春》对中医心理学的贡献［J］.江西中医药，2012，43（3）：3～4

[339]徐春娟，裴丽，袁名华.《寿世保元》学术思想的现代研究［J］.时珍国医国药，2012，23（10）：2 575～2 577

[340]张安富，夏良佳，廖宗兰，等.《寿世保元》预防中风法的临床探讨［J］.中国实用医药，2012，7（7）：226～227

[341]徐春娟，裴丽.明代"医林状元"龚廷贤医著考证［J］.中医文献杂志，2012，31（1）：29～31

[342]郭劲松，王凤霞.饮食养生，不忘养内——读《寿世保元》有感［J］.求医问药（下半月），2012，10（1）：76

[343]李丛.旴江医家龚廷贤调神养生思想［J］.江西中医药，2011，42（11）：3～5

［344］孟萍，陈建章，高晓静.盱江医家龚廷贤妇科诊治特色浅探［J］.中华中医药杂志，2011，26（8）：1698～1699

［345］徐春娟，陈荣.《万病回春》与名方温清饮［J］.中医文献杂志，2011，30（2）：5～7

［346］周玉平，陈建章，邓棋卫，等.盱江名医龚廷贤脾胃观学术思想探析［J］.中医文献杂志，2010，29（6）：37～38

［347］陈丽姝，孙亦农.《鲁府禁方》养生观［J］.长春中医药大学学报，2010，26（2）：153～154

［348］蒋宁，刘景超.论龚廷贤预防中风思想［J］.中医研究，2010（1）：79～80

［349］程序.从韵脚字校勘龚廷贤《药性歌括四百味》数则［J］.江西中医学院学报，2010，22（1）：43～45

［350］赵海.《寿世保元》中治疗消渴经验［J］.光明中医，2009，24（10）：1868～1869

［351］王君，李娟，徐世杰.龚廷贤"保元"学术思想初探［J］.中国中医药远程医学教育，2009，7（6）：1～2

［352］王欣.龚廷贤的针灸急救特色［J］.中国中医急症，2009，18（4）：608

［353］王君.龚廷贤学术思想研究［D］.中国中医科学院硕士论文，2009

［354］曲淑艳，侯丽辉，吴效科.龚廷贤对痰浊导致女性月经病的学术贡献［J］.世界中西医结合杂志，2009，4（7）：459～460

［355］濮正琪.龚廷贤老年养生观简述［J］.江西中医药，2008，39（12）：6～7

［356］朱凌凌，陈慧娟.龚廷贤临证特色浅析［J］.四川中医，2008，26（12）：43～45

［357］张稚鲲.龚廷贤医学教育思想评析［J］.中医教育，2008，27（4）：69～72

［358］胡向阳，张荣华.《寿世保元》老年病防治经验研究［J］.陕西中医，2008，29（3）：327～328

［359］刘洋，张立侠.龚廷贤延缓衰老理论初探［J］.吉林中医药，2008，28（3）：158～159

［360］刘洋.龚廷贤延缓衰老研究［D］.长春中医药大学硕士论文，2008

［361］郑廷彰.龚廷贤对元气学说的实践［D］.福建中医学院硕士论文，2008

［362］周贻谋.明代龚廷贤的修德抗衰之道（四）［J］.长寿，2008（1）：42

［363］周贻谋.明代龚廷贤的修德抗衰之道（三）［J］.长寿，2007（12）：36

［364］周贻谋.明代龚廷贤的修德抗衰之道（二）［J］.长寿，2007（11）：42

［365］周贻谋.明代龚廷贤的修德抗衰之道（一）［J］.长寿，2007（10）：44

［366］闫桂银.龚廷贤与《药性歌括四百味》［J］.辽宁中医杂志，2007，34（10）：1349～1350

［367］尹东辉，郭丽娃.《寿世保元》对中医老年医学的贡献［J］.上海中医药杂志，2007，41（4）：62～63

［368］闫桂银.《药性歌括四百味》校勘一得［J］.长春中医药大学学报，2007，23（4）：109～110

［369］张艳芳.《寿世保元》学术思想初探［J］.中医文献杂志，2007（4）：13～15

［370］魏稼.龚廷贤的针灸学说［J］.江西中医学院学报，2007，19（3）：39～40

［371］李琳荣.浅析龚廷贤《万病回春》辨证论治的特点［J］.山西中医学院学报，2005，6（2）：3～4

［372］李军.从龚廷贤医籍歌括用韵看明代赣方言的若干特点［J］.语言研究，2006，26（1）：62～66

［373］邱立新.试析《鲁府禁方》中童便的应用［J］.中国科技信息，2005（12）：168～169

［374］周乐年.明代龚廷贤的抗衰延年说［J］.现代养生，2005（10）：28～29

［375］房兆亭.《寿世保元》预防中风法的临床研究［J］.江西中医药，2005（9）：14

［376］王禄.龚廷贤治疗眩晕经验［J］.中国中医基础医学杂志，2005，11（8）：622～623

［377］江耀广，何羿婷，陈伟.《寿世保元》运用补中益气汤评析［J］.国医论坛，2005，20（2）：44～46

［378］代波，欧之洋.《寿世保元》对老年医学研究的贡献［J］.山西中医，2004，20（5）：55～56

［379］欧之洋.浅析龚廷贤对老年医学的研究［J］.浙江中医杂志，2004（7）：282～283

［380］傅维康.现存最早命名"推拿"专书——《小儿推拿秘旨》刊行四百周年［J］.上海中医药杂志，2004，38（6）：43

［381］张颖.论龚廷贤的脾胃观［J］.河北中医，2004，26（4）：318～320

［382］王福岗.《万病回春》中风证治探微［J］.山西职工医学院学报，2004，14（2）：31～32

［383］王伟，孙占玲，陈勇.《寿世保元》论灸法［J］.浙江中医学院学报，2003，27（1）：73～74

［384］吴伟，罗会林.龚廷贤运用补中益气汤临床经验举隅［J］.江西中医学院学报，2001，13（4）：157～158

［385］万少菊.医林状元龚廷贤［J］.江西中医药，2001，32（3）：1～2

［386］苑涉凤，袁红霞.浅谈龚廷贤脾胃观点初探［J］.天津中医学院学报，2001，20（2）：10

［387］杜泽逊.四库总目鲁府秘方提要辨正［J］.文献，2000（4）：251～253

［388］刘建.《万病回春》调经八法［J］.中医文献杂志，2000（4）：16

［389］张钦传，袁泉.龚廷贤灸法浅析［J］.中国针灸，1999（9）：569～570

［390］罗会林.龚廷贤治气治血论治中风学术思想浅析［J］.江西中医药，1999，30（6）：1～2

［391］王云.《寿世保元》方新用一得［J］.中医外治杂志，1999，8（2）：30

［392］路人.龚廷贤养生法［J］.华夏长寿，1998（12）：18

［393］黄根柱."医林状元"——龚廷贤养生录［J］.家庭医学，1998（13）：36～37

［394］马从伟.读《寿世保元》中的养生诗［J］.家庭医学，1998（2）：35

［395］孙田华.《万病回春》散剂用药规律探析［J］.河南中医，1997，17（12）：53

［396］李成斌.《万病回春》痞满证治初探［J］.中医函授通讯，1997，16（3）：13

［397］李颖，吴伯英.龚廷贤《万病回春》治男女不育不孕症验方验案撮要［J］.陕西中医函授，1996（5）：43～46

［398］正芳.保生杂志，摄养良箴——《寿世保元》中的养生经验［J］.气功与科学，1995（8）：37～38

［399］耿月莲，蒋斌秀.试析龚廷贤医学理论中的"左与右"［J］.吉林中医药，1995（5）：45～46

［400］刘健英.明代名医龚廷贤食疗方精选［J］.中国食品，1995（2）：8～9

［401］张惠茹，刘晓西.《万病回春》养生抗衰方剂探析［J］.河北中医学院学报，1994，9（3）：

10 ～ 12

［402］黄素英.龚廷贤学术成就简述［J］.江西中医药，1993，24（1）：11 ～ 13

［403］史世勤.龚廷贤与中日医学交流［J］.中国科技史料，1993，14（1）：21 ～ 28

［404］刘森德.明代江西籍龚廷贤养生保健思想初探［J］.九江师专学报，1992，11（5）：92 ～ 95

［405］俞雪如.医林状元龚廷贤与日本汉方医学［J］.上海中医药杂志，1991（10）：31 ～ 34

［406］陶晓华.《万病回春》内科病证药物外治法述略［J］.陕西中医，1990，11（12）：563 ～ 564

［407］万少菊.龚廷贤主要著作简介［J］.江西中医药，1989（5）：59 ～ 61

［408］姜亚洲.《万病回春》刊行年代考［J］.甘肃中医学院学报，1987（4）：48

［409］卢凤娥，姜亚洲.龚廷贤医德思想述略［J］.中国社会医学，1987（4）：64

［410］钱君达，葛彦.《医林改错》与《寿世保元》［J］.中医杂志，1987（2）：69 ～ 70

［411］蔡邦光.名医不朽故址长留——纪念明代医学家龚廷贤［J］.江西历史文物，1986（2）：147 ～ 148

［412］刘福春.试论龚廷贤在老年医学方面的学术特点［J］.上海中医药杂志，1985（7）：6 ～ 8

［413］万桂华.明代"医林状元"——龚廷贤简介［J］.江西中医药，1982（3）：31

［414］史世勤.龚定国考［J］.中华医史杂志，1995，25（3）：169 ～ 170

［415］吴春芝，谷福根，刘红在.乌鸡白凤丸的临床应用进展［J］.中国药业，2010，19（22）：88 ～ 90

［416］黄奋明.乌鸡白凤丸鲜为人知新用途［J］.中华中西医学杂志，2008，6（6）:73 ～ 74

［417］吴跃进.乌鸡白凤丸的药理研究概况［J］.中国中医药信息杂志，2005，12（8）：100 ～ 102

［418］李华安.日本医家对通导散的研究和应用［J］.上海中医杂志，1999，33（5）：46

［419］刘泊.谈净府汤治积癖［J］.新疆中医药，1993（1）：24 ～ 26

［420］于天星，王征.清上蠲痛汤与头痛——《汉方治疗百话摘译》［J］.吉林中医药，1980（2）：76 ～ 77

［421］徐春娟，陈建章，陈荣.温清饮现代研究进展［J］.中国中医药信息杂志，2011，18（2）：107 ～ 108

［422］陈荣，唐敏.古方温清饮研究概况［J］.中国中医药信息杂志，1996，3（8）：9 ～ 10

［423］李万生，任诚.温清饮方剂在日本的临床应用［J］.北京中医，1985，4（5）：46 ～ 48

［424］谢强，李思宏.盱江名医王文谟《济世碎金方》辨治喉病特色探析［J］.江西中医药，2015，46（9）：3 ～ 5

［425］姜姗，孙海舒，张华敏.《新刻幼科百效全书》及其小儿杂症推拿治疗［J］.广州中医药大学学报，2015，32（6）：1128 ～ 1130

［426］黄根柱.龚居中养生金言：宜舒忌忧郁［J］.养生月刊，2015（6）：552 ～ 553

［427］刘娜，刘鲲.龚居中养生健康操创编［J］.体育科技文献通报，2014，22（12）：55 ～ 56

［428］黄纪彬，谢强.盱江名医龚居中《红炉点雪》喉科学术特点［J］.江西中医药大学学报，2014，26（5）：4 ～ 6，10

［429］谢静文，潘桂娟.龚居中《红炉点雪》痰火证诊治探讨［J］.中国中医基础医学杂志，

2014, 20（2）: 147～149

［430］卢银兰. 明代名医龚居中养生方法探析［J］. 辽宁中医杂志, 2014, 41（1）: 67～68

［431］程志源, 吴苏柳.《女科百效全书》学术思想探析［J］. 浙江中医药大学学报, 2013, 37（11）: 1294～1296

［432］吴苏柳, 程志源.《女科百效全书》优生优育学术思想浅析［J］. 浙江中医杂志, 2013, 48（10）: 768～769

［433］王缙, 和中浚.《外科百效全书》存世版本的现状考察和研究［J］. 中华中医药学刊, 2013, 31（3）: 516～518

［434］何亚敏, 刘密, 李金香, 等.《红炉点雪》论灸法［J］. 国医论坛, 2013, 28（3）: 22～24

［435］王缙. 龚居中生平与《外科百效全书》的文献学研究［D］. 成都中医药大学硕士论文, 2012

［436］程志源, 吴苏柳. 龚居中和他的《女科百效全书》［J］. 浙江中医杂志, 2012, 47（11）: 831～832

［437］张英强, 张川锋, 张新芳. 龚居正《外科活人定本》学术价值浅析［J］. 中国医学创新, 2012, 9（26）: 138～139

［438］张英强, 刘川, 张川锋, 等.《外科活人定本》考证［J］. 成都中医药大学学报, 2012, 35（3）: 92～93

［439］徐春娟, 裴丽, 陈荣, 等. 明代盱江名医龚居中的现代研究［J］. 江西中医药, 2012, 40（7）: 77～80

［440］张利克, 江蓉星.《新刻幼科百效全书》之学术思想研究［J］. 浙江中医药大学学报, 2012, 36（3）: 247～248

［441］徐春娟, 裴丽. 明末名医龚居中医籍考［J］. 中医文献杂志, 2012, 30（2）: 23～24

［442］王缙, 和中浚.《外科百效全书》存世版本的系统初探［J］. 成都中医药大学学报, 2012, 35（1）: 81～83

［443］张利克, 江蓉星.《新刻幼科百效全书》版本研究［J］. 中医文献杂志, 2012, 30（1）: 9～10

［444］张文杰.《痰火点雪》的学术成就［J］. 内蒙古中医药, 2011（24）: 115～116

［445］相鲁闽.《红炉点雪》及虚损痨瘵证治［J］. 河南中医, 2011, 31（8）: 941

［446］高宗林, 高宗洁, 高源. 红炉点雪法治疗便秘的临床观察（附100例分析）［J］. 中外医学研究, 2011, 9（28）: 62～63

［447］张强. 明代医家易思兰医案整理及其治郁症经验谈［J］. 陕西中医, 2013, 34（1）: 91～93

［448］郑世俊.《易氏医案》学术特点举要［J］. 陕西中医, 1995, 16（7）: 333～334

［449］蔡慎初, 刘家骅. 易思兰治郁心法初探［J］. 浙江中医学院学报, 1987, 11（1）: 50～51

［450］裘昊, 楼宇舫. 读《痰火点雪》体会［J］. 浙江中医杂志, 2009, 44（12）: 911

［451］邱立新.《福寿丹书》中的养生外治法［J］. 光明中医, 2009, 24（8）: 1 546～1 547

［452］曲建中. 略论《红炉点雪》对灸法的贡献［J］. 江西中医学院学报, 2009, 21（3）: 22～23

［453］葛少勇 . 浅析《红炉点雪》对痰火证的论治［J］. 中医杂志，2005，46（4）：315

［454］葛少勇 . 析《红炉点雪》中对痰火证的论治［J］. 陕西中医，2005，26（2）：189～190

［455］黄根柱 . 龚居中的却病延年十六法［J］. 家庭医学，2004（9）：52

［456］邱立新 . 龚居中痰火治未病特色探要［J］. 光明中医，2004，19（3）：24～25

［457］康凤河，刘海涛 .《红炉点雪》学术思想研究［J］. 天津中医学院学报，2004，23（2）：70～71

［458］邱立新 . 龚居中痰火治未病特色探要［J］. 内蒙古中医药，2004（1）：13～15

［459］林其盛 .《红炉点雪》的灸学思想［J］. 中医杂志，2002，43（12）：948

［460］邱立新 .《痰火点雪》妙用童便探幽索微［J］. 中医药学刊，2002，20（6）：790～791

［461］狄忍安 . 介绍一本濒于失传的明代儿科专著——《幼科百效全书》［J］. 上海中医药杂志，2002（5）：41～42

［462］黄根柱 . 龚居中养生金言：忌忧郁［J］. 现代养生，2001（5）：36

［463］邱立新 . 龚居中药物养生探析［J］. 四川中医，1998，16（7）：3～4

［464］王刚佐，邓吉华 . 龚居中"痰火"学术观评介［J］. 江西中医药，1997，28（6）：1～2

［465］赵玉芝，孟乙强 .《红炉点雪》痰火病证治规律浅析［J］. 长春中医学院学报，1996，12（6）：3～4

［466］李成军，张秀琴 . 论龚居中与《红炉点雪》［J］. 黑龙江中医药，1994（3）：6～8

［467］康凤河，刘海涛 .《红炉点雪》学术思想研究［J］. 天津中医学院学报，1993，23（2）：70～71

［468］胡立加 .《红炉点雪》痰火证治探讨［J］. 浙江中医学院学报，1993，17（1）：6～7

［469］金国华 . 虚损病的气功疗法——祛病延年十六句术［J］. 医学文选，1992（3）：65

［470］郑宣伦 .《红炉点雪》中养生法应用三则［J］. 山西中医，1992，8（2）：18～19

［471］马小平 . 龚居中灸法运用特色探析［J］. 甘肃中医学院学报，1991，8（2）：17

［472］胡立家 . 略论《红炉点雪》的养生学［J］. 浙江中医学院学报，1990，14（6）：48～49

［473］武峰 .《红炉点雪》中的却病养生术［J］. 体育文史，1990（2）：31～33

［474］郑家铿 . 浅谈《红炉点雪》对虚劳的诊治特点［J］. 福建中医药，1989，20（2）：11～12

［475］李振彬 . 略述《红炉点雪》的时间医学思想［J］. 四川中医，1988（10）：6

［476］邹春盛，周锦友 .《红炉点雪》中肺肾与痰火关系略探［J］. 湖南中医学院学报，1987（3）：9～10

［477］刘心德 . 龚居中防治痨瘵学术思想探要［J］. 江西中医药，1987（5）：1～2

［478］阎艳丽 . 初读《红炉点雪》［J］. 河北中医，1984（4）：31～34

［479］江静波，江华鸣 . 龚居中及其著作［J］. 江西中医药，1984（1）：13～14

［480］季顺欣，傅海燕 .《医学入门》讹字勘误举隅［J］. 山东中医药大学学报，2016，40（1）：60～62

［481］谢强，黄纪彬，李克巡 . 盱江名医李梴《医学入门》耳鼻咽喉科学术特色［J］. 江西中医药大学学报，2015，27（6）：1～4

［482］季顺欣，傅海燕 .《医学入门·本草分类》中《治风门》《治热门》勘误［J］. 南京中医药大学学报（社会科学版），2015，16（3）：161～163

［483］季顺欣，王传明，傅海燕.《医学入门·本草分类》勘误——以明本《医学汇函》校注《治湿门》《治燥门》［J］.长春中医药大学学报，2015，31（4）：857～859

［484］蔡晓政，郭栋.浅议"先议病后用药"思想在《寓意草》中的应用［J］.四川中医，2015，33（4）：16～17

［485］许盈，黄政德.明清时期医学入门教育初探［J］.中医教育，2015，34（5）：79～82

［486］陈文潇，刘端勇，胡蓉，等.旴江名医李梴《医学入门》肿瘤相关病论治特色［J］.中医研究，2015，28（1）：51～54

［487］王雪之.医学入门咏李梴［J］.开卷有益（求医问药），2014（7）：59

［488］刘静，傅杰，李芳，等.略论李梴针灸学术思想及其价值［J］.中医临床研究，2013，24（5）：58～60

［489］张佳丽，刘密，娄必丹，等.《医学入门》论灸法［J］.国医论坛，2013，28（2）：20～21

［490］徐春娟，陈荣，裴丽，等.明代医学家李梴及其《医学入门》的现代研究［J］.湖南中医杂志，2012，28（6）：86～88

［491］郑旭锐，文颖娟.浅析明代医家李梴医德观［J］.河南中医，2012，32（10）：1288～1289

［492］郑旭锐，文颖娟.《医学入门》本草论探析［J］.长春中医药大学学报，2012，28（10）：760～761

［493］郑旭锐，文颖娟.明代医家李梴养生学术思想探析［J］.河南中医，2012，32（8）：973～974

［494］沈启刚，谭春雨.明代名医李梴论治癥积病症的学术思想研究［J］.中华中医药学刊，2012，30（5）：1098～1099

［495］王桂玲，李柳骥，郭静.《医学入门》点评［J］.北京中医药，2012，31（4）：287～290

［496］黄健.古代医学名著中的气功（八）——《医学入门》中的"保养"［J］.现代养生，2011（23）：11～12

［497］艾相乾.李梴治痹经验浅析［J］.光明中医，2008，23（2）：149～151

［498］王旭，吴爱华，刘雁.脏腑别通理论的源流和机理及其应用［J］.广州中医药大学学报，2007，24（5）：427～429

［499］俞伟，闫记灵.李梴针灸学说的特点［J］.中国针灸，2003，23（1）：61～62

［500］翟双庆.论李梴《医学入门》"脏腑论"［J］.北京中医药大学学报，2001，24（3）:6～10

［501］濮正琪.李梴《医学入门》初探［J］.江西中医药，1995，26（1）：2～4

［502］蒋燕.浅谈李梴的"脏腑相通论"［J］.辽宁中医杂志，1990（5）：1～4

［503］盛燮荪，陈峰，朱勇.略论李梴"上补下泻"针刺法［J］.中医杂志，1989（4）：15～16

［504］李振中，夏作栋，刘夏桐，等.血瘀与消渴刍议［J］.辽宁中医杂志，1990（7）：11～12

［505］曹民爱.泄泻从痰论治举隅［J］.江西中医药，1994，25（1）：34

［506］王劲松，曾庆琪，徐福松.血精论治五法［J］.现代中医药，2003（1）：51

［507］郭竟宇.崩漏的辨证论治与防护［J］实用医技杂志，1997，4（11）：879～880

［508］刘学俊，万国强，朱赛英，等.从肝论治咽喉疾病临床体会［J］.实用中医药杂志，2010，26（11）：798～799

［509］方芳，李冀，高彦宇，等.《医门法律》遣药组方特点之性味谈［J］.中华中医药杂志，2016，31（2）：597～598

［510］罗文娟，喻嵘，唐元，等.浅谈喻嘉言对消渴的认识［J］.山东中医杂志，2015，34（9）：654～656

［511］徐春娟.喻嘉言《寓意草》现代研究撷英［J］.中医文献杂志，2015（6）：61～64

［512］张靖芳，王磊，崔应珉.从《寓意草》看喻昌治疗痰饮病的饮食调摄方法［J］.光明中医，2015，30（11）：2302～2303

［513］杨杰.喻嘉言论治秋燥刍议［J］.现代中医药，2015，35（6）：80～81

［514］李冀，高彦宇，方芳.喻昌"一法三则"组方探析［J］.中华中医药杂志，2015，30（8）：2720～2722

［515］冯蕙裳，陈怡瑾，姜晓媛，等.喻嘉言治疗关格思想探究［J］.四川中医，2015，33（8）：6～7

［516］方芳，栗明，顾媛媛，等.《医门法律》痰饮门论治用药特点研究［J］.中医药信息，2015，32（4）：83～84

［517］方芳，张梦琪，顾媛媛，等.喻昌论治水肿用药特点探析［J］.中医药学报，2015，43（2）：141～142

［518］任伊梅，谢强.盱江名医喻昌耳鼻咽喉科学术特点初探［J］.江西中医药，2015，46（1）：3～5

［519］李彦奇.中医病历创始人——喻嘉言［J］.家庭中医药，2014（11）：12～13

［520］潘翠群，汪瑶，郭锦晨.仲景理中汤在喻昌《寓意草》医案中的运用探析［J］.浙江中医药大学学报，2014，38（11）：1340～1341

［521］颜志浪，赵海梅，李燕珍，等.盱江名医喻嘉言对肿瘤相关病的认识贡献分析［J］.中医研究，2014，27（8）65～67

［522］高婷，郭锦晨，王文静.从《寓意草》医案看喻嘉言临证辨治特色［J］.江西中医药大学学报，2014，26（4）：11～12

［523］张会申，赵瑞华.学习喻嘉言之"逆流挽舟"［J］.环球中医药，2014，7（8）：617～618

［524］邹彬，刘龙.喻嘉言秋燥论浅析［J］.四川中医，2014，32（8）：6～7

［525］方芳，贾晓聪，韩宇博，等.《医门法律》黄疸门论治用药特点［J］.中医药学报，2014，42（4）：101～102

［526］李瑶，潘桂娟.喻昌痰病治则治法初探［J］.中国中医基础医学杂志，2014，20（5）：563～565

［527］龙奉玺.喻昌论治血证经验探讨［J］.时珍国医国药，2014，25（2）：412～413

［528］王玲，杨宗保.盱江名医喻昌的针灸学术思想浅析［J］.内蒙古中医药，2014（3）：90

［529］姜厚德.喻嘉言治胎死腹中［J］.家庭中医药，2014（1）：13～14

［530］许金.《寓意草》血证病案分析与临证体会［J］.北京中医药，2013，32（12）：922～924

［531］梁帅，邓自辉，范庆寅，等.喻昌《秋燥论》的燥病辨证防治观［J］.宁夏医科大学学报，2013，35（5）：591～594

［532］方芳，赵艳茹，顾媛媛，等.喻昌学术思想初探［J］.中医药信息，2013，30（5）：12～13

［533］柳亚平.喻昌扶阳抑阴思想及临证运用［J］.中医学报，2013，28（5）：679～680

［534］刘晓根.喻昌痰饮病证治特色浅析［J］.中国中医药现代远程教育，2013，11（15）：114～116

［535］谭永东.喻嘉言祛邪反应学术思想探析［J］.中国中医基础医学杂志，2013，19（8）：863～864

［536］秦燕春.最是人间留不住——《寓意草》及其他［J］.书屋，2013（8）：84～88

［537］龙奉玺.喻昌论治小儿病学术思想探讨［J］.湖南中医杂志，2013，29（8）：3～5

［538］马淑芳.喻嘉言《尚论篇》学术思想研究［D］.云南中医学院硕士论文，2013

［539］贺文龙喻嘉言中风证治研究［D］.云南中医学院硕士论文，2013

［540］徐超，李映霞.《医门法律》治咳小议［J］.江西中医药，2013，44（4）：20～21

［541］龙奉玺.基于《喻嘉言医学三书》探讨喻昌学术精神［J］.医学与哲学（A），2013，34（2A）：90～91

［542］龙奉玺，唐东昕.基于喻昌"议病式"探讨早期中医医案内容［J］.时珍国医国药，2013，24（1）：189～190

［543］龙奉玺，唐东昕.谈喻昌学术思想的形成背景［J］.河南中医，2012，32（12）：1608～1609

［544］龙奉玺，唐东昕，蒋力生.《喻昌医学三书》主要特点之探讨［J］.辽宁中医药大学学报，2012，14（12）：47～48

［545］刘丹，黄湘，杨少华.喻嘉言早期生活历程对其医学思想的影响［J］.辽宁中医药大学学报，2012，14（12）：115～116

［546］王立，黄科锋，黄卫华.试述喻嘉言《寓意草》学术思想［J］.江西中医药，2012，43（12）：3

［547］龙奉玺，唐东昕.喻昌论治疟证之探讨［J］.贵阳中医学院学报，2012，34（6）：19～21

［548］龙奉玺，唐东昕.喻昌学术思想的六个研究要点之探讨［J］.时珍国医国药，2012，23（11）：2873～2874

［549］黄科锋，黄卫华，王立.浅谈喻嘉言"清燥救肺汤"的临床体会［J］.江西中医药，2012（10）：28

［550］张超.喻嘉言证治消渴病学术思想浅析［J］.世界中西医结合杂志，2012，7（9）：747～748

［551］陈曦.喻昌对痰饮证的辨治［J］.安徽中医学院学报，2012，31（4）：4～6

［552］龙奉玺，唐东昕.清初名医喻昌论治老年病经验探讨［J］.吉林中医药，2012，32（6）：644～645

［553］余泱川，刘小斌.浅析喻昌"三论一法"中顾护脾胃的学术思想［J］.江苏中医药，2012，44（4）：1～3

［554］周步高，喻松仁.喻嘉言"秋燥"论治及治燥名方探析［J］.新中医，2012，44（4）：138～139

［555］黄湘，杨少华，刘丹.喻嘉言及其《医门法律》治未病思想探讨［J］.现代中医药，2012，32（3）：79～80

［556］熊正根.《医门法律》"秋燥论"探微［J］.中医文献杂志，2012（1）：24～25

［557］张仁岗.喻昌"温阳"学术思想浅析［J］.山东中医药大学学报，2011，35（11）：496～497

［558］段锦，陈林.浅谈《医门法律》治咳六大禁忌［J］.中医杂志，2011，52（15）：1342～1344

［559］陈彩凤，邹浩波，李云英.浅探"大气论"源流与临床应用［J］.中医杂志，2011，52（8）：715～717

［560］谭永东.喻嘉言挽治误诊方法之运用体会［J］.中国中医药信息杂志，2010，17（11）：82～83

［561］邱玏，朱建平.儒、道、佛对喻昌医学品格及思想的影响［J］.江西中医学院学报，2010，22（5）：4～7

［562］龙奉玺.从喻昌著作探讨汉化佛教医药对中医学的影响［J］.贵阳中医学院学报，2010，32（5）：6～9

［563］龙奉玺，蒋力生.关于《喻昌医学三书》之研究［J］.江西中医学院学报，2010，22（4）：16～17

［564］赵红艳，罗颂平.试论喻昌《尚论篇》对《伤寒论》的发挥［J］.山西中医，2010，26（7）：58～59

［565］蒋燕军，徐笋晶，欧名菊，等.逆流挽舟法的研究述评［J］.河南中医，2010，30（7）：639～640

［566］易峰，杨进.《医门法律》脏腑辨证特点［J］.山东中医药大学学报，2010，34（3）：248～249

［567］王森林.祖国医学第一部医学之规范《医门法律》［J］.中国卫生法制，2010，18（6）：10～12

［568］游心慈.喻嘉言对《伤寒论》学术思想之继承与发展［D］.北京中医药大学硕士论文，2010

［569］唐汉庆.喻嘉言从燥论治肺痿思想探析［J］.上海中医药杂志，2010，44（4）：29～30

［570］隋华，韩喆，战丽彬.喻嘉言生平考略［J］.山西中医学院学报，2010，11（3）：11～13

［571］周唯.喻嘉言特色治法及其临床应用［J］.上海中医药杂志，2010，44（2）：26～29

［572］易峰，杨进.《医门法律》与脏腑辨证［J］.中医药通报，2010，9（1）：38～39

［573］喻松仁，蔡少华，程绍民.喻嘉言"治痢"名法名方探析［J］.中国民间疗法，2010，18（1）：6

［574］赵黎.《医门法律》痹证用药刍议［J］.甘肃中医，2010，23（1）：1～2

［575］谭永东.喻嘉言诊疗误诊误治疾病学术思想探析［J］.江西中医药，2009，40（12）：12～13

［576］郑林华，谢斌.《尚论篇》学术思想浅探［J］.江西中医药，2009，40（12）：5～6

［577］李文刚，李楠，刘宁.喻嘉言痰饮病临证经验探析［J］.山东中医药大学学报，2009，33（6）：524～525

［578］朱志华，邱慧颖，李绍华，等.浅释喻嘉言胀病证治［J］.光明中医，2009，24（9）：1659

［579］郝贤，马艳春.谈喻昌"秋燥论"之学术特色［J］.长春中医药大学学报，2009，25（4）：477～478

［580］朱志华，邱慧颖，刘侃，等.喻嘉言痰饮证治浅释［J］.中国民间疗法，2009，17（7）：8

［581］李文刚，刘宁.喻嘉言对《金匮》痰饮理论的继承及创新［J］.中医文献杂志，2009（6）：17～18

［582］龙奉玺.《喻昌医学三书》学术思想研究［D］.北京中医药大学博士论文，2009

［583］连博，孙莹，杨梅.浅析喻嘉言《医门法律》燥证辨治之贡献［J］.云南中医学院学报，2009，32（2）：58～59

［584］韩利刚，顾勤.喻昌"鼓胀"治法探讨［J］.山东中医杂志，2009，28（3）：206～207

［585］朱志华，邱慧颖，李绍华，等.浅释喻嘉言胀病证治［J］.世界中医药，2009，4（3）：174

［586］夏晨.浅析《尚论篇》对《伤寒论》的创新［J］.中医杂志，2009，50（3）：282～283

［587］李杰，吕光耀，周铭心.喻昌论燥——西北燥证治法相关文献研究［J］.南京中医药大学学报（社会科学版），2009，10（1）：19～22

［588］阎星诗，刘景超，洪素幸.试述《寓意草》中喻嘉言的建中思想［J］.世界中西医结合杂志，2009，4（1）：8～9

［589］吴曦.喻昌《医门法律》论治痨瘵［J］.贵阳中医学院学报，2009，31（1）：6～8

［590］王翚.《寓意草》从肺论治杂病刍议［J］.上海中医药杂志，2009，43（1）：58～59

［591］陶波，谢强，黄满珍.喻嘉言咽喉观探析［J］.辽宁中医药大学学报，2008，10（11）：39～40

［592］乔平，张思超.喻昌"秋燥论"特色浅析［J］.现代中西医结合杂志，2008，17（30）：4695

［593］龙奉玺，蒋力生.喻嘉言《寓意草》辨证应用人参之探讨［J］.吉林中医药，2008，28（10）：773～774

［594］焦振廉.试论《寓意草》与中医临证议病的传统［J］.山西中医学院学报，2008，9（5）：8～10

［595］夏晨.《尚论篇》"阳明之表"的创新点探析［J］.浙江中医杂志，2008，43（9）：500～501

［596］夏晨.《尚论篇》中惊风的创新点考释［J］.实用中医内科杂志，2008，22（8）：14

［597］李文刚，刘宁.弘扬仲景学说的临床医学家喻嘉言［J］.中医文献杂志，2008（4）：21～22

［598］龙奉玺，蒋力生.喻嘉言论治痘疹经验之探讨［J］.云南中医中药杂志，2008，29（8）：4～5

［599］林越.浅析喻昌对消渴病的认识［J］.陕西中医，2008，29（5）：636～638

［600］龙奉玺，蒋力生．清初名医喻嘉言学术思想研究概况［J］.江西中医学院学报，2008，20（2）：25～28

［601］张蕾．格物致知、取类比象思想在《寓意草》中的运用［J］.中国中医基础医学杂志，2008，14（3）：174～175

［602］周雪梅，陈雪功．《医门法律》之咳喘辨治规律初探［J］.中国中医急症，2008，17（3）：374～375

［603］王丽，陈丽平．《寓意草》中"乃＋称谓词"用法辨析［J］.国医论坛，2008，23（2）：45～46

［604］谢晓丽，焦振廉．《寓意草》成书及流传情况述略［J］.陕西中医，2008，29（2）：247～248

［605］凌芳，刘景超．喻昌脾胃学术思想探讨［J］.江西中医学院学报，2008，20（1）：30～31

［606］李董男，王建．喻昌《医门法律》对黄疸证治的贡献［J］.江西中医学院学报，2007，19（5）：39～43

［607］邹国辉，程传浩，李林，等．《医门法律》对外感内伤诸病的辨治特色［J］.江西中医药，2007，38（10）：14～16

［608］朱定华．喻嘉言与《尚论后篇》述要［J］.中国中医基础医学杂志，2007，13（9）：641～642

［609］袁惠芳，李成文．缪希雍喻昌吴有性论邪从口鼻而入［J］.辽宁中医药大学学报，2007，9（4）：73～74

［610］张蕾，刘更生．喻昌《寓意草》对张仲景思想的运用［J］.辽宁中医杂志，2007，34（7）：899～900

［611］韩志强．《寓意草》辨治伤寒案探析［J］.实用中医内科杂志，2007，21（5）：19～20

［612］张蕾，邵军雁．喻昌《寓意草》治疗伤寒经验探析［J］.中医药通报，2007，6（3）：42～44

［613］张琳叶，焦振廉．试论《寓意草》的学术特点［J］.江西中医学院学报，2007，19（6）：12～13

［614］孙立．浅析《尚论后篇》对伏气温病证治的贡献与局限［J］.中国中医基础医学杂志，2006，12（10）：765～766

［615］滕信涛．喻嘉言治疗咳嗽的学术思想研究［D］.山东中医药大学硕士论文，2006

［616］陶波，李云英．喻嘉言对中医咽喉科发展的贡献［J］.江西中医药，2006，37（5）：5～6

［617］楼绍来．明代宗室出身的名医喻嘉言［J］.中医药文化，2006（4）：27

［618］王嵩，王世东．浅谈喻嘉言《尚论篇》伤寒思想［J］.北京中医2006，25（3）：157～158

［619］刘新亚．论喻昌"三纲鼎立"学说的意义及启示［J］.江西中医学院学报，2006，18（1）：10～11

［620］黄艳辉，司徒仪．试评《尚论篇》的学术思想［J］.国医论坛，2006，21（1）：51～52

［621］吴同启．喻嘉言治疗危急重症学术思想初探［J］.中国中医急症，2005，14（12）：1212～1213

［622］许云祥，陈贵珍．从《尚论》浅探喻昌的学术特色［J］．中国中医基础医学杂志，2005，11（8）：620～621

［623］逯敏，贾妮．三纲鼎立学说在喻氏《尚论篇》中的反映［J］．甘肃中医，2005，18（9）：1～2

［624］吴璇，王昆芳，李成文．喻昌治疗中风经验［J］．河南中医，2005，25（6）：19～20

［625］童延清，任继学．喻嘉言《寓意草》中的循证医学思想［J］．上海中医药杂志，2005，39（6）：39～40

［626］滕信涛，刘桂荣．喻昌治咳初探［J］．山东中医药大学学报，2005，29（3）：190～191

［627］谭永东．喻嘉言治疗关格病思想探析［J］．江西中医药，2005（5）：14

［628］李晓芳，冯浩丽．喻昌对少阴经证治的独特见解浅释［J］．中医药学刊，2005，23（4）：659～660

［629］逯敏，刘延陵，贾妮．从《尚论篇》评喻氏注解《伤寒论》［J］．中医研究，2005，18（2）：8～9

［630］吕健，施旭光．喻嘉言《尚论篇》的学术思想［J］．山西中医学院学报，2005，6（1）：19～20

［631］曹碧茵，童瑶．喻昌《医门法律》对外感诸病辨证论治之特色［J］．上海中医药杂志，2005，39（1）：38～39

［632］曹碧茵，程传浩．《医门法律》内伤杂病的辨治特色［J］．国医论坛，2005，20（1）：45～46

［633］战佳阳，毕秀丽．关于喻昌与吴又可温病思想的先后及关系——与赵书刚博士商榷［J］．中医药学刊，2004，22（12）：2306～2307

［634］张志敏．喻嘉言论治消渴思想浅析［J］．江西中医药，2004，35（11）：6～7

［635］李建国．喻嘉言治疗危急重症特点［J］．江西中医药，2004，35（10）：5～6

［636］杨小波．《尚论篇》对《伤寒论》辨证用药的独到见解［J］．四川中医，2004，22（7）：10～11

［637］曾亮．大气理论之认知［J］．江西中医学院学报，2004，16（3）：70～71

［638］赵书刚．《尚论篇》《尚论后篇》对温病学的贡献与后世影响探微［J］．中医药学刊，2004，22（6）：1087

［639］朱琳．从《尚论篇》谈喻嘉言对《伤寒论》的研究［J］．国医论坛，2004，19（6）：20～21

［640］刘应柯．喻昌《尚论篇》对张仲景伤寒学术思想的贡献［J］．国医论坛，2004，19（5）：4

［641］张赞中．从《尚论篇》初步探讨喻嘉言的学术思想［J］．中医药学报，2004，32（2）：73～74

［642］孙升云，杨钦河．喻嘉言理脾法儿科应用心得［J］．江西中医药，2004，35（2）：36～37

［643］刘亮，徐王兵，张淑云．《医门法律》比类思想浅探［J］．江西中医学院学报，2004，16（1）：20

［644］郑雨，万幸．略论喻嘉言《尚论篇》的学术思想［J］．福建中医药，2003，34（6）：46～47

［645］吴浩祥，袁捷．喻嘉言对温病学说的贡献［J］．湖南中医药导报，2003，9（7）：4～5

［646］储全根．喻昌《尚论篇》治伤寒思想浅探［J］．安徽中医学院学报，2003，22（3）：8～9

［647］袁冬生．喻嘉言《尚论篇》对伤寒学术的贡献［J］．中医文献杂志，2003（2）：20～21

［648］庞宏广．喻昌的"议病式"与中医标准化［J］．江西中医药，2003，34（2）：5～6

［649］赵珍品．喻昌对《伤寒论》发展的贡献［J］．广州中医药大学学报，2002，19（3）：236～237

［650］何明栋，王占霞．喻嘉言佛医思想初探［J］．五台山研究，2002（1）：22～26

［651］叶柳忠，钟玉霖，陈纪藩．从《尚论篇》谈对五苓散的再认识［J］．中医药研究，2001，17（6）：5～6

［652］于荣．《寓意草》用药特点浅析［J］．浙江中医杂志，2001（9）：374

［653］张志敏．喻嘉言治伤寒的思想初探［J］．中国中医基础医学杂志，2001，7（8）：73～74

［654］戴祖铭．喻昌与钱谦益［J］．浙江中医杂志，2001（3）：128～129

［655］古代名医医案点评·喻嘉言·秋燥坏证案［J］．湖南中医药导报，2001，7（3）：122

［656］朱炳林．《医门法律》之"律"［J］．浙江中医杂志，2000（12）：525～526

［657］夏汉宁．喻嘉言《寓意草》的文学解读［J］．江西社会科学，2000（12）：47～49

［658］申俊龙．喻昌的医学思想与佛教［J］．南京中医药大学学报（社会科学版），2000，1（4）：178～181

［659］林亚，唐学游．浅谈急危重证之缓治法——喻嘉言《寓意草》剖析［J］．辽宁中医学院学报，2000，2（2）：94～95

［660］游开通．刍议喻昌的《伤寒论》研究方法［J］．实用中医药杂志，1999，15（12）：42～43

［661］杨建平，吴连恩．喻嘉言理脾法应用体会［J］．湖北中医杂志，1999，21（9）：406

［662］虞胜清．喻昌论治老年病初探［J］．江西中医药，1999，30（5）：1～2

［663］邓吉华．喻嘉言儿科学术观探要［J］．江西中医药，1999，30（4）：1

［664］刘更生．喻昌治肺痈案评析［J］．江西中医药，1999，30（3）：1～2

［665］钟秋生．喻嘉言应用人参经验初探［J］．江西中医药，1999，30（2）：1

［666］招萼华．《尚论后篇》对温病学发展的贡献［J］．中医文献杂志，1999（1）：9～10

［667］陈熠．喻嘉言唯气观的临床贡献［J］．浙江中医杂志，1998（7）：291～292

［668］王志明．喻嘉言治疗消渴学术思想探析［J］．江西中医药，1998，29（2）：1～10

［669］戴祖铭，朱炜成．喻昌《会讲温证语录》题辞的发现［J］．浙江中医杂志，1997（4）：152

［670］王刚佐，邓吉华．喻嘉言"胀病论"探要［J］．江西中医药，1996，27（6）：2～3

［671］熊曼琪．试论喻嘉言对《伤寒论》的研究［J］．江西中医药，1996，27（5）：2～4

［672］赵含森．对喻昌大气学说的两点认识［J］．山东中医学院学报，1995，19（6）：375～376

［673］杨传标，李彩荣．《医门法律》治瘅经验探讨［J］．河南中医药学刊，1994，9（4）：25～26

［674］杨胜辉．喻昌"秋燥论"之学术特色［J］．河北中医，1994，16（1）：46

［675］许金龙．试论喻昌《秋燥论》及其临床意义［J］．上海中医药杂志，1992（9）：36～38

［676］唐学游.喻嘉言治疗重危急证的特色［J］.江苏中医，1992（4）：29～31

［677］顾泳源.喻昌治痢经验揽要［J］.江西中医药，1991，22（6）：45～46

［678］朱瑾波，许明进.喻昌重视养护胃中津液［J］.江西中医药，1991，22（4）：6～7

［679］贾美华.喻昌治痢法浅述［J］.安徽中医学院学报，1991，10（2）：7～8

［680］王玉生.喻昌痰饮"律"析［J］.上海中医药杂志，1991（1）：34～35

［681］赵含森.论喻昌重视调气的学术思想［J］.山东中医学院学报，1991，15（1）：7～11

［682］汤一新，熊维美.喻昌辉运用甘淡实脾临床经验［J］.中医杂志，1990（12）：10～11

［683］楚海波，张田仁.试评《医门法律》对《金匮要略》的贡献［J］.天津中医学院学报，1990（4）：8～12

［684］唐学游.从喻嘉言治厥巅疾谈潜降法的运用［J］.江苏中医，1990（10）：33～34

［685］任渭丽，金燕.《寓意草》辨治思想及临证经验评介［J］.陕西中医函授，1990（6）：30～32

［686］苏凤哲，徐国仟.喻昌《尚论篇》学术思想探讨——兼谈对后世的影响［J］.山东中医学院学报，1990，14（3）：19～23

［687］刘雪堂.一骑冲寒天下春——试窥喻嘉言温病学富丽之宫［J］.成都中医学院学报，1990，13（3）：9～11

［688］李斯文.《医门法律》虚劳治则初探［J］.云南中医杂志，1990，11（3）：28～29

［689］马哲河.喻嘉言治痢法律析义［J］.中医函授通讯，1990（1）：23

［690］杜光华.喻嘉言"逆流挽舟"亦指小柴胡汤［J］.中医药研究，1989（6）：10

［691］杜勉之.试谈喻昌《大气论》的临床意义［J］.江西中医药，1989（5）：9～11

［692］张志远.喻昌生平小考［J］.中医函授通讯，1989（4）：11

［693］熊庆安.喻嘉言痈疽治法用验［J］.江西中医药，1989（2）：30，32

［694］宋兴.喻昌对《伤寒论》葛根运用之见解［J］.安徽中医学院学报，1989，8（2）：9

［695］吴立文.喻嘉言杂病证治思想探讨［J］.甘肃中医学院学报，1988（2）：2～5

［696］张志远，赵含森.喻昌《寓意草》浅评［J］.广西中医药，1988（5）：26～27

［697］张谨塘.喻昌痹证学说与临证［J］.江苏中医，1988（4）：31～33

［698］陈梦赉，陈时风.喻嘉言之生平与著述［J］.江西中医药，1988（3）：4～6

［699］谢文光.从《寓意草》看喻嘉言运用人参的经验［J］.江西中医药，1988（3）：2～3

［700］虞胜清.喻昌年龄医事考［J］.江西中医药，1988（2）：8～10

［701］谢梅轩.《寓意草》治痢疾变证经验探要［J］.江西中医药，1988（2）：5～6

［702］张学增，王玉生.喻昌治痢经验初探［J］.新中医，1988（1）：17～19

［703］竹剑平，楼季华.点校古医籍校不离乎点——兼与《医门法律》点校者商榷［J］.上海中医药杂志，1987（10）：40～41

［704］李今垣.喻嘉言的学术思想［J］.天津中医，1987（6）：32～34

［705］吕敬仁，查锦屏.对《寓意草》中有关理脾的探析，中医杂志，1987（5）：70

［706］张谨塘.喻昌论治痹证笔谈［J］.中医药研究，1987（4）：6～7

［707］张志远.喻昌秋燥实践论言［J］.江苏中医杂志，1987（4）：33～34

［708］吴允耀.从《医门法律》的"律"初探喻嘉言的治疗思想［J］.福建中医药，1987（3）：7～9

［709］王春生.喻嘉言临证特色举隅［J］.江西中医药，1987（3）：10～13

［710］熊振敏.喻嘉言清肺理论及其经验［J］.江西中医药，1987（3）：8～9

［711］汤一新，喻碧光.喻昌辉老中医治痿经验［J］.陕西中医，1986，7（11）：497～500

［712］贺惠芳，张文，韩中平.从《医门法律》中的律看喻嘉言的诊断治疗思想［J］.西安交通大学学报（医学版），1986，7（3）：301～304

［713］陈克正.喻昌生卒年代初考［J］.江西中医药，1986（4）：60

［714］赵国仁.寓意和唯物——从《寓意草》自序看中医的疾病观［J］.医学与哲学，1986（4）：43～44

［715］朱炳林.喻嘉言治病也重脾胃［J］.湖南中医学院学报，1986（2）：13～14

［716］曾一飞.《寓意草》急症验案探讨［J］.江西中医药，1986（3）：4～6

［717］茅晓.喻嘉言危重急症用温阳的证治经验［J］.江西中医药，1986（1）：7～10

［718］张再良.侯氏黑散与喻昌的填窍说——中风证治管窥［J］.上海中医药杂志，1986（1）：20～21

［719］汤一新.喻昌辉谈甘淡治病［J］.上海中医药杂志，1985（11）：22～23

［720］戴坚.《寓意草》览胜［J］.四川中医，1985（9）：10～11

［721］汤一新.喻昌辉老中医辨治盗汗经验［J］.陕西中医，1985，6（9）：405

［722］盛增秀.喻昌《秋燥论》探要［J］.黑龙江中医药，1985（4）：51～52

［723］赵国仁.试论喻嘉言对臌胀病的贡献［J］.江西中医药，1985（2）：3～6

［724］沈敏南.试评喻昌《尚论篇》的学术思想［J］.河北中医，1985（2）：10～12

［725］陈瑞春.喻嘉言论秋燥［J］.云南中医杂志，1984（5）：12～16

［726］陈瑞春，周志娟，钟新渊，等.校注《喻嘉言医学三书》的体会［J］.新中医，1984（6）：53～55

［727］万兰清.我省建国以来校注的第一部中医个人丛书——《喻嘉言医学三书》［J］.江西中医药，1984（6）：20

［728］熊振敏.喻嘉言脾胃理论浅谈［J］.江西中医药，1984（5）：4～6

［729］章江月.《喻嘉言医学三书》即将出版［J］.江西中医药，1984（5）：15

［730］徐复霖.《医门法律》与喻嘉言的学术成就［J］.江苏中医杂志，1983（5）：6～8

［731］钟新渊.从《寓意草》看喻嘉言治疗急症经验［J］.江西中医药，1983（5）：13～15

［732］宋知行.试述《寓意草》的幼科经验［J］.江西中医药，1984（5）：6～7

［733］郭洪涛.喻嘉言"三纲鼎立"说浅识［J］.山东中医学院学报，1983，7（2）：38～40

［734］熊振敏.嘉言先生姓氏辨［J］.江西中医药，1983（2）：19～21

［735］朱炳林.从《金匮要略》到《医门法律》［J］.江西中医药，1983（1）：10～12

［736］徐树民，褚谨翔.喻嘉言对温病学说的贡献［J］.中医杂志，1982（5）：7～8

［737］朱炳林.试探《医门法律》的学术思想［J］.江苏中医杂志，1982（4）：7～9

［738］王立.《寓意草》评述［J］.江西中医药，1982（3）：1～2

［739］陈熠.论"唯气以成形"对喻嘉言的学术影响［J］.陕西中医学院学报，1982（2）：32～35

［740］周朝进.略论喻嘉言的《秋燥论》［J］.福建中医药，1982（4）：14～16

［741］沈凤阁.浅谈喻嘉言对温病学术的贡献［J］.南京中医学院学报，1982（2）：52～54

［742］余亚东.谈谈学习喻昌《大气论》的粗浅体会［J］.江西中医药，1982（2）：1～2

［743］薛盟.喻昌议"燥"气为病［J］.江苏中医杂志，1982（2）：9～10

［744］周崇仁.喻昌临床治疗的创见［J］.上海中医药杂志，1981（9）：6～8

［745］江克明.谈喻嘉言"逆流挽舟"治痢法［J］.中医杂志，1981（8）：12～13

［746］张觉人.试析喻嘉言治疗老年病的学术思想［J］.江西中医药，1981（4）：4～5

［747］廖家兴，姜建国，沈敏南，等.喻嘉言学术思想探讨［J］.江西中医药，1981（3）：38～43

［748］沈英森.试论喻嘉言学术渊源及贡献［J］.暨南大学学报（自然科学版），1981（2）：113～119

［749］俞长荣.喻嘉言的学术成就［J］.中医杂志，1963（8）：27～30

［750］徐友南.明末清初名医——喻嘉言［J］.江西中医药，1959（7）：封底

［751］赖建志.清燥救肺汤的理论与临床应用文献研究［D］.北京中医药大学硕士论文，2010

［752］李军伟，王英，陈勇毅.《医宗备要》学术源流考［J］.山东中医杂志，2015，34（7）：557～558

［753］黄颖.《幼科指归》学术思想探析［J］.中国中医基础医学杂志，2014，20（7）：882～883

［754］李思宏，谢强.盱江名医黄宫绣喉症辨治思想探讨［J］.江西中医药大学学报，2015，27（1）：5～7，11

［755］夏循礼.黄宫绣《本草求真》医案研究［J］.中华中医药杂志，2015，30（1）：23～25

［756］夏循礼，任俊伟.黄宫绣循证本草学术思想探讨［J］.江西中医药大学学报，2014，26（4）：8～10，15

［757］夏循礼.黄宫绣《本草求真》食物基原本草药物研究［J］.中医研究，2014，27（2）：64～68

［758］徐春娟，裴丽，陈荣，等.清代医药学家黄宫绣学术思想的现代发掘［J］.时珍国医国药，2013，24（1）：211～213

［759］徐春娟，王李俊，张丽萍，等.黄宫绣《本草求真》重视中药材产地考释［J］.农业考古，2012（6）：243～245

［760］赵黎.《本草求真》临床本草学术思想浅析［J］.山东中医药大学学报，2011，35（6）：523～524

［761］陈建章，邹来勇.浅谈盱江医家黄宫绣的学术思想及价值［J］.中国中医基础医学杂志，2011，17（7）：377～378

［762］邹来勇，陈建章，喻国华.盱江医家黄宫绣学术形成及其思想价值探讨［J］.时珍国医国药，2011，22（3）：689～690

［763］陈勇，孙晓波，张廷模.论《本草求真》对中药功效理论的贡献［J］.四川中医，2005，23（6）：5～6

［764］高晓山.浩海之中取精华——值得推荐的《本草名著集成》［J］.中国中医基础医学杂志，1999，5（5）：62～63

［765］高春华，李江秋，徐文柏.《本草求真》的求实之处［J］.中药材，1999，22（6）：212～213

［766］齐云.论中药功效在明清的成熟［J］.中医文献杂志，1997（3）：14～16

［767］濮正琪.黄宫绣本草学说浅析［J］.江西中医药，1995，26（4）：2～3

［768］濮正琪.黄宫绣《脉理求真》初探［J］.江西中医药，1994，25（6）：6～7

［769］张昱.《本草求真》评介［J］.江西中医药，1994，25（3）：6，9

［770］朱肇和.黄宫绣与《本草求真》［J］.甘肃中医学院学报，1987（4）：46～47

［771］尚志钧.《本草求真》简介［J］.皖南医学院学报，1984，3（1）：44～45

［772］王健民.黄宫绣与《本草求真》［J］.江西中医药，1983（3）：28～29

［773］赵国仁.试论医案写作［J］.浙江中医杂志，2001，36（6）：269～271

［774］陈永灿.《证治要义》与“辨证论治”［J］.中华中医药杂志，2015，30（12）：4248～4250

［775］王恒苍.《证治要义》对仲景学说应用与发挥的研究［D］.浙江中医药大学硕士论文，2014

［776］陈永灿，王恒苍，白钰，等.陈当务学术经验探述［J］.中华中医药学刊，2013，31（10）：2104～2107

［777］邱隆树.基于临床的《外科真诠》学术思想研究［D］.成都中医药大学硕士论文，2014

［778］邱隆树，吴亚梅，朱晓燕，等.《外科真诠》学术思想浅析［J］.中国中医基础医学杂志，2014，20（1）：21～22

［779］邱隆树，吴亚梅，朱晓燕，等.《外科真诠》方剂及用药特点分析［J］.中国实验方剂学杂志，2013，19（4）：343～346

［780］冷德生，姜德友，李富震.《外科真诠》学术特点试析［J］.中医药学报，2011，39（5）：124～126

［781］牛俊山.《外科真诠》外治法初探［J］.中医外治杂志，2007，16（1）：51～53

［782］王萍，杨海燕，杨光华.《谢映庐医案》应用经方侯氏黑散探讨［J］.国医论坛，2016，31（1）：62～63

［783］王萍，杨海燕.谢映庐应用仲景经方的学术特点研究［J］.中医文献杂志，2015（1）：42～44

［784］徐春娟，陈荣.《谢映庐医案》临床学术思想现代探骊［J］.南京中医药大学学报（社会科学版），2014，15（2）：106～109

［785］任娟莉.《得心集医案》书名、作者、成书、内容及版本考略［J］.陕西中医，2014，35（3）：372～374

［786］邹来勇，汤群珍.《得心集医案》之湿热腰痛病案的临床应用［J］.中国中医基础医学杂志，2012，18（10）：1156～1157

［787］邹来勇，汤群珍.谢星焕之《得心集医案》古案今用［J］.中国中医药信息杂志，2012，19（8）：82～83

［788］张志敏.谢映庐临证学术思想探微———《得心集医案》特色浅析［J］.江西中医药，2004，35（8）：7

［789］刘更生，高翟.《得心集医案》辨治急难证的思路与方法［J］.山东中医药大学学报，2000，34（3）：215～217

［790］李德成.莫道伤风误治危殆——读谢映庐《得集医案·误表戴阳》案［J］.上海中医药杂

志，1998，32（11）：29

［791］罗会林.旴江名医谢映庐学术思想探析［J］.江西中医药，1994，25（5）：3～4

［792］赵国仁.《谢映庐医案》读后［J］.四川中医，1993（4）：20～21

［793］谢炳国.谢映庐救治危重病证［J］.上海中医药杂志，1990（7）：32～33

［794］陈仲藩.谢映庐临证经验探析［J］.江西中医药，1988（6）：13～15

［795］吕中.略论谢映庐的证治特色［J］.中医杂志，1985（2）：55～56

［796］宋知行.读《谢映庐医案》浅得［J］.江西中医药，1984（3）：53～54

［797］项平.谢星焕诊治老年病心得初探［J］.江西中医药，1984（1）：1～2

［798］李思宏，谢强.旴江名医涂绅《百代医宗》喉病辨治思想初探［J］.江西中医药，2015，46（6）：3～5

［799］刘晓庄.李铎生平著作及其治验探析［J］.江西中医药，1993，24（5）：12～13

［800］盛威，谢强，刘文杰.旴江名医梅启照论治喉症经验探析［J］.江西中医药大学学报，2015，27（4）：4～6

［801］陈腾飞，马增斌，辛思源，等.黄石屏金针源流［J］.中国针灸，2013，33（8）：753～756

［802］魏稼.黄石屏的针灸学说［J］.中医药通报，2006，5（2）：14～16

［803］承邦彦.民国针灸名医黄石屏［J］.针灸临床杂志，1994，10（6）：54

［804］魏稼.黄石屏及其学术思想考略［J］.中医杂志，1987（4）：56～58

［805］承为奋.神针黄石屏［J］.云南中医杂志，1981（2）：39

［806］黄纪彬，谢强.旴江名医李元馨耳鼻喉科临证特色探析［J］.江西中医药大学学报，2015，27（3）：1～3

［807］孟萍.旴江医家李元馨学术思想浅探［J］.江西中医药，2008，39（9）：6～7

［808］杨卓寅.一代名医李元馨［J］.江西中医药，1994，25（2）：2～3

［809］何晓晖，陈建章.李元馨治疗急重症验案举隅［J］.江西中医药，1990，21（8）：10～11

［810］唐学游.李元馨治疗痹证验案［J］.北京中医，1988（3）：8

［811］唐学游.李元馨治疗痹证验案［J］.江西中医药，1988（2）：11

［812］黄沛林.李元馨先生湿温救误案追记［J］.江西中医药，1987（1）：10

［813］黄调钧.李元馨老中医治疗中毒性消化不良经验介绍［J］.新中医1985（8）：6～7

［814］黄调钧.李元馨治疗肝硬化腹水的经验［J］.江西中医药，1984（5）：16～18

［815］胡大中.李元馨治疗老年病的学术经验［J］.安徽中医学院学报，1983（3）：32～33

［816］胡大中.李元馨医案［J］.江西医药，1966，6（6）：309

［817］孟振豪，钟凌云.建昌帮中药炮制概况［J］.江西中医药大学学报，2016，28（1）：110～112

［818］叶喜德，钟凌云，张金莲，等.基于"樟建帮"传统炮制对中药炮制学课程改的启示［J］.新校园（上旬），2015（11）：73～75

［819］胡律江，胡志方，王小平，等.江西建昌帮炊熟地黄的HPLC指纹图谱［J］.中国实验方剂学杂志，2015，23（23）：33～36

［820］胡律江，赵晓娟，郭慧玲，等."建昌帮"四制香附有效组分速效滴丸制备工艺研究［J］.

亚太传统医药，2015，11（20）：27～29

[821]钟凌云，龚千锋，杨明.建昌帮炮制技术传承与发展初探［J］.江西中医药，2015，46（9）：7～10

[822]王文凯，张正，翁萍，等.建昌帮米泔水漂苍术工艺研究［J］.时珍国医国药，2015，26（9）：2157～2159

[823]"樟树帮"和"建昌帮"炮制技艺的传承与发展［J］.中国实验方剂学杂志，2015，21（15）：7

[824]于欢，钟凌云，宁希鲜，等.枳实不同炮制品挥发油GC-MS分析［J］.中国实验方剂学杂志，2015，21（15）：12～18

[825]王文凯，翁萍，张晓婷，等.建昌帮蜜糠炒白术炮制工艺优化［J］.中草药，2015，46（6）：857～860

[826]于欢，宁希鲜，陈泣，等.江枳壳炮制品挥发油的GC-MS分析［J］.中成药，2015，37（3）：592～598

[827]胡志方，王小平，郭慧玲，等.江西建昌帮炆制熟地黄中辅料作用探索（Ⅱ）［J］.中国实验方剂学杂志，2015，21（1）：7～9

[828]胡志方，王小平，郭慧玲，等.江西建昌帮炆制地黄中辅料作用探索（Ⅰ）［J］.中国实验方剂学杂志，2013，19（4）：1～5

[829]钟凌云，龚千锋，杨明，等.传统炮制技术流派特点及发展［J］.中国中药杂志，2013，38（19）：3405～3408

[830]张金莲，曾昭君，潘旭兰，等.砻糠在建昌帮中药炮制中的应用［J］.中草药，2013，44（21）：3092～3094

[831]胡志方，胡律江，郭慧玲，等.基于均匀设计法的建昌帮四制香附炮制工艺评价［J］.中国实验方剂学杂志，2012，18（16）：39～41

[832]易炳学，钟凌云，龚千锋.江西建昌帮炆法特色炮制及其现代研究思路［J］.时珍国医国药，2012，23（7）：1755～1756

[833]黄文华，罗小兵，黄佳佳.论"建昌帮"中药炮制与相邻学科"联网"式教学［J］.卫生职业教育，2012（13）：58～59

[834]胡律江，郭慧玲，胡志方，等.建昌帮四制香附对小鼠痛经模型的影响［J］.江西中医药，2011，42（12）：66～67

[835]胡志方，谢颖，胡律江，等.基于高效液相色谱法的建昌帮四制香附指纹图谱相似度评价［J］.江西中医学院学报，2011，23（5）：45～47

[836]彭红，付建武，黄丽芸.建昌帮法焦栀子炮制工艺研究［J］.中华中医药学刊，2010，28（5）：940～941

[837]王小平，王进，陈建章.建昌帮与樟树帮、中国药典法炮制的熟地黄中还原糖含量比较［J］.时珍国医国药，2010，21（1）：90～91

[838]王小平，王进，陈建章.建昌帮与樟树帮、中国药典法炮制的熟地黄中多糖含量比较［J］.陕西中医，2009，30（8）：1066～1067

[839]曹萍，梅开丰，褚小兰，等.江西建昌药帮的历史考证［J］.江西中医学院学报，2002，14（2）：7～10

［840］梅开丰，上官贤，张祯祥.建昌帮饮片炮制风格简介［J］.中药通报，1988，13（5）：26～27

［841］邹彤旻.浅谈建昌帮对鸡内金的炮制方法［J］.中药通报，1986，11（10）：28

［842］上官贤."建昌帮"膏药的传统工艺介绍［J］.江西中医药，1986（1）：48～49

［843］上官贤."建昌帮"四味中药的传统炮制法［J］.中成药研究，1985（4）：19～20

［844］徐书生，栾桂灵.江右商帮创业文化浅谈——以丰城商帮、樟树药帮为例［J］.江西教育学院学报，2013，34（1）：9～12

［845］龚千锋，祝婧，周道根.樟树药帮的历史与特色［J］.江西中医学院学报，2007，19（4）：27～28

［846］朱明土.樟树问药记［J］.中药研究与信息，2001，3（11）：43～44

［847］卢文清.江南药都——樟树［J］.中国中药杂志，1989，14（2）：53～57

［848］彭公天，黄文鸿.樟树药业发展史［J］.中国药学杂志，1987，22（8）：490～495

［849］黄斌.樟树药业调查［J］.中国药学杂志，1987，22（2）：110～111

［850］范崔生."药不过樟树不齐"和"药不过樟树不灵"——我国古代药都樟树镇发展史的调查报告［J］.江西中医药，1982（2）：11～13